Videonasolaringoscopia

Videonasolaringoscopia

Fundamentos Teóricos – Aplicação Prática – Protocolos de Avaliação

Editores

Domingos Hiroshi Tsuji
Doutor e Livre-Docente em Otorrinolaringologia pela Faculdade de Medicina da Universidade de São Paulo
Professor-Associado da Disciplina de Otorrinolaringologia da Faculdade de Medicina da Universidade de São Paulo
Chefe do Grupo de Voz da Divisão de Clínica Otorrinolaringológica do Hospital das Clínicas da Faculdade de Medicina da Universidade de São Paulo

Adriana Hachiya
Doutora em Medicina pela Faculdade de Medicina da Universidade de São Paulo
Médica-Assistente da Divisão de Clínica Otorrinolaringológica do Hospital das Clínicas da Faculdade de Medicina da Universidade de São Paulo

Coeditores

Luiz Ubirajara Sennes
Doutor e Livre-Docente em Otorrinolaringologia pela Faculdade de Medicina da Universidade de São Paulo
Professor-Associado da Disciplina de Otorrinolaringologia da Faculdade de Medicina da Universidade de São Paulo
Coordenador do Programa de Pós-Graduação em Otorrinolaringologia da Universidade de São Paulo

Rui Imamura
Doutor em Medicina pela Faculdade de Medicina da Universidade de São Paulo
Professor Colaborador da Disciplina de Otorrinolaringologia da Faculdade de Medicina da Universidade de São Paulo
Diretor do Serviço de Bucofaringolaringologia do Hospital das Clínicas da Faculdade de Medicina da Universidade de São Paulo

Ronaldo Frizzarini
Doutor em Medicina pela Faculdade de Medicina da Universidade de São Paulo
Diretor do Pronto-Socorro de Otorrinolaringologia do Hospital das Clínicas da Faculdade de Medicina da Universidade de São Paulo

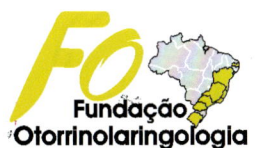
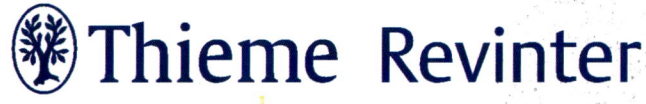

Dados Internacionais de Catalogação na Publicação (CIP)

T882v
    Tsuji, Domingos Hiroshi
        Videonasolaringoscopia: Fundamentos Teóricos – Aplicação Prática – Protocolos de Avaliação/Domingos Hiroshi Tsuji & Adriana Hachiya – 1. Ed. – Rio de Janeiro – RJ: Thieme Revinter Publicações, 2017.

        254 p.: il; 21,3 × 27,7 cm

        Inclui bibliografia e índice remissivo
        ISBN 978-85-67661-61-2
        eISBN 978-85-67661-62-9

        1. Videonasofibroscopia. 2. Fundamentos. 3. Aplicação. 4. Protocolos de Avaliação. I. Hachiya, Adriana. II. Título.

        CDD: 617.51
        CDU: 616.21

Contato com a autora:
Adriana Hachiya
ahachiya@icloud.com

Nota: O conhecimento médico está em constante evolução. À medida que a pesquisa e a experiência clínica ampliam o nosso saber, pode ser necessário alterar os métodos de tratamento e medicação. Os autores e editores deste material consultaram fontes tidas como confiáveis, a fim de fornecer informações completas e de acordo com os padrões aceitos no momento da publicação. No entanto, em vista da possibilidade de erro humano por parte dos autores, dos editores ou da casa editorial que traz à luz este trabalho, ou ainda de alterações no conhecimento médico, nem os autores, nem os editores, nem a casa editorial, nem qualquer outra parte que se tenha envolvido na elaboração deste material garantem que as informações aqui contidas sejam totalmente precisas ou completas; tampouco se responsabilizam por quaisquer erros ou omissões ou pelos resultados obtidos em consequência do uso de tais informações. É aconselhável que os leitores confirmem em outras fontes as informações aqui contidas. Sugere-se, por exemplo, que verifiquem a bula de cada medicamento que pretendam administrar, a fim de certificar-se de que as informações contidas nesta publicação são precisas e de que não houve mudanças na dose recomendada ou nas contraindicações. Esta recomendação é especialmente importante no caso de medicamentos novos ou pouco utilizados. Alguns dos nomes de produtos, patentes e *design* a que nos referimos neste livro são, na verdade, marcas registradas ou nomes protegidos pela legislação referente à propriedade intelectual, ainda que nem sempre o texto faça menção específica a esse fato. Portanto, a ocorrência de um nome sem a designação de sua propriedade não deve ser interpretada como uma indicação, por parte da editora, de que ele se encontra em domínio público.

© 2017 Thieme Revinter Publicações Ltda.
Rua do Matoso, 170, Tijuca
20270-135, Rio de Janeiro – RJ, Brasil
http://www.ThiemeRevinter.com.br

Thieme Medical Publishers
http://www.thieme.com
Capa: Thieme Revinter Publicações

Impresso no Brasil por BMF Gráfica e Editora Ltda.
5 4 3 2
ISBN 978-85-67661-61-2

Também disponível como eBook:
eISBN 978-85-67661-62-9

Todos os direitos reservados. Nenhuma parte desta publicação poderá ser reproduzida ou transmitida por nenhum meio, impresso, eletrônico ou mecânico, incluindo fotocópia, gravação ou qualquer outro tipo de sistema de armazenamento e transmissão de informação, sem prévia autorização por escrito.

APRESENTAÇÃO

É incrível como o tempo passa rápido! Lembro-me, como se fosse ontem, do início dos anos 90, quando, logo após voltar do Japão, recebemos, em nossa Clínica Otorrinolaringológica, o primeiro nasofibroscópio. Era um fibroscópio com canal de biópsia grosso, com uma qualidade de imagem não tão boa e difícil de ser usado nos pacientes. Se fosse hoje, nenhum otorrinolaringologista aceitaria aquele modelo tão celebrado naqueles dias... Mas o recém-chegado endoscópio, tão bem manuseado pelo nosso colega Dr. Gilberto Formigoni, representou o início da era moderna da endoscopia do Grupo de Bucofaringolaringologia da nossa Disciplina de Otorrinolaringologia. Graças àquele começo, obtivemos, nos anos subsequentes, inúmeros avanços na nossa especialidade, sobretudo na área da laringologia, fonocirurgia e disfagia.

Como sempre, uma nova técnica implica em novos aprendizados, novos conhecimentos, novos métodos terapêuticos e, em um meio acadêmico como o nosso, novos cursos para ensinar esses avanços aos nossos pares. Impulsionados por essa demanda natural que vivia a nossa especialidade, em 1994, em parceria com os Professores Luiz Ubirajara Sennes e Richard Voegels, realizamos o primeiro curso de Endoscopia Otorrinolaringológica, com exames ao vivo, transmitidos diretamente para a sala de aula. O sucesso foi estrondoso. Havia uma enorme fila de colegas otorrinolaringologistas das mais diversas partes do Brasil que, só naquele ano, foi capaz de preencher 4 cursos! Aquele curso foi aperfeiçoado, novas tecnologias foram absorvidas e, após mais de 50 cursos realizados e mais de 1.000 alunos iniciados, o assunto continua a atrair dezenas de colegas que fazem daquele curso um dos mais procurados no nosso serviço até os dias atuais.

Na nossa Clínica, os avanços da endoscopia e tecnologia correlata foram paulatinamente e naturalmente sendo absorvidos pelos diversos grupos da Disciplina, e hoje, diferentemente daquela época inicial, faz parte da nossa rotina diária, representando um quesito básico para a boa prática clínica da nossa especialidade.

Dentro deste contexto, este livro, cujo conteúdo foi escrito por membros dos diferentes grupos que compõem a Divisão de Clínica Otorrinolaringológica do HC-FMUSP, é uma tentativa de trazer a experiência daqueles grupos até os nossos colegas e ajudá-los na sistematização da prática do exame endoscópico ORL nos diversos segmentos da nossa especialidade. Esperamos sinceramente que os leitores possam aproveitar o conteúdo deste trabalho.

Para finalizar, agradeço profundamente aos nossos amigos Prof. Ricardo F. Bento, Prof. Luiz Ubirajara Sennes, Dr. Rui Imamura e Dr. Ronaldo Frizzarini por todo apoio na realização deste trabalho. À Dra. Adriana Hachiya reservo agradecimentos especiais por ter tomado a iniciativa de organizar e concretizar a execução deste projeto do grupo, há tanto tempo planejado e aguardado.

Domingos Hiroshi Tsuji

PREFÁCIO

Mais e mais o otorrinolaringologista utiliza os métodos endoscópios para diagnóstico e procedimentos em seu consultório, em clínicas, hospitais e laboratórios, constituindo-se importante ferramenta de trabalho.

A endoscopia nasceu dentro da Otorrinolaringologia, mais especificamente no Serviço de Otorrinolaringologia da Faculdade de Medicina da USP através do Prof. Plínio de Mattos Barreto, em 1937. Recém-chegado de seu estágio de 3 anos na Filadélfia (EUA), onde aprimorou-se no Serviço do Prof. Chevalier Jackson, foi pioneiro das técnicas endoscópicas e organizou o Serviço de Endoscopia na época em que era Catedrático de ORL, o Prof. Antonio de Paula Santos. Assim permaneceu até a década de 1950 quando a endoscopia se tornou parte do Departamento de Cirurgia, porém nunca se desvinculou da Otorrinolaringologia, sendo inclusive parte dos congressos brasileiros de ORL que se chamavam, até a década de 1980, Congresso Brasileiro de Otorrinolaringologia e Endoscopia Peroral.

Com o avanço tecnológico dos equipamentos rígidos e flexíveis, o velho espelho de Garcia praticamente virou peça de museu na semiologia da especialidade.

Esses métodos levaram à identificação de novas patologias da faringe, laringe e traqueia e, principalmente, das cordas vocais onde lesões mínimas não eram identificadas e passaram a ser diagnosticadas e tratadas.

No espírito de liderança que sempre identificou os docentes e médicos da Disciplina de Otorrinolaringologia e do Hospital das Clínicas da Faculdade de Medicina da USP, a Dra. Adriana Hachiya e o Prof. Dr. Domingos Tsuji junto com seus coeditores, Prof. Dr. Luiz Ubirajara Sennes, Dr. Rui Imamura e Dr. Ronaldo Frizzarini, colegas de farto conhecimento e prática na área, elaboraram esse livro do estado da arte da Videonasolaringoscopia em forma de teoria e prática, fartamente ilustrado, como necessita o tema.

Tenho certeza que virará o "livro de cabeceira" do consultório do especialista em seu dia a dia.

Aproveitem a leitura!

Ricardo Ferreira Bento
Professor-Titular de Otorrinolaringologia da Faculdade de Medicina da USP

COLABORADORES

ALEXANDRE AKIO NAKASATO
Otorrinolaringologista pela Faculdade de Medicina da Universidade de São Paulo
Médico do Sono pela Associação Médica Brasileira
Médico-Assistente da Clínica de Otorrinolaringologia do Hospital das Clínicas da Faculdade de Medicina da Universidade de São Paulo

ALEXANDRE BERALDO ORDONES
Médico Especialista em Otorrinolaringologia pela Associação Brasileira de Otorrinolaringologia e Cirurgia Cérvico-Facial
Pós-Graduando da Disciplina de Otorrinolaringologia da Faculdade de Medicina da Universidade de São Paulo

ALINE GARCIA FAGAN
Otorrinolaringologista pela Sociedade Brasileira de Otorrinolaringologia e Cirurgia Cérvico-Facial
Estágio (*Fellow*) no Programa de Complementação Especializada em Rinologia e Cirurgia Endonasal e Base de Crânio da Disciplina de Otorrinolaringologia do Hospital das Clínicas da Faculdade de Medicina da Universidade de São Paulo

DANIEL VASCONCELOS D'ÁVILA
Especialista em Otorrinolaringologia pela Faculdade de Medicina da Universidade de São Paulo
Estágio (*Fellow*) no Programa de Complementação Especializada em Faringolaringologia da Disciplina de Otorrinolaringologia do Hospital das Clínicas da Faculdade de Medicina da Universidade de São Paulo

DANIELA FONSECA DE MENEZES
Especialista em Otorrinolaringologia pela Associação Brasileira de Otorrinolaringologia e Cirurgia Cérvico-Facial
Estágio (*Fellow*) no Programa de Complementação Especializada em Rinologia e Cirurgia Endonasal e Base de Crânio da Disciplina de Otorrinolaringologia do Hospital das Clínicas da Faculdade de Medicina da Universidade de São Paulo

DEUSDETI BRANDÃO NETO
Especialização em Otorrinolaringologia pelo Hospital das Clínicas da Faculdade de Medicina da Universidade de São Paulo
Título de Especialista pela Associação Brasileira de Otorrinolaringologia e Cirurgia Cérvico-Facial
Estágio (*Fellow*) no Programa de Complementação Especializada em Rinologia e Cirurgia Endonasal e Base de Crânio da Disciplina de Otorrinolaringologia do Hospital das Clínicas da Faculdade de Medicina da Universidade de São Paulo

DIOGO PLANTIER
Estágio (*Fellow*) no Programa de Complementação Especializada em Rinologia e Cirurgia Endonasal e Base de Crânio da Disciplina de Otorrinolaringologia do Hospital das Clínicas da Faculdade de Medicina da Universidade de São Paulo
Otorrinolaringologista pelo Hospital Universitário Professor Edgard Santos da Universidade Federal da Bahia

ELZA MARIA LEMOS
Otorrinolaringologista Responsável pelo Ambulatório de Disfagia Infantil da Divisão de Clínica Otorrinolaringológica do Hospital das Clínicas da Faculdade de Medicina da Universidade de São Paulo
Doutora em Ciências pelo Departamento de Otorrinolaringologia do Hospital das Clínicas da Faculdade de Medicina da Universidade de São Paulo

ELIANA MIDORI HANAYAMA
Fonoaudióloga
Mestre em Ciências pela Faculdade de Medicina da Universidade de São Paulo
Professora dos Cursos de Especialização do CEFAC Saúde e Educação – São Paulo, SP

GILBERTO GUANAES SIMÕES FORMIGONI
Doutor em Medicina pela Faculdade de Medicina da Universidade de São Paulo
Professor Colaborador da Disciplina de Otorrinolaringologia da Faculdade de Medicina da Universidade de São Paulo

COLABORADORES

GISLAINE FERRO CORDEIRO
Fonoaudióloga
Doutora em Ciências pelo Departamento de
Otorrinolaringologia do Hospital das Clínicas da Faculdade de
Medicina da Universidade de São Paulo

GUILHERME PECORARO
Fonoaudiólogo
Especialista em Voz pelo Conselho Federal de
Fonoaudiologia (CFFa)
Pós-Graduado pelo Centro de Estudos da Voz (CEV) com
Enfoque em Voz Clínica e Profissional

HENRY UGADIN KOISHI
Doutor em Medicina pela Faculdade de Medicina da
Universidade de São Paulo
Médico-Assistente da Divisão de Clínica Otorrinolaringológica
do Hospital das Clínicas da Faculdade de Medicina da
Universidade de São Paulo

JANAINA CARNEIRO DE RESENDE
Otorrinolaringologista pelo Hospital Vera Cruz de Campinas
Estágio (*Fellow*) no Programa de Complementação
Especializada em Otorrinolaringologia Pediátrica da Disciplina
de Otorrinolaringologia do Hospital das Clínicas da Faculdade
de Medicina da Universidade de São Paulo

JOÃO PAULO BARNEWITZ
Médico-Assistente no Departamento de Otorrinolaringologia
da Faculdade de Medicina do ABC – Santo André, SP
Estágio (*Fellow*) no Programa de Complementação
Especializada em Faringolaringologia da Disciplina de
Otorrinolaringologia do Hospital das Clínicas da Faculdade de
Medicina da Universidade de São Paulo

KAREN VITOLS BRANDÃO BENATTO
Médica Colaboradora da Divisão de Clínica
Otorrinolaringológica do Hospital das Clínicas da Faculdade de
Medicina da Universidade de São Paulo
Estágio (*Fellow*) no Programa de Complementação
Especializada em Faringolaringologia da Disciplina de
Otorrinolaringologia do Hospital das Clínicas da Faculdade de
Medicina da Universidade de São Paulo

LUCIANA COSTA FERNANDES
Residência em Otorrinolaringologia pelo Hospital do Servidor
Público Estadual de São Paulo (HSPE-Iamspe)
Estágio (*Fellow*) no Programa de Complementação
Especializada em Faringolaringologia da Disciplina de
Otorrinolaringologia do Hospital das Clínicas da Faculdade de
Medicina da Universidade de São Paulo

LUIZ ANTÔNIO PRATA FIGUEIREDO
Doutor em Otorrinolaringologia pela Faculdade de Medicina da
Universidade de São Paulo
Professor Colaborador da Disciplina de Otorrinolaringologia da
Faculdade de Medicina da Universidade de São Paulo
Médico-Assistente do Hospital das Clínicas da Faculdade de
Medicina da Universidade de São Paulo

MARCO CÉSAR JORGE DOS SANTOS
Otorrinolaringologista
Doutorando do Programa de Pós-Graduação em
Otorrinolaringologia da Faculdade de Medicina da
Universidade de São Paulo

MICHEL BURIHAN CAHALI
Doutor em Otorrinolaringologia pela Faculdade de Medicina da
Universidade de São Paulo
Professor Colaborador da Disciplina de Otorrinolaringologia da
Faculdade de Medicina da Universidade de São Paulo

NATHALIA SOARES CAMPOS
Otorrinolaringologista pela Faculdade de Medicina da
Universidade de São Paulo
Doutoranda do Programa de Pós-Graduação em
Otorrinolaringologia da Faculdade de Medicina da
Universidade de São Paulo

PATRICIA PAULA SANTORO
Doutora em Medicina pela Faculdade de Medicina da
Universidade de São Paulo
Médica-Assistente da Divisão de Clínica Otorrinolaringológica
da Faculdade de Medicina da Universidade de São Paulo

RENATA DI FRANCESCO
Doutora e Livre-Docente pela Faculdade de Medicina da
Universidade de São Paulo
Médica-Assistente da Divisão de Clínica Otorrinolaringológica
do Hospital das Clínicas da Faculdade de Medicina
da Universidade de São Paulo
Responsável pelo Estágio de Complementação Especializada
em Otorrinolaringologia Pediátrica

RICHARD LOUIS VOEGELS
Doutor e Livre-docente em Otorrinolaringologia pela Faculdade
de Medicina da Universidade de São Paulo
Professor-Associado da Disciplina de Otorrinolaringologia da
Faculdade de Medicina da Universidade de São Paulo

ROBERTA ISMAEL DIAS GARCIA
Doutora em Ciências pela Faculdade de Medicina da
Universidade de São Paulo
Médica Colaboradora da Disciplina de Otorrinolaringologia da
Faculdade de Medicina da Universidade de São Paulo

ROSIANE YAMASAKI
Fonoaudióloga Especialista em Voz
Pós-Doutoranda da Disciplina de Otorrinolaringologia da
Faculdade de Medicina da Universidade de São Paulo

SARAMIRA CARDOSO BOHADANA
Otorrinolaringologista e Doutora em Medicina pela
Faculdade de Medicina da Universidade de São Paulo
Observership em Via Aérea Pediátrica no Cincinnati Children's
Hospital, EUA
Coordenadora do Serviço de Via Aérea Pediátrica do Hospital
Infantil Sabará – São Paulo, SP

SAULO LIMA DE OLIVEIRA
Otorrinolaringologista pela Faculdade Medina de Jundiaí, SP
Estágio (*Fellow*) no Programa de Complementação
Especializada em Faringolaringologia da Disciplina de
Otorrinolaringologia do Hospital das Clínicas da Faculdade de
Medicina da Universidade de São Paulo

SUMÁRIO

PARTE 1
INSTRUMENTAL E TÉCNICA

Capítulo 1
EXAMES ENDOSCÓPICOS EM OTORRINOLARINGOLOGIA 3
Saulo Lima de Oliveira ▪ Diogo Plantier ▪ Ronaldo Frizzarini ▪ Henry Ugadin Koishi

Capítulo 2
HIGIENIZAÇÃO EM PROCEDIMENTOS DE ENDOSCOPIA ORL 13
Adriana Hachiya ▪ Marco César Jorge dos Santos

PARTE 2
AVALIAÇÃO ESTRUTURAL

Capítulo 3
NARIZ E SEIOS PARANASAIS 23

Seção 3-1
ANATOMIA E FISIOLOGIA NASOSSINUSAIS 23
Deusdeti Brandão Neto ▪ Richard Louis Voegels ▪ Diogo Plantier

Seção 3-2
ATLAS – ENDOSCOPIA NASOSSINUSAL 29
Daniela Fonseca de Menezes ▪ Aline Garcia Fagan ▪ Richard Louis Voegels

Capítulo 4
FARINGE E LARINGE 39

Seção 4-1
ANATOMIA DA FARINGE E LARINGE 39
Saulo Lima de Oliveira ▪ Ronaldo Frizzarini ▪ Luiz Antônio Prata de Figueiredo

Seção 4-2
ATLAS – ENDOSCOPIA FARINGOLARÍNGEA 47
Domingos Hiroshi Tsuji ▪ Adriana Hachiya ▪ Luiz Ubirajara Sennes

PARTE 3
VIDEONASOLARINGOSCOPIA EM CRIANÇAS

Capítulo 5
PARTICULARIDADES DA AVALIAÇÃO DA CRIANÇA 71
Janaina Carneiro de Resende ▪ Renata Di Francesco

Capítulo 6
PARTICULARIDADES DA AVALIAÇÃO ENDOSCÓPICA DA VIA AÉREA PEDIÁTRICA 77
Saramira Cardoso Bohadana

Capítulo 7
IMAGENS EM CRIANÇAS 83
Saramira Cardoso Bohadana ▪ Adriana Hachiya

PARTE 4
VIDEONASOLARINGOSCOPIA – PROTOCOLOS ESPECÍFICOS DE AVALIAÇÃO

Capítulo 8
REFLUXO LARINGOFARÍNGEO 95
Adriana Hachiya ▪ Luiz Ubirajara Sennes ▪ Patricia Paula Santoro

Capítulo 9
DISTÚRBIOS DA DEGLUTIÇÃO 105

Seção 9-1
ANATOMIA E FISIOLOGIA DA DEGLUTIÇÃO 105
Roberta Ismael Dias Garcia ▪ Patricia Paula Santoro ▪ Elza Maria Lemos

Seção 9-2
AVALIAÇÃO ENDOSCÓPICA DA DEGLUTIÇÃO (FEES) EM ADULTOS 112
Patricia Paula Santoro ▪ João Paulo Barnewitz ▪ Roberta Ismael Dias Garcia ▪ Elza Maria Lemos

Seção 9-3
AVALIAÇÃO ENDOSCÓPICA DA DEGLUTIÇÃO (FEES) NA INFÂNCIA 122
Elza Maria Lemos ▪ Roberta Ismael Dias Garcia ▪ Patricia Paula Santoro

Capítulo 10
FUNÇÃO VELOFARÍNGEA. 135

Seção 10-1
ANATOMIA E FISIOLOGIA DA FUNÇÃO VELOFARÍNGEA 135
Adriana Hachiya ▪ Eliana Midori Hanayama

Seção 10-2
AVALIAÇÃO ESTRUTURAL E DINÂMICA DA FUNÇÃO VELOFARÍNGEA 140
Adriana Hachiya ▪ Eliana Midori Hanayama

Capítulo 11
VOZ FALADA 147

Seção 11-1
FISIOLOGIA DA PRODUÇÃO VOCAL 147
Rosiane Yamasaki ▪ Adriana Hachiya ▪ Domingos Hiroshi Tsuji

Seção 11-2
DISFONIA – FUNDAMENTOS TEÓRICOS... 156
Rui Imamura ▪ Nathalia Soares Campos ▪ Domingos Hiroshi Tsuji

Seção 11-3
AVALIAÇÃO ENDOSCÓPICA DO PACIENTE DISFÔNICO............................ 162
Adriana Hachiya ▪ Domingos Hiroshi Tsuji ▪ Rosiane Yamasaki

Capítulo 12
VOZ CANTADA.. 169

Seção 12-1
PRINCÍPIOS TEÓRICOS.. 169
Gislaine Ferro Cordeiro ▪ Guilherme Pecoraro ▪ Adriana Hachiya

Seção 12-2
AVALIAÇÃO DINÂMICA DA VOZ CANTADA....................................... 175
Adriana Hachiya ▪ Saramira Cardoso Bohadana ▪ Domingos Hiroshi Tsuji

Capítulo 13
RONCO E APNEIA OBSTRUTIVA DO SONO...................................... 183

Seção 13-1
RONCO E APNEIA OBSTRUTIVA DO SONO – FUNDAMENTOS TEÓRICOS............... 183
Luiz Ubirajara Sennes ▪ Gilberto G. Formigoni ▪ Alexandre Akio Nakasato

Seção 13-2
EXAME ENDOSCÓPICO NO RONCO E APNEIA OBSTRUTIVA DO SONO................. 190
Alexandre Beraldo Ordones ▪ Michel Burihan Cahali ▪ Luiz Ubirajara Sennes

Capítulo 14
DISFUNÇÃO DE PREGA VOCAL – PROTOCOLO DE AVALIAÇÃO...................... 197
Karen Vitols Brandão Benatto ▪ Adriana Hachiya

Capítulo 15
PROCEDIMENTOS AMBULATORIAIS... 203
Rui Imamura ▪ Ronaldo Frizzarini ▪ Karen Vitols Brandão Benatto

PARTE 5
RELATÓRIO MÉDICO

Capítulo 16
ASPECTOS ÉTICOS, FORMA DE APRESENTAÇÃO E ASPECTOS LEGAIS............... 219
*Daniel Vasconcelos d'Avila ▪ Luciana Fernandes Costa
Ronaldo Frizzarini ▪ Adriana Hachiya*

ÍNDICE REMISSIVO... 229

INSTRUMENTAL E TÉCNICA

PARTE 1

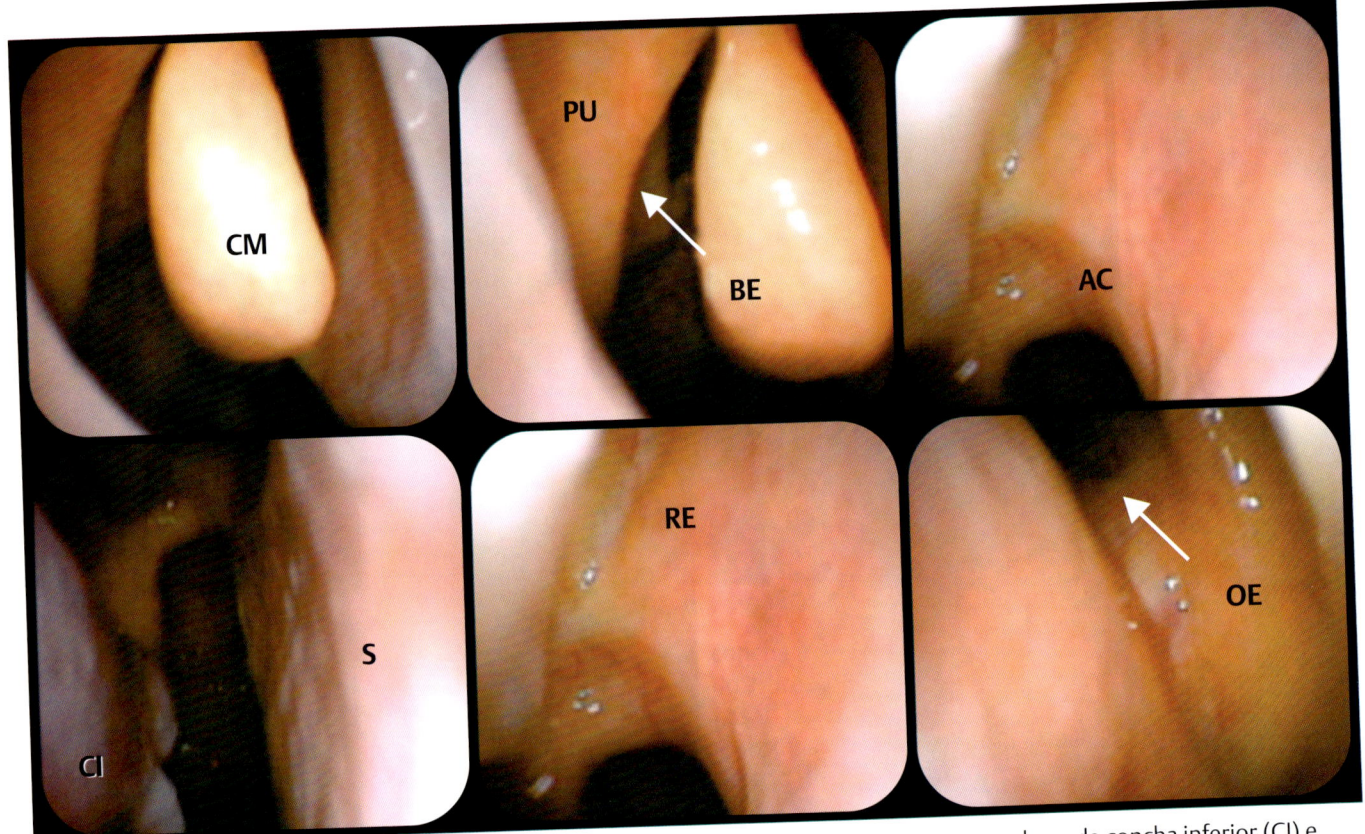

Fig. 1-15. Após avaliação do andar inferior da cavidade nasal, o aparelho deve ser recuado para a cabeça da concha inferior (CI) e seguir por cima dela até o meato médio, onde devem ser identificados a concha média (CM), o processo uncinado (PU) e a *bulla* etmoidal (BE). O recesso esfenoetmoidal (RE) e o óstio do seio esfenoidal (OE) podem ser visualizados, angulando-se a ponta do aparelho para cima, na altura do arco da coana (AC). S, septo nasal.

Rinofaringe

Imediatamente após as coanas, identifica-se a rinofaringe. Durante o exame endoscópico é possível a realização de algumas manobras para melhor analisar a rinofaringe. O óstio faríngeo da tuba auditiva, a presença de alterações de mucosa, massas tumorais, hipertrofia adenoideana devem ser identificados. A abertura do óstio da tuba auditiva pode ser mais bem visualizado durante a solicitação de uma deglutição ou durante a Manobra de Valsalva.

O estímulo à deglutição aciona o esfíncter do véu palatino para impedir o refluxo nasal e, ao ser solicitada a respiração nasal, o palato se posiciona mais inferiormente, abrindo espaço para a passagem do ar e do endoscópio. A fonação de alguns sons específicos demanda fechamento do palato e movimentação na rinofaringe. Essas manobras podem fornecer característica de infiltração ou paralisia na presença de lesões. A associação da alternância de fonemas plosivos (/p/, /b/, /t/, /d/, /k/, /g/) e fricativos (/f/, /s/, /v/, /Z/) fornece esses dados. Ainda que questionavel, com o nasofibroscópio em posição retrolingual e retropalatal pode-se realizar a manobra de Müller (inspiração máxima possível com narinas e boca tampadas) para avaliação do colabamento da faringe.

Faringe e laringe

Com a fibra prosseguindo pelo meato médio é possível ter uma visão panorâmica da faringe e laringe prejudicada, quando o aparelho é introduzido pelo meato inferior (Fig. 1-16).

A base da língua é visualizada assim como as valéculas. A melhor exposição desse trecho pode ocorrer com a extrusão da língua. As tonsilas palatinas podem ser visualizadas nesse momento.

A emissão da vogal "u" ou "i" possibilita melhor abertura dos recessos piriformes que deverão ser visualizados por inteiro e individualmente. A rotação da cabeça colaba o piriforme ipsilateral à endoscopia e expõe o contralateral. Essa manobra otimiza a visualização do seio e pode ser útil na condução em alguns casos de disfagia.

Com o instrumento voltado ao centro da laringe são analisadas as bandas ventriculares, ventrículo laríngeo e região do sáculo.

Com a fibra flexível é possível chegar bem próximo às pregas vocais, às vezes, até a subglote, mas no geral consegue-se aproximar da glote na fonação e afastar a fibra durante a respiração de modo a tocar o mínimo nas estruturas laríngeas.

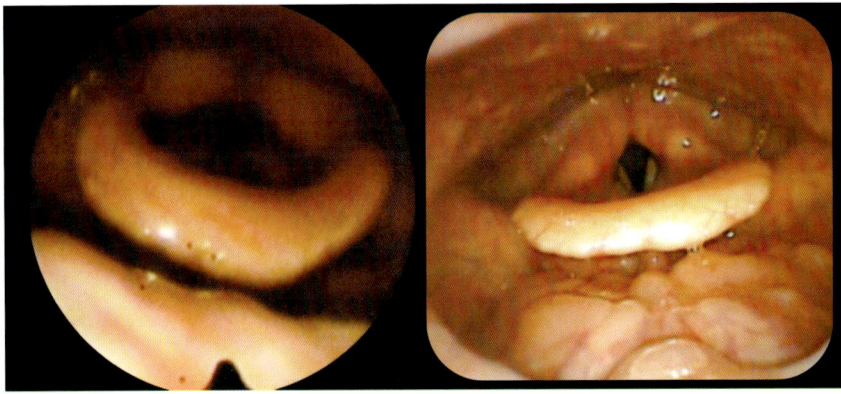

Fig. 1-16. Endoscópio passando pelo meato inferior e pelo meato médio.

A glote pode ser avaliada durante uma respiração silenciosa e durante a emissão prolongada da vogal "e" a medida que se aproxima das pregas vocais. Após, solicita-se que fale "e" em uma frequência confortável, seguido de uma fonação com um *pitch* mais elevado. Por último pode-se solicitar que realize uma fonação inspirada para avaliar lesões de borda livre. Na supeita de paralisia, deve-se atentar ao movimento das pregas vocais, mais especificamente dos processos vocais. A interposição de "i" com uma inspiração curta ("iii-snif") encurta o intervalo entre um disparo de um novo movimento, tornando mais sensível o diagnóstico.

A manobra de aproximar o queixo do peito é vantajosa para avaliação da subglote e pode ser associada, se necessário.

DICAS

- As lentes podem ficar com aspecto embaçado na transição do meio externo para as cavidades. O aquecimento prévio das lentes e o uso de substâncias "*antifogging*" podem driblar esta alteração.
- Na presença de sondas, preconiza-se realizar o exame na fossa nasal que já contenha o corpo estranho, tendo por pressuposto que a sensibilidade deste sítio já está alterada.
- Evite a torção da ponta do nasofibroscópio. Para angulação lateral para melhor visualização das estruturas que saem do campo de visão do nasofibroscópio, deve-se rodar a cabeça do aparelho como um todo, utilizando o punho e não apenas a ponta (Fig. 1-17).

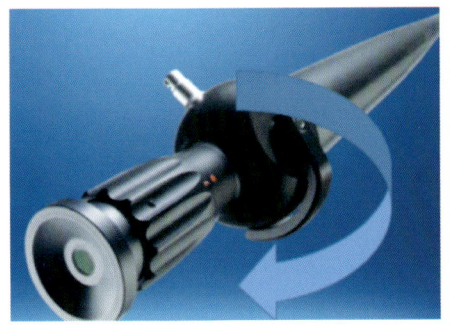 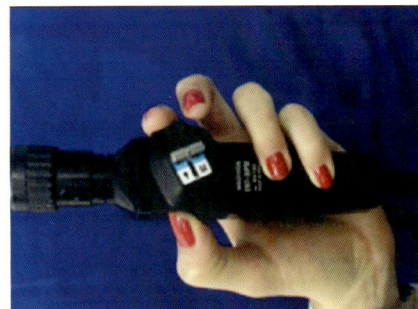 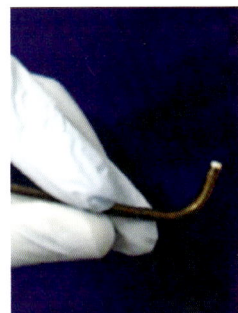

Fig. 1-17. A ponta do nasofibroscópio não deve ser torcida para visualizações fora do campo de visão e deve ser posicionada para a área de interesse com o movimento do punho.

REFERÊNCIAS BIBLIOGRÁFICAS

1. Stammberger H. The evolution of functional endoscopic sinus surgery. *Ear Nose Throat J* 1994 July;73(7):451, 454-5.
2. Govindaraj S, Adappa ND, Kennedy DW. Endoscopic sinus surgery: evolution and technical innovations. *J Laryngol Otol* 2010 Mar.;124(3):242-50.
3. Wilson FB, Kudryk WH, Sych JA. The development of flexible fiberoptic video nasendoscopy (FFVN). Clinical-teaching-research applications. *ASHA* 1986 Nov.;28(11):25-30.
4. Mathew N. Evaluation of video-otoscopes suitable for tele-otology. *Telemed J E Health* 2003;9:325-30.
5. Kawaida M, Fukuda H, Kohno N. Electronic videoendoscopic laryngostroboscopy. *ORL* 2004;66:267-74.
6. Kawaida M, Fukuda H, Kohno N. Digital image processing of laryngeal lesions by eletronic videoendoscopy. *Laryngoscope* 2002 Mar.;112(3):559-64.
7. Kaszuba SM, Garrett CG. Strobovideolaryngoscopy and laboratory voice evaluation. *Otolaryngol Clin North Am* 2007;40:991-1001.
8. Apuhan T, Kocoglu H, Gulcu N. Comparison of lidocaine and levobupivacaine in transnasal fiberoptic laryngoscopy. *Am J Rhinol Allergy* 2012 May-June;26(3).

Capítulo 2

HIGIENIZAÇÃO EM PROCEDIMENTOS DE ENDOSCOPIA ORL

Adriana Hachiya ▪ Marco César Jorge dos Santos

INTRODUÇÃO

Os procedimentos endoscópicos fazem parte da rotina de atendimento de pacientes em consultórios, hospitais e clínicas de médicos otorrinolaringologistas. Por se tratar de uma especialidade que envolve o exame de cavidades (fossas nasais, ouvidos e segmento faringolaríngeo), os exames endoscópicos revolucionaram o diagnóstico e o tratamento de muitas doenças otorrinolaringológicas.

Neste cenário, é importante ressaltar a responsabilidade ética dos médicos na realização destes exames. Os endoscópicos, rígidos e flexíveis, utilizados na prática clínica, devem ser adequadamente processados pela limpeza e desinfecção, evitando-se a transmissão de doenças infecciosas entre os pacientes. Todos os passos que envolvem o processamento do equipamento utilizado devem ser conhecidos pelo médico que o manuseia.

Os equipamentos utilizados em estabelecimentos de saúde podem-se tornar adequados após cada uso. Os locais onde os equipamentos são processados e os profissionais que os manuseiam também podem ser fontes de infecção para hospedeiros suscetíveis.

Os telescópios e nasofibroscópios utilizados na rotina clínica do otorrinolaringologista são equipamentos na sua grande maioria sem lúmen. O processamento destes materiais segue uma rotina específica diferente dos endoscópios com lúmen (p. ex.: nasofibroscópios com canal de biópsia).

CONCEITOS TEÓRICOS

Classificação dos Artigos Médicos[1]

Os materiais utilizados na assistência à saúde são classificados, de acordo com o risco de aquisição de infecções, em: artigos críticos, semicríticos e não críticos. A recomendação do tipo de processamento (desinfecção ou esterilização) que deve ser realizado após a limpeza é baseada nesta classificação:

- *Artigos críticos:* são de alto risco para transmissão de infecções, quando contaminados com microrganismos de qualquer tipo. Fazem parte dessa categoria todos os materiais que entram em contato com tecidos estéreis, ou seja, tecidos onde não há microbiota colonizadora, como sistemas neurológico, vascular, cavidade peritoneal e mediastino A limpeza prévia e a esterilização desses materiais são obrigatórias.
- *Artigos semicríticos:* são os que entram em contato com mucosas íntegras colonizadas ou pele não íntegra (porém restritos a ela). Fazem parte dessa categoria os materiais para procedimentos clínicos otorrinolaringológicos e outros, como os equipamentos de inaloterapia e assistência ventilatória, lâminas de laringoscópio e endoscópios. A limpeza prévia e desinfecção são os procedimentos mínimos no processamento desses materiais.
- *Artigos não críticos:* são aqueles que entram em contato apenas com a pele íntegra, que constitui uma barreira eficaz contra a maioria dos microrganismos, ou ainda os materiais que não entram em contato direto com o paciente, sendo os termômetros, comadres, jarros e cálices exemplos.

Tipos de Processamentos de Equipamentos Médicos

Limpeza

A limpeza é o processo de remoção da sujidade, realizado com água corrente potável, detergente enzimático, ou não, e ação mecânica, que pode ser por fricção manual, ultrassônica ou jato d'água pressurizada.

A limpeza remove um grande número de microrganismos (99,95%) (Fig. 2-1)[2] e deve ser realizada, preferencialmente, imediatamente após o término do exame para evitar o ressecamento da sujidade na superfície dos endoscópios. Alguns serviços sugerem a imersão em solução de detergente pelo tempo orientado pelo fabricante. É o passo mais importante do processamento de materiais. A limpeza é pré-requisito para os processos seguintes: desinfecção ou esterilização. A adequada limpeza do material, além de reduzir o número de colônias de microrganismos, evita a formação de biofilme e elimina ou diminui a presença de substâncias pirogênicas.

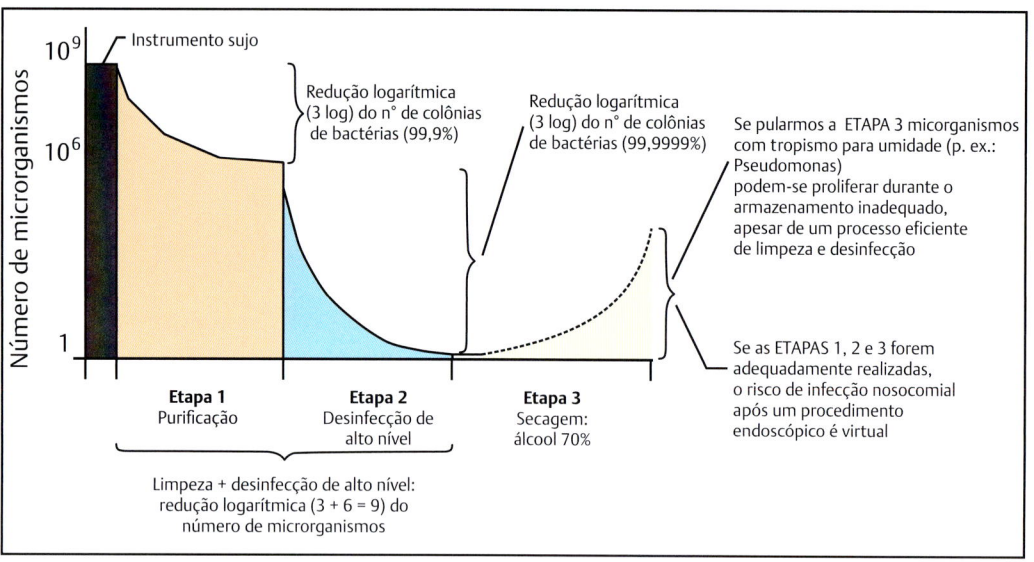

Fig. 2-1. Redução da carga biológica nas diferentes etapas do processamento dos endoscópios.[2]

O profissional de saúde que manipula os materiais durante o processo de limpeza deve estar adequadamente capacitado e treinado para função e deve estar paramentado com equipamentos de proteção individual – EPIs (avental de manga longa, gorro, luvas, óculos e máscara), segundo a Resolução da Diretoria Colegiada RDC 35/2010 (Fig. 2-2).[3] O ambiente do manuseio deve ser adequado. O local do processamento do material pode ser no próprio consultório médico, sendo necessárias uma bancada e uma pia com água corrente.

A limpeza pode ser manual, por meio da fricção com escovas de cerdas firmes e macias, ou automatizada, como normalmente ocorre em centros cirúrgicos, por meio de lavadoras com jato d'água sob pressão e ultrassônicas. Para a etapa da limpeza, indica-se o emprego de detergentes adequados (neutros, com ou sem enzimas, ou alcalinos), para facilitar o desprendimento da sujidade aderida aos materiais, promovendo limpeza em locais de difícil acesso, como lúmens longos e estreitos, como endoscópios, em que se devem utilizar escovas próprias, maleáveis e adaptáveis aos diferentes diâmetros e extensão.

As lavadoras automatizadas promovem a limpeza por meio de jatos d'água sob pressão e detergentes não espumantes. Já as lavadoras ultrassônicas utilizam o ultrassom para potencializar a ação desencrostante dos detergentes. Para a limpeza interna dos materiais com lúmen, a lavadora ultrassônica deverá possuir o sistema retrofluxo, com conexões específicas.

A limpeza automatizada diminui a exposição dos profissionais aos riscos ocupacionais de origem biológica, especialmente aos vírus das hepatites e AIDS, que podem ser decorrentes dos acidentes com materiais perfurocortantes, além de agilizar a limpeza de materiais de conformações simples, reservando aqueles de conformações complexas para a limpeza manual.

Todo material deve ser enxaguado rigorosamente, evitando que resíduos de detergente fiquem aderidos, que podem causar síndromes inflamatórias nos pacientes. A água que abastece o local do processamento do material deve ser verificada não só quanto à potabilidade, mas também quanto à presença de metais pesados e outras substâncias que podem ocasionar corrosão no material, danificar equipamentos e diminuir a atividade de detergentes.

Outro passo importante consiste na secagem do material, pois a umidade pode ser incompatível com certos métodos de esterilização. Por exemplo, a umidade pode formar resíduos tóxicos em excesso nos materiais esterilizados pelo óxido de etileno e causar abortamento do ciclo de esterilização pelo gás plasma de peróxido de hidrogênio. Adicionalmente, quando os materiais permanecem úmidos, ocorre a proliferação de bactérias e fungos, tornando-os impróprios ao uso. Para materiais canulados são

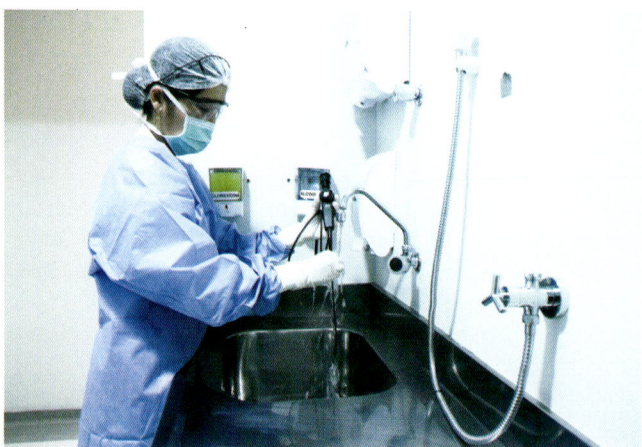

Fig. 2-2. Profissional de saúde adequadamente paramentado com equipamentos de proteção individual (máscara, avental de manga longa, gorro, óculos e luvas) durante o processamento do nasofibroscópio.

indicadas pistolas de ar comprimido para auxiliar a secagem interna dos lúmens e outros espaços.

Um aspecto que deve ser considerado durante a limpeza dos materiais é a potencial contaminação por endotoxinas. Essas substâncias são lipopolissacarídeos (LPS) integrantes da membrana celular de bactérias Gram-negativas, que podem estar presentes nos equipamentos, mesmo após a limpeza. Sua liberação ocorre quando há morte (neste caso em grande quantidade), divisão ou crescimento bacteriano. Nem todos os métodos de esterilização possuem a capacidade de inativar as propriedades tóxicas das endotoxinas.

Assim, mesmo um material esterilizado poderá causar reações pirogênicas, em razão da presença de endotoxinas que não foram inativadas. Uma técnica eficiente para evitar as reações pirogênicas é reduzir ao máximo a quantidade de microrganismos presentes em um material. A limpeza eficiente, o controle de qualidade da água e a manipulação cuidadosa reduzem a quantidade de microrganismos nos materiais e, por consequência, podem minimizar a presença de endotoxinas no mesmo.

Desinfecção

A desinfecção é um processo físico ou químico de destruição de microrganismos na forma vegetativa, mas não necessariamente nas formas esporuladas, aplicado a superfícies inertes (materiais, equipamentos e superfícies fixas) previamente limpas. A desinfecção química pode ser dividida em três níveis: alto, intermediário e baixo nível.

Os níveis de desinfecção/esterilização são baseados na ordem decrescente de resistência intrínseca dos microrganismos que estão descritos na Figura 2-3.

Os príons, que aparecem no esquema como os mais resistentes, até mais do que os esporos bacterianos, são agentes proteináceos pequenos, podendo ser transmitidos por meio de materiais processados inadequadamente. Entre as doenças humanas causadas por príons, a mais relevante é a Doença de Creutzfeld-Jakob – DCJ. Há relatos na literatura de transmissão após recebimento de hormônio extraído de glândula hipofisária, após recebimento de transplantes de tecidos humanos – córnea e dura-máter e após uso de instrumentos cirúrgicos contaminados pelos pacientes com DCJ documentado. Menos de 1% da transmissão documentada de DCJ está relacionada com procedimentos de assistência à saúde.[5-7]

A desinfecção de alto nível deve eliminar alguns esporos, o bacilo da tuberculose, todas as bactérias vegetativas, fungos e todos os vírus. A desinfecção de alto nível é indicada para materiais semicríticos.

Na desinfecção de nível intermediário, é esperada ação média sobre vírus não lipídicos, ação tuberculicida, eliminação da maioria de fungos e sobre todas as bactérias em estado vegetativo. Entretanto, é ineficaz na eliminação de esporos bacterianos.

A desinfecção de baixo nível é eficaz na eliminação da maioria das bactérias em forma vegetativa, podendo ou não ter alguma ação sobre vírus não lipídicos e fungos. É

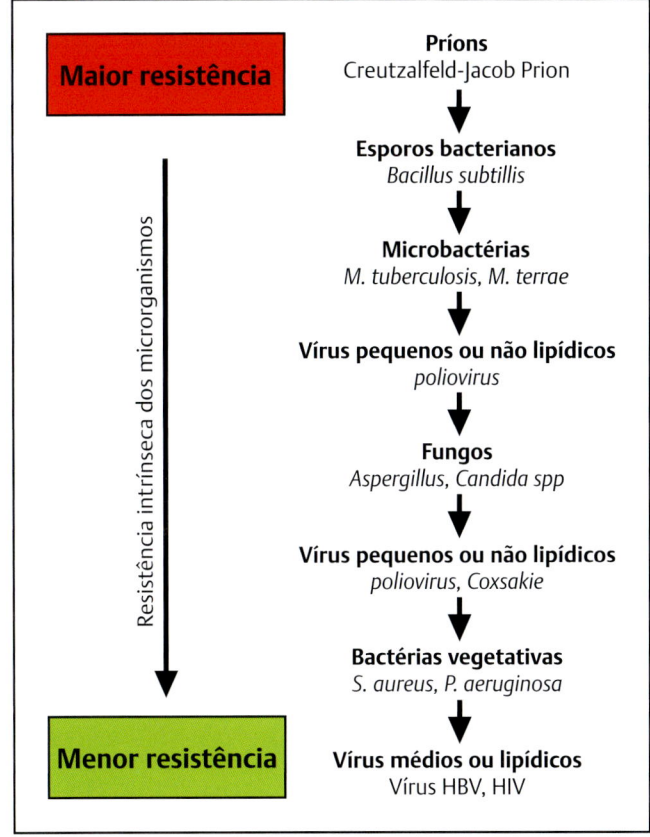

Fig. 2-3. Esquema mostrando a resistência intrínseca dos microrganismos que potencialmente contaminam o endoscópio. Adaptada de Russel e Favero.[4]

ineficaz na eliminação de esporos bacterianos ou sobre o bacilo da turberculose.

Em nosso meio, a desinfecção por agente químico é mais amplamente utilizada. Apresenta como maior vantagem sua acessibilidade. Suas principais desvantagens são: a potencial presença de resíduos químicos do desinfetante no material processado, a exposição dos profissionais de saúde a substâncias tóxicas, diminui a meia-vida dos materiais processados e o risco de poluição do meio ambiente no descarte.

A termodesinfecção é uma alternativa para desinfecção química por não apresentar as desvantagens supracitadas. Entretanto, a grande maioria dos endoscópicos, utilizados em nosso meio, é termolábil, sendo contraindicada sua imersão em água quente como preconizado no método.

Os desinfetantes químicos podem ser reutilizados desde que mantenham concentração e pH a cada reuso, o que implica em passos operacionais e gastos financeiros com fitas reagentes que realizam as mensurações.

A desinfecção por agente químico é realizada pela imersão completa do material, incluindo lúmens, na solução desinfetante, pelo tempo de contato e outras condições, como concentração, temperatura e pH de acordo com as recomendações do fabricante e aprovadas pela Divisão de Saneantes da ANVISA. É essencial que os materiais submetidos a esse tipo de desinfecção estejam previamente limpos e secos. Após a desinfecção química, devem ser rigorosamente enxaguados. Ressalta-se que o enxágue deverá ser realizado em água tratada, potável.

Principais desinfetantes químicos

Existem no mercado brasileiro três principais produtos para desinfecção química de alto nível preconizada para processamento de endoscópios: o glutaraldeído, o ortoftalaldeído e o ácido peracético. Segundo a RDC 35/2010,[8] o tempo de imersão do equipamento dependerá das recomendações do fabricante do produto a partir da eficácia do saneante comprovada em laboratório.

Glutaraldeído 2%

O glutaraldeído a 2% é o desinfetante químico mais utilizado mundialmente. Associações americanas recomendam a imersão por 20 minutos a 20°C para redução superior a 6 log para número de colônias e bactérias.[9-13] Por questões de biossegurança, foi proibido em várias cidades brasileiras após relatos de efeitos colaterais em profissionais de saúde, como irritação na garganta e no sistema respiratório, dispneia, asma, sangramento nasal, ardor nos olhos e conjuntivite, dermatites, náuseas, dor de cabeça e alteração na cor das mãos. Os glutaraldeídos têm ainda a propriedade de não ser ecologicamente correto, não sendo biodegradável, precisando de um tratamento correto para a sua eliminação. A Resolução SS-27RDC,[14] da Secretaria de Saúde do Estado de São Paulo, impôs várias condições de segurança ocupacional para o uso de glutaraldeído nos Estabelecimentos de Assistência à Saúde (EAS).

Como essa solução é, via de regra, reutilizada, devem ser observados alguns detalhes para garantir sua eficácia. Deve ser verificada a concentração mínima de 2% a cada reutilização da solução, adicionada à preocupação de ser um disseminador da *Mycobacterium massiliense*, por causa da resistência do produto a esse microrganismo.[15]

A limpeza prévia à imersão do aparelho no desinfetante químico é indispensável. O glutaraldeído tem a propriedade de fixar matéria orgânica. O incorreto processamento do equipamento pode levar à formação de biofilme e uma via de contaminação de pacientes em procedimentos subsequentes.

Ácido peracético

Um dos primeiros substitutos para o glutaraldeído disponibilizado no mercado foi o ácido peracético, que demostrou ação germicida equivalente ao glutaraldeído (desinfetante de alto nível). Recomenda-se o tempo de contato de 5 minutos para a destruição de bactérias vegetativas e vírus (HBC, HIV) e atividade esporicida requer imersão por 10 minutos.[16-18] É menos tóxico para os profissionais de saúde que o manuseiam e é mais seguro para o meio ambiente.

O ácido peracético age por desnaturação das proteínas, alterando a permeabilidade da parede celular, ou seja, age mesmo na presença de matéria orgânica. Antes da mudança da desinfecção por glutaraldeído para o ácido peracético, os endoscópios devem obrigatoriamente passar por uma revisão especializada, pois as microfissuras podem ficar expostas e a capacidade do ácido peracético em remover a sujidade acumulada aumenta o risco de infiltração, o que leva à perda da qualidade da imagem ou dano permanente ao aparelho.

O ácido peracético deve ter concentração entre 0,2 e 0,35%, ter pH superior a 4, ter inibidor de corrosão e ser eficaz no tempo máximo de 15 minutos, em decorrência da alta agressividade aos endoscópios.[19] Vários relatos de equipamentos infiltrados por corrosão de colas e borrachas de vedação foram atribuídos ao uso do ácido peracético.

Ortoftalaldeído

Solução química com concentração de 0,55% e de pronto uso. Apresenta durabilidade máxima de 14 dias ou até que se preservem concentrações mínimas efetivas maiores que 0,3% e pode ser reusado. Apresenta atividades tuberculicida, bactericida e fungicida em 5 minutos e tem ação mais rápida que o glutaraldeído na eliminação de bactérias vegetativas.[20] O fabricante preconiza o tempo mínimo de imersão de 20 minutos, mas estudos mostram alto nível de desinfecção em 12 minutos. Não produz vapores tóxicos, não precisa ser ativado e é estável em pH 3 e 9. Causa coagulação de proteínas com formação de biofilme.

Álcool etílico 70% p/v

Apesar de o álcool etílico ser classificado como um desinfetante de nível intermediário, algumas propriedades do álcool devem ser consideradas no processamento de equipamentos otorrinolaringológicos. O álcool é muito utilizado na higienização de materiais e superfícies, por ser de fácil acesso, ter rápida atividade germicida, baixo custo e baixa toxicidade. Não é recomendado para borrachas, acrílico, plásticos e cimento de lentes.

Dentre os materiais semicríticos, alguns admitem desinfecção de nível intermediário como procedimento mínimo, por meio do uso de álcool etílico 70% p/v após limpeza cuidadosa, como os materiais de uso clínico otorrinolaringológico, de baixa invasividade e de conformação simples e cabos de laringoscópios empregados em intubação orotraqueal.

O álcool tem ações micobactericida, virucida, fungicida e bactericida vegetativas MENOS ação esporicida (Fig. 2-4) e por isso é considerado um desinfetante de nível intermediário. Deve-se considerar que, para que ocorra o fenômeno de esporulação, condições adversas aos microrganismos e tempo são necessárias. Deste modo, a presença de bactérias esporuladas nos materiais utilizados na saúde serão veículos de contaminação apenas ao se "abandonar" um material sujo, e se este estiver contaminado com microrganismos dos gêneros *Bacillus* e *Clostridium*, que têm potencial para esporularem em condições adversas.

A polêmica da desinfecção química de alto nível *versus* nível intermediário norteou a elaboração do Procedimento de Operação Padrão de Processamento de Endoscópios em

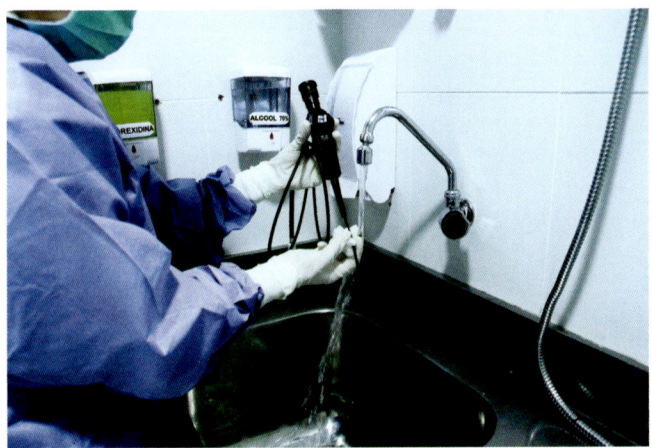

Fig. 2-4. Limpeza do nasofibroscópio logo após seu uso. O profissional de saúde retira a sujidade (material orgânico) da fibra óptica através da fricção da gaze na fibra óptica em movimentos consecutivos de cima para baixo (e nunca na direção contrária), e com cuidado para não dobrar a fibra, evitando sua quebra.

ORL.[21] Neste protocolo considera-se que o material de otorrinolaringologia, como os endoscópios, deva ser inteiramente submerso em uma solução com detergente enzimático, ou não, logo após seu uso, enxaguado com água corrente potável e escovado. Se o procedimento for realizado como preconizado, ocorre a remoção de material orgânico, local de colonização dos microrganismos esporuláveis na sua forma vegetativa, vulnerável à ação do álcool 70% por 30 segundos por 3 vezes consecutivas, como preconizado pelo Protocolo de Operação Padrão.

Esterilização

A esterilização é o processo de destruição de todas as formas de vida microbiana, ou seja, bactérias nas formas vegetativa e esporulada, fungos e vírus, mediante a aplicação de agentes físicos e químicos.

Convencionalmente, considera-se um material estéril quando a probabilidade de sobrevivência dos microrganismos que o contaminam seja menor que 1:1.000.000.[22]

No Brasil, desde 2009, a esterilização química por imersão de instrumental cirúrgico e outros produtos críticos para a saúde está proibida, de acordo com a Resolução da Diretoria Colegiada nº 8, de 27 de fevereiro de 2009.[23]

Atualmente, existem diversas tecnologias disponíveis para esterilização de materiais críticos, entretanto, a decisão é permeada pela característica de termorresistência do material.

Vapor saturado sob pressão (autoclave)

Este método utiliza o calor e a umidade para esterilizar os materiais por meio da termocoagulação das proteínas, sendo os materiais indicados: instrumental cirúrgico, tecidos, silicone, cerâmica, motores blindados, borracha, vidro e líquidos.

Gás plasma de peróxido de hidrogênio (GPPH)

O peróxido de hidrogênio utilizado no processo de esterilização por GPPH é distribuído no interior da câmera do equipamento de esterilização em forma de gás.

Óxido de etileno (EtO)

O óxido de etileno (EtO) é um gás incolor inflamável, explosivo, carcinogênico e tradicionalmente tem seu uso indicado para esterilização de materiais termossensíveis.

Vapor à baixa temperatura e formaldeído (VBTF)

O formaldeído é um gás incolor utilizado como agente desinfetante e esterilizante, gerado com base no estado líquido (formalina 37%) ou sólido (paraformaldeído).

PROCESSAMENTO DE ENDOSCÓPIOS SEM LÚMEN EM OTORRINOLARINGOLOGIA – SUGESTÃO DE ROTINA DE DESINFECÇÃO DE ALTO NÍVEL

Como exposto anteriormente, os endoscópicos utilizados na prática clínica de consultórios e clínicas otorrinolaringológicas são equipamentos sem lúmen e devem ser adequadamente higienizados para evitar a transmissão de doenças infecciosas entre os pacientes e a contaminação entre o paciente e o profissional de saúde que manipula tais instrumentos (médicos e equipe de enfermagem).

Potencialmente, a transmissão infecciosa ocorre pela ineficiência no processo de descontaminação, pela presença de biofilme, pelo enxague com água contaminada ou pelo armazenamento inadequado.

A ANVISA regulamenta que, por se tratar de um artigo semicrítico, o processamento mínimo destes materiais consiste na limpeza prévia e na desinfecção de alto nível com imersão no desinfectante pelo período recomendado pelo fabricante.

Durante o exame é importante que o médico evite a contaminação dos equipamentos de videodocumentação, da fonte de luz e de outras partes do endoscópico além da parte que entra em contato com o paciente.

Passos Sequenciais

O manuseio dos equipamentos deve ser centralizado e realizado por profissionais capacitados em locais ventilado e fechado. O reprocessamento não é necessário se armazenado por tempo inferior a 5 dias – Resolução da Diretoria Colegiada nº 8, de 27 de fevereiro de 2009.[23] O profissional de saúde que fará o processo de higienização dos materiais deve estar paramentado adequadamente com equipamento de proteção individual (Fig. 2-2).

O local do processamento do endoscópio deve ser adequado. A cuba de lavagem deve ter profundidade suficiente para evitar respingos em suas laterais, no piso e no profissional. A bancada deve ser lisa e impermeável. A sala de processamento deve ser climatizada, garantir ação mínima de ar total de 18,00 m³/h/m² e prover exaustão forçada de todo o ar da sala com descarga para o exterior da edificação.[3]

Limpeza

A limpeza é o passo mais importante do processamento de higienização.

A limpeza do endoscópio deve ser realizada preferencialmente imediatamente após o seu uso. É realizada pela fricção mecânica da superfície externa do endoscópio com auxílio de gaze ou esponja de cerdas finas e utilização de água corrente potável e sabão neutro ou enzimático. Preconiza-se a lavagem cuidadosa de toda a fibra óptica (parte em contato com o paciente) não esquecendo da limpeza da ponta do endoscópio (Fig. 2-4). A limpeza deve ser efetuada até a eliminação da sujidade visível. A inspeção visual deve ser criteriosa.

Enxague e Secagem

Após a limpeza mecânica do equipamento, inicia-se o processo de enxague. O endoscópio deve ser enxaguado em água potável corrente para retirada total dos resíduos de sujidade e do detergente. Preconizam-se controle rígido e manutenção do filtro d'água recomendada pelo fabricante. O uso do filtro praticamente elimina o risco de água contaminada pelo biofilme dos encanamentos.[21]

Após enxague, devem-se secar os materiais com auxílio de gaze, ou toalha de tecido ou de papel.

Desinfecção de Alto Nível

Segundo normativa da Anvisa (Resolução Direção Colegiada 35/2010),[8] os endoscópios devem ser descontaminados com desinfetantes químicos, como glutaraldeído, ortoftalaldeído ou ácido peracético aprovados pela ANVISA.

Após adequada limpeza, a parte do endoscópio que esteve em contato com o paciente deve passar pelo processo de desinfecção de alto nível por imersão (Fig. 2-5).

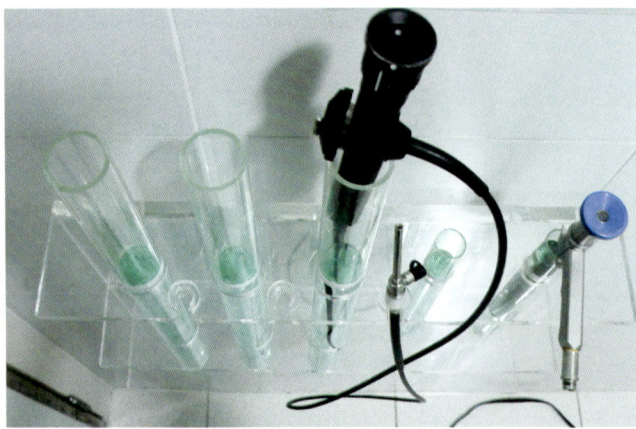

Fig. 2-5. A fibra flexível (parte que esteve em contato com o paciente) deve ser submersa no desinfetante químico, pelo tempo preconizado pelo fabricante.

Enxague, Secagem e Armazenamento

Após o tempo preconizado para desinfecção de alto nível, o enxague do desinfetante com água filtrada deve ser criterioso para eliminação completa de resíduos do produto. Fricção com álcool 70% p/v auxilia a secagem do material (Fig. 2-6). Secagem e armazenamento inadequados do material favorecem o crescimento bacteriano.[25]

Cabos e fibras ópticas

Preconiza-se a utilização de álcool a 70% p/v nos cabos de luz e no corpo do endoscópio que não entraram em contato com o paciente.

Outros cuidados

- Não utilizar a maleta original com espuma do endoscópio para armazenamento, pois ela é considerada contaminada.
- Os recipientes onde é realizada a desinfecção de alto nível devem ser adequadamente higienizados a cada troca do desinfetante.

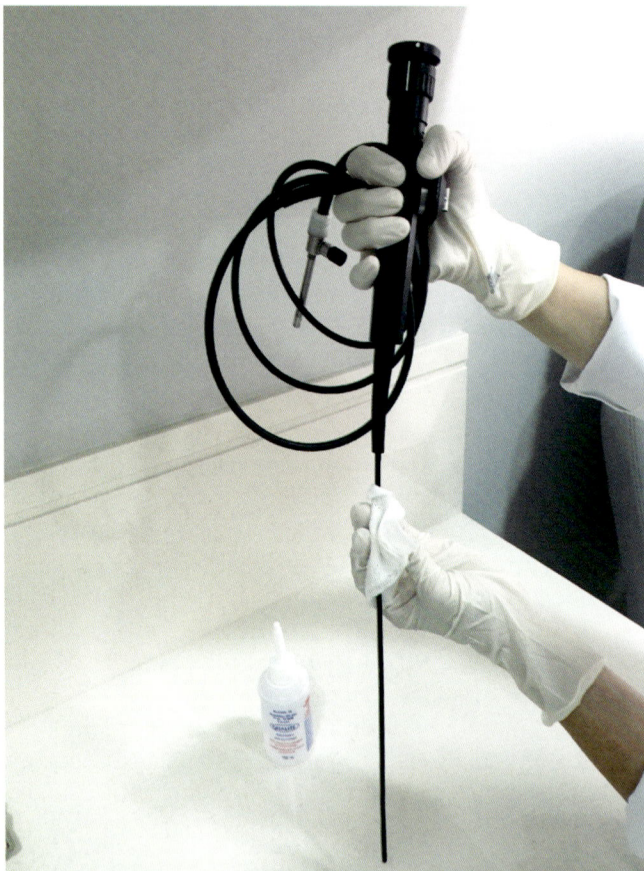

Fig. 2-6. Após enxague do desinfetante químico, deve ser realizada a secagem da fibra com auxílio de gaze, como demostrado na foto, ou com toalha de tecido ou de papel delicado. Cuidado deve ser tomado em relação à direção do movimento da gaze que deve ser de cima para baixo, em direção à ponta do nasofibroscópio.

- É recomendada a monitorização dos parâmetros indicadores de efetividade dos agentes saneantes. A ANVISA, através do Artigo 37 da RDC nº 6,[3] preconiza a monitorização diária.
- Identificar no frasco de cada produto utilizado no processamento a data da abertura e data da validade.
- O Procedimento Operacional Padrão utilizado por cada serviço, onde as etapas do processamento dos equipamentos devem estar disponíveis na sala de processamento para consulta pela equipe de saúde e pela autoridade sanitária competente.
- Alguns agentes saneantes podem ser reutilizados. Recomenda-se a identificação junto ao recipiente da data da substituição do desinfetante seguindo a recomendação do fabricante.
- Deve-se tomar cuidado com o descarte do desifetante. O ácido peracético, por exemplo, pode ser descartado na rede de esgoto. Por sua vez, o ortoftalaldeído deve ser neutralizado com glicina e descartado em recipientes adequados e nunca descartado na rede de esgoto.

CONSIDERAÇÕES FINAS

O processamento adequado dos equipamentos utilizados em exames ambulatoriais em Otorrinolaringologia deve ser eficaz para prevenir a transmissão de doenças infecciosas.

A Agência Nacional de Vigilância Sanitária (ANVISA) regulamenta o processamento de artigos semicríticos (endoscópios utilizados em Otorrinolaringologia) e preconiza a desinfecção de alto nível (com imersão em saneantes como ortoftalaldeído e ácido peracético).

Estudos recentes mostram que protocolos de desinfecção mais curtos, com limpeza e fricção por álcool 70% p/v ou limpeza e tempo de imersão de 5 minutos no ortoftaldeído são efetivos na eliminação de bactérias vegetativas em endoscópicos flexíveis sem lúmen. Estes achados sugerem que protocolos mais simples de processamento devem ser considerados na desinfecção de nasofibroscópios sem sacrificar a eficácia do processamento.[20]

Apesar da sua atividade tuberculicida,[26] o álcool a 70% p/v não é considerado um desinfetante de alto nível por causa da ineficácia contra esporos bacterianos. Entretanto, a limpeza imediata do equipamento após seu uso evita o fenômeno de esporulação e pode ser uma alternativa de processamento seguro dos nasofibroscópios e telescópios de uso ambulatorial, como sugerido pelo Protocolo de Operação Padrão, proposto pela Associação Brasileira de Otorrinolaringologia.

A literatura é escassa em estudos que mostrem a eficácia de processamentos de descontaminação de endoscópicos flexíveis e telescópios no campo da Otorrinolaringologia. Novos estudos devem embasar novos protocolos de processamento de nasofibroscópios e ópticas de uso em Otorrinolaringologia que sejam rápidos, de fácil acesso e baixo custo sem prejudicar sua eficácia.

REFERÊNCIAS BIBLIOGRÁFICAS

1. Spaulding EH. Chemical disinfection of medical and surgical materials. In: Block SS (Ed). *Disinfection, sterilization and preservation.* Philadelphia: Lea Fabiger, 1968. p. 517-531.
2. Muscarella, LF, Nelson DB. Current issues in endoscope reprocessing and infection control during gastrointestinal endoscopy. *World J Gastroenterol* 2006;12(25):3953-64.
3. Agência Nacional de Vigilância Sanitária (ANVISA). Ministério da Saúde Brasil. Resolução RDC 6/2013. Dispõe sobre os requisitos de boas práticas de funcionamento para os serviços de endoscopia com via de acesso ao organismo por orifícios exclusivamente naturais. [acesso em 2013 Jun. 1]. Disponível em: http://bvsms.saude.gov.br/bvs/saudelegis/anvisa/2013/rdc0006_10_03_2013.html.
4. Russell AD. Bacterial resistance to disinfectants: present knowledge and future problems. *J Hosp Infect* 1998;43:S57-68.
5. Gibbons RV, Holman RC, Belay ED, Schonberger LB. 132 Creutzfeldt-Jakob disease in the United States: 1979-1998. *JAMA* 2000;284:2322-3.
6. Rutala WA, Weber DJ. Creutzfeldt-Jakob disease: 133 recommendations for disinfection and sterilization. *Clin Infect Dis* 2001;32:1348-56.
7. Antloga K, Meszaros J, Malchesky PS, McDonnell GE. Prion 134 disease and medical devices. *ASAIO J* 2000;46:S69-72.
8. Agência Nacional de Vigilância Sanitária (ANVISA). Ministério da Saúde. Brasil. Resolução RDC 35/2010. Dispõe sobre Regulamento Técnico para produtos com ação antimicrobiana utilizados em artigos críticos e semicríticos. [acesso em 2011 Abr. 30]. Disponível em: http://www.brasilsus.com.br/legislacoes/rdc/105102-35.html. Data do acesso: 30/04/2011.
9. Association for the Advancement of Medical Instrumentation. *Safe use and handling of glutaraldehyde-based products in healthcare facilities.* Arlington, VA: AAMI; 1995.
10. Collins FM. Bactericidal activity of alkaline glutaraldehyde solution against a number of atypical mycobacterial species. *J Appl Bacteriol* 1986;61:247-51.
11. Nelson DB, Jarvis WR, Rutala WA *et al.* Multi-society guideline for reprocessing flexible gastrointestinal endoscopes. Society for Heathcare Epidemiology of America. *Infect Control Hosp Epidemiol* 2003;24:523-7.
12. Bhattacharyya N, Kepnes LJ. The effectiveness of immersion disinfection for flexible fiberoptic laryngoscope. *Otolaryngol Head Neck Surg* 2004;130:681-5.
13. Rutala WA, Weber DJ. Principles of disinfecting patient-care items. In: Rutala WA (ed.). Disinfection, sterilization, and antisepsis in healthcare. Champlain, New York: Polyscience Publications, 1998. p. 133-49.
14. Diário Oficial Estado de São Paulo. Resolução SS-27. RDC 73 – DOE de 18/04/07.
15. Lorena NSO, Pitombo MB, Côrtes PB *et al. Mycobacterium massiliense* BRA100 strain recovered from postsurgical infections: resistance to high concentrations of glutaraldehyde and alternative solutions for high level disinfection. *Acta Cir Bras* 2010 Sept.-Oct.;25(5):455-9.
16. Taylor DM. Resistance of the ME7 scrapie agent to peractic acid. *Vet Microbiol* 1991;27:19-24.
17. Block SS. Peroxygen compounds. In: Block SS (ed). D*isinfection, sterilization, and preservation.* Philadelphia: Lippincott Williams & Wilkins; 2001. p. 185-204.

18. Omidbakhsh N, Sattar SA. Broad-spectrum microbicidal activity, toxicologic assessment, and materials compatibility of a new generation of accelerated hydrogen peroxide-based environmental surface disinfectant. *Am J Infect Control* 2006;34:251-7.
19. Andreoli JC, Chaves DM, Alves JSA. Desinfectantes de alto nível para endoscópios e demais produtos semicríticos. Publicação da Comissão de Ética Profissional da SOBED Nacional. [acesso em 2014 Nov.]. Disponível em: http://www.sobed.org.br
20. Chang D, Florea A, Rowe M, Seiberling KA. Disinfection of flexible fiberoptic laryngoscopes after in vitro contamination with Staphylococcus aureus and Candida albicans. *Arch Otolaryngol Head Neck Surg* 2012;138(2):119-121. doi:10.1001/archoto.2011.1204.
21. Protocolo Operacional Padrão (POP) para processamento de materiais utilizados nos exames de videonasoscopia, videolaringoscopia e videonasolaringoscopia nos consultórios e serviços de otorrinolaringologia. Prof Kazuko Uchikawa Graziano. [acesso em 2012]. Disponível em: http://www.aborlccf.org.br/conteudo/secao.asp?s=51&id=3266.
22. Favero MS. Sterility assurance: concepts for patient safety. In: Rutala WA (ed). *Disinfection, sterilization and antisepsis: principles and practices in healthcare facilities.* Washington, DC: Association for Professional in Infection Control and Epidemiology; 2001. p. 110-9.
23. Agência Nacional de Vigilância Sanitária (ANVISA). Ministério da Saúde. Brasil. Informe Técnico 02/2009: orientaçõeses para processamento de equipamentos utilizados em procedimentos endoscópicos com acesso por cavidades naturais. [acesso em 2013 Jan. 23]. Disponível em: ftp://ftp.cve.saude.sp.gov.br/doc_tec/IH/pdf/if0209_endo.pdf.
24. Rutala WA, Weber DJ and Healthcare Infection Control Practices Advisoru Committee (HICPAC). CDC. Guideline for Desinfection and Sterilization in Healthcare Facilities, 2008. [acesso em 2010 Jan. 3]. Disponível em: http://cdc.gov/ncidod/dhpq/pdf/guidelines/Disinfection_Nov_2008.odf
25. Muscarella L. Prevention of disease transmission during flexible laryngoscopy. *Am J Infect Control* 2007 Oct.;35(8):536-44.
26. Price PB. Surgical antiseptics. In: Lawrence CA, Block SS. *Desinfection, sterilization and preservation.* Philadelphia: Lea & Febinger, 2006.

AVALIAÇÃO ESTRUTURAL   PARTE 2

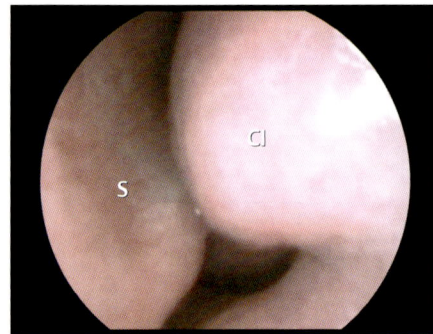

Fig. 3-41. Desvio de septo nasal do tipo crista. Septo nasal (S), concha inferior (CI).

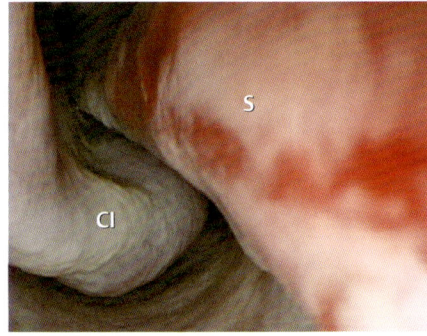

Fig. 3-42. Desvio de septo nasal do tipo crista. Septo nasal (S), concha inferior (CI).

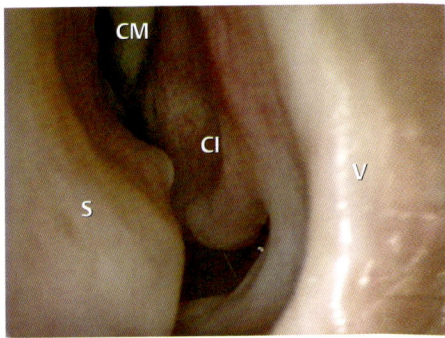

Fig. 3-43. Desvio de septo em fossa nasal esquerda. Septo nasal (S), vestíbulo nasal (V), concha inferior (CI), concha média (CM).

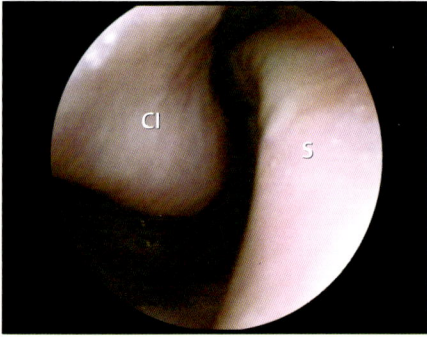

Fig. 3-44. Desvio de septo nasal do tipo crista. Septo nasal (S), concha inferior (CI).

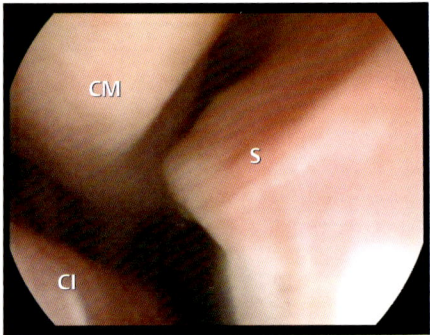

Fig. 3-45. Desvio de septo nasal do tipo esporão. Septo nasal (S), concha inferior (CI), concha média (CM).

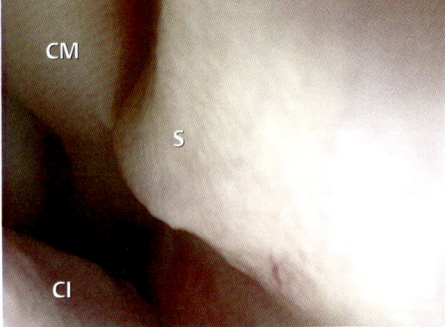

Fig. 3-46. Desvio de septo nasal do tipo esporão. Septo nasal (S), concha inferior (CI), concha média (CM).

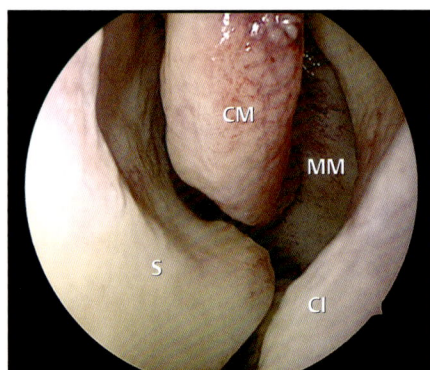

Fig. 3-47. Desvio de septo nasal do tipo esporão. Septo nasal (S), concha inferior (CI), concha média (CM), meato médio (MM).

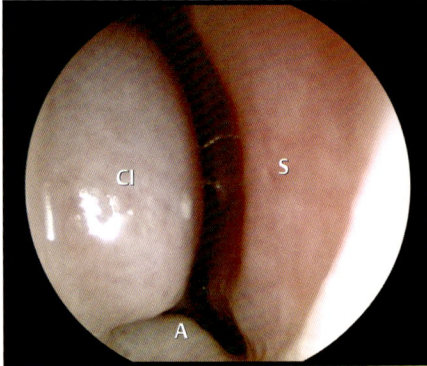

Fig. 3-48. Hipertrofia de conchas inferiores. Endoscopia nasal mostra concha inferior direita hipertrófica, com edema e palidez mucosa. Septo nasal (S), concha inferior (CI), assoalho nasal (A).

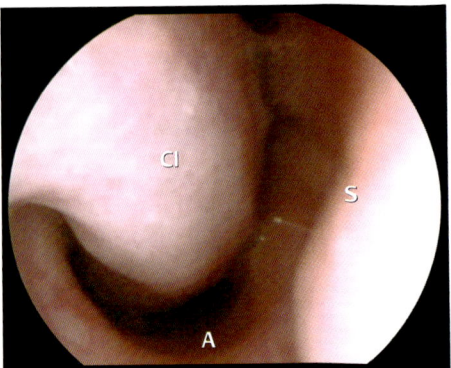

Fig. 3-49. Hipertrofia de conchas inferiores. Septo nasal (S), concha inferior (CI), assoalho nasal (A).

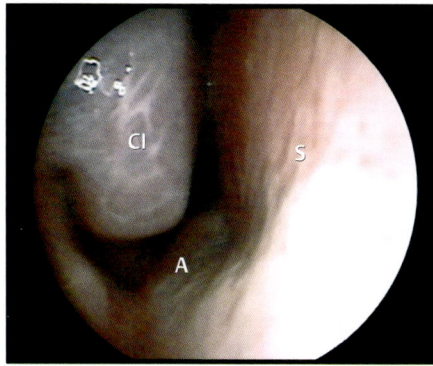
Fig. 3-50. Hipertrofia de conchas inferiores. Septo nasal (S), concha inferior (CI), assoalho nasal (A).

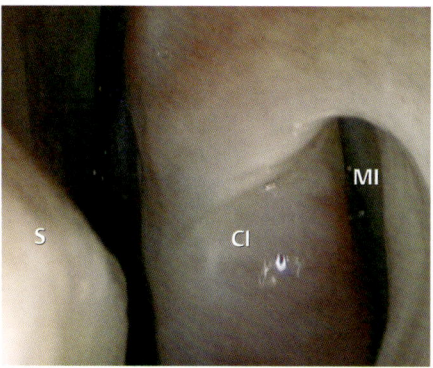
Fig. 3-51. Hipertrofia de conchas inferiores. Septo nasal (S), concha inferior (CI), meato inferior (MI).

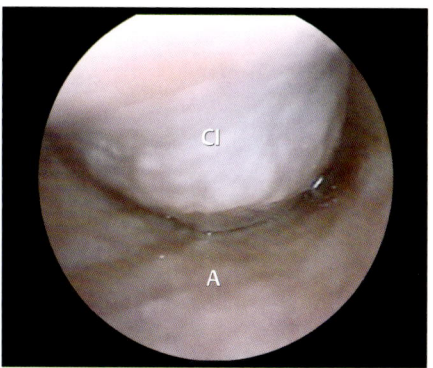
Fig. 3-52. Hipertrofia de conchas inferiores. Endoscopia nasal mostra a cauda da concha inferior hipertrófica em contato com o assoalho nasal. Concha inferior (CI), assoalho nasal (A).

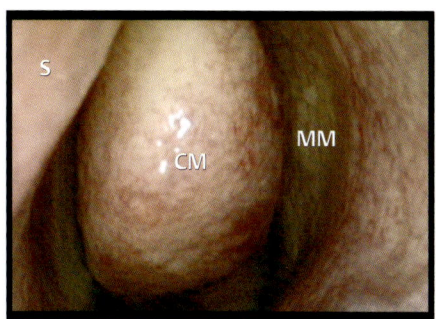
Fig. 3-53. Concha média bolhosa. Septo nasal (S), concha média (CM), meato médio (MM).

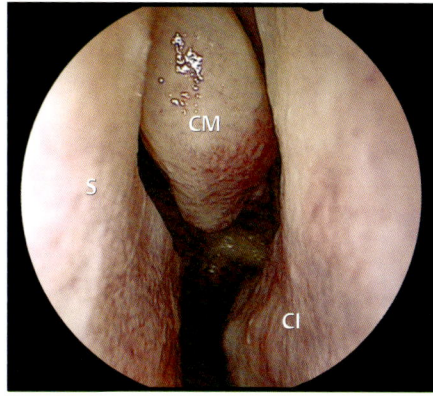
Fig. 3-54. Concha média bolhosa. Septo nasal (S), concha média (CM), concha inferior (CI).

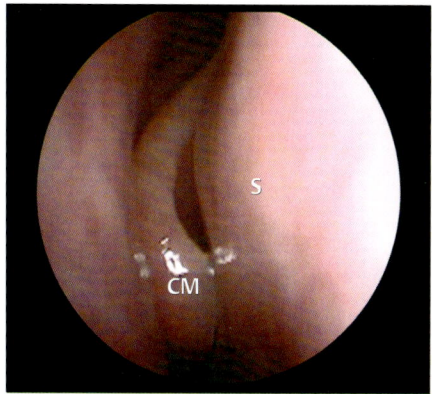
Fig. 3-55. Concha média paradoxal. Endoscopia nasal mostra a concha média direita com concavidade direcionada para o septo nasal. Septo nasal (S), concha média (CM).

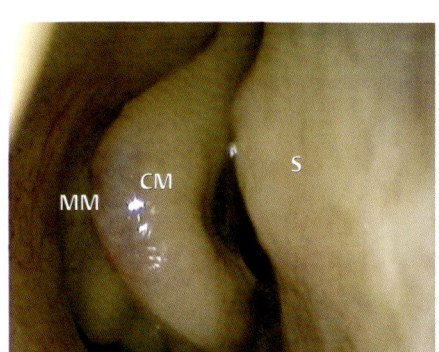
Fig. 3-56. Concha média paradoxal. Septo nasal (S), concha média (CM), meato médio (MM).

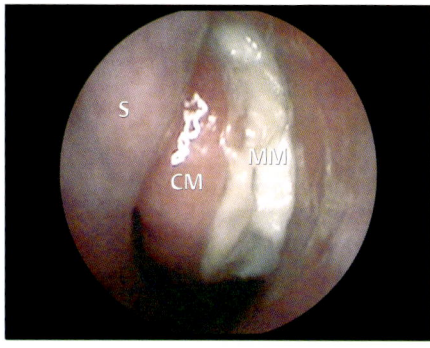
Fig. 3-57. Rinossinusite crônica. Endoscopia nasal mostra secreção purulenta em meato médio e edema da mucosa. Septo nasal (S), concha média (CM), meato médio (MM).

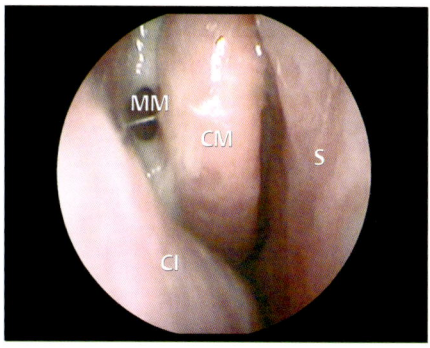
Fig. 3-58. Rinossinusite crônica. Endoscopia nasal mostra secreção purulenta em meato médio e edema da mucosa. Septo nasal (S), concha média (CM), meato médio (MM), concha inferior (CI).

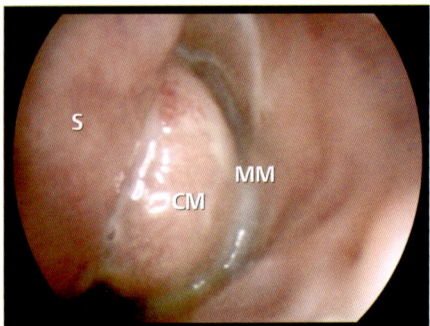
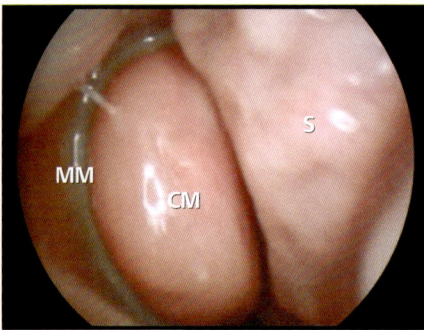
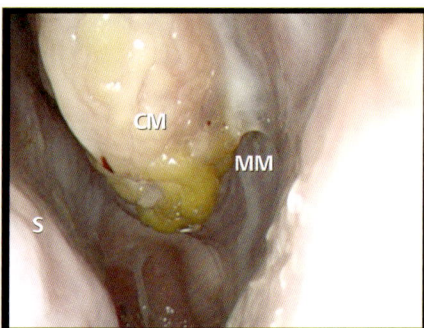

Fig. 3-59. Rinossinusite crônica. Endoscopia nasal mostra secreção purulenta em meato médio com edema e hiperemia da mucosa. Septo nasal (S), concha média (CM), meato médio (MM).

Fig. 3-60. Rinossinusite crônica. Endoscopia nasal mostra secreção purulenta em meato médio e edema da mucosa. Septo nasal (S), concha média (CM), meato médio (MM).

Fig. 3-61. Rinossinusite crônica. Endoscopia nasal mostra secreção purulenta em meato médio com crostas sobre a concha média e edema da mucosa. Septo nasal (S), concha média (CM), meato médio (MM).

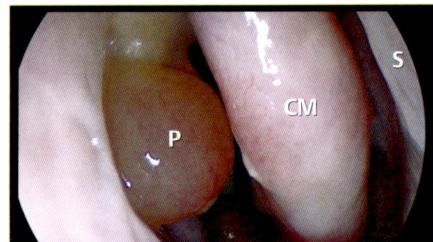
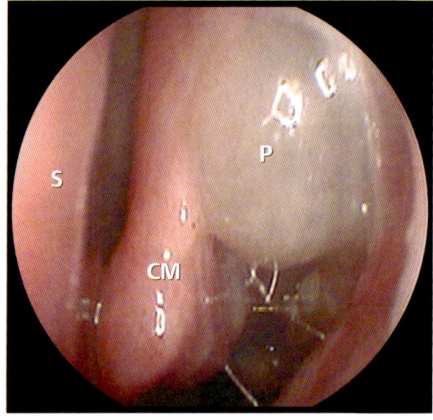
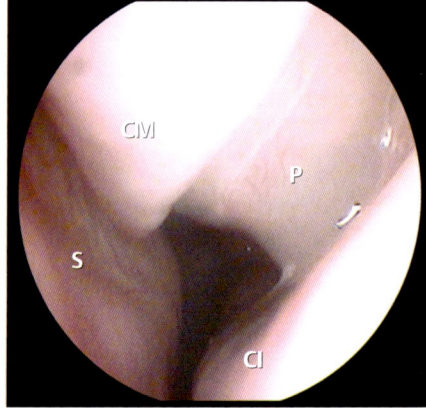

Fig. 3-62. Rinossinusite crônica com polipose grau 1. Endoscopia nasal mostra pólipo restrito ao meato médio. Septo nasal (S), concha média (CM), pólipo nasal (P).

Fig. 3-63. Rinossinusite crônica com polipose grau 1. Endoscopia nasal mostra pólipo restrito ao meato médio. Septo nasal (S), concha média (CM), pólipo nasal (P).

Fig. 3-64. Rinossinusite crônica com polipose grau 1. Endoscopia nasal mostra pólipo restrito ao meato médio. Septo nasal (S), concha média (CM), pólipo nasal (P), concha inferior (CI).

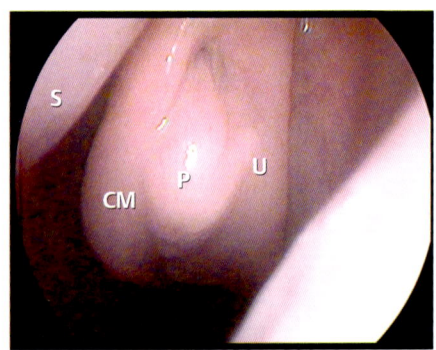
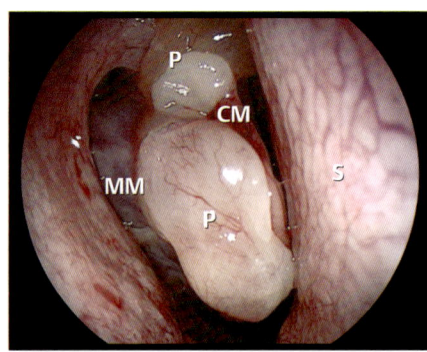
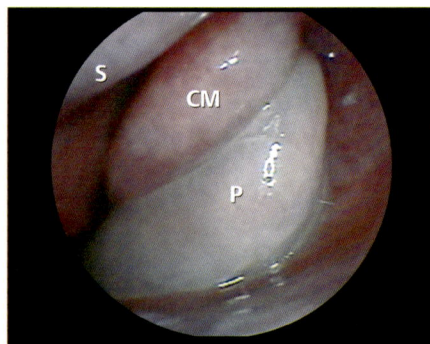

Fig. 3-65. Rinossinusite crônica com polipose grau 1. Endoscopia nasal mostra pólipo restrito ao meato médio. Septo nasal (S), concha média (CM), pólipo nasal (P), processo uncinado (U).

Fig. 3-66. Rinossinusite crônica com polipose grau 2. Endoscopia nasal mostra pólipos ultrapassando os limites do meato médio. Septo nasal (S), concha média (CM), pólipo nasal (P), meato médio (MM).

Fig. 3-67. Rinossinusite crônica com polipose grau 2. Endoscopia nasal mostra pólipo ultrapassando os limites do meato médio. Septo nasal (S), concha média (CM), pólipo nasal (P).

NARIZ E SEIOS PARANASAIS 35

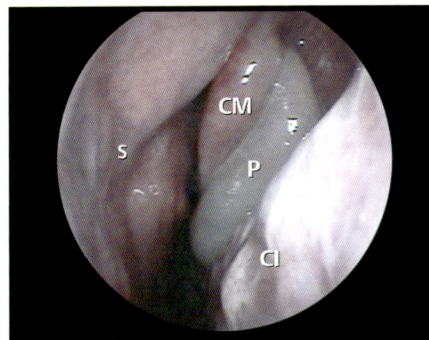

Fig. 3-68. Rinossinusite crônica com polipose grau 2. Endoscopia nasal mostra pólipo ultrapassando os limites do meato médio. Septo nasal (S), concha média (CM), pólipo nasal (P), concha inferior (CI).

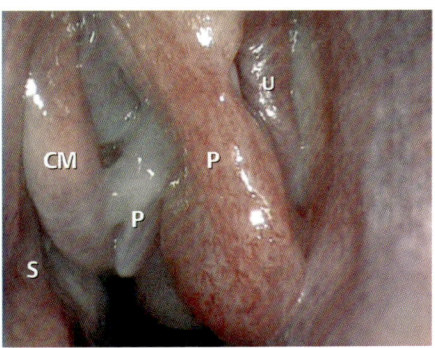

Fig. 3-69. Rinossinusite crônica com polipose grau 2. Endoscopia nasal mostra pólipos ultrapassando os limites do meato médio. Septo nasal (S), concha média (CM), pólipo nasal (P), processo uncinado (U).

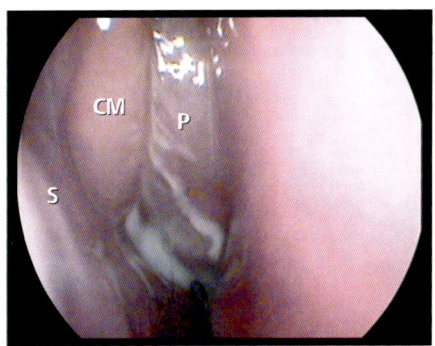

Fig. 3-70. Rinossinusite crônica com polipose grau 2. Endoscopia nasal mostra pólipo ultrapassando os limites do meato médio, com secreção purulenta. Septo nasal (S), concha média (CM), pólipo nasal (P).

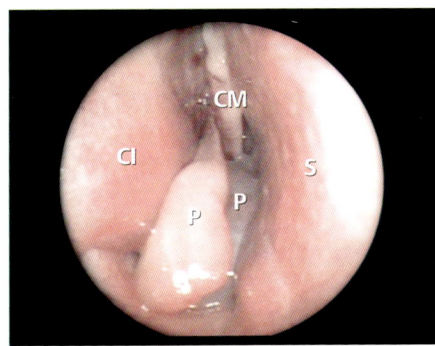

Fig. 3-71. Rinossinusite crônica com polipose grau 3. Endoscopia nasal mostra pólipos alcançando o assoalho da fossa nasal. Septo nasal (S), concha média (CM), pólipo nasal (P), concha inferior (CI).

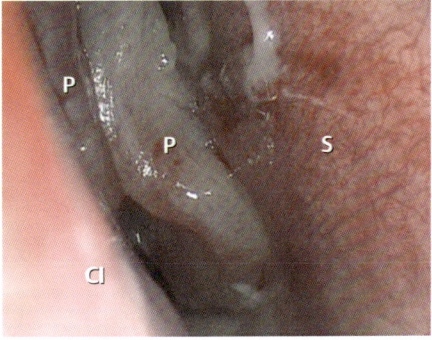

Fig. 3-72. Rinossinusite crônica com polipose grau 3. Endoscopia nasal mostra pólipos alcançando o assoalho da fossa nasal. Septo nasal (S), pólipo nasal (P), concha inferior (CI).

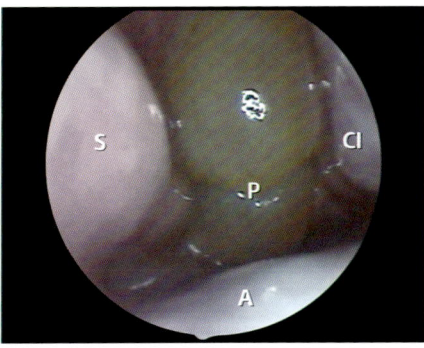

Fig. 3-73. Rinossinusite crônica com polipose grau 3. Endoscopia nasal mostra pólipos alcançando o assoalho da fossa nasal. Septo nasal (S), pólipo nasal (P), concha inferior (CI), assoalho nasal (A).

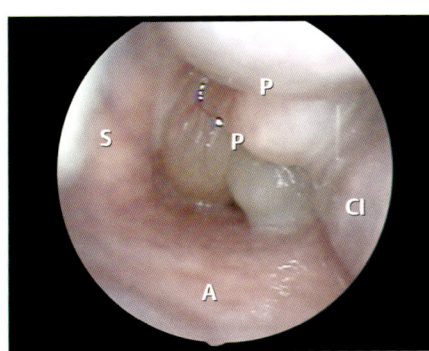

Fig. 3-74. Rinossinusite crônica com polipose grau 3. Endoscopia nasal mostra pólipos alcançando o assoalho da fossa nasal. Septo nasal (S), pólipo nasal (P), concha inferior (CI), assoalho nasal (A).

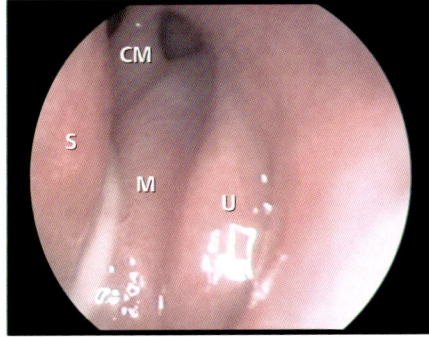

Fig. 3-75. Mucocele de seio maxilar. Endoscopia nasal mostra a parede medial do seio maxilar esquerdo medializada pela mucocele. Septo nasal (S), concha média (CM), processo uncinado (U), parede medial do seio maxilar (M).

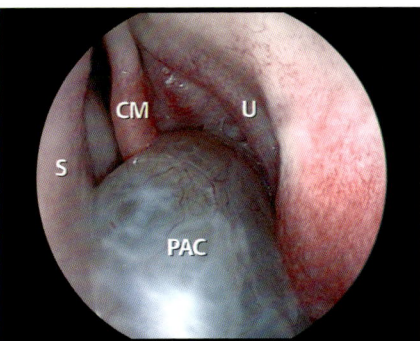

Fig. 3-76. Pólipo antrocoanal. Endoscopia nasal mostra pólipo antrocoanal exteriorizando do seio maxilar esquerdo. Septo nasal (S), concha média (CM), processo uncinado (U), pólipo antrocoanal (PAC).

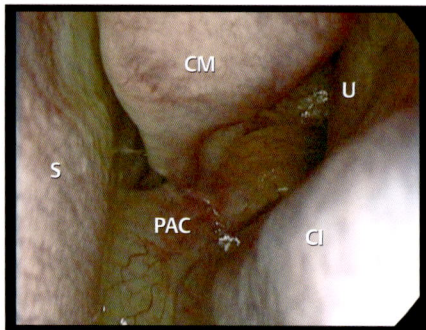

Fig. 3-77. Pólipo antrocoanal. Endoscopia nasal mostra pólipo antrocoanal exteriorizando do seio maxilar esquerdo. Septo nasal (S), concha média (CM), processo uncinado (U), concha inferior (CI), pólipo antrocoanal (PAC).

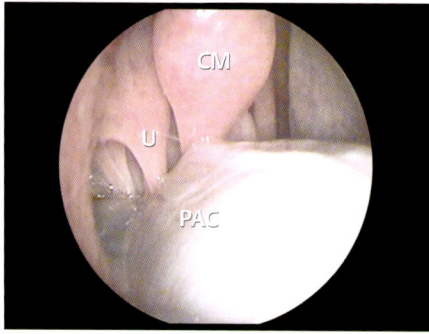

Fig. 3-78. Pólipo antrocoanal. Endoscopia nasal mostra pólipo antrocoanal exteriorizando pela fontanela anterior do seio maxilar direito. Concha média (CM), processo uncinado (U), pólipo antrocoanal (PAC).

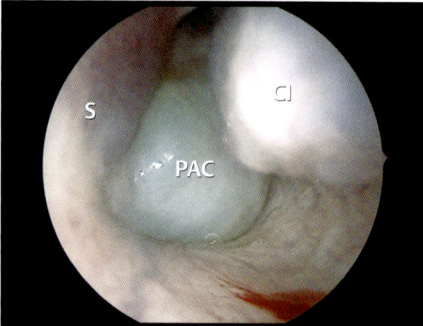

Fig. 3-79. Pólipo antrocoanal. Endoscopia nasal mostra pólipo antrocoanal, visto pela fossa nasal contralateral, ocupando a rinofaringe. Septo nasal (S), concha inferior (CI), pólipo antrocoanal (PAC).

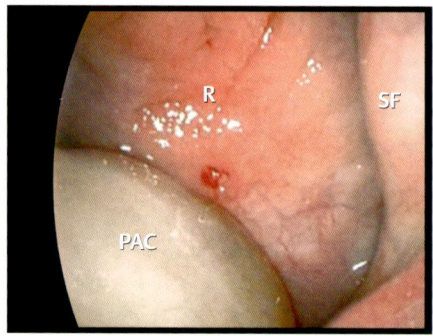

Fig. 3-80. Pólipo antrocoanal. Endoscopia nasal mostra pólipo antrocoanal, visto pela fossa nasal contralateral, alcançando a rinofaringe. Rinofaringe (R), prega salpingofaríngea (SF), pólipo antrocoanal (PAC).

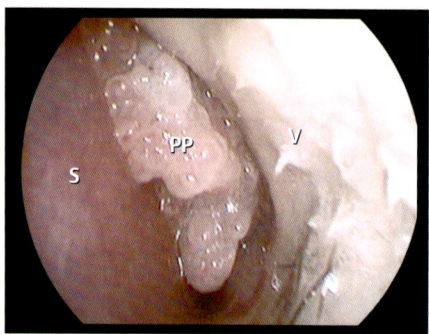

Fig. 3-81. Papiloma em septo nasal. Endoscopia nasal mostra lesão de aspecto violáceo e verrucoso (em cacho de uva) em septo nasal. Septo nasal (S), vestíbulo nasal (V), papiloma (PP).

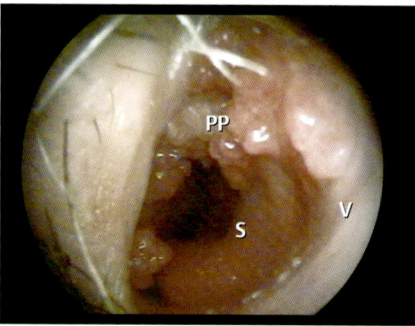

Fig. 3-82. Papiloma em vestíbulo nasal. Endoscopia nasal mostra lesão de aspecto violáceo e verrucoso (em cacho de uva) em vestíbulo nasal. Septo nasal (S), vestíbulo nasal (V), papiloma (PP).

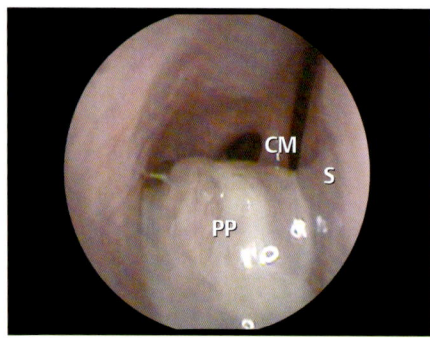

Fig. 3-83. Papiloma nasossinusal. Endoscopia nasal mostra lesão de aspecto papilomatoso em meato médio direito. Septo nasal (S), concha média (CM), papiloma (PP).

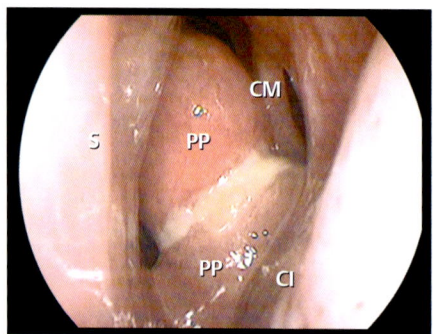

Fig. 3-84. Papiloma nasossinusal. Endoscopia nasal mostra lesão de aspecto papilomatoso em fossa nasal esquerda. Septo nasal (S), concha média (CM), concha inferior (CI), papiloma (PP).

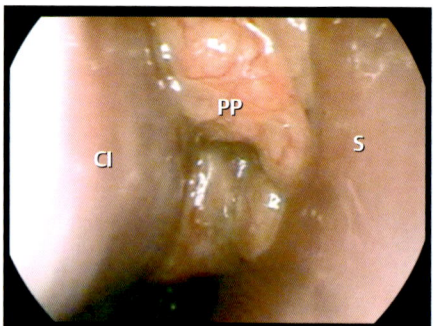

Fig. 3-85. Papiloma nasossinusal. Endoscopia nasal mostra lesão de aspecto papilomatoso em fossa nasal direita. Septo nasal (S), concha inferior (CI), papiloma (PP).

NARIZ E SEIOS PARANASAIS

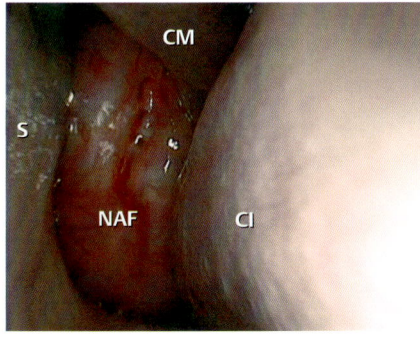

Fig. 3-86. Nasoangiofibroma juvenil. Endoscopia nasal mostra massa vascularizada ocupando a rinofaringe. Septo nasal (S), concha média (CM), concha inferior (CI), nasoangiofibroma juvenil (NAF).

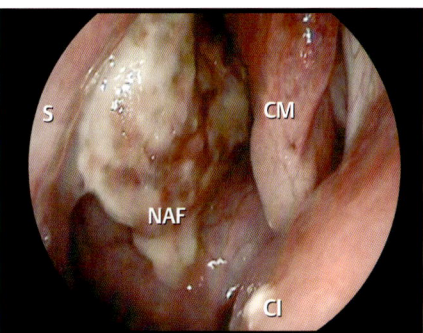

Fig. 3-87. Nasoangiofibroma juvenil. Endoscopia nasal mostra massa vascularizada ocupando a rinofaringe com extensão para a fossa nasal. Septo nasal (S), concha média (CM), concha inferior (CI), nasoangiofibroma juvenil (NAF).

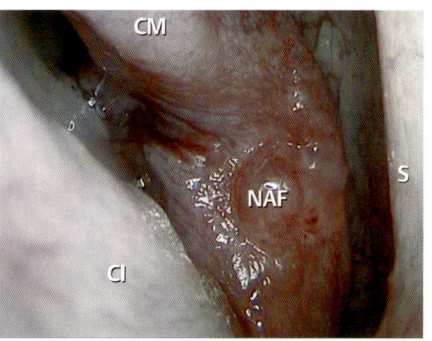

Fig. 3-88. Nasoangiofibroma juvenil. Endoscopia nasal mostra massa vascularizada de origem na topografia do forame esfenopalatino. Septo nasal (S), concha média (CM), concha inferior (CI), nasoangiofibroma juvenil (NAF).

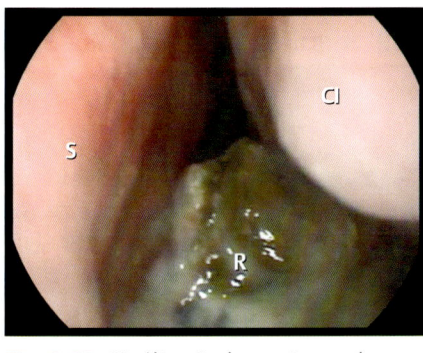

Fig. 3-89. Rinólito. Endoscopia nasal mostra rinólito formado por corpo estranho no assoalho nasal. Septo nasal (S), concha inferior (CI), rinólito (R).

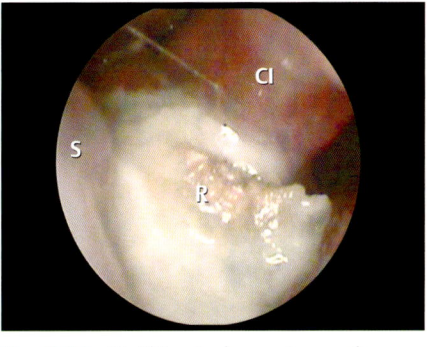

Fig. 3-90. Rinólito. Endoscopia nasal mostra rinólito formado por corpo estranho no assoalho nasal. Septo nasal (S), concha inferior (CI), rinólito (R).

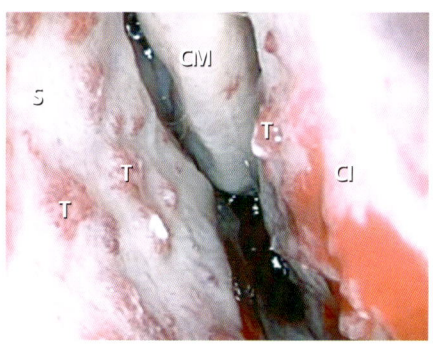

Fig. 3-91. Telangiectasia hemorrágica hereditária. Endoscopia nasal mostra telangiectasias em septo, conchas média e inferior. Septo nasal (S), concha média (CM), concha inferior (CI), telangiectasias (T).

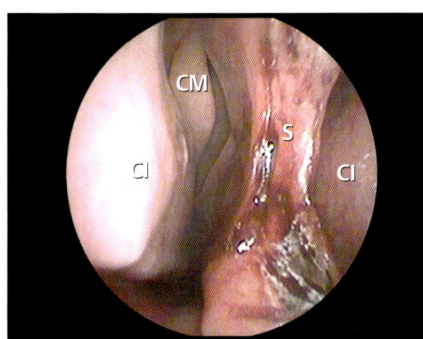

Fig. 3-92. Perfuração de septo nasal. Endoscopia nasal mostra perfuração do septo nasal com crostas hemáticas em seu rebordo, permitindo visualização simultânea de ambas as conchas inferiores. Septo nasal (S), concha média (CM), concha inferior (CI).

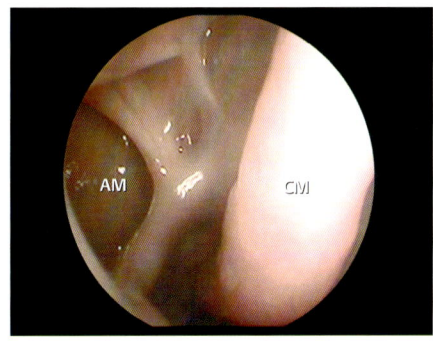

Fig. 3-93. Pós-operatório de sinusectomias etmoidal anterior e maxilar. Concha média (CM), antrostomia maxilar (AM).

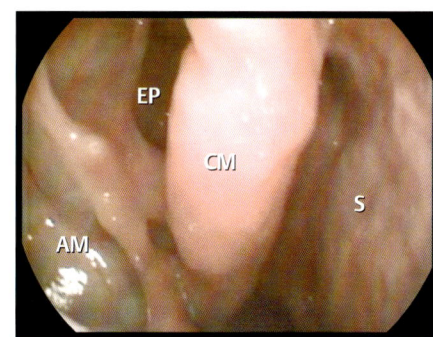

Fig. 3-94. Pós-operatório de sinusectomias etmoidal anteroposterior e maxilar. Concha média (CM), septo nasal (S), antrostomia maxilar (AM), etmoide posterior (EP).

Outro achado relevante corresponde a um remanescente da notocorda e ectoderma faríngeo, situado na parede posterior da rinofaringe, o cisto de Thornwaldt, achado de 4% em autópsia, submucoso, sem predileção de sexo. Trata-se de um cisto benigno, mas pode estar associado a complicações infecciosas e obstrução nasal.[4] Quando infectado, pode assumir conteúdo de aspecto purulento e sinais flogísticos, e quando roto, assume característica de redundância mucosa e espaço das bordas irregulares (Fig. 4-2).

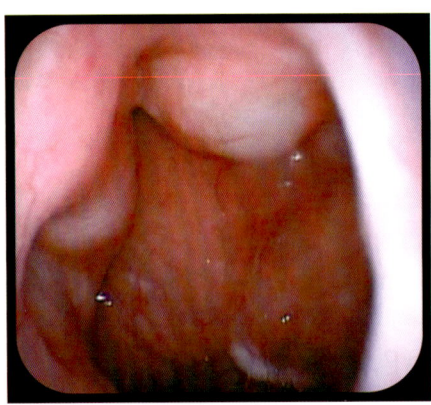

Fig. 4-2. Cisto de Thornwaldt. Lesão cística localizada no teto da rinofaringe.

Durante o exame endoscópico é possível a realização de algumas manobras para analisar melhor a rinofaringe. O estímulo à deglutição aciona o esfíncter do véu palatino para impedir o refluxo nasal, e, ao ser solicitada a respiração nasal, o palato posiciona-se mais inferiormente.

O fechamento do véu palatino pode assumir diversos padrões, mas não necessariamente associado à incompetência ou insuficiência. A avaliação do fechamento velofaríngeo e os diferentes padrões de fechamento serão abordados detalhadamente em outro capítulo.

A rinofaringe pode ser isolada da orofaringe pela elevação do palato mole e pela formação de uma prega ao nível do músculo constritor superior, também conhecida como Anel ou prega de Passavant (Fig. 4-3).

Em crianças e jovens, a rinofaringe pode estar total ou parcialmente preenchida pela tonsila faríngea. Geralmente quantifica-se qual a porcentagem de ocupação da adenoide na rinofaringe e se há obstrução do óstio tubário. No adulto a presença de abaulamentos nessa região deve ser investigada. Dentre as causas estão doenças linfoproliferativas, carcinoma indiferenciado (linfoepitelioma), hipertrofia linfoide relacionada com o HIV ou doença de depósito como amiloidose (Fig. 4-4).

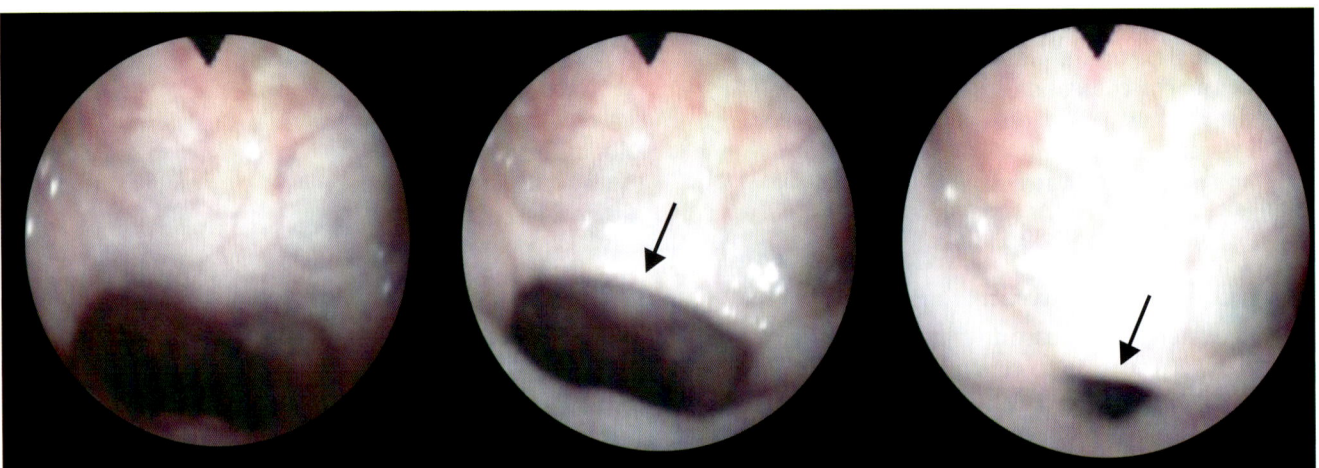

Fig. 4-3. Prega de Passavant (*seta*).

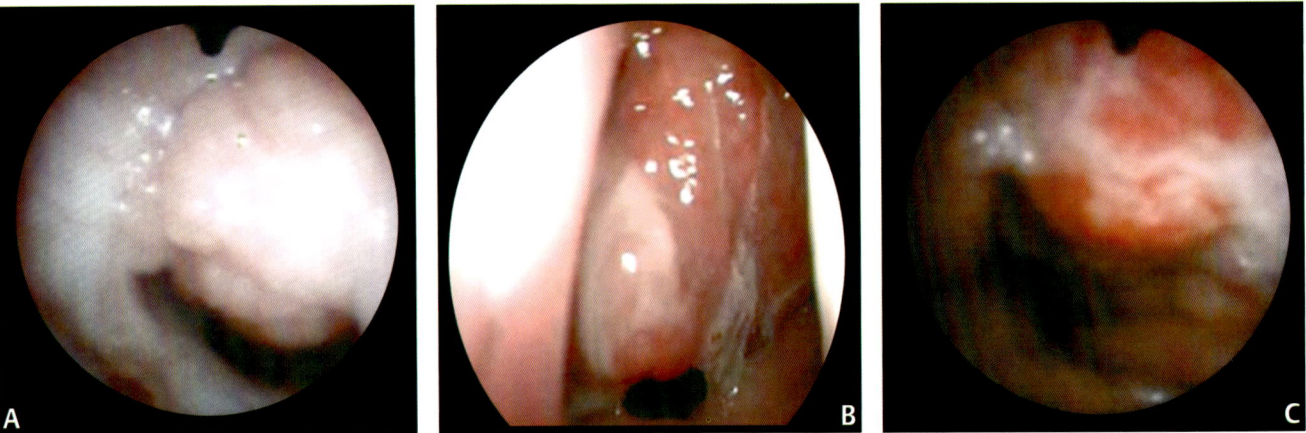

Fig. 4-4. (**A**) Hipertrofia adenoideana. (**B**) Adenoide infectada. (**C**) Tumor de rinofaringe/carcinoma indiferenciado.

Os músculos constritores da faringe possuem inervação do IX, X, XI pares cranianos e do plexo simpático.[5]

A inervação faríngea é dada pelo plexo faríngeo. Os músculos são inervados pelo vago (X par), exceto o estilofaríngeo que é inervado pelo glossofaríngeo (IX par). O IX par é responsável pela sensibilidade faríngea geral e possui fibras aferentes viscerais especiais relacionadas com a gustação. Nas paralisias/paresias faringolaríngeas a sensibilidade e motilidade podem estar prejudicadas (ausente ou diminuída) uni ou bilateralmente (Fig. 4-5).

Ao examinar a faringe pode-se deparar com um grande espectro de apresentações. No geral, apresenta-se com uma mucosa lisa, não sendo incomuns achados de granulações linfoides que podem se estender por toda parede da faringe em aspecto de *cobblestones* e estão associadas a processos inflamatórios virais ou até mesmo doença do refluxo (Fig. 4-6). Lesões com aspecto infiltrativo ou sangrante podem estar relacionadas com malignidade.

O conhecimento anatômico das regiões contíguas também é importante para inferir que estruturas adjacentes podem ter impressões na rinofaringe ou na hipofaringe, como, por exemplo, osteófitos cervicais, ou até mesmo patológicos, como processos expansivos da região do *clivus* (Fig. 4-7).

A orofaringe é a porção faríngea que é mais bem avaliada pela oroscopia direta (Fig. 4-8). Tem como limites anterolaterais os pilares tonsilianos anteriores (músculo palatoglosso) e as tonsilas palatinas. Posteriormente é possível visualizar a mucosa recobrindo os músculos constritores e pré-vertebrais.[3] Anteroinferiormente incluem-se as valéculas e base da língua, com uma mucosa irregular, cobrindo o tecido linfoide (tonsila lingual).

A visualização endoscópica permite a avaliação da superfície posterior do palato mole e da úvula e da parede posterior. Entretanto, em lesões orais, sempre é importante complementar a avaliação endoscópica com a oroscopia direta. Assimetrias e hipertrofias de tonsilas palatinas são mais bem avaliadas por visualização direta das estruturas.

A base da língua está ligada à epiglote por um par de pregas laterais (pregas glossoepiglóticas laterais) e uma prega medial, prega glossoepiglótica medial, sendo o espaço delimitado entre essas pregas a valécula. A protrusão da língua juntamente com a fonação do /e/ auxilia na visualização da valécula durante a nasofibroscopia. No entanto, não há ganho quanto à visualização da base de língua. A valécula é mais bem avaliada pela laringoscopia/telelaringoscopia.[6] Não é incomum identificar pequenos cistos de retenção em valécula, geralmente sem grandes repercussões.[7]

Em alguns casos, durante a nasofibrolaringoscopia, é possível observar a região anterior à base da língua, onde as papilas valadas estão presentes. Estas papilas consistem em 7 a 12 grandes estruturas circulares de superfície achatada semelhante a um vale, por isso sua nomenclatura. Este aspecto não raramente é motivo de preocupação do paciente, sem representar qualquer aspecto de doença.

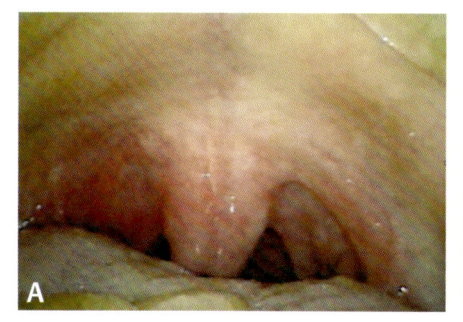

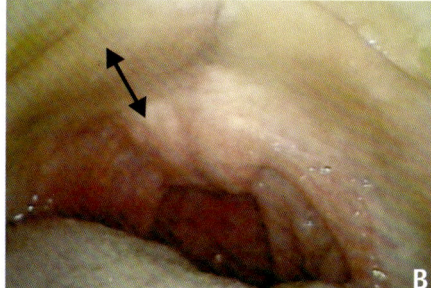

Fig. 4-5. Assimetria de pilares em lesão do nervo glossofaríngeo esquerdo.
Em repouso (**A**) e durante a emissão /a/ prolongado (**B**). Note a contração do ipsilateral do palato à direita (*seta*) com desvio da úvula.

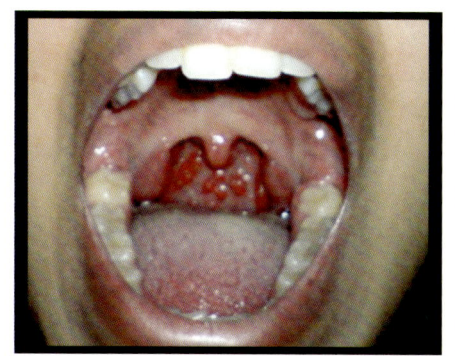

Fig. 4-6. Granulações faríngeas com aspecto de *cobblestone* em paciente com faringite viral.

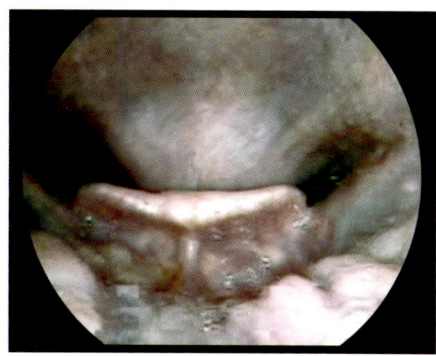

Fig. 4-7. Osteófito em hipofaringe. Note o abaulamento submucoso na parede posterior.

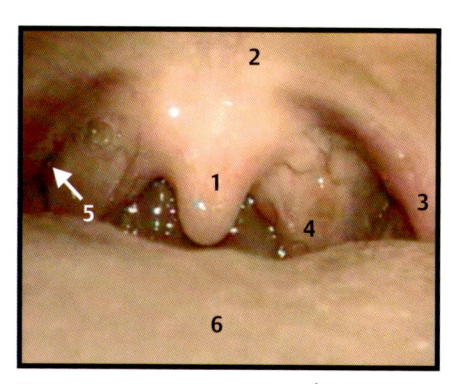

Fig. 4-8. Oroscopia direta. 1. Úvula. 2. Palato mole. 3. Pilar tonsiliano anterior. 4. Pilar tonsiliano posterior. 5. Loja tonsiliana/tonsila palatina. 6. Base da língua.

Hipofaringe e Laringe

A hipofaringe está intimamente relacionada com a laringe (Fig. 4-9). Inclui os recessos piriformes, as paredes laterais e posteriores da faringe (Fig. 4-10). O recesso piriforme termina inferiormente no músculo cricofaríngeo que corresponde à estrutura mais inferior da faringe e serve como mecanismo valvular para a porção proximal do esôfago (esfíncter superior do esôfago).[3]

Os recessos piriformes estão dispostos laterais e contíguos à laringe e são pequenas depressões separadas da entrada da laringe medialmente pelas pregas ariepiglóticas e lateralmente pelas superfícies internas da cartilagem tireoide e membrana tireo-hióidea. Em torno de 80% dos tumores da hipofaringe ocorrem nessa localização.

Variações anatômicas são frequentemente visíveis nessa topografia, como carótida interna proeminente, folículos linfoides e corno superior da cartilagem tireóidea (Fig. 4-11).

Os ápices dos recessos piriformes e a região retrocricóidea podem ser mais bem visualizados pela Manobra de Valsalva.[3] A emissão da letra "u" também pode ajudar. Não são raros achados de cistos de retenção na região faríngea, incluindo recessos piriformes.

A laringe corresponde a uma estrutura complexa, disposta na transição do trato aerodisgestivo, que se comunica diretamente com a traqueia e tem como função primordial a esfincteriana, protegendo as vias aéreas inferiores. Adicionalmente, ao nível glótico, apresenta uma diferenciação estrutural ultraespecializada capaz de vibrar a expiração de modo a produzir o som que irá dar origem à voz.[1]

A cartilagem tireoide possui duas lâminas dispostas em forma de quilha ou de escudo, com 4 cornos, 2 superiores e 2 inferiores, sendo que os inferiores se colocam justapostos à cartilagem cricoide, e os superiores podem ter insinuações submucosas que podem ser visíveis à laringoscopia, assim como o osso hioide.[1] As lâminas da cartilagem tireóidea podem apresentar alguma assimetria, porém sem maiores repercussões (Fig. 4-12).

A cartilagem cricoide é um anel completo e dá suporte às estruturas laríngeas. Sua porção anterior é mais curta (0,5 a 0,7 cm), e sua porção posterior é mais alta (2 a 3 cm) e nesse local se inserem as fibras longitudinais do esôfago.[1]

Apenas a epiglote é composta de uma cartilagem elástica, as demais são cartilagens hialinas.[7]

A epiglote está ligada ao hioide e à cartilagem tireóidea por diversos ligamentos, é revestida por mucosa e proje-

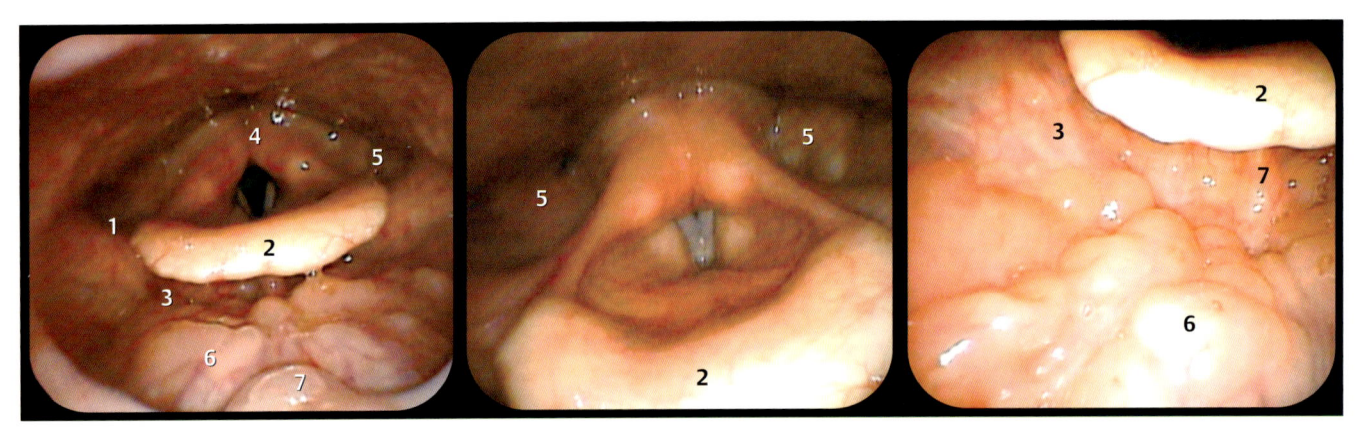

Fig. 4-9. Visualização endoscópica da hipofaringe e laringe. 1. Prega faringoepiglótica lateral. 2. Epiglote. 3. Valécula direita. 4. Região interaritenóidea. 5. Recesso piriforme. 6. Base da língua. 7. Ligamento glossoepiglótico medial.

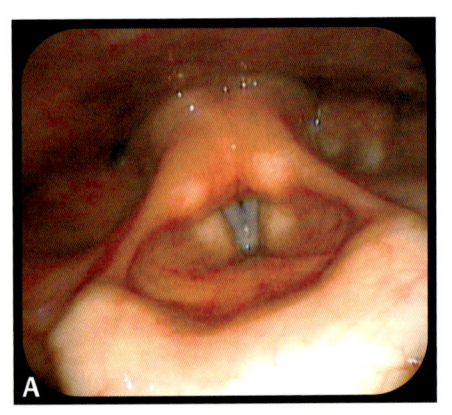

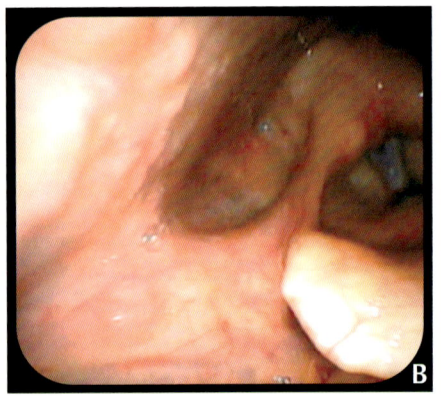

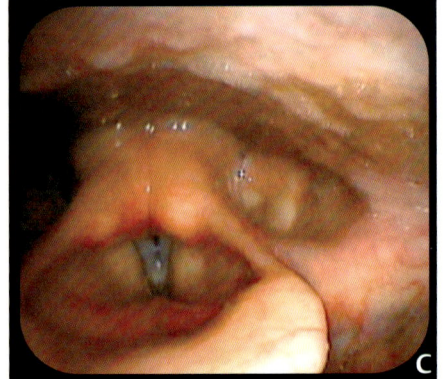

Fig. 4-10. Visualização endoscópica da hipofaringe. (A) Visão global. (B) Recesso piriforme direito. (C) Recesso piriforme esquerdo.

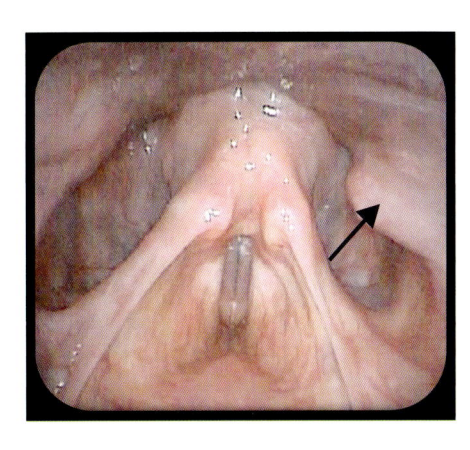

Fig. 4-11. Projeção submucosa do corno superior esquerdo da cartilagem tireóidea.

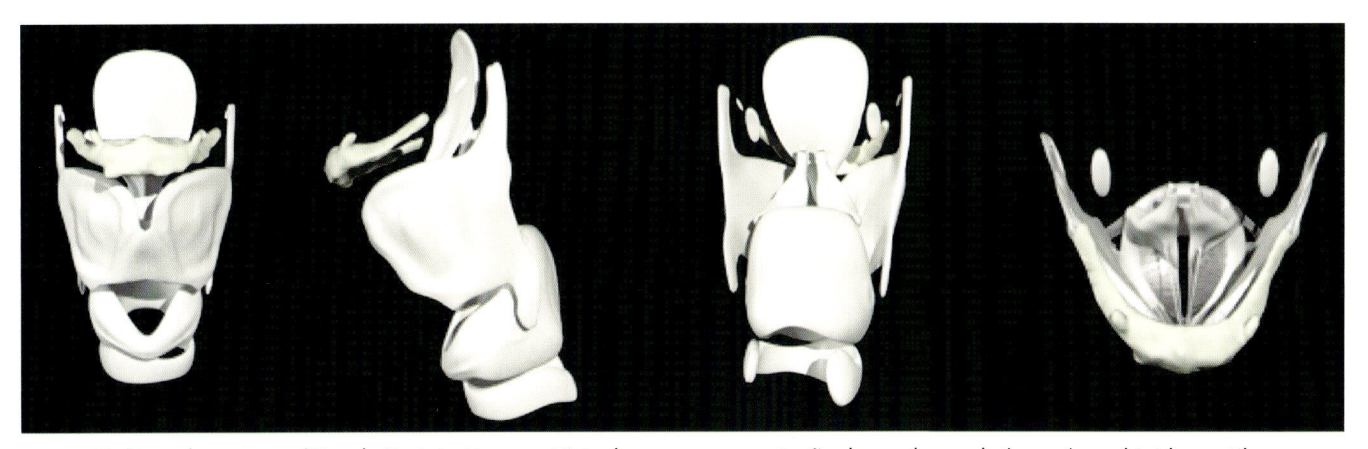

Fig. 4-12. Desenho esquemático do Projeto Homem Virtual com a representação do arcabouço laríngeo (osso hioide, cartilagem tireóidea, cricoide, aritenoides, epiglote, cartilagens acesórias e primeiro anel traqueal).

ta-se da língua à abertura da laringe. Possui uma face lingual e uma face laríngea, que é côncava e auxilia no fechamento do ádito da laringe durante a deglutição.[1]

As aritenoides articulam com a porção posterior da cricoide. Possuem um formato piramidal. Está ligada à musculatura intrínseca de forma que sua movimentação em relação à cartilagem tireoide e cricoide configura as mudanças necessárias para emissão da voz e respiração.[1] A região das aritenoides pode apresentar sinais indiretos de refluxo, mas esses serão tratados em outro capítulo.

A musculatura da laringe é divida em extrínseca e intrínseca. A extrínseca possui a função de posicionar a laringe verticalmente e está relacionada com a deglutição.

A musculatura intrínseca da laringe tem a função de abertura e fechamento da glote, protegendo a via aérea e auxilia na função fonatória. O Quadro 4-1 resume a ação dos músculos intrínsecos da laringe. Os músculos envolvidos na produção vocal serão descritos detalhadamente em capítulo à parte.

Geralmente divide-se a laringe em três partes: supraglote, glote e subglote.

Os limites laterais da supraglote são as paredes mediais da hipofaringe. A porção mais superior da laringe corresponde à epiglote que apresenta tendência a insinuar-se na abertura superior da laringe, o ádito durante a deglutição.[2]

Há duas extensões que vão da epiglote até o complexo aritenóideo, as pregas ariepiglóticas.

A inserção da epiglote desce até imediatamente acima da comissura anterior ao nível da glote, também chamado de pecíolo.

Os rebordos livres no interior da supraglote correspondem às falsas pregas vocais ou bandas ventriculares, sendo separadas das pregas vocais pelos ventrículos laríngeos.

Existe uma pequena dilatação na porção mais anterior e superior do ventrículo, nomeada de sáculo. Ela apresenta epitélio glandular com exuberante número de glândulas e tem a função de lubrificar a prega ipsilateral. A presença de dilatações císticas nessa região deve ser investigada uma vez que podem estar relacionadas com processos neoplásicos, obliterando o ostio do sáculo e acumulando a secreção produzida (Fig. 4-13). A parede lateral do ventrículo corresponde a uma fusão entre o primórdio bucofaríngeo e o traqueobrônquico.

Assimetrias laríngeas são encontradas e correspondem a alterações estruturais que não implicam em comprometimento da função do órgão e podem ser encontradas em todas as estruturas laríngeas.

Anexadas superiormente às cartilagens aritenóideas têm-se as cartilagens corniculadas e cuneiformes definindo o limite posterossuperior da supraglote.

Quadro 4-1 Musculatura intrínseca da laringe e representação esquemática de cada músculo (Projeto Homem Virtual)

Ação	Músculo	
Adução e/ou tensão	Cricoaritenóideo lateral	
	Interaritenóideo	
	Tireoaritenóideo	
	Cricotireóideo	
Abdução	Cricoaritenóideo posterior	

O corpo das aritenoides apresenta duas proeminências. O processo muscular estende-se lateralmente e não é endoscopicamente visível, entretanto, o processo vocal, posteromedialmente é visível e corresponde à inserção da prega vocal, fazendo parte da glote propriamente dita.[3] As estruturas que podem ser visualizadas pela endoscopia estão ilustradas na Figura 4-14.

A glote possui uma subdivisão em porção membranosa ou fonatória e porção cartilaginosa ou respiratória. Em adultos aproximadamente 60% da extensão da prega, anteriormente, corresponde à porção fonatória.

A prega vocal possui uma borda superior, inferior ou subglótica e uma borda medial ou livre. Sua inserção anterior se dá pelo ligamento de Broiles, e sua porção subglótica recobre a estrutura do cone elástico.[8]

A região glótica tem extensão craniocaudal de 0,8–1cm, iniciando inferiormente a subglote, com limite inferior na junção cricotraqueal.[3,8]

A subglote corresponde a uma área que tem menor índice de doenças inflamatórias/infecciosas ou malignas, mas pode estar associada a alterações estruturais, como estenoses. Essa região pode ser mais bem visualizada com fibra flexível com aproximação cautelosa sem tocar a mucosa até chegar ao seu objetivo.

A importância do conhecimento da inervação laríngea e sua origem embriológica podem nos facilitar a compreender algumas variações no exame endoscópico. A inervação da faringe se dá pelo glossofaríngeo (IX), trigêmeo (V) e vago (X), justificando que em alguns casos é possível identificar uma paralisia faringolaríngea, isoladas ou associadas (Fig. 4-15). A laringe é inervada pelo nervo vago.

O nervo laríngeo superior contribui com a sensibilidade da supraglote com o seu ramo interno e com a inervação motora do músculo cricotireóideo através do seu ramo externo. O nervo laringeo inferior (ou recorrente) contribui com a motilidade dos demais músculos intrínsecos da laringe (cricoaritenóideo lateral e posterior, tireoritenóideo e interaritenóideo).

As pregas vocais apresentam aspecto nacarado com vascularização, dispostas longitudinalmente, geralmente simétricas, bordas livres e superiores sem irregularidades com fechamento completo na maioria das vezes, podendo haver formação de fenda triangular posterior à fonação visualizada pela estroboscopia em mulheres. Abaulamentos, rigidez, irregularidades, fechamento incompleto ou dificuldade de abertura podem corresponder a lesões.

É possível avaliar a sensibilidade laríngea através do toque com a fibra em regiões, como a epiglote, prega ariepi-

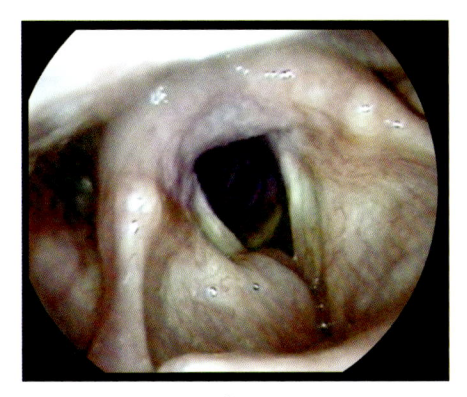

Fig. 4-13. Cisto sacular.

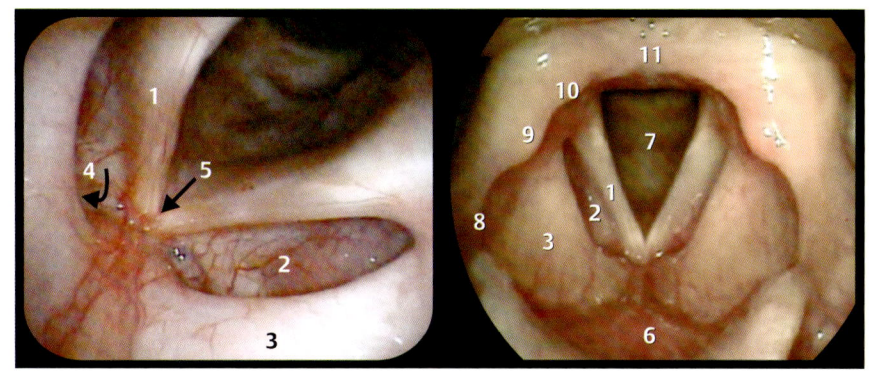

Fig. 4-14. Visão endoscópica da laringe. 1. Prega vocal direita. 2. Assoalho do ventrículo laríngeo. 3. Prega vestibular. 4. Sáculo laríngeo/porção anterior do ventrículo. 5. Comissura anterior. 6. Pecíolo da epiglote. 7. Subglote. 8. Prega ariepiglótica direita. 9. Cartilagem cuneiforme. 10. Cartilagem corniculada. 11. Região interaritenóidea.

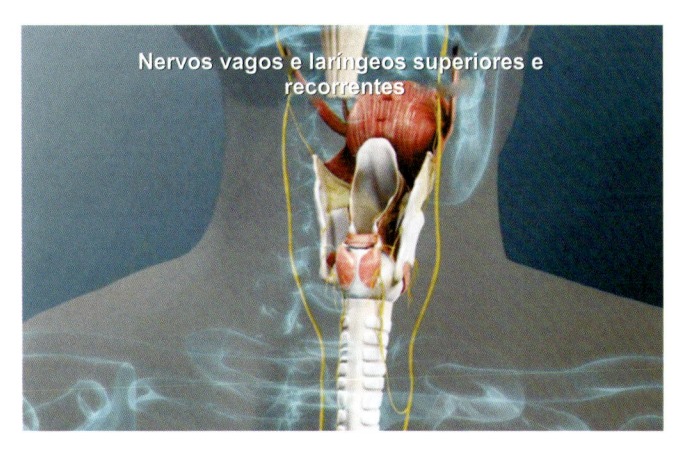

Fig. 4-15. Desenho esquemático do Projeto Homem Virtual ilustrando a inervação laríngea pelo nervo vago.

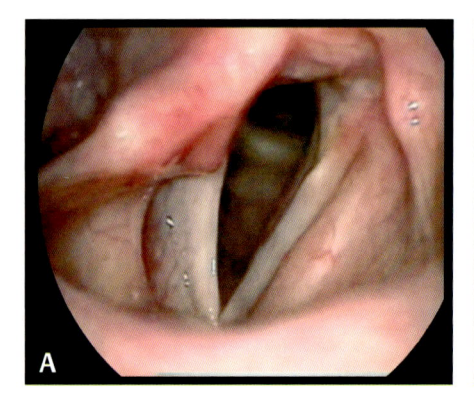

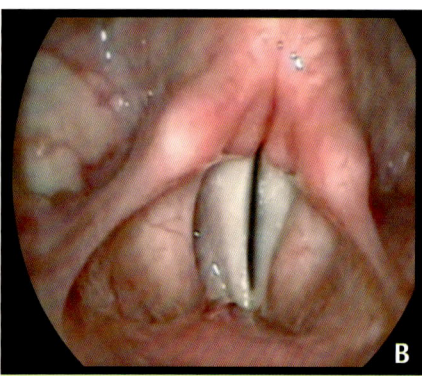

Fig. 4-16. Paralisia unilateral da prega vocal direita. (A) Respiração. (B) Fonação sustentada. Observe durante a respiração o arqueamento da prega vocal e da prega vestibular direita deixando mais evidente o ventrículo laríngeo. Durante a fonação, observam-se o fechamento incompleto da glote e a hiperconstrição unilateral da banda vestibular esquerda.

glótica e aritenoide. Durante a realização do exame é possível utilizar pulsos de ar através de aparelho específico associado ao endoscópio, geralmente na prega ariepiglótica, gerando um breve fechamento glótico. Esse reflexo contra aspiração é o reflexo adutor laríngeo. Quando se utiliza o pulso de ar combinado com a endoscopia, é chamado de FEESST (*Fiberoptic Endoscopic Examination of Swallowing with Sensory Testing*).[9]

Além de alterações de sensibilidade é possível identificar alterações de mobilidade na laringe. Este diagnóstico não é sempre fácil. É importante descrever as características da estrutura laríngea acometida, como, por exemplo, "prega vocal arqueada" ou "alteração da mobilidade da prega vocal, aritenoide e banda" ou até "ausência de onda mucosa à estroboscopia" (Fig. 4-16).

Existem diferenças significativas em relação ao gênero e à idade na anatomia da laringe. Em relação à idade, a laringe ao nascimento está disposta entre C1 e C3, mas pode chegar até C6-C7 no adulto. O tamanho da prega vocal é de 2,5 a 3,0 mm, chegando a 17 a 21 mm em homens e de 11 a 15 mm em mulheres.

O formato da via aérea em crianças é diferente de modo que a subglote corresponde à região de maior estreitamento, o que ocorre ao nível glótico no adulto. A epiglote tem formato em ômega em até 50% dos casos, e as aritenoides são proporcionalmente maiores. O hioide encontra-se em uma posição mais inferior. A proeminência laríngea configura-se apenas em torno do 10 aos 14 anos no sexo masculino.[10]

CONSIDERAÇÕES FINAIS

A anatomia da faringe e laringe é complexa e exige bastante empenho por parte do médico para ser compreendida. Um exame de qualidade auxilia o diagnóstico e ajuda a definir a melhor conduta. É importante que seja realizado de forma sistemática para que a avaliação seja sempre completa e efetiva.

REFERÊNCIAS BIBLIOGRÁFICAS

1. Isaacs RS, Sykes JM. Anatomy and physiology of upper airway. *Anesthesiol Clin North America* 2002 Dec.;20(4):733-45.
2. Woodson GE. Anatomia e fisiologia do trato respiratório superior. In: Bailey BJ, Johnson JT. *Otorrinolaringologia cirurigia de cabeça e pescoço*. Rio de Janeiro: Revinter; 2010. vol. 2. p. 11-21.
3. Merati AL, Rieder AA. Normal endoscopic anatomy of the pharynx and larynx. *Am J Med* 2003;115(Suppl 3A): 10S-14S.
4. El-Anwar MW, Amer HS, Elnashar I et al. 5 years follow up after transnasal endoscopic surgery of Thornwaldt's cyst with powered instrumentation. *Auris Nasus Larynx* 2015 Feb.;42(1):29-33.
5. Cevasco FI. Naso e orofaringe. In: Gebrum EMS, Chammas MC, Gomes RLE. *Radiologia e diagnóstico por imagem cabeça e pescoço*. Rio de Janeiro: Guanabara Koogan; 2010. p. 294-303.
6. Williams RS, Lancaster J, Karagama Y et al. A systematic approach to the nasendoscopic examination of the larynx and pharynx. *Clin Otolaryngol Allied Sci* 2004 Apr.;29(2):175-8.
7. Mor N, Blitzer A. Functional anatomy and oncologic barriers od the larynx. *Otolaryngol Clin North Am* 2015 Aug.;48(4):533-45.
8. Michaluart Jr P, Brescia MDG. Anatomia endoscópica. In: Dedivits RA, Tsuji DH. *Manual prático de laringologia*. São Paulo: DiLivros; 2011. p. 1-7.
9. Kamarunas EE, McCullough GH, Guidry TJ et al. Effects of topical nasal anesthetic on fiberoptic endoscopic examination of swallowing with sensory testing (FEESST). *Dysphagia* 2014;29(1):33-43.
10. Sapienza CM, Ruddy BH, Baker S. Laryngeal structure and function in the pediatric larynx: clinical applications. *Lang Speech Hear Serv Sch* 2004 Oct.;35(4):299-307.

Seção 4-2

ATLAS – ENDOSCOPIA FARINGOLARÍNGEA

Domingos Hiroshi Tsuji ■ Adriana Hachiya ■ Luiz Ubirajara Sennes

OROFARINGE

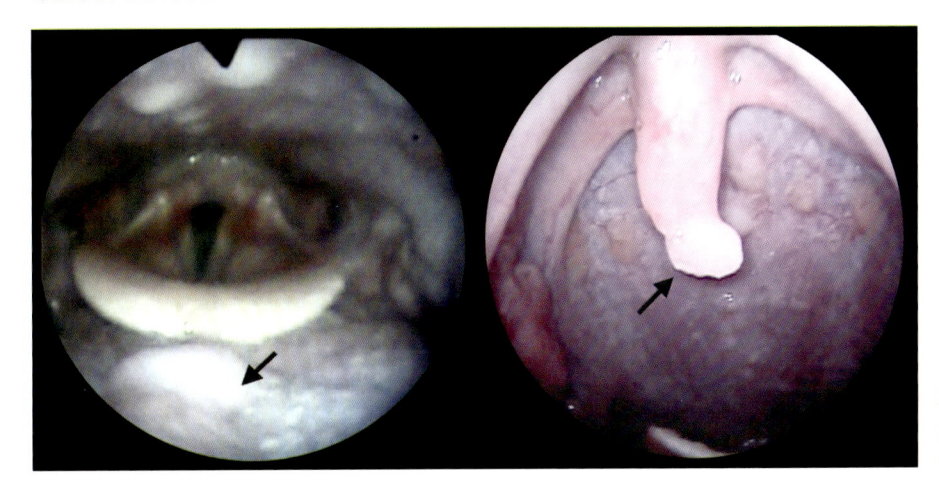

Fig. 4-17. Papiloma de úvula (*seta*): visão por nasofibroscopia e por telescopia rígida.

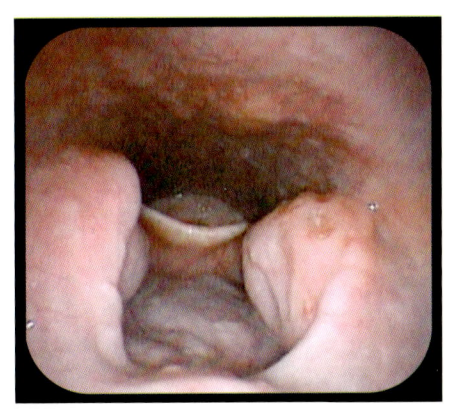

Fig. 4-18. Hipertrofia de tonsilas palatinas.

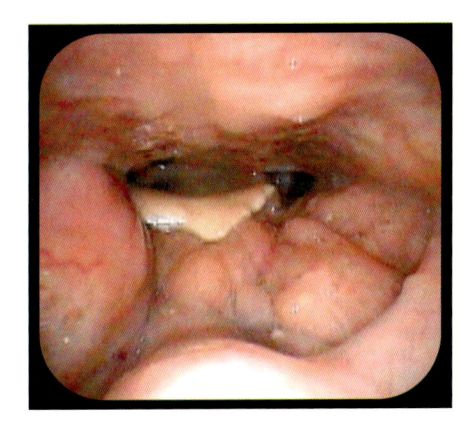

Fig. 4-19. Assimetria de tonsilas palatinas (note que o lado direito se apresenta aumentado em relação ao lado contralateral).

HIPOFARINGE
Estruturas da Hipofaringe Normal

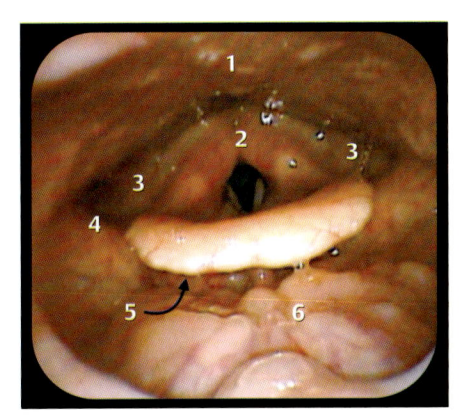

Fig. 4-20. Estruturas da hipofaringe. 1. Parede posterior. 2. Região interaritenóidea. 3. Recessos piriformes. 4. Prega faringoepiglótica lateral direita. 5. Valécula direita. 6. Base da língua.

Doenças em Hipofaringe

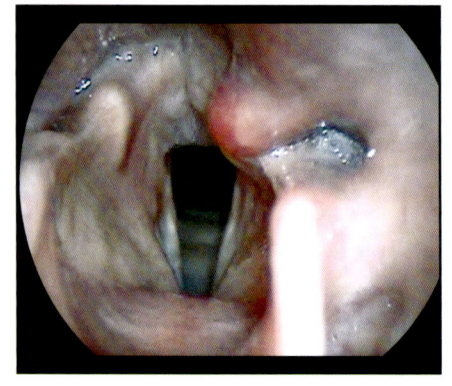

Fig. 4-21. Fratura do corno superior esquerdo: impressão do corno superior da cartilagem tireóidea na hipofaringe.

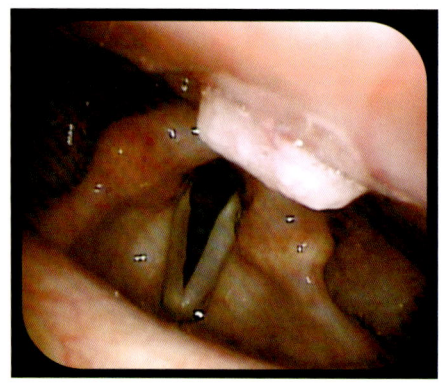

Fig. 4-22. Papiloma em parede posterior da hipofaringe.

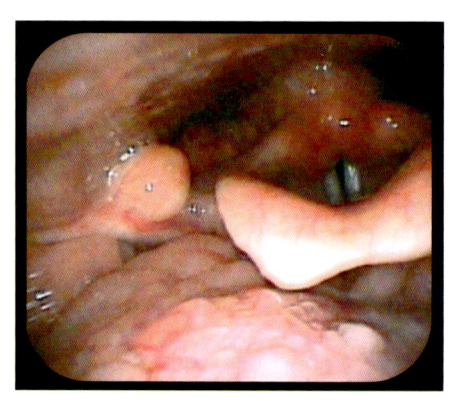

Fig. 4-23. Cisto em prega faringoepiglótica direita.

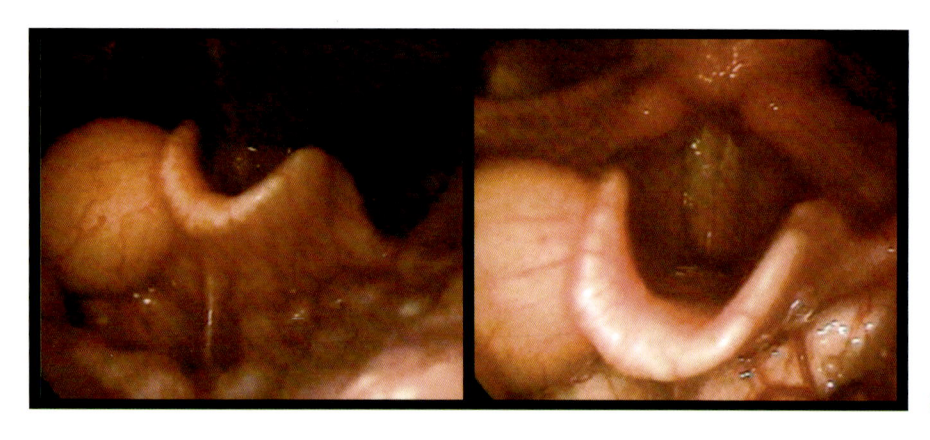

Fig. 4-24. Cisto em valécula direita.

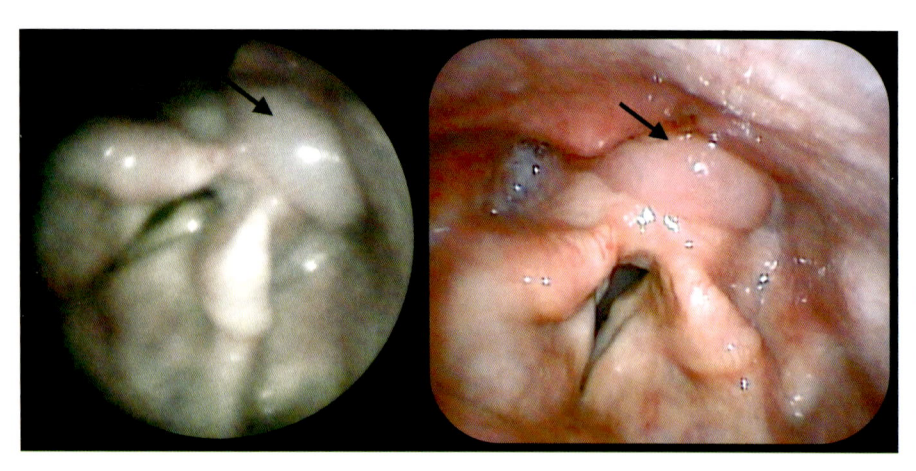

Fig. 4-25. Fibroma retrocricóideo. Lesão mucosa arredondada, de superfície lisa, suturada na região retrocricóidea de etiologia a esclarecer.
O anatomopatológico da lesão revelou fibroma.

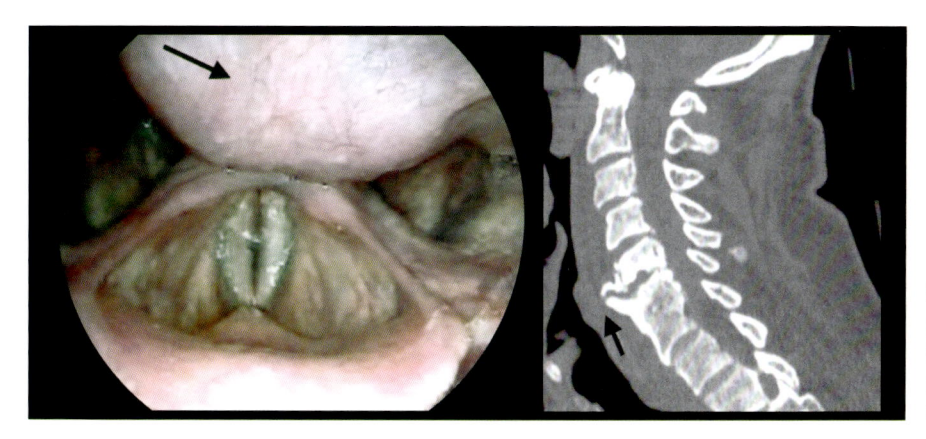

Fig. 4-26. Osteófito: Abaulamento em parede posterior da hipofaringe de superfície livre, não pulsátil. A tomografia computadorizada revelou tratar-se de um osteófito (*seta*).

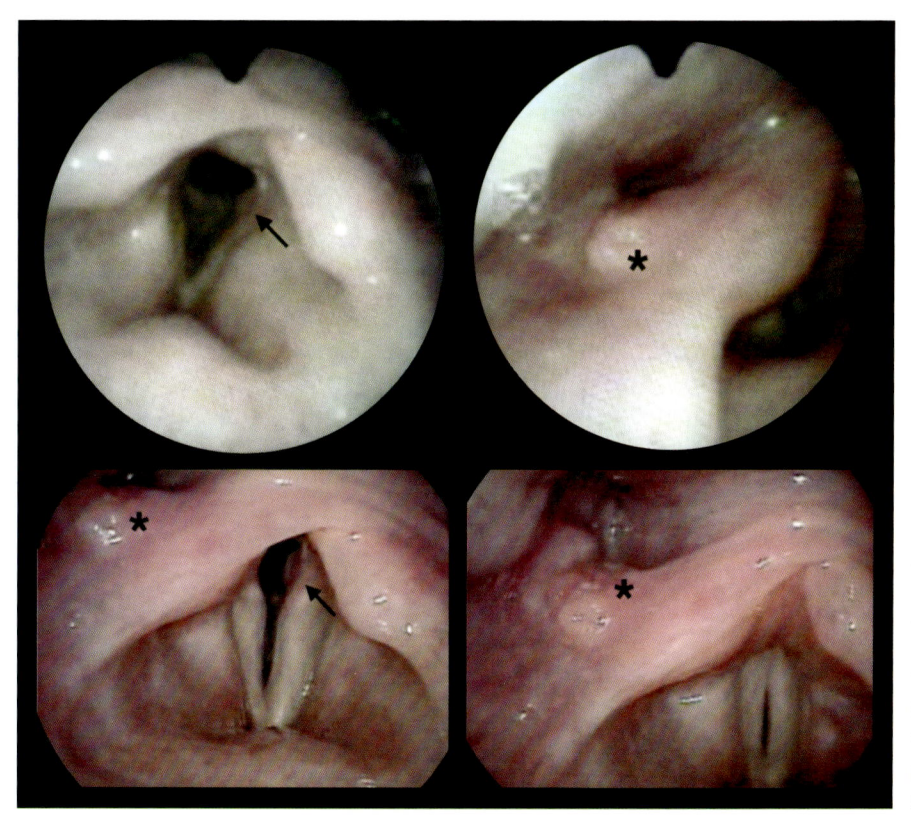

Fig. 4-27. CEC recesso piriforme (*). Paciente, 58 anos, sexo feminino, com queixa de disfonia há 6 meses. Observa-se a presença de granuloma em prega vocal direita (*seta*) que justifica a queixa clínica da paciente. Entretanto, observa-se, em recesso piriforme direito, lesão irregular e infiltrativa em recesso piriforme esquerdo. O anatomopatológico da lesão revelou tratar-se de um carcinoma em recesso piriforme, mostrando a importância da sistematização do exame.

LARINGE

Laringe Normal

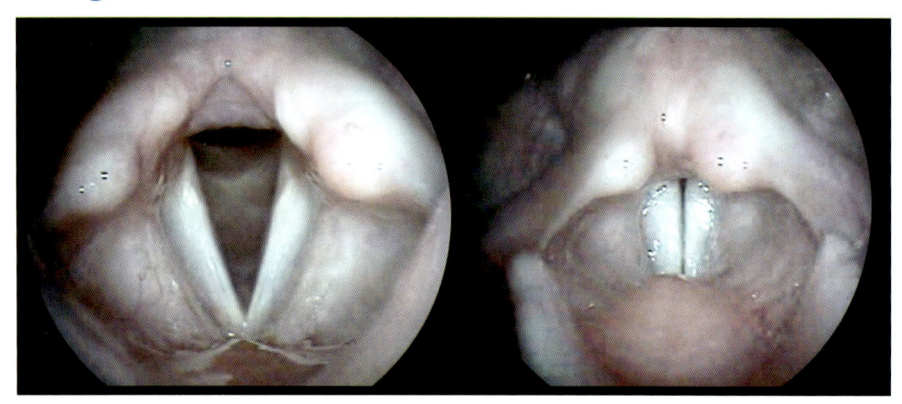

Fig. 4-28. Laringe em posição respiratória e durante a fonação.

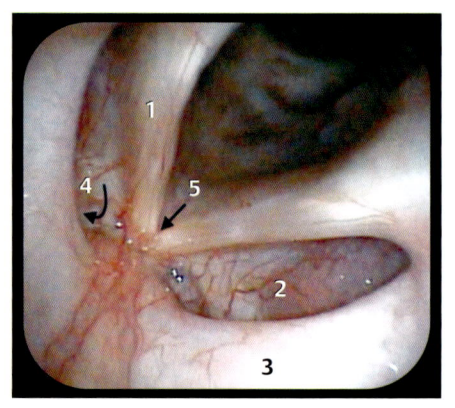

Fig. 4-29. 1. Prega vocal. 2. Assoalho do ventrículo laríngeo. 3. Prega vestibular. 4. Sáculo laríngeo. 5. Comissura anterior.

Doenças Inflamatórias e Infecciosas

Cordite inespecífica

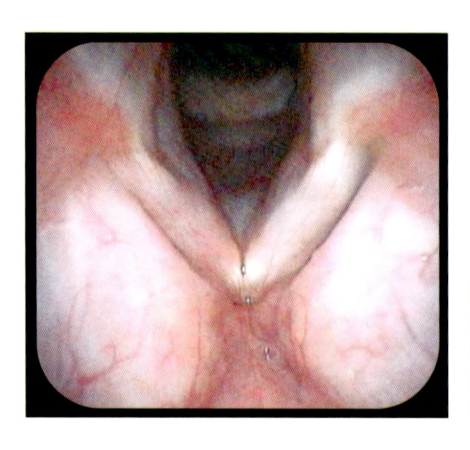

Fig. 4-30. Cordite inespecífica. Aumento da trama vascular em ambas as pregas vocais associado a edema e hiperemia difuso sugestivos de cordite inespecífica de grau leve.

Laringite Viral Aguda

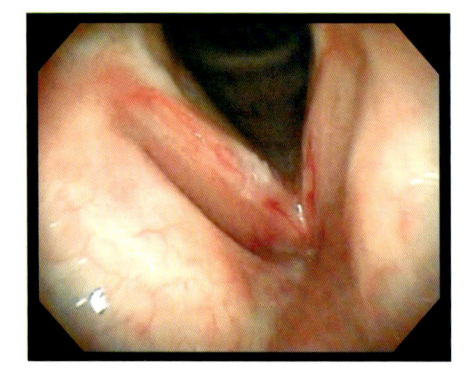

Fig. 4-31. Aspecto de laringite viral aguda associado à área leucoplásica em terço médio da prega vocal direita e presença de muco na superfície da prega vocal. Há aumento da trama vascular principalmente em terço médio de ambas as pregas vocais.

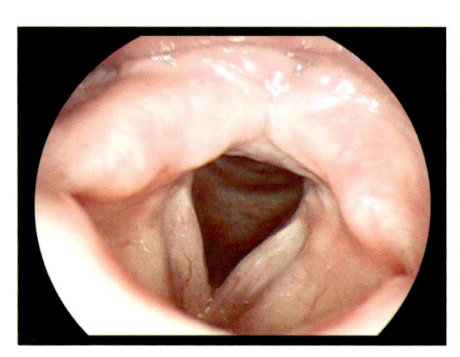

Fig. 4-32. Aspecto de laringite viral aguda com hiperemia e edema de ambas da mucosa da laringe, incluindo as pregas vocais.

Laringite Aguda Bacteriana

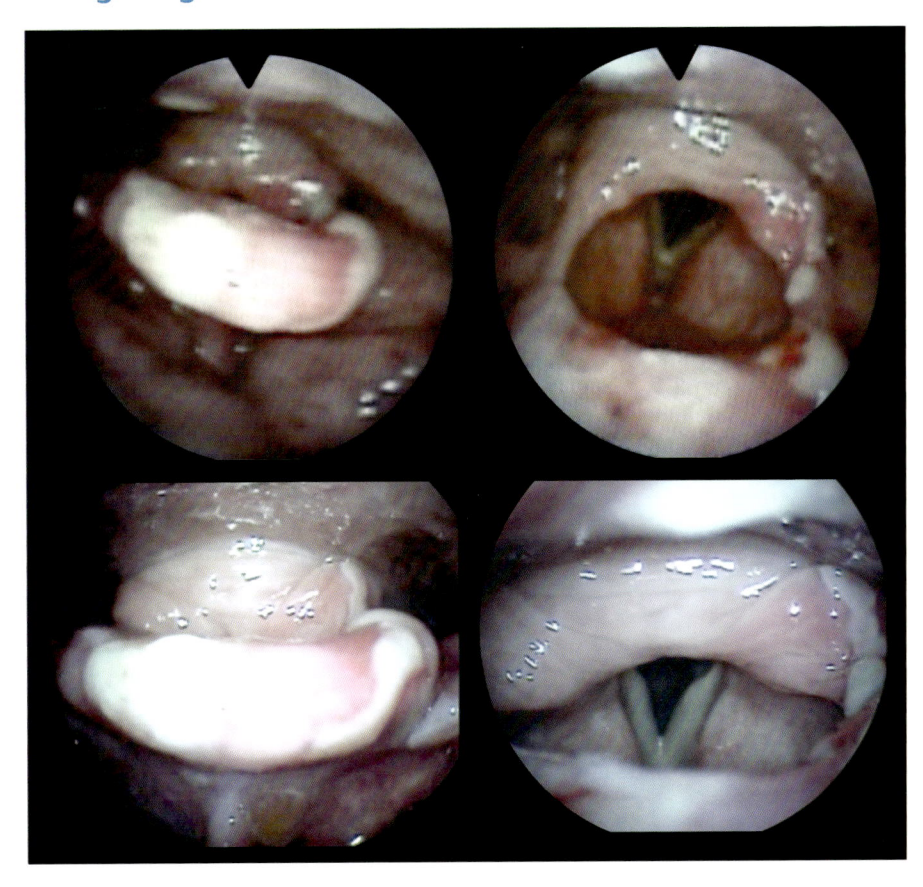

Fig. 4-33. Edema das estruturas supraglóticas, principalmente da epiglote, associado à presença de grande quantidade de secreção purulenta sobre a laringe. Os achados sugerem o diagnóstico de laringite bacteriana.

Laringites Crônicas e Doenças Granulomatosas da Laringe

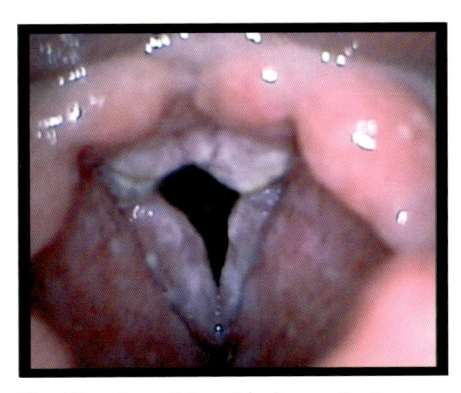

Fig. 4-34. Monilíase (candidíase) laríngea. Paciente, sexo feminino, 62 anos, com lesão leucoplásica, irregular em toda a extensão de ambas as pregas vocais e na região interaritenoidea associada à hiperemia e edema. Diagnóstico anatomopatológico: candidíase laríngea.

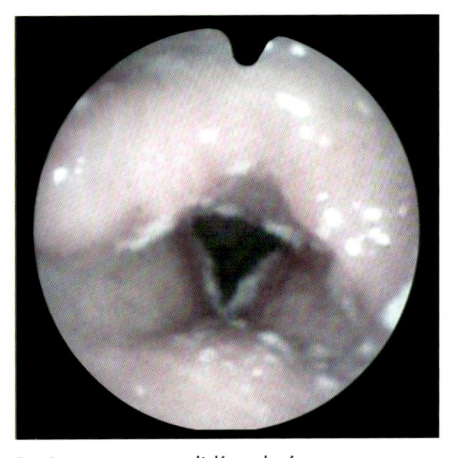

Fig. 4-35. Paciente com candidíase laríngea pseudomembranosa. Observe a hiperemia difusa e edema da mucosa da laringe e o aspecto de lesões características de candidíase com placas esbranquiçadas elevadas de até 2 mm sem ulcerações e facilmente destacáveis com a ponta do nasofibroscópio.

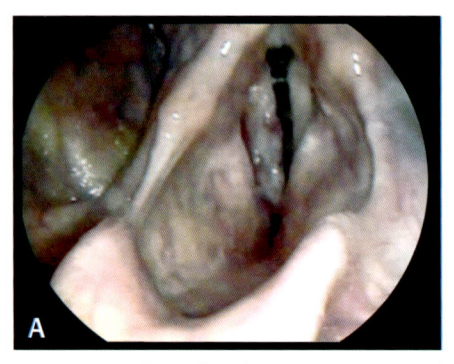

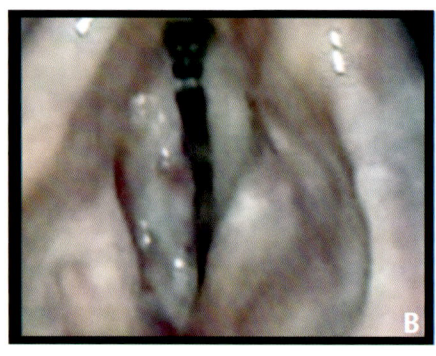

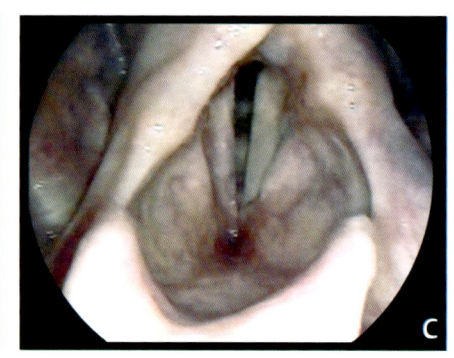

Fig. 4-36. Tuberculose laríngea (monocrodite PVD). (**A** e **B**) Lesão infiltrativa e irregular acometendo toda a extensão da PVD. Mobilidade de pregas vocais preservada bilateralmente. (**C**) Aspecto cicatricial pós-tratamento com esquema tríplice.

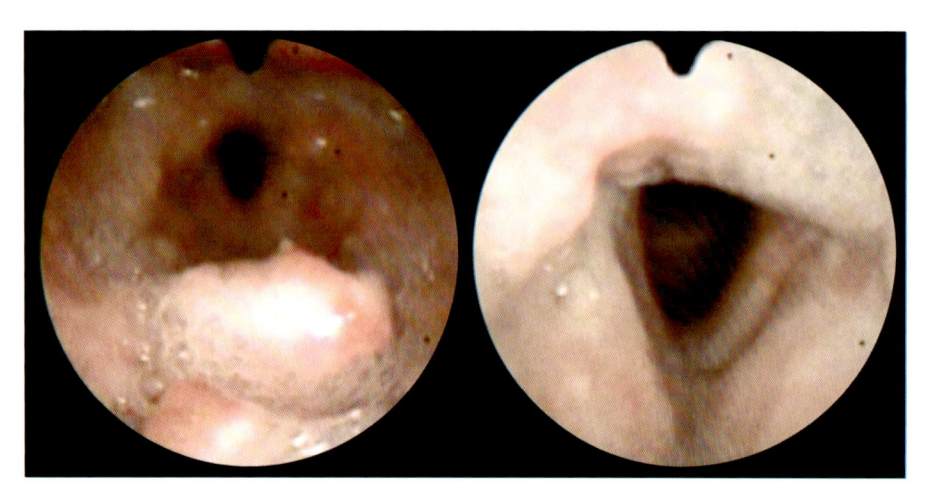

Fig. 4-37. Paciente, sexo feminino, de 26 anos, com história de emagrecimento, odinofagia, excessiva produção de muco, dispneia e tosse persistente.
A nasofibroscopia mostra lesão de aspecto granulomatoso e ulcerado em supraglote com necrose parcial da ponta da epiglote. A investigação confirmou o diagnóstico de tuberculose laringea associada à pulmonar (tuberculose miliar).

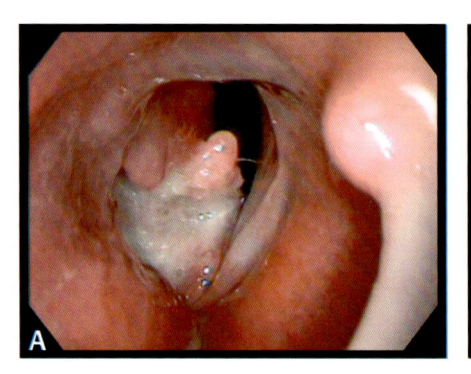

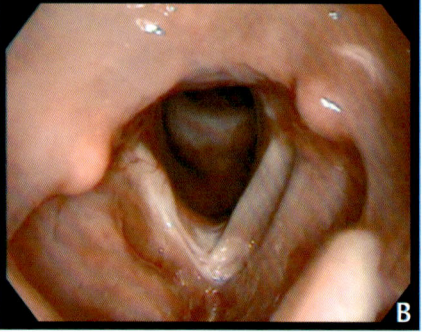

Fig. 4-38. Paciente com diagnóstico sorológico de sífilis apresenta lesão de aspecto granulomatoso, infiltrativo e ulcerado, com fibrina em sua superfície. (**A**) A lesão acomete toda a extensão da PVD e ventrículo direito com aparente necrose tecidual. (**B**) Após tratamento, observa-se aspecto cicatricial da prega vocal direita.

Lesões Inflamatórias Benignas da Laringe
Nódulos vocais

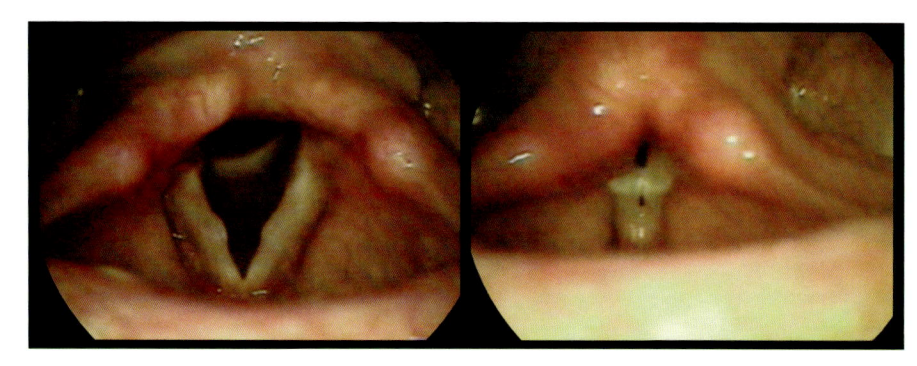

Fig. 4-39. Presença de lesão bilateral, simétrica em borda livre de ambas as pregas vocais em terços médios impedindo o fechamento completo da glote. À fonação, observam-se turbilhonamento de secreção em terços médios, sugerindo àrea de maior contato e trauma nessa localização. Os achados sugerem o diagnóstico de nódulos vocais.

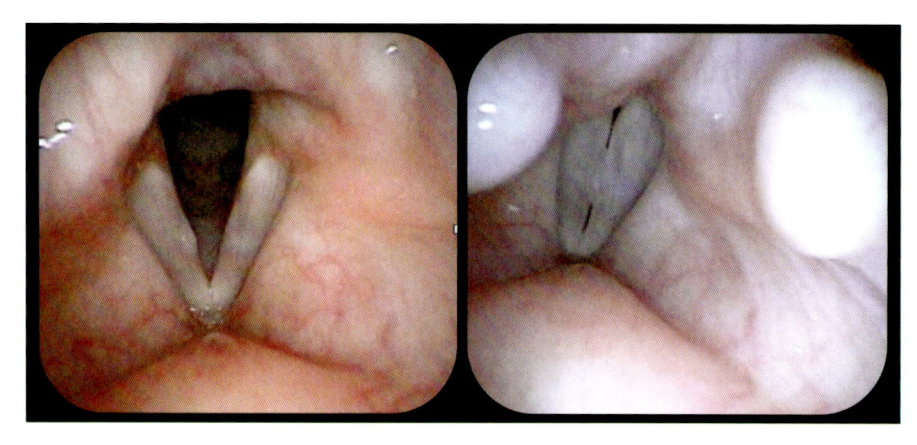

Fig. 4-40. Espessamento (edema localizado) em borda livre impedindo o fechamento completo da glote. Os achados sugerem o diagnóstico de nódulos vocais de pequenas dimensões.

Pólipo vocal

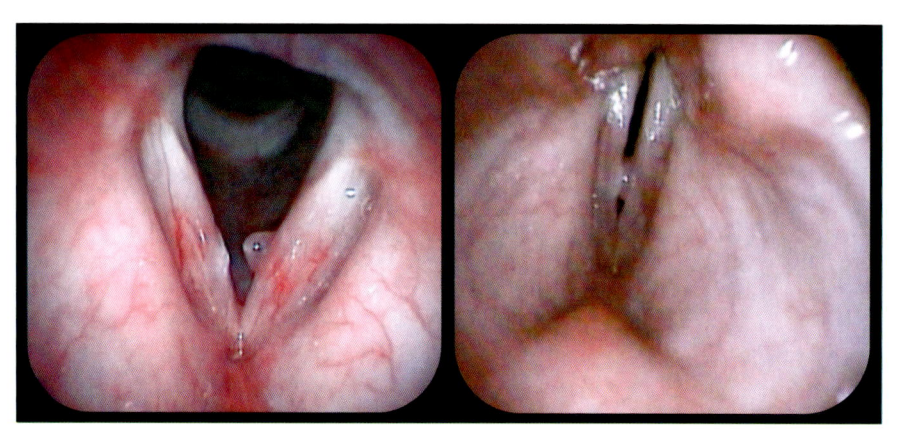

Fig. 4-41. Pólipo PVE. Lesão de aparência exofítica e translúcida em borda livre da PVE impedindo o fechamento completo da glote durante a fonação. Observa-se ainda a presença de hiperemia em terço médio de ambas as pregas vocais, não sendo possível descartar pela nasofibroscopia convencional a presença de alteração estrutural mínima associada.

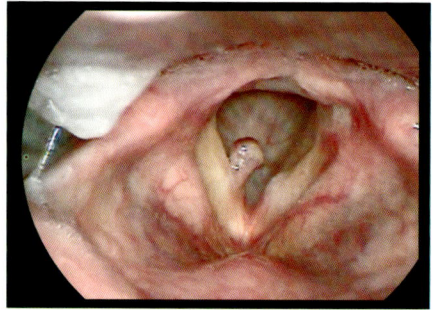

Fig. 4-42. Pólipo PVD. Lesão exofítica e pediculada em terço médio da PVD sugestivo de pólipo vocal.

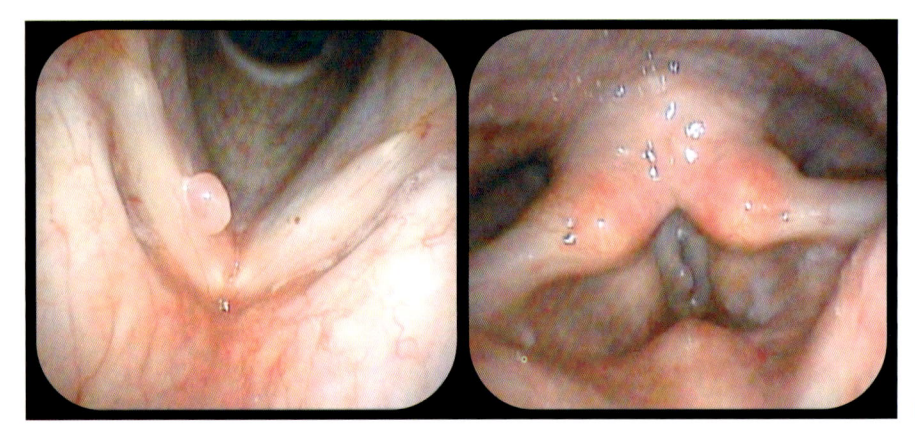

Fig. 4-43. Pólipo PVD.

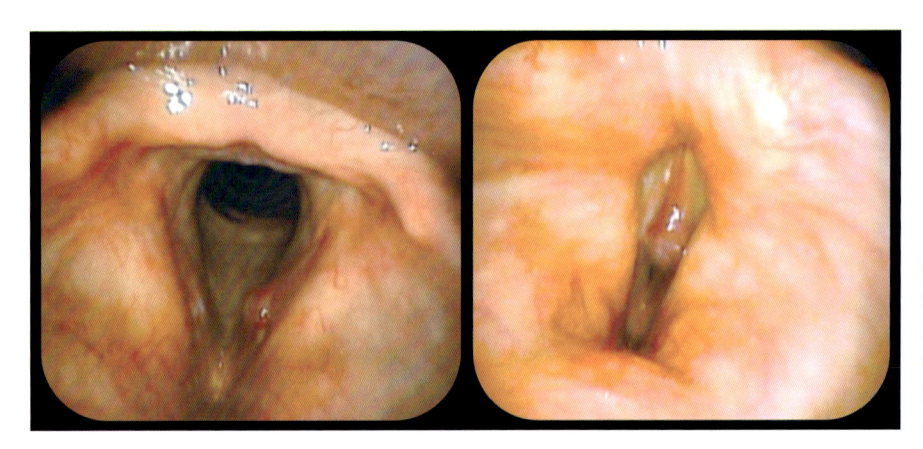

Fig. 4-44. Pólipo PVE. Lesão séssil e de aspecto angiomatoso em terço médio da PVE interferindo no fechamento completo da glote durante a fonação. Os achados sugerem o diagnóstico de pólipo angiomatoso.

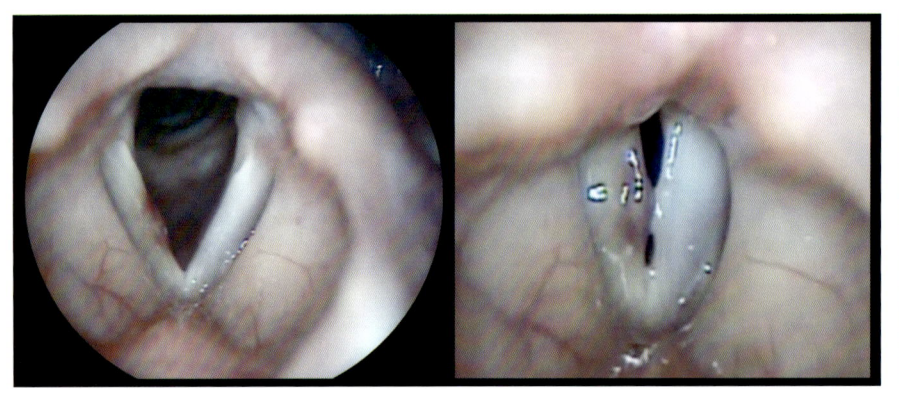

Fig. 4-45. Presença de espessamento em terço médio da PVD associado à hemorragia intracordal e aspecto amarelado em toda a extensão sugestivo de pólipo em PVD e hematoma em processo de absorção.

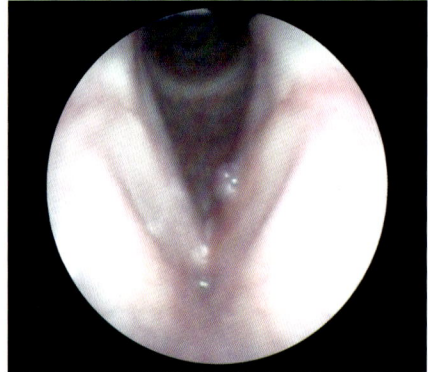

Fig. 4-46. Pólipo PVE. Lesão polipoide séssil e de coloração violácea em borda livre, no terço médio da PVE.

Pseudocisto

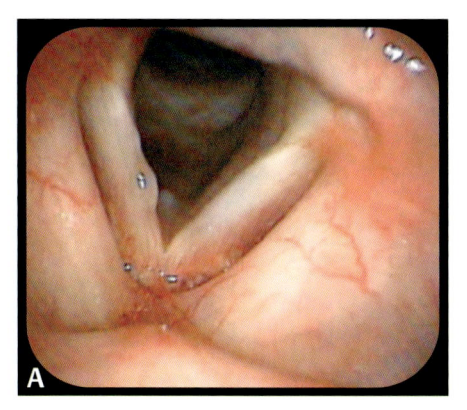

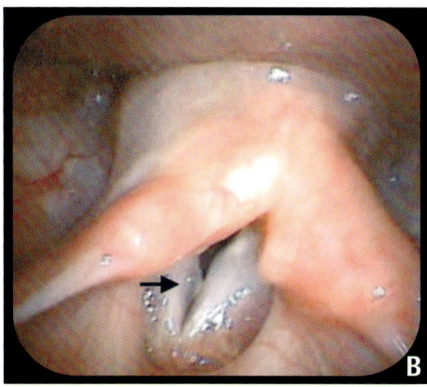

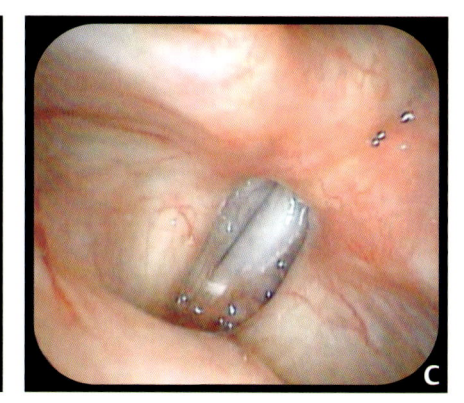

Fig. 4-47. Lesão translúcida em borda livre da PVD com conteúdo transparente (A), mais bem visualizado em fonação inspirada (B) que impede o fechamento completo da glote (C). Os achados sugerem o diagnóstico de pseudocisto.

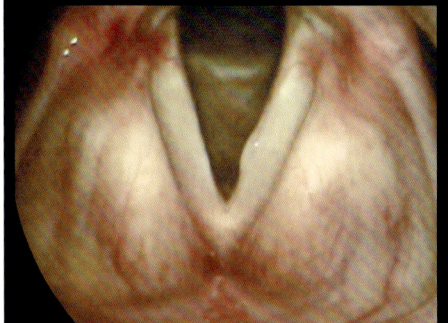

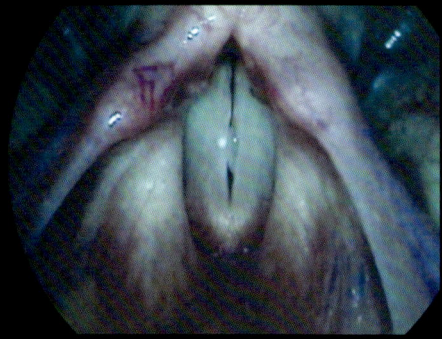

Fig. 4-48. Pseudocisto em PVE.

Edema de Reinke

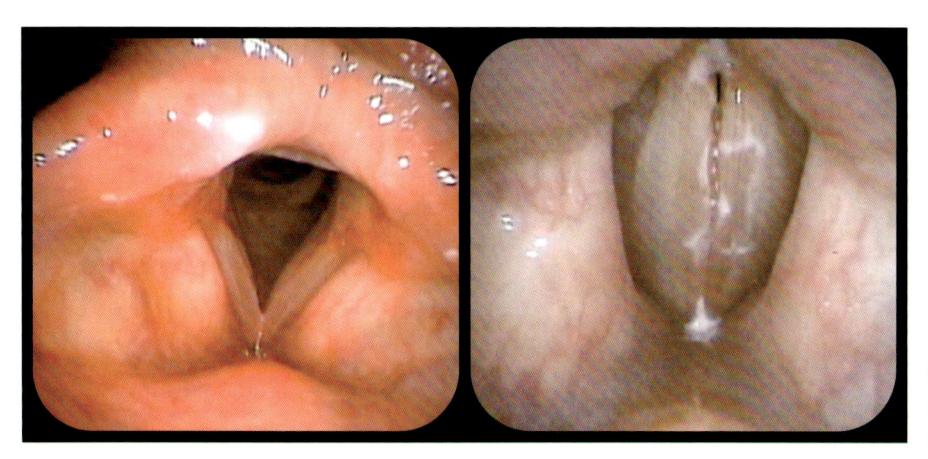

Fig. 4-49. Edema e hiperemia leve da mucosa de ambas as pregas vocais sugestivo de edema de Reinke leve.

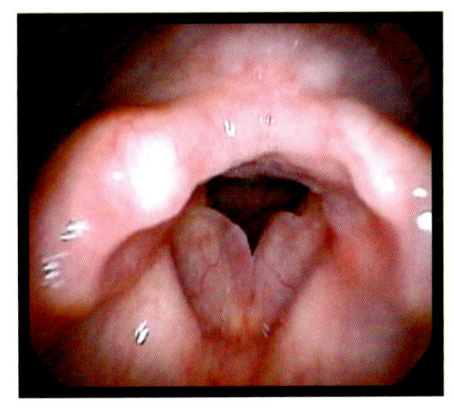

Fig. 4-50. Aumento irregular e difuso de ambas as pregas vocais, de aparência flácida e gelatinosa e conteúdo fluido sugestivo de edema de Reinke moderado.

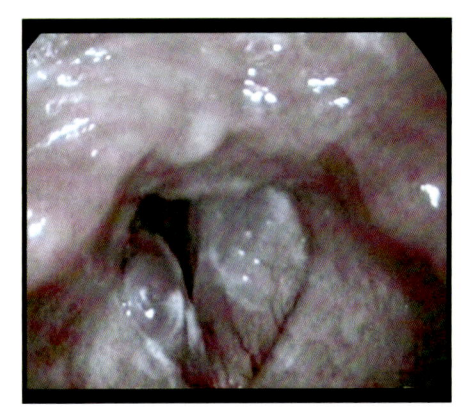

Fig. 4-51. Degeneração polipoide e irregular de ambas as pregas vocais mais acentuada em prega vocal esquerda, diminuindo a fenda respiratória. Os achados sugerem o diagnóstico de edema de Reinke severo.

Cisto de retenção

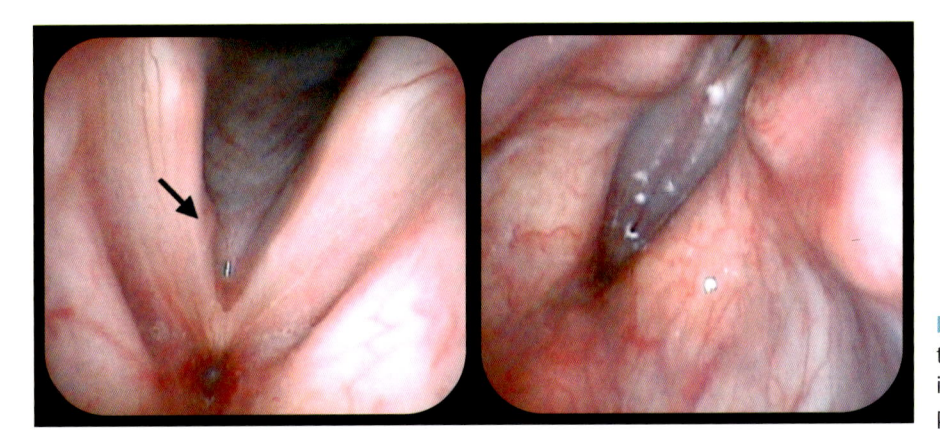

Fig. 4-52. Abaulamento submucoso em terço médio da prega vocal (borda inferior) sugestivo de cisto de retenção pequeno à direita.

Granuloma e úlcera de processo vocal

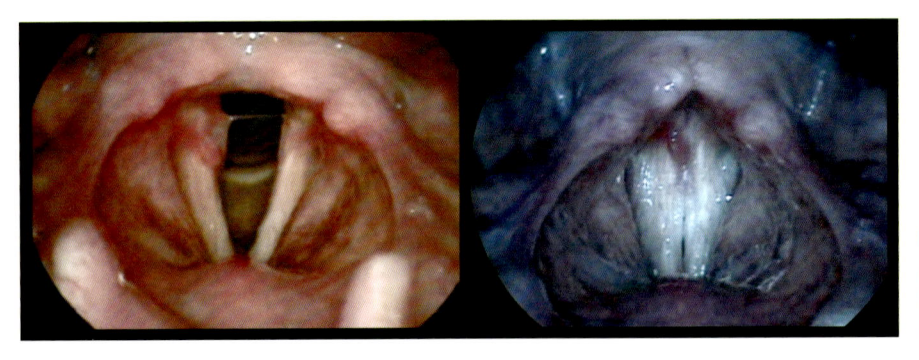

Fig. 4-53. Úlcera de contato direita. Lesão plana e escavada, de aspecto erosivo, localizada na topografia do processo vocal direito.

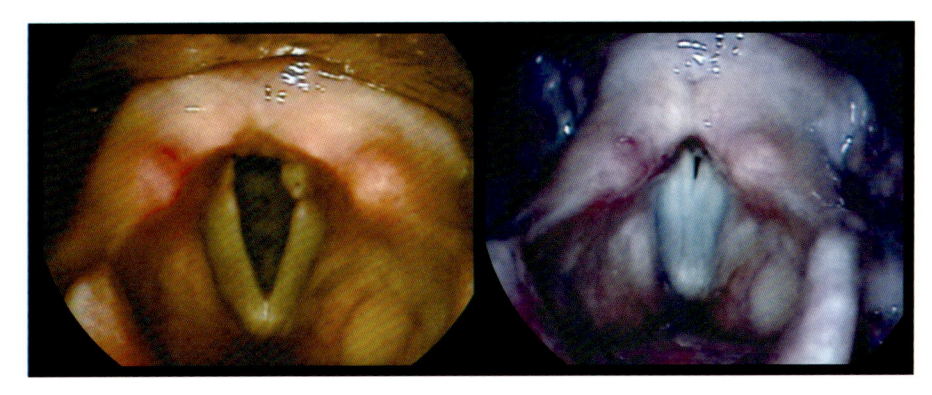

Fig. 4-54. Granuloma de processo vocal esquerdo. Presença de pequena lesão de massa, de coloração branco-amarelada, arredondada, sugestivo de granuloma de processo vocal de pequenas dimensões.

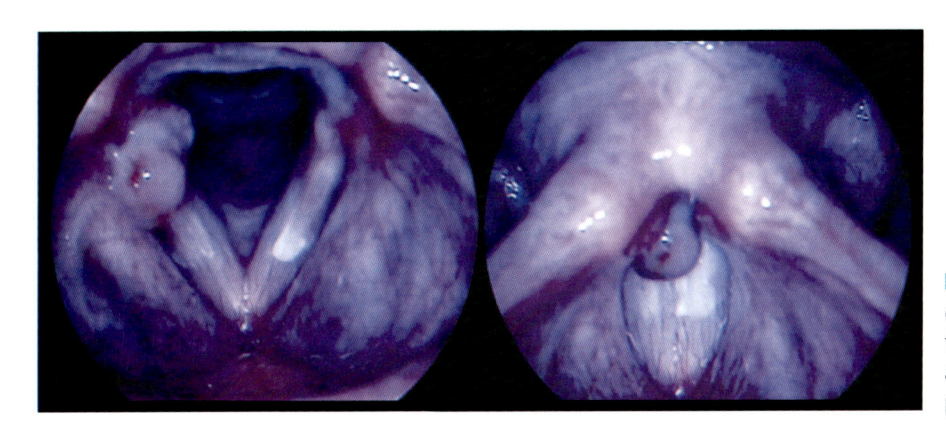

Fig. 4-55. Granuloma de processo vocal direito. Presença de tecido organizado, formato arredondado e de coloração avermelhada, sugestivo de granuloma de processo vocal de moderadas dimensões.

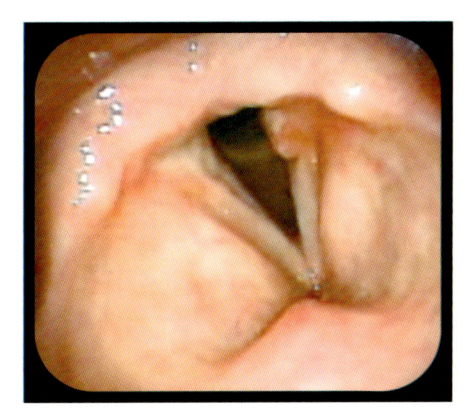

Fig. 4-56. Granuloma de processo vocal esquerdo de pequenas dimensões.

Fibrose cicatricial

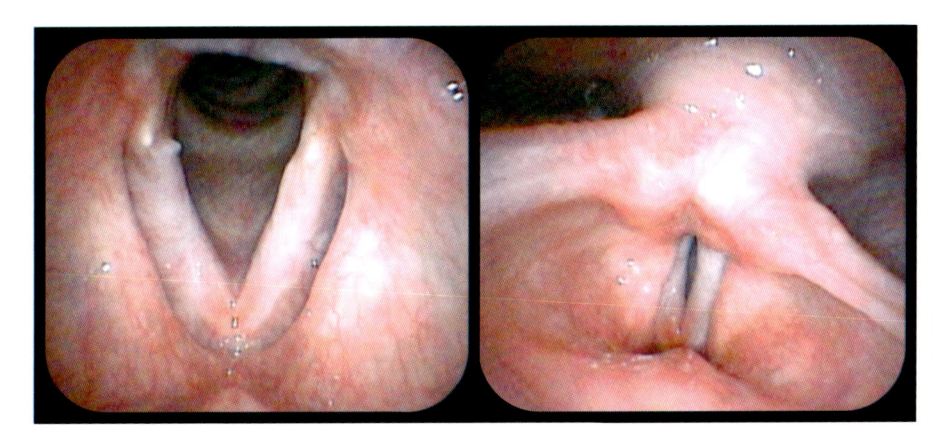

Fig. 4-57. Fibrose cicatricial pós-radioterapia. Observe o aspecto branco-nacarado, opaco, de ambas as pregas vocais.

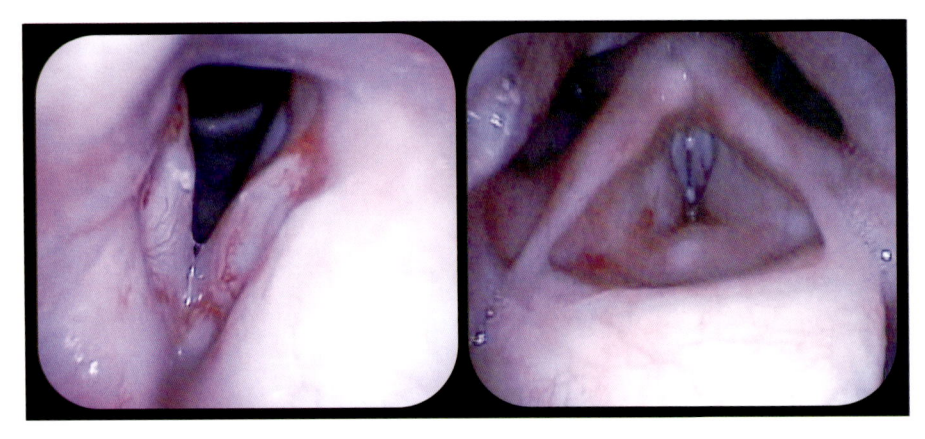

Fig. 4-58. Fibrose cicatricial pós-radioterapia. Observe o aspecto opaco de ambas as pregas vocais. Note a vascularização anômala do tecido fibroso com pequenos capilares numerosos, perpendiculares à prega vocal e vindos da porção lateral do ventrículo em direção à borda livre e ectasias vasculares, característicos do tecido fibroso.

ALTERAÇÕES ESTRUTURAIS MÍNIMAS
Cisto Intracordal

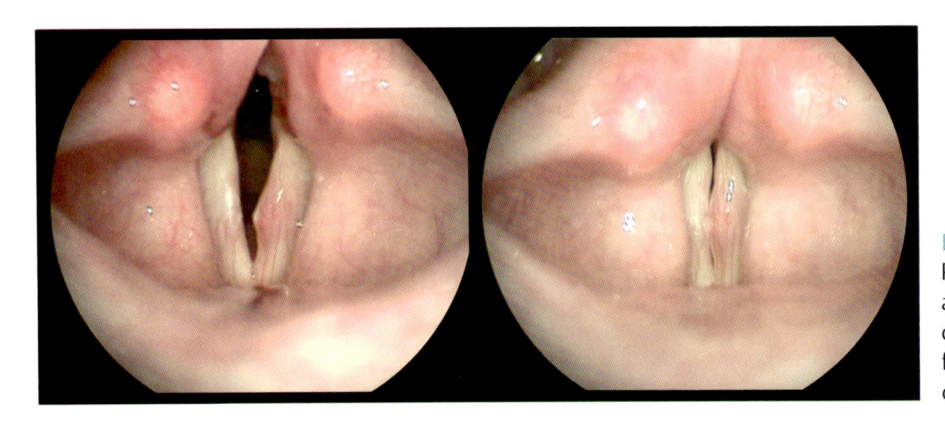

Fig. 4-59. Cisto intracordal esquerdo. Presença de hiperemia da mucosa e abaulamento submucoso em terço médio da PVE. Este é o aspecto mais frequentemente encontrado na maioria dos pacientes com cisto intracordal.

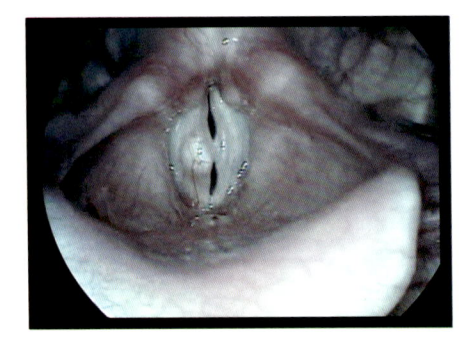

Fig. 4-60. Cisto intracordal. Observe o abaulamento submucoso localizado em terço médio da PVD. É possível, por transparência, observar a presença de lesão submucosa esférica, de coloração perlácea, bem delimitada, que é o aspecto característico de cisto intracordal. A lesão apresenta este aspecto característico por causa do seu conteúdo formado pela descamação do epitélio malpighiano que reveste a cápsula. Note também a vasculodisgenesia que acompanha a lesão cística.

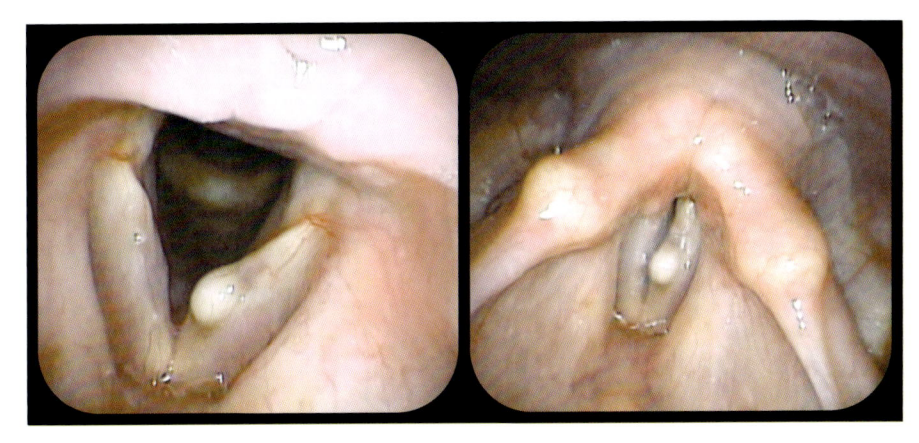

Fig. 4-61. Cisto epidermoide em PVE. Observe o abaulamento submucoso de coloração amarelada, localizado em borda livre da prega vocal esquerda que impede o fechamento completo da glote durante a fonação.

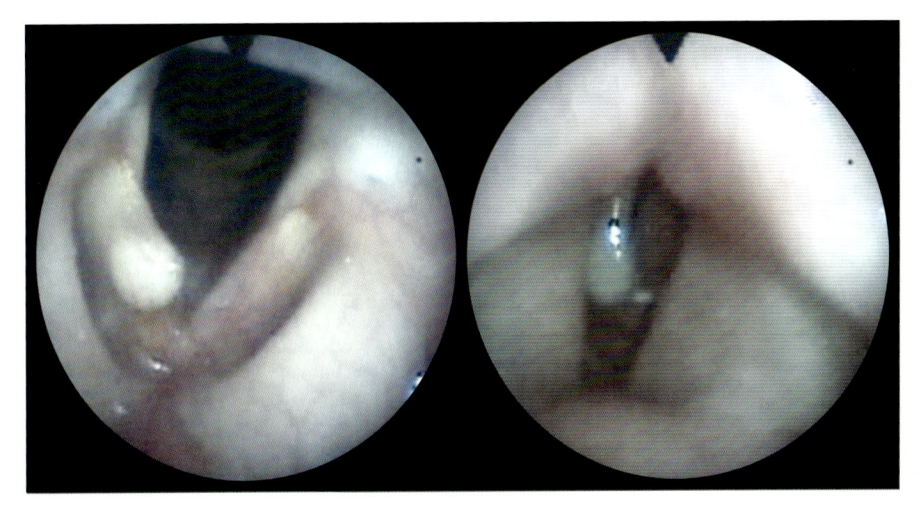

Fig. 4-62. Cisto epidermoide em PVD.

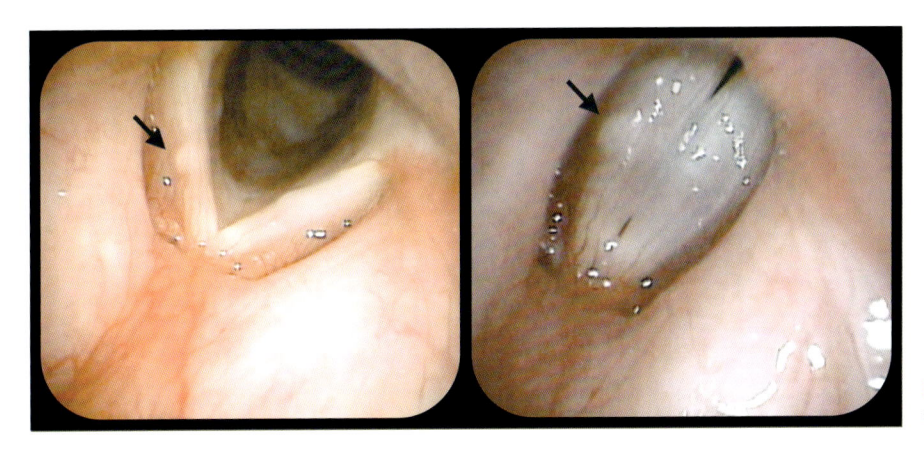

Fig. 4-63. Cisto epidermoide em prega vocal direita.

Ponte Mucosa

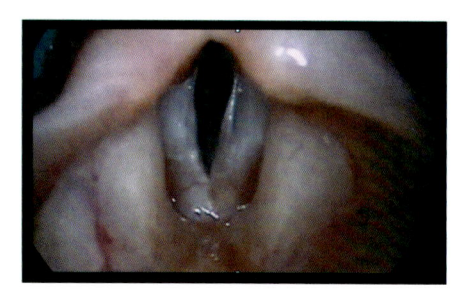

Fig. 4-64. Ponte mucosa. Alça de túnica mucosa em terço posterior da prega vocal esquerda visualizada durante a fonação inspiratória. O diagnóstico da ponte mucosa por laringoscopia é muito difícil, sendo, na maioria dos casos, um achado cirúrgico. Se localizada próximo à borda livre, pode ser excepcionalmente evidenciada durante a fonação inspiratória.

Sulco Vocal

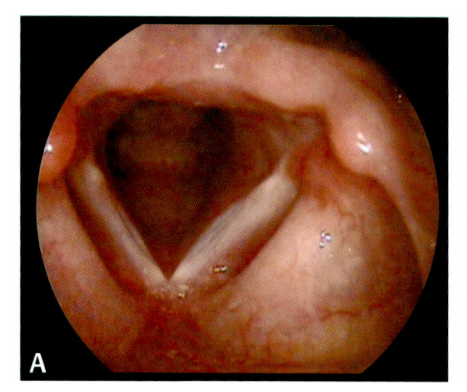

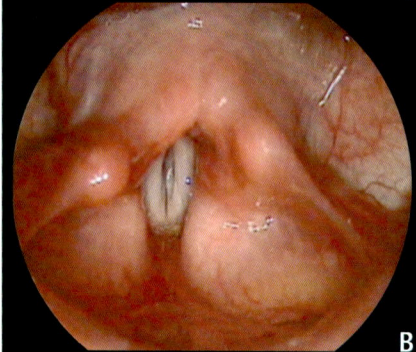

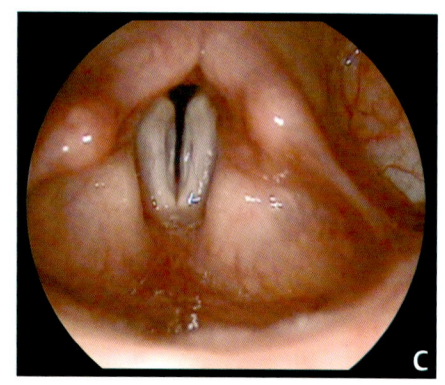

Fig. 4-65. Sulco vocal bilateral. Paciente, 24 anos, com disfonia desde nascimento. Observa-se uma depressão ou indentação na mucosa de ambas as pregas vocais, que corre paralela à borda livre e acomete toda a extensão da prega vocal, mas que respeita o limite do processo vocal. Durante a fonação, há fechamento incompleto da glote com a presença de fenda fusiforme anteroposterior. (A) Respiração. (B) Fonação. (C) Fonação inspiratória.

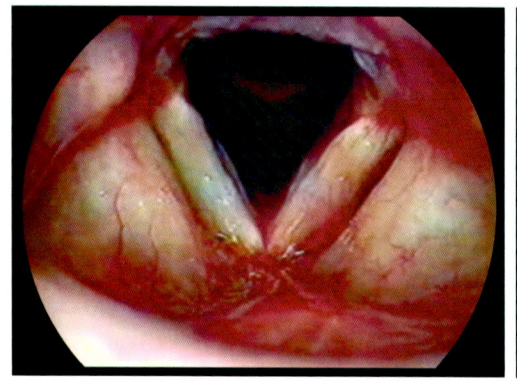

Fig. 4-66. Sulco vocal bilateral. Observe a cordite moderada e a presença de uma depressão (degrau) em borda livre de ambas as pregas vocais que se estendem desde a comissura anterior até o processo vocal.

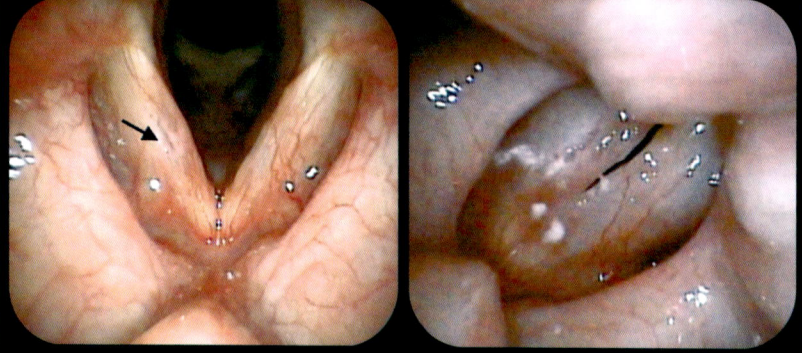

Fig. 4-67. Depressão em terços médio e posterior da prega vocal esquerda sugestiva de sulco bolsa. O diagnóstico definitivo só pode ser realizado com uma laringoscopia de suspensão e palpação das estruturas.

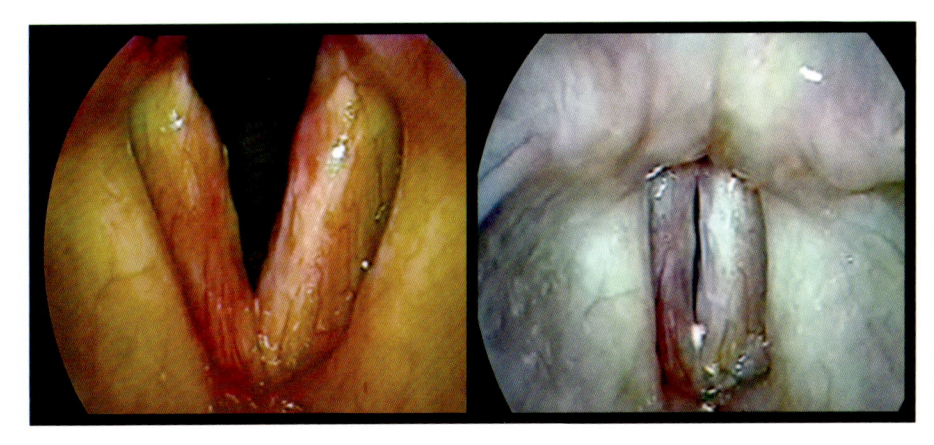

Fig. 4-68. Irregularidade de bordas livres e hiperemia de ambas as pregas vocais. Observam-se uma depressão em bordas livres de ambas as pregas vocais e fechamento incompleto à fonação. Os achados sugerem a presença de sulco vocal bilateral.

Vasculodigenesia

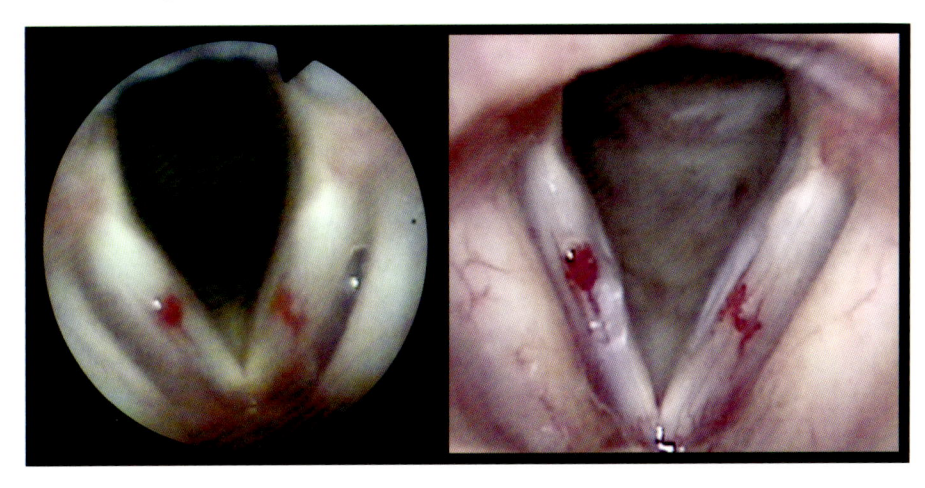

Fig. 4-69. Enovelamento capilar e presença de vasos transversais e tortuosos em terço médio de ambas as pregas vocais sugestivos de vasculodisgenesias. Observa-se ainda a presença de uma depressão em borda livre de ambas as pregas vocais sugestiva de sulco vocal bilateral.

Microdiafragma Laríngeo

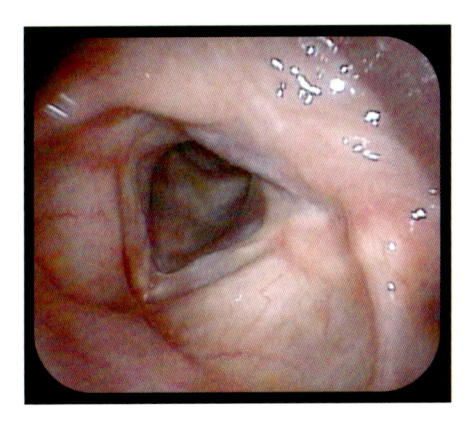

Fig. 4-70. Pequena membrana mucosa de 1-2 mm de extensão localizada junto à comissura anterior sugestiva de *microweb* laríngeo.

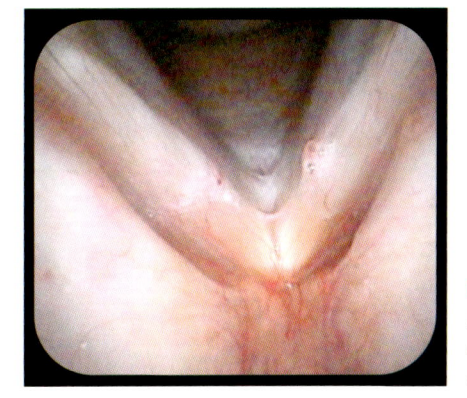

Fig. 4-71. *Microweb* de comissura anterior e pólipo em PVE.

EVERSÃO DE VENTRÍCULO, CISTO SACULAR E LARINGOCELE

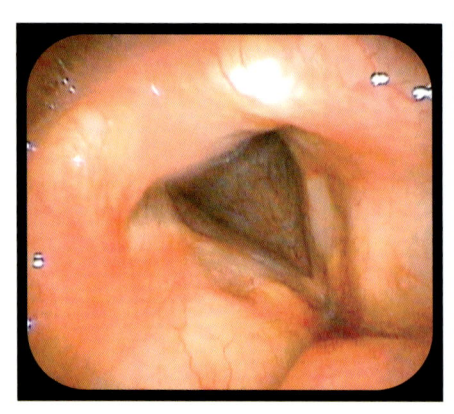

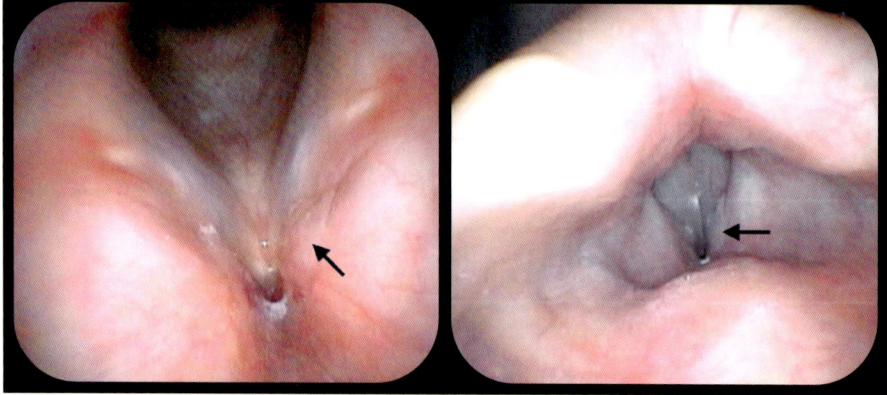

Fig. 4-72. Eversão de ventrículo. Prolapso bilateral ou eversão da porção anterior da mucosa do ventrículo e sáculo laríngeo em direção à luz laríngea.

Fig. 4-73. Eversão de ventrículo à esquerda (*seta*).

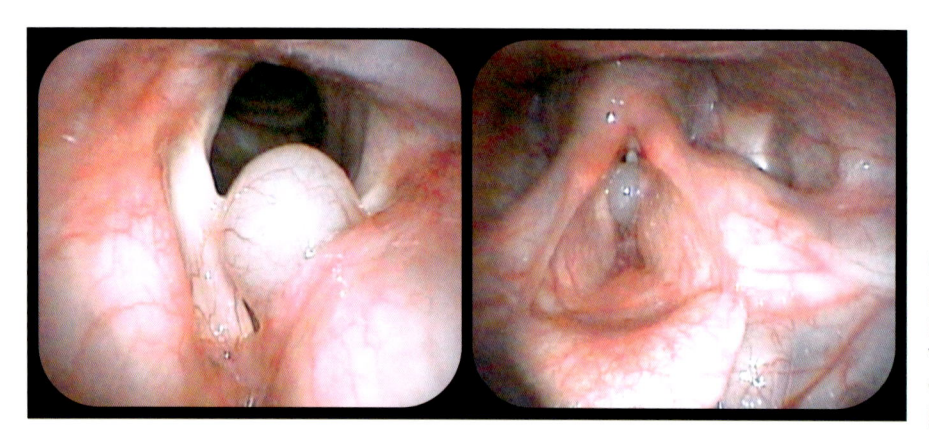

Fig. 4-74. Cisto sacular. Observe a presença de lesão de aspecto cístico proveniente da região anterior do ventrículo esquerdo (sáculo). A lesão encontra-se sobre a borda superior da prega vocal impedindo sua visualização.

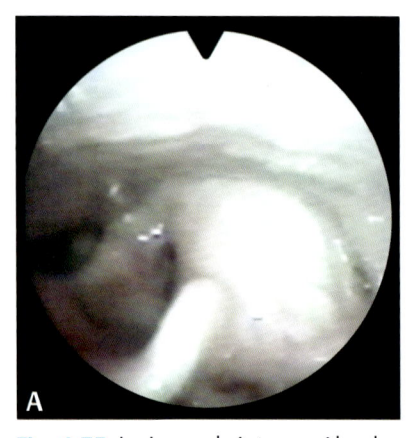

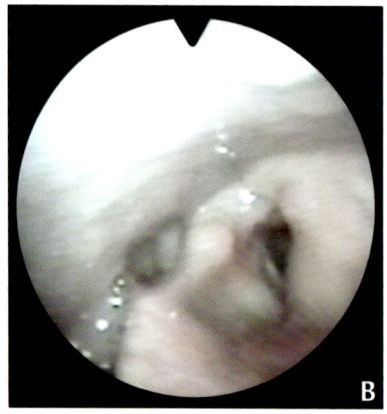

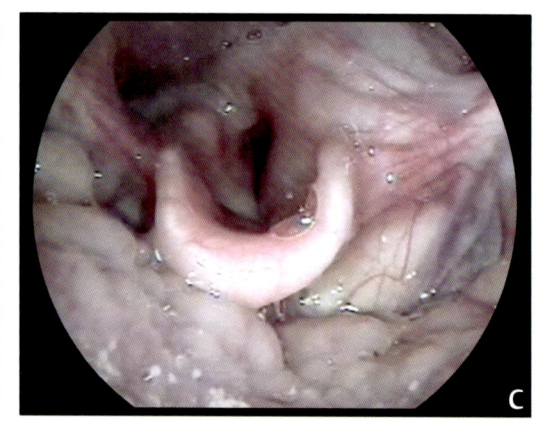

Fig. 4-75. Laringocele interna. Abaulamento submucoso localizado na supraglote à esquerda, de superfície lisa com extensão para prega vestibular e prega ariepiglótica esquerda. Há obliteração do ventrículo laríngeo ipsilateral. Diminuição não obstrutiva da fenda respiratória pelo volume ocupado pela lesão. Diagnóstico: laringocele à esquerda. (**A** e **B**) Imagens por nasofibroscopia. (**C**) Imagem obtida por telescopia rígida.

TUMORES BENIGNOS E DOENÇAS DE DEPÓSITO

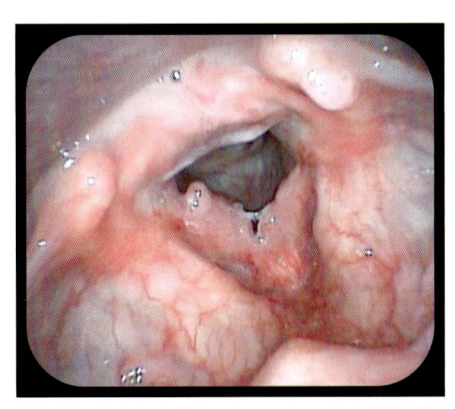

Fig. 4-76. Papiloma laríngeo. Observe as lesões de aspecto verrucoso, vegetante, acometendo ambas as pregas vocais e a aritenoide esquerda. O diagnóstico definitivo é confirmado pelo exame anatomopatológico.

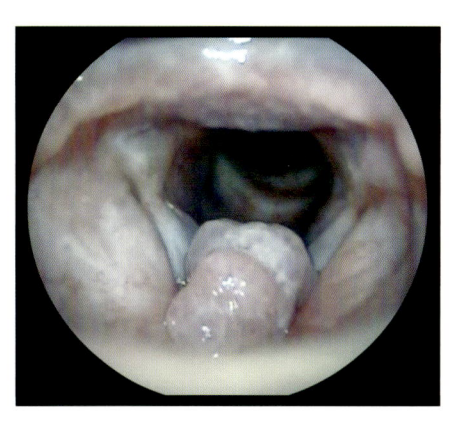

Fig. 4-77. Papiloma em comissura anterior. Lesão vegetante de coloração rósea acometendo a comissura anterior e o terço anterior de ambas as pregas vocais.

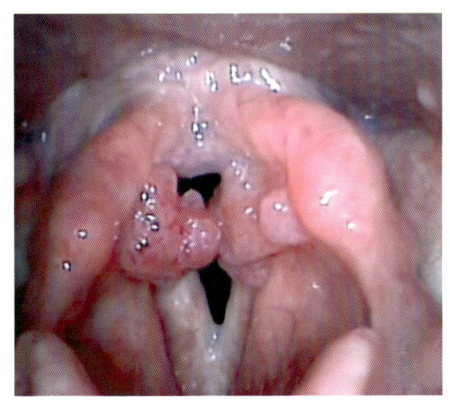

Fig. 4-78. Papiloma laríngeo. Paciente submetido a vários procedimentos cirúrgicos para remoção de papilomatose laríngea. Apresenta lesões verrucosas características na topografia do processo vocal e aritenoides. Pregas vocais com aspecto cicatricial.

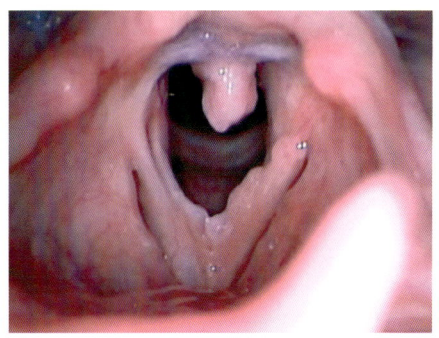

Fig. 4-79. Papiloma laríngeo. Paciente com história de vários procedimentos cirúrgicos para ressecção de papilomas. Apresenta lesão vegetante verrucosa em região interaritenóidea, e lesão vegetante difusa de coloração rósea e edemaciada acometendo a cobertura da PVE em toda sua extensão e no terço anterior (borda livre) da PVD. Observa-se ainda a presença de sinéquia de comissura anterior.

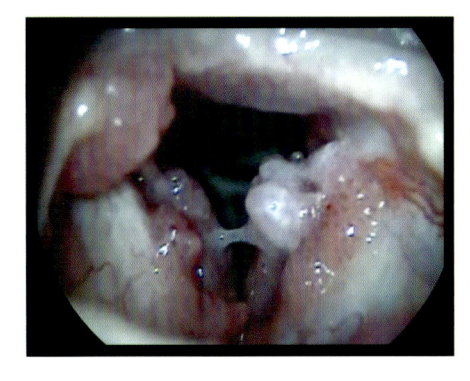

Fig. 4-80. Papiloma laríngeo. Observe as lesões vegetantes e de aspecto verrucoso pontilhadas e avermelhadas, aspecto característico da doença. As lesões nesta paciente acometem toda a extensão de ambas as pregas vocais, bandas vestibulares e aritenoide direita.

Amiloidose

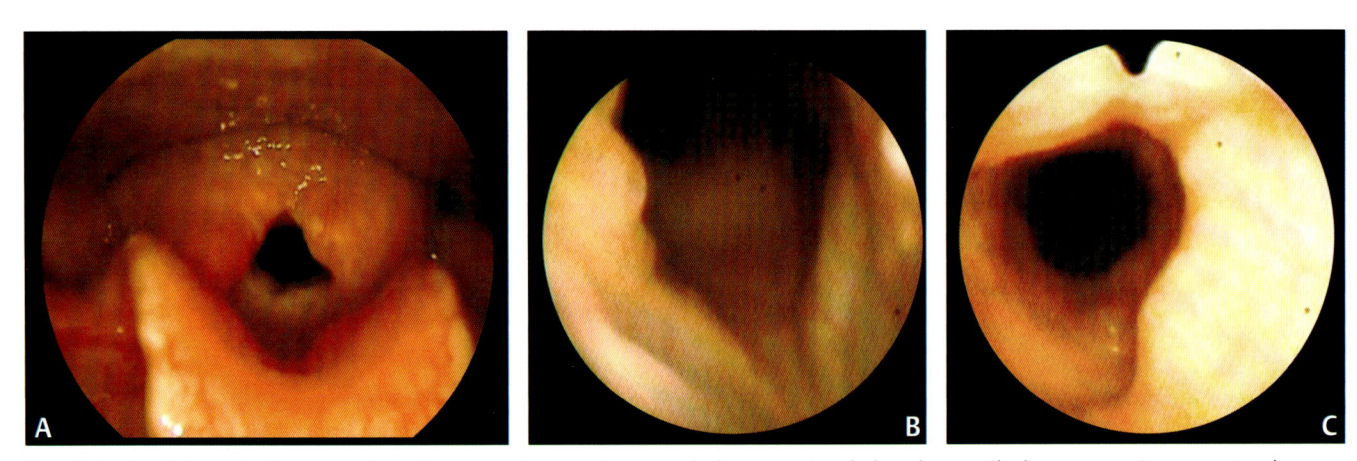

Fig. 4-81. Amiloidose laríngea. Lesão submucosa de aspecto amarelado acometendo bandas vestibulares e porção posterior da prega vocal direita. Nota-se deposição em região subglótica, porém, sem comprometimento da luz traqueal. (**A**) Laringe, vista panorâmica. (**B**) Laringe, nível glótico. (**C**) Subglote e traqueia proximal.

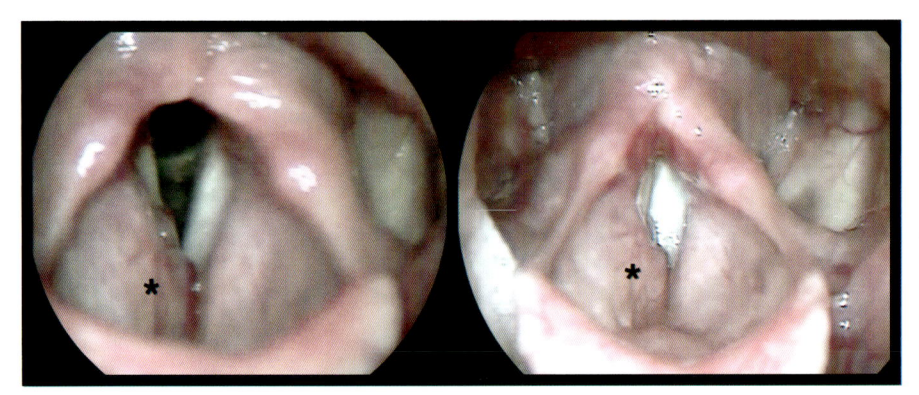

Fig. 4-82. Amiloidose laríngea. Lesão submucosa em banda vestibular direita (*) impedindo a visualização do terço anterior da prega vocal direita. A confirmação diagnóstica foi realizada com a exérese da lesão e envio do material para análise anatomopatológica (coloração com vermelho Congo) que evidencia a proteína amiloide na microscopia com luz polarizada.

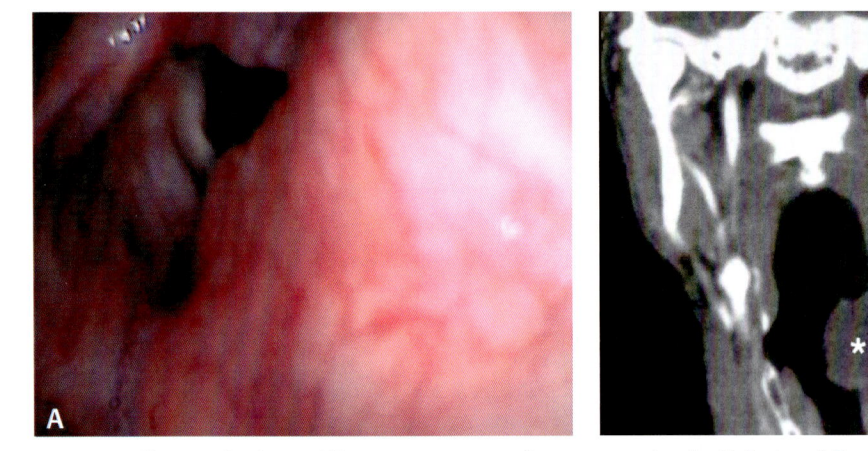

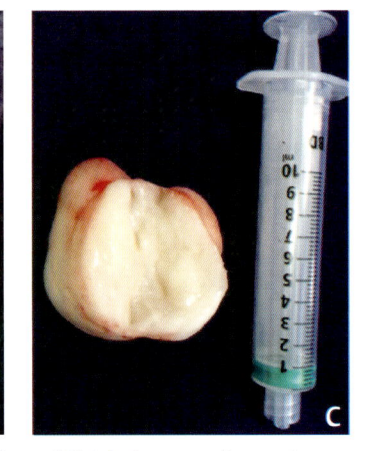

Fig. 4-83. Lipoma. Paciente, 59 anos, sexo masculino com queixa de disfonia e falta de ar progressivos. (**A**) A laringoscopia mostra abaulamento submucoso em banda e prega ariepiglótica esquerda. (**B**) Tomografia computadorizada mostra lesão de baixo valor de atenuação e limites bem definidos em supraglote. (**C**) Peça cirúrgica.

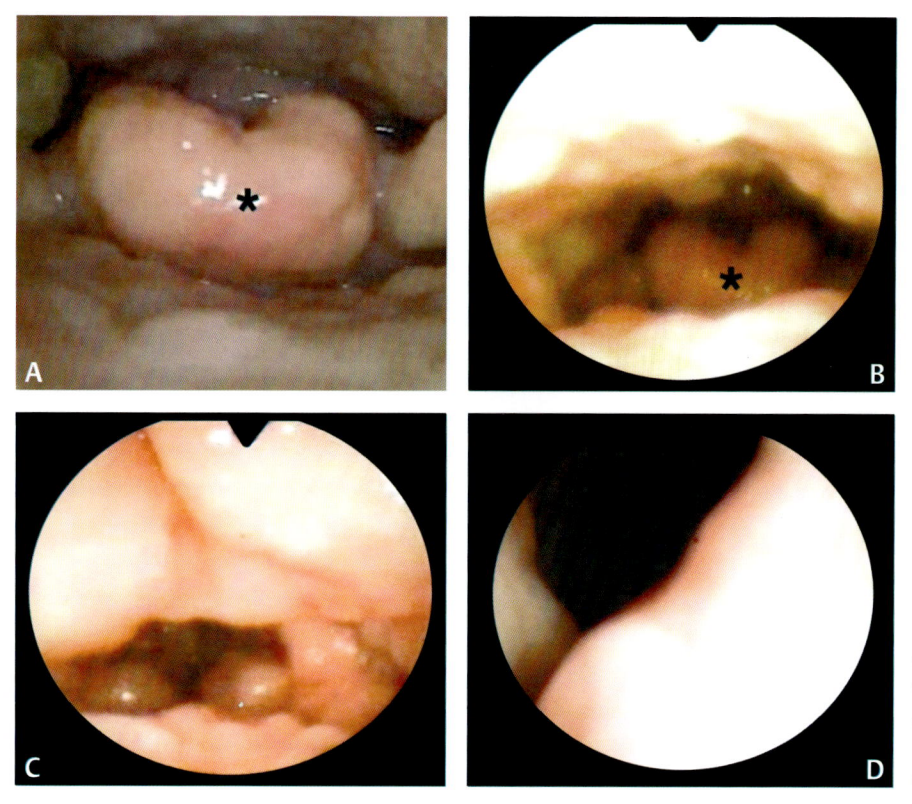

Fig. 4-84. Doença de Urbach-Wiethe ou lipoproteinose. Doença autossômica recessiva caracterizada pela deposição de material hialino extracelular em diversos órgãos. Observe as lesões submucosas, de aspecto nodular, acometendo todas as paredes posterior e lateral da faringe, epiglote (*), pregas ariepiglóticas, pregas vestibulares, região interaritenóidea e a glote. (A) Telescopia de laringe. (B) Visão panorâmica da hipofaringe e laringe. (C) Laringe. (D) Glote e subglote.

LESÕES PRÉ-MALIGNAS E TUMORES MALIGNOS DE LARINGE

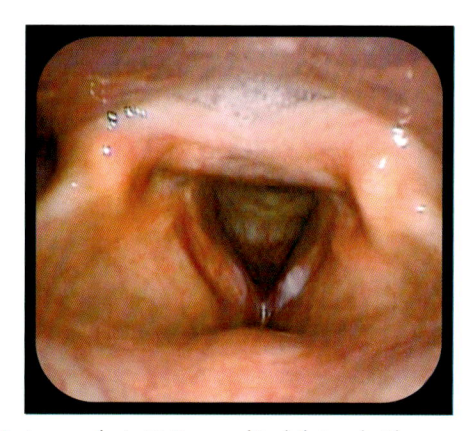

Fig. 4-85. Leucoplasia PVE e cordite bilateral. Observe a placa esbranquiçada aparentemente superficial em terço médio da prega vocal esquerda associada à hiperemia difusa de ambas as pregas vocais. A biópsia da lesão mostrou-se tratar de um processo crônico inespecífico.

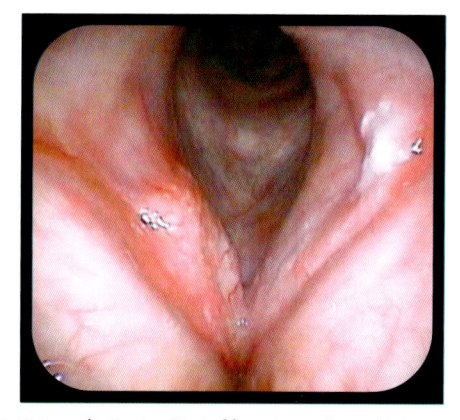

Fig. 4-86. Eritroplasia. Lesão infiltrativa eritroplásica e escavada em prega vocal direita associada à lesão esbranquiçada na topografia do processo vocal esquerdo. O anatomopatológico da lesão revelou carcinoma espinocelular em PVD.

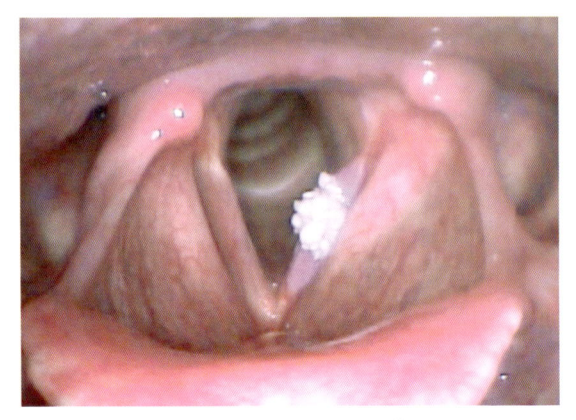

Fig. 4-87. Lesão leucoplásica vegetante e de aspecto verrucoso em terço médio-posterior da PVE. Os achados sugerem carcinoma verrucoso. Entretanto, a anatomopatologia da lesão revelou apenas displasia leve com áreas de hiperqueratose.

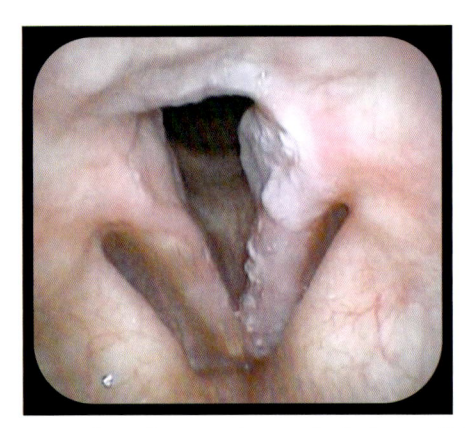

Fig. 4-88. Leucoplasia de PVE. Observe lesão leucoplásica e irregular em toda a extensão da PVE e processo vocal. A anatomopatologia da lesão revelou processo inflamatório crônico inespecífico.

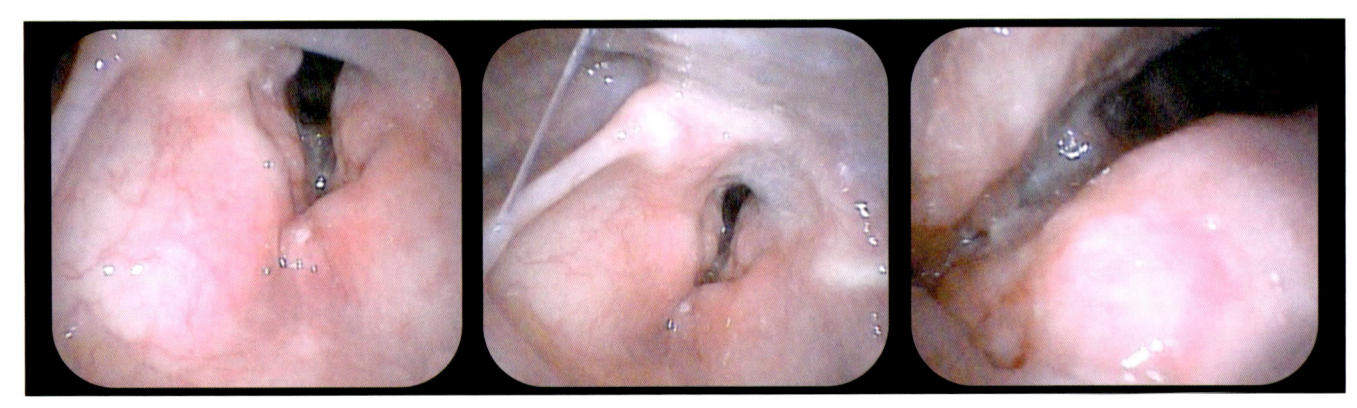

Fig. 4-89. Tumor transglótico. Carcinoma epidermoide. Observe a lesão ulcerada e infiltrativa em comissura anterior e terços anteriores de ambas as pregas vocais com extensão subglótica. Imobilidade de PVE.

OUTROS

Presbilaringe

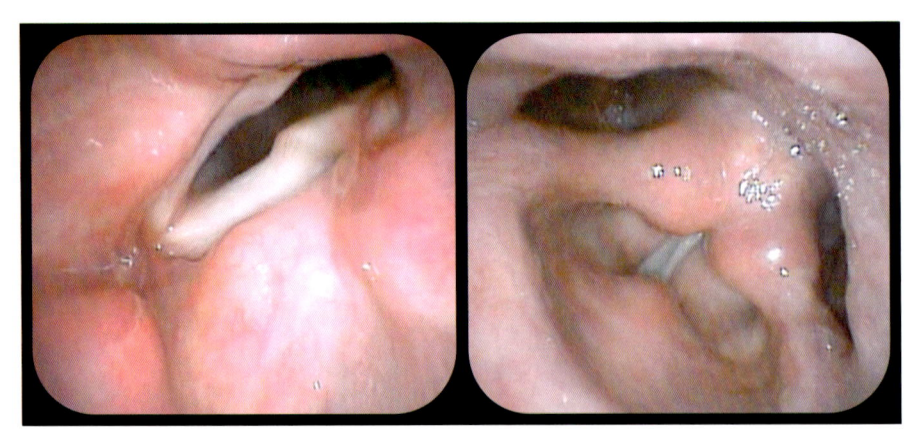

Fig. 4-90. Presbilaringe. Observa-se o arqueamento de bordas livres de ambas as pregas vocais, processo vocal proeminente, constrição supraglótica. Os achados sugerem atrofia senil e/ou presbilaringe.

Paralisia de Prega Vocal

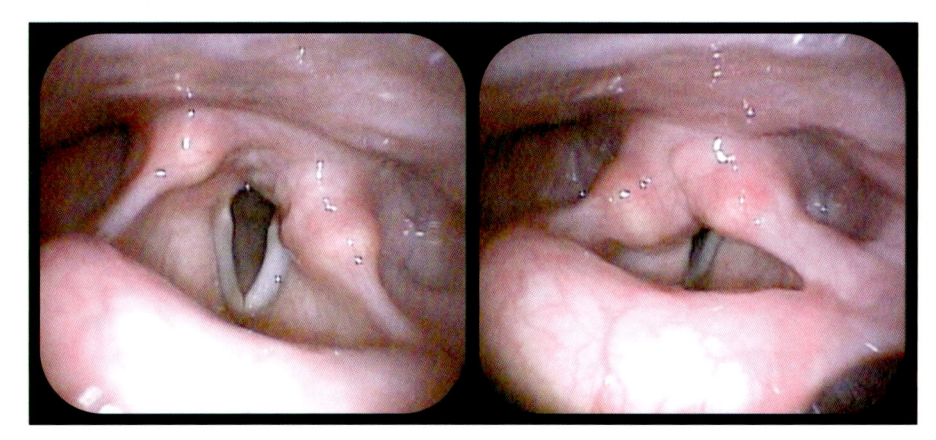

Fig. 4-91. Paralisia de PVE. Observe o arqueamento da borda livre da PVE, causado pela atrofia muscular do tireoaritenóideo. Durante a fonação, observa-se a presença de fenda anteroposterior e hiperconstrição da banda vestibular esquerda.

Web Laríngeo

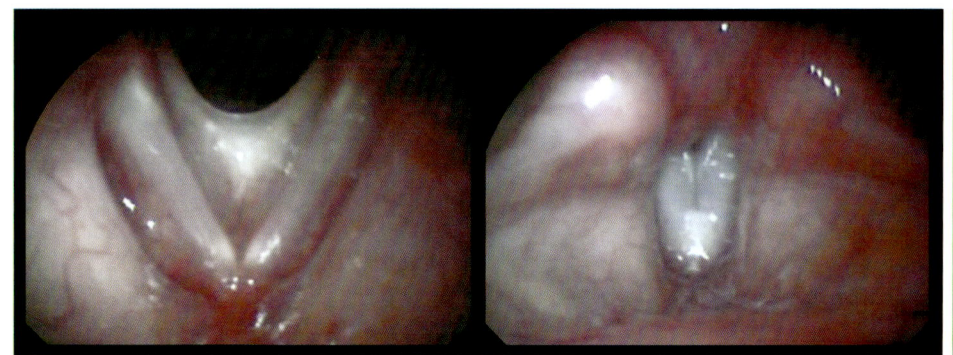

Fig. 4-92. *Web* congênito. Membrana infraglótica acometendo a porção membranosa de pregas vocais. Fechamento glótico aparentemente completo.

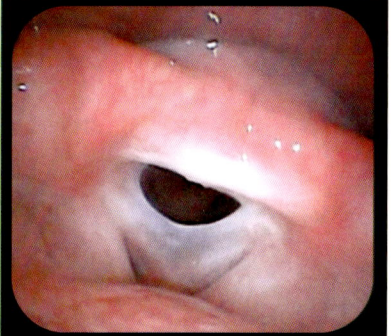

Fig. 4-93. *Web* laríngeo. Membrana translúcida (fina) glótica interligando as pregas vocais.

Hematoma

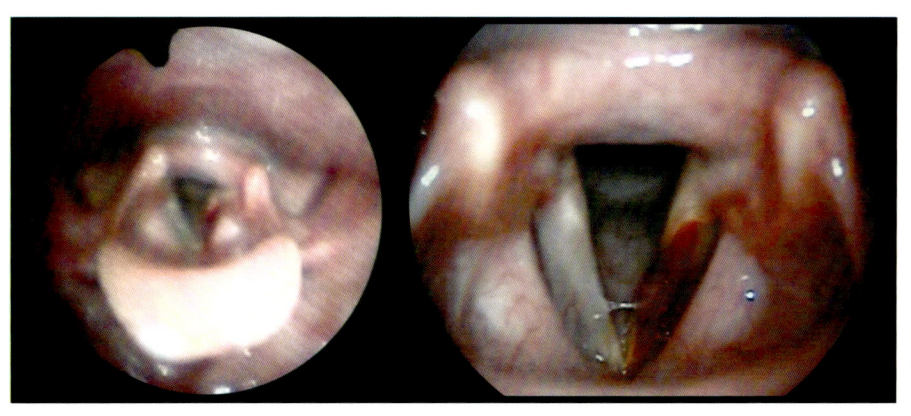

Fig. 4-94. Hematoma subepitelial. Observa-se transudato hemorrágico difuso em PVE.

VIDEONASOLARINGOSCOPIA EM CRIANÇAS

PARTE 3

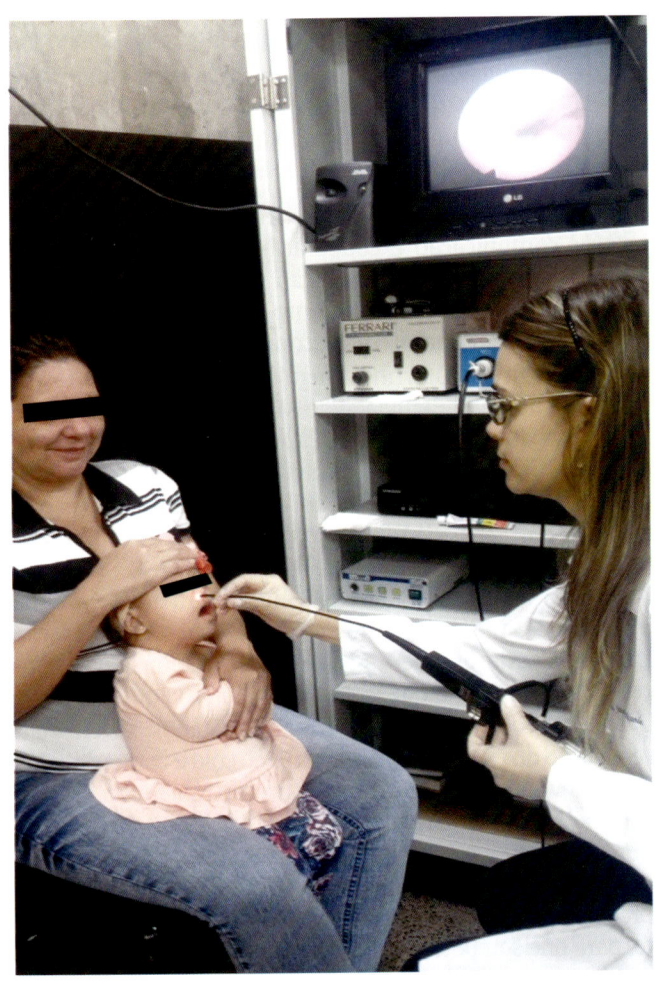

Fig. 5-1. Posicionamento de criança de 11 meses, durante a realização de videonasofibrolaringoscopia. Observe que a criança está com os membros superiores, inferiores e cabeça imobilizados pela responsável (mãe).

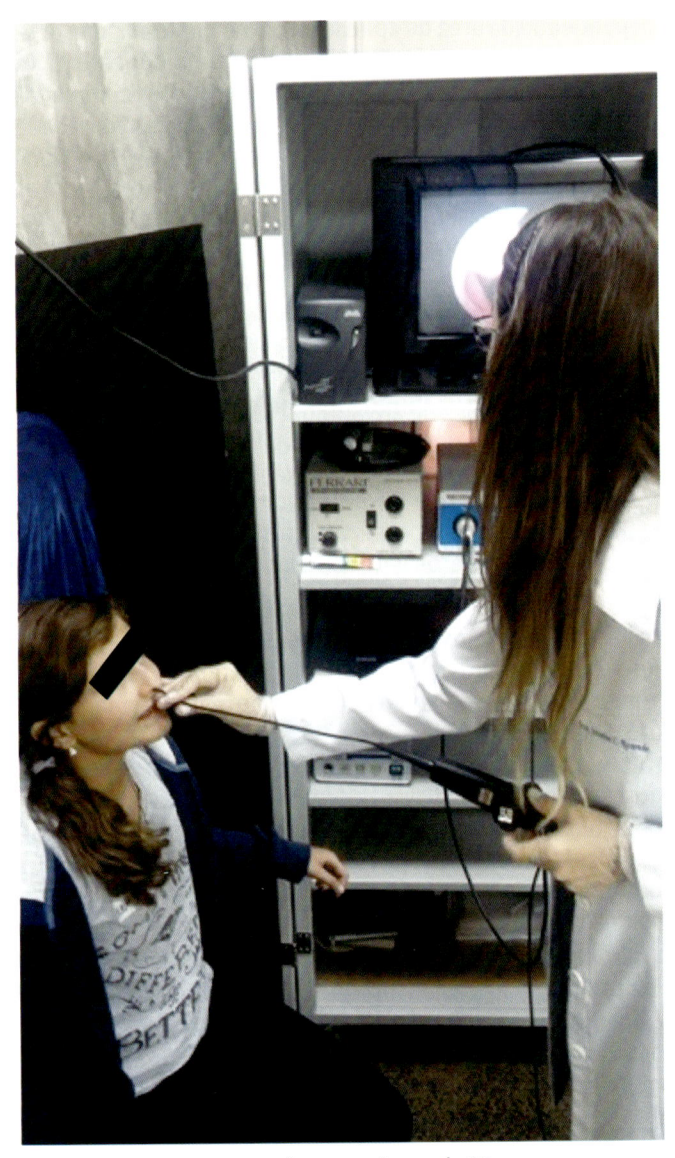

Fig. 5-2. Posicionamento de uma criança de 11 anos, colaborativa, durante a realização de videonasofibrolaringoscopia.

O profissional que realiza o exame deve apoiar a mão que segura a fibra flexível na face da criança. Assim, uma vez que a criança movimente a cabeça, a mão do profissional e a fibra mexem também, evitando que se introduza o aparelho brusca e inadvertidamente no nariz da criança. E, idealmente, o exame deve ser gravado para que possa ser revisto e mostrado aos pais.

O Quadro 5-2 resume as particularidades técnicas da realização da videonasofibrolaringoscopia em crianças.

CONSIDERAÇÕES FINAIS

A atitude do profissional de saúde diante de uma criança tem relevância, pois, com jeito, é possível examiná-la e submetê-la a exames complementares sem que isso se torne um trauma ou um receio às futuras consultas. Com maior atenção, paciência e um básico conhecimento em estratégias de comunicação ficará mais fácil lidar com a situação e, assim, conduzir de forma adequada o atendimento e a realização do exame de videonasofibrolaringoscopia.

Quadro 5-2	Resumo das particularidades técnicas na realização da videonasofibrolaringoscopia abordadas neste capítulo

Particularidades da videonasofibrolaringoscopia em crianças	
Preparo pré exame	Explicar o exame aos acompanhantes responsáveis e à criança, se possível
Anestesia tópica caso seja necessário	• Normalmente não utiliza-se anestesia tópica, apenas lidocaína gel a 2% no aparelho • Lactentes (crianças < 6 meses): não anestesiar • 6 meses a 12 anos: 2 jatos de lidocaína 2% (da solução injetável); pode repetir, se julgar necessário **Obs.:** Aguardar 5 minutos para iniciar o exame e evitar o uso de lidocaína a 10% pela rápida absorção, risco de efeitos sistêmicos e ardência
Posicionamento	• Lactentes até 5 anos: o acompanhante faz a contenção dos membros inferiores (cruzam-se as pernas englobando os membros inferiores da criança) e com uma das mãos segura a cabeça, e a outra mão abraça e contém os braços da criança • 6 aos 12 anos: criança senta sozinha na cadeira do exame, fixando o olhar à frente e distraída. Eventualmente pode-se solicitar que um auxiliar contenha a cabeça, impedindo sua movimentação **Obs.:** Imobilizar os movimentos da criança não significa restrição física, que contraindicamos. Evitar que a criança mexa a cabeça ou leve suas mãos ao nariz (para coçar ou retirar o aparelho) evita maior incômodo, facilita o exame e impede danos ao aparelho
Documentação	Muitas vezes o exame da criança é muito difícil. Recomenda-se videodocumentação com gravação para que o médico possa rever o exame, além de possibilitar a discussão dos achados com os familiares

REFERÊNCIAS BIBLIOGRÁFICAS

1. Maia MES, Corrêa MSNP, Fazzi R. Estratégias de conduta clínica e psicológica em odontopediatria. *Rev Bras Odontol* 1996 Mar.-Abr.;53(2):2-6.
2. Wang D, Clement P, Kaufman L, Derde M-P. Fiberoptic examination of the nasal cavity and nasopharynx in children. *Int J Pediatr Otorhinolaryngol* 1992 July;24(1):35-44.
3. Lourenço EA, Lopes KC, Júnior AP et al. Estudo comparativo radiológico e nasofibroscópico do volume adenoideano em crianças respiradoras orais. *Rev Bras Otorrinolaringol* 2005 Jan.-Feb.;71(1):23-8.
4. [Acesso em 2016 mar. 20]. Disponível em: <http://www.moreirajr.com.br/revistas.asp?fase=r003&id_materia=5841>
5. Boari L, Júnior NPC. Diagnóstico de rinossinusite crônica em pacientes com fibrose cística: correlação entre anamnese, nasofibroscopia e tomografia computadorizada. *Rev Bras Otorrinolaringol* 2005 Nov.-Dez.;71(6):705-10.
6. Neto LJF, Fischer GB, Peduzzi FD et al. Achados clínicos e endoscópicos em crianças com estridor. *Rev Bras Otorrinolaringol* 2002 Maio/Jun.;68(3):314-8.
7. Moraes AB, Sanchez KAS, Possobon R de F et al. Psicologia e odontopediatria: a contribuição da análise funcional do comportamento. *Psicol Reflex Crit* 2004;17(1):75-82.
8. Bernd LAG, Solé D, Pastorino AC et al. Anafilaxia: guia prático para o manejo. *Rev Bras Alerg Imunopatol* 2006;29(6):283-91.
9. Miyake RS, Reis AG, Grisi S. Sedação e analgesia em crianças. *Rev Assoc Med Bras* 1998 Jan.-Mar.;44(1):56-64.
10. Doulatram G. Anestesiologia. In: Bailey BJ e Johnson JT. (Orgs.) *Otorrinolaringologia, cirurgia de cabeça e pescoço: otorrinolaringologia geral, rinologia, alergia, otologia, miscelênea.* Rio de Janeiro: Revinter, 2010, p. 153-5.
11. [Acesso 2015 jan. 4]. Disponível em: http://www.medicinanet.com.br/bula/8224/lidocaina_geleia_2.htm
12. [Acesso 2015 jan 4]. Disponível em: http://www.medicinanet.com.br/bula/8227/lidocaina_spray.htm
13. [Acesso 2015 jan 11]. Disponível em: http://www.medtech.com.br/loja/?product=laringofibroscopio-sos-shikani-pediatrico-clarus

Capítulo 6

PARTICULARIDADES DA AVALIAÇÃO ENDOSCÓPICA DA VIA AÉREA PEDIÁTRICA

Saramira Cardoso Bohadana

INTRODUÇÃO

Todos os profissionais de saúde, especialmente médicos Pediatras e Otorrinolaringologistas devem saber que toda criança ruidosa, seja estridor ou ronco, independente da idade, deverá ser submetida à endoscopia de via aérea. Se internado, essa avaliação deverá ser feita previamente à alta hospitalar do pequeno paciente, pois não é raro a criança receber alta com estridor e apresentar complicações e desconforto respiratório em casa. Essa obrigatoriedade aplica-se também aos casos que apresentam alteração da deglutição.

Após o advento da fibroscopia flexível, o diagnóstico das anomalias da via aérea pediátrica se tornou mais precoce e mais fidedigno, com a vantagem de que pode ser realizado em neonatos pré-termo. Apesar da facilidade técnica na realização do exame, este deverá ser realizado com segurança na UTI neonatal ou no centro cirúrgico, especialmente se houver necessidade de avaliar a via aérea inferior, fazer palpação das pregas vocais, analisar a extensão e espessura da estenose subglótica. Nesses casos, deve ser associado à laringobroncoscopia com óptica rígida, sob anestesia geral.

O anestesista deverá ser especializado nesses procedimentos e necessita de tecnologia e habilidade para manter a ventilação adequada durante o exame dividindo espaço com o cirurgião na diminuta via aérea pediátrica.

Alguns casos podem necessitar do suporte ventilatório de UTI, que deve ser bem equipada, com profissionais habilitados e familiarizados para tratar possíveis complicações referentes ao procedimento.

PARTICULARIDADES TÉCNICAS DO EXAME ENDOSCÓPICO DA VIA AÉREA PEDIÁTRICA

Avaliação sistemática da via aérea pediátrica é extremamente importante para estabelecer o diagnóstico e definir a conduta. Para essa avaliação, necessitamos de equipamentos específicos, como videobroncoscópios flexíveis, rígidos, microinstrumentos de laringe para palpar e avaliar anquilose das articulações cricoartenóideas. Micropinças para afastar a região posterior da laringe e diagnosticar *cleft* laríngeo posterior.

O exame endoscópico da via aérea pediátrica foi sistematizado no nosso serviço da seguinte forma:

Laringobroncoscopia Flexível

Nasolaringoscopia no consultório

No consultório, pode-se realizar nasolaringoscopia flexível pelas fossas nasais, com anestesia tópica nasal, lidocaína 1% (10 mg/mL) sem vasoconstritor. Esse exame poderá ser feito em todos os casos de ruído respiratório, sem desconforto respiratório evidente ou grave. É mais fácil de ser realizado em crianças maiores. Permite avaliar com detalhes as fossas nasais, rinofaringe, faringolaringe e, principalmente, mobilidade de pregas vocais.

Indicado em todos os casos em que há obstrução nasal ou sintomas infecciosos:

- Desvio de septo nasal.
- Hipertrofia de conchas inferiores.
- Polipose nasossinusal.
- Neoplasia de fossas nasais.
- Estenose da abertura piriforme.
- Atresia de coanas.
- Hipertrofia de adenoides.

O exame avalia o grau de hipertrofia das tonsilas palatinas.

Deve ser realizado em pacientes com estridor e desconforto respiratório para descartar os seguintes diagnósticos:

- Laringomalacia.
- Imobilidade de pregas vocais.
- Cistos sacular.
- Laringocele.
- Refluxo laringofaríngeo diagnosticado por sinais indiretos, como edema e hiperemia interaritenóidea e aritenóidea.

Em todos os casos de disfonias em que é possível diagnosticar lesões papilomatosas, cistos, pólipos.

Disfagia também pode ser avaliada no consultório pela avaliação funcional da deglutição.

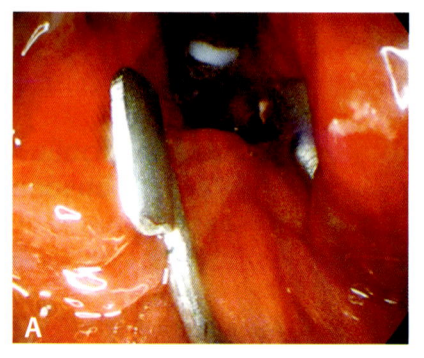

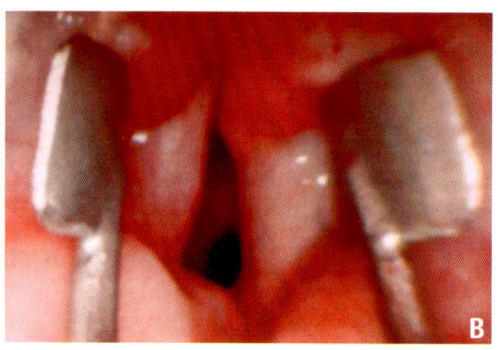

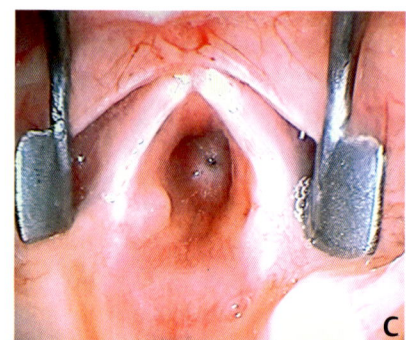

Fig. 6-5. (A) *Cleft* laríngeo ou fenda laríngea posterior, exposição pela pinça retratora. (B e C) Estenose subglótica: exposição pela pinça retratora.

CONSIDERAÇÕES FINAIS

Um exame laringobroncoscópio bem feito é suficiente para diagnóstico de estenose laringotraqueal, dispensando os exames de imagem.

É muito importante a padronização do exame, pois permite uma sequência de procedimentos que serão realizados em conjunto com os anestesiologistas.

Esta avaliação endoscópica tem que ser completa, pois todos os fatores descritos anteriormente deverão ser vistos, uma vez que o não diagnóstico de um local obstrutivo pode ser o responsável pela falha do tratamento.

A fibroscopia no consultório é útil na maioria dos casos, mas muito limitada para fechar o diagnóstico preciso e completo. Nesse caso, se existe suspeita de lesões secundárias ou outras alterações que necessitam de palpação, deverá ser complementada com avaliação no centro cirúrgico. Essa última pode ser realizada somente com endoscópio rígido ou associada à microlaringoscopia de suspensão.

Os Quadros 6-1 e 6-2 resumem a avaliação endoscópica de formas prática e sistemática.

Quadro 6-1 Regiões anatômicas que podem ser avaliadas por diferentes métodos endoscópicos

	Fibroscópio flexível		Telescópio rigido	Microscopia
	Consultório	Centro cirúrgico	Centro cirúrgico	Centro cirúrgico
Fossas nasais	x	x		
Rinofaringe	x	x		
Orofaringe	x	x	x	
Laringe dinâmica	x	x		
Laringe estática		x	x	x
Sonoendoscopia		x		
Via aérea inferior		x	x	
Lavagem brônquica		x		
Palpação de estrutura			x	x
Biópsia		x	x	x
Retirada de corpo estranho		x	x	
Dilatação de estenose			x	x

Quadro 6-2 Doenças diagnosticadas pela avaliação endoscópica

Fossas nasais	Rinofaringe	Orofaringe	Laringe	Subglote	Traqueia	Brônquios
Desvio de septo nasal	Hipertrofia de adenoide	Hipertrofia de tonsilas palatinas	Laringomalacia	Ulcerações/ granulações/ edema	Traqueomalacia	Secreções espessas
Hipertrofia de conchas inferiores	Atresia de coana	Faringomalacia	Cistos saculares	Estenose	Granuloma suprastomal	Brônquio traqueal
Rinossinusite	Insuficiência velofaríngea		Laringocele	Cistos	Fístula traqueoesofágica	Bronquiomalacia
Polipose nasossinusal			Imobilidade de pregas vocais	Hemangioma	Traqueíte	Agenesia brônquica
Estenose de recesso piriforme			*Cleft* ou fenda laríngea posterior		Compressão extrínseca por vasos	Corpo estranho
Neoplasias rinossinusais			Refluxo laringofaríngeo		Neoplasia intraluminal	
			Papiloma/nódulos/pólipos/cistos de pregas vocais		Anel traqueal completo	
					Estenose traqueal	

REFERÊNCIAS BIBLIOGRÁFICAS

1. Flexible bronchoscopy. In: Hartnick, Christopher J, Maynard C *et al. Pediatric airway surgery.* Basileia: Karger; 2012. p. 12-18.
2. Endoscopic assessment of the compromised paediatric airway. In: Monnier P. *Pediatric airway surgery.* Heildelberg: Springer-Verlag Berlin; 2011. p. 81.

Capítulo 7

IMAGENS EM CRIANÇAS

Saramira Cardoso Bohadana ■ Adriana Hachiya

NARIZ E RINOFARINGE

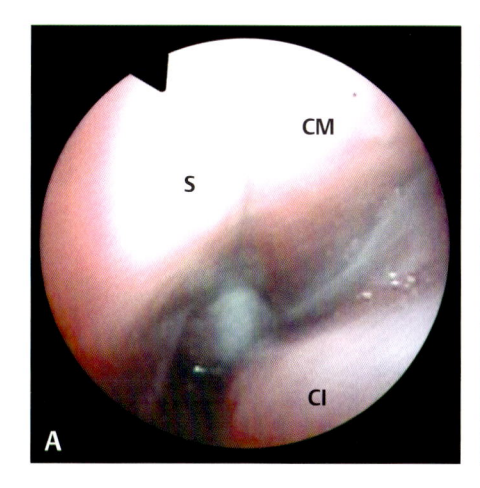

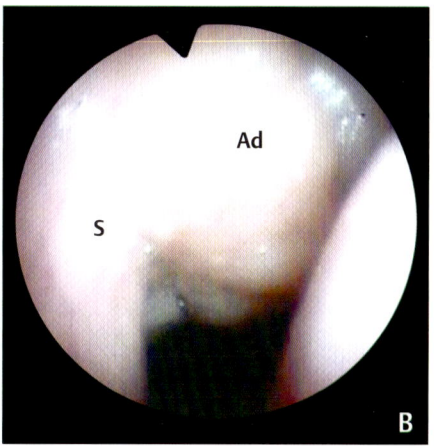

Fig. 7-1. Rinossinusite e hipertrofia adenoideana moderada em criança de 2 anos. Septo (S), concha média (CM), concha inferior (CI), adenoide (Ad).

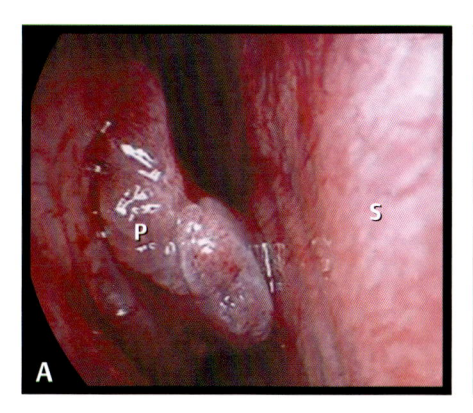

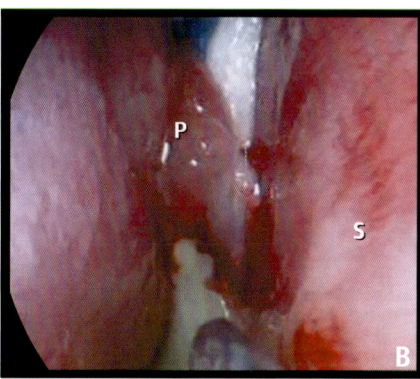

Fig. 7-2. Criança, sexo masculino, 5 anos com fibrose cística. (A) Degeneração polipoide da mucosa da concha média e em meato médio direito (P).
(B) Rinossinusite infecciosa com cultura positiva para *Serratia marcescens*, *Acinetobacter sp* e *Burkholderia cepacia*. Septo nasal (S).

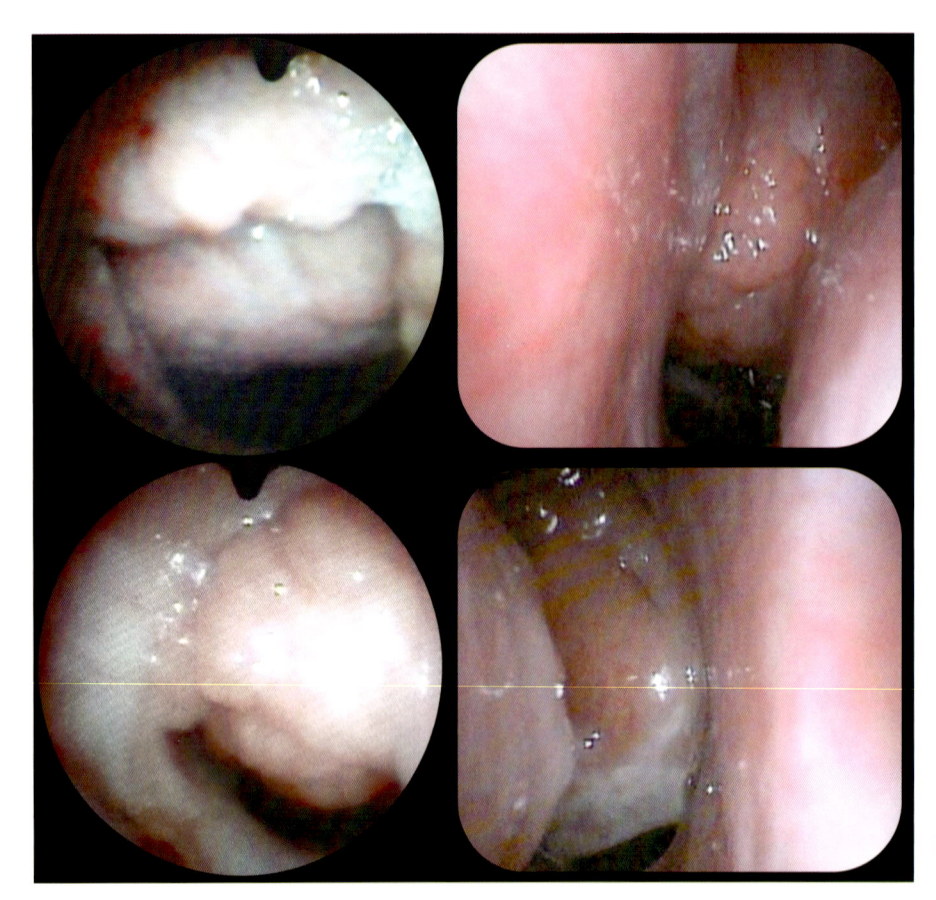

Fig. 7-3. Exemplos de hipertrofia adenoideana.

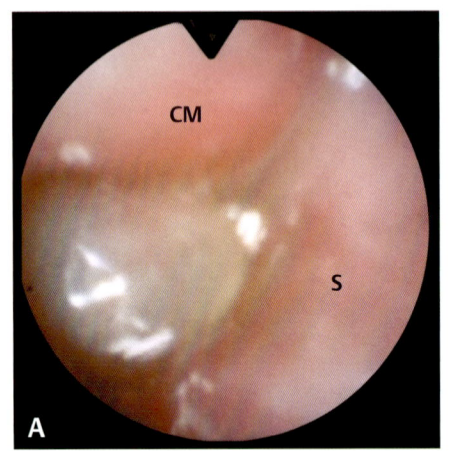

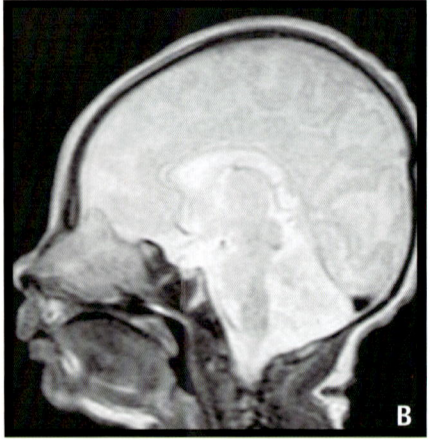

Fig. 7-4. Meningoencefalocele em recém-nascido. (A) Visualização por nasofibroscopia: massa na fossa nasal direita (unilateral), de coloração amarelada e aspecto polipoide. Septo (S), concha média (CM). (B) Imagem por ressonância magnética: falha óssea na fossa anterior, com herniação do tecido cerebral para o interior da fossa nasal.

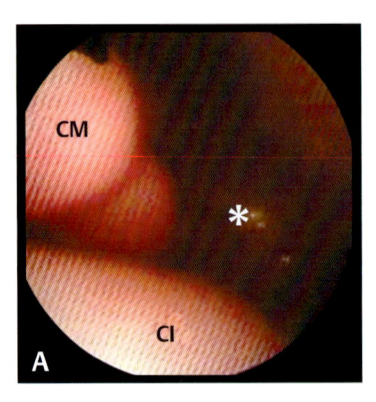

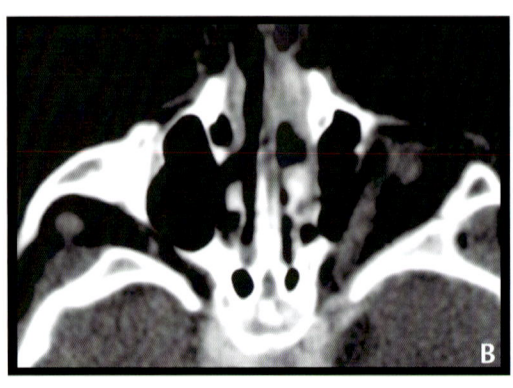

Fig. 7-5. Atresia de coana bilateral. Visão endoscópica da fossa nasal direita (A) e aspecto tomográfico (B). Concha média (CM), concha inferior (CI).

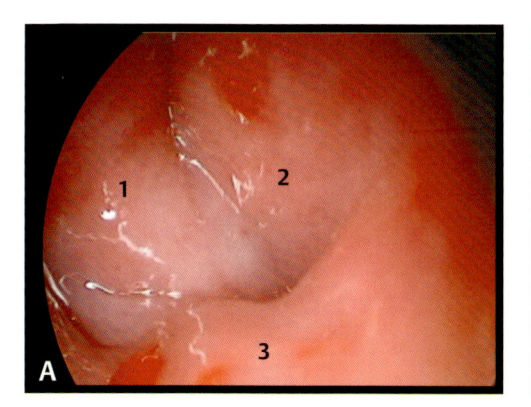

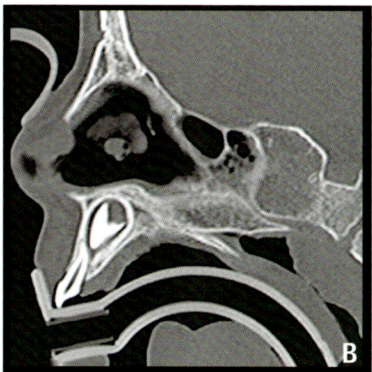

Fig. 7-6. Criança de 4 anos com atresia de coana bilateral. (A) Visualização endoscópica da atresia de coana em fossa nasal direita. 1. Parede lateral. 2. Fundo cego na topografia da coana. 3. Assoalho da fossa nasal. (B) Imagem em corte sagital por tomografia computadorizada evidencia malformação óssea do vômer que se encontra espesso e posteriorizado, produzindo bloqueio da coana.

LARINGE

Laringomalacia

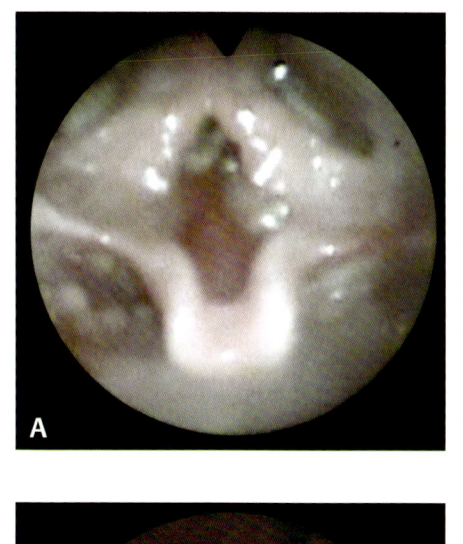

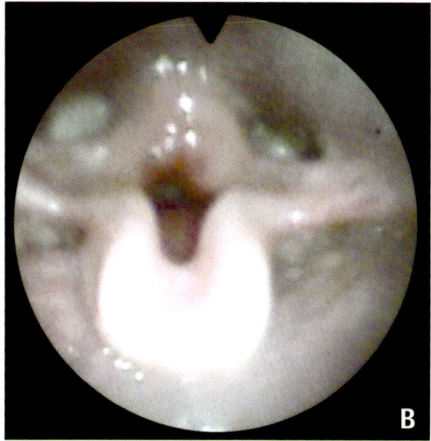

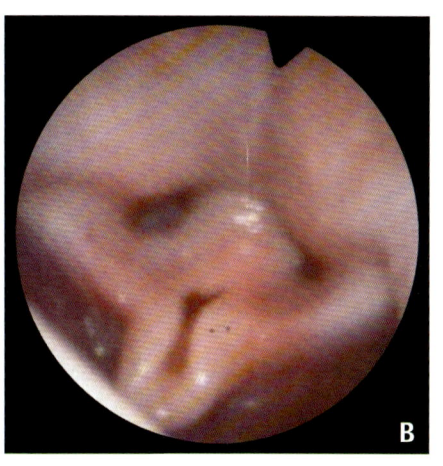

Fig. 7-7. Laringomalacia. Criança de 1 ano com estridor desde nascimento. Pregas ariepiglóticas encurtadas, redundância da mucosa e redundância da mucosa das aritenoides. Imagens captadas durante a expiração (A) e inspiração (B).

Fig. 7-8. Laringomalacia em criança de 6 meses. Imagens captadas durante a expiração (A) e inspiração (B).

Nas Figuras 7-9 a 7-14, observam-se diferentes alterações morfológicas que produzem colapso supraglótico na inspiração.

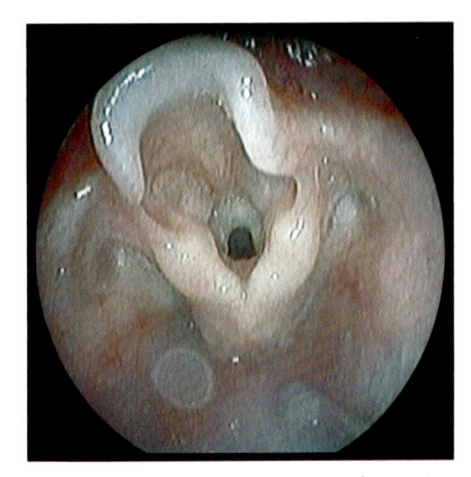

Fig. 7-9. RN intubado em UTI por apneia e obstrução respiratória alta: encurtamento da prega ariepiglótica com epiglote levemente tubular.

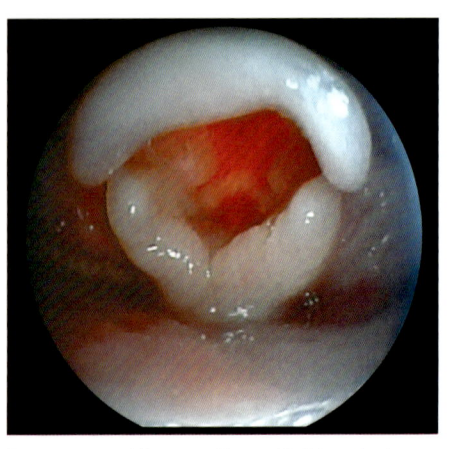

Fig. 7-10. Recém-nascido com Pierre Robin e laringomalacia: encurtamento das pregas ariepigloticas e aumento do tecido redundante das aritenoides. Epiglote aumentada horizontalmente.

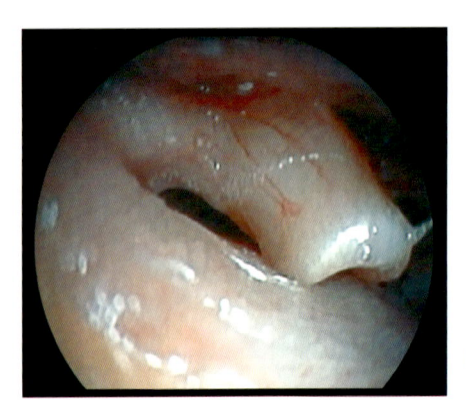

Fig. 7-11. Alongamento vertical e colapso da epiglote – pré-epiglotoplastia

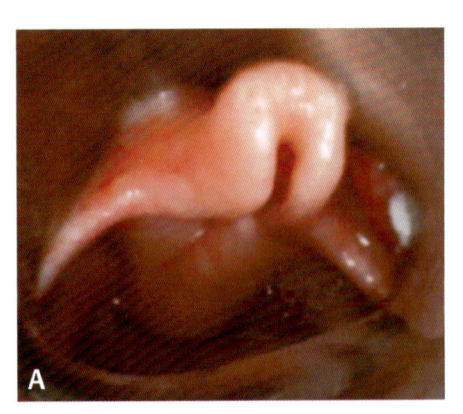

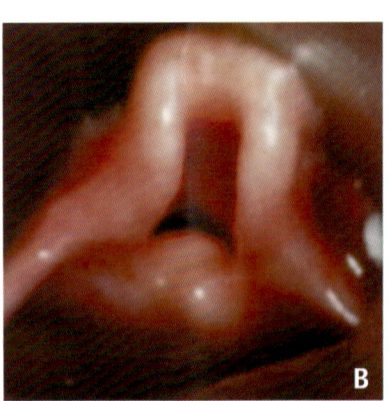

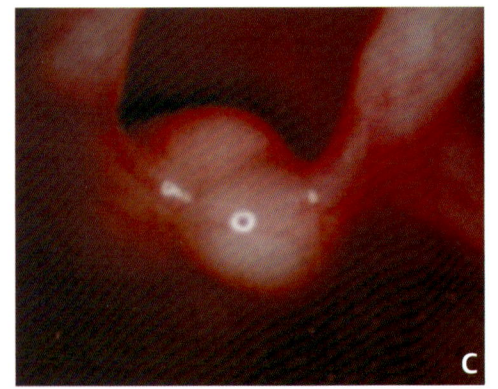

Fig. 7-12. Criança de 2 anos de idade, com sintomas de disfagia, estridor e desconforto respiratório. (**A**) Epiglote tubular, em forma de ômega, não permite visualizar a glote. (**B**) Colapso das aritenoides e encurtamento ariepiglótico. (**C**) Colapso das aritenoides.

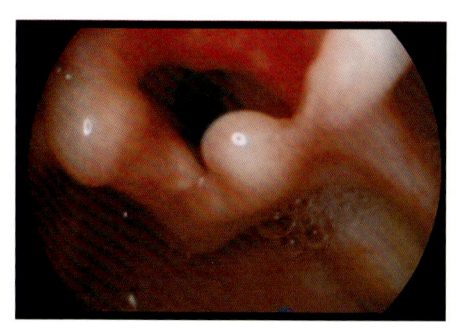

Fig. 7-13. Paciente com encurtamento das pregas ariepiglóticas e redundância da mucosa das aritenoides associado a *cleft* laríngeo grau I.

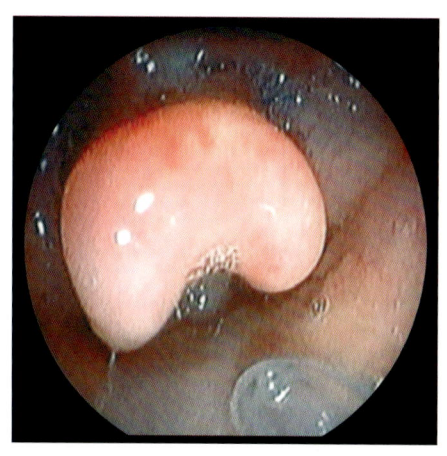

Fig. 7-14. Criança de 2 anos com falha de extubação em UTI neonatal. Observa-se epiglote edemaceada e colapsada em laringoscopia direita.

Imobilidade de Prega Vocal

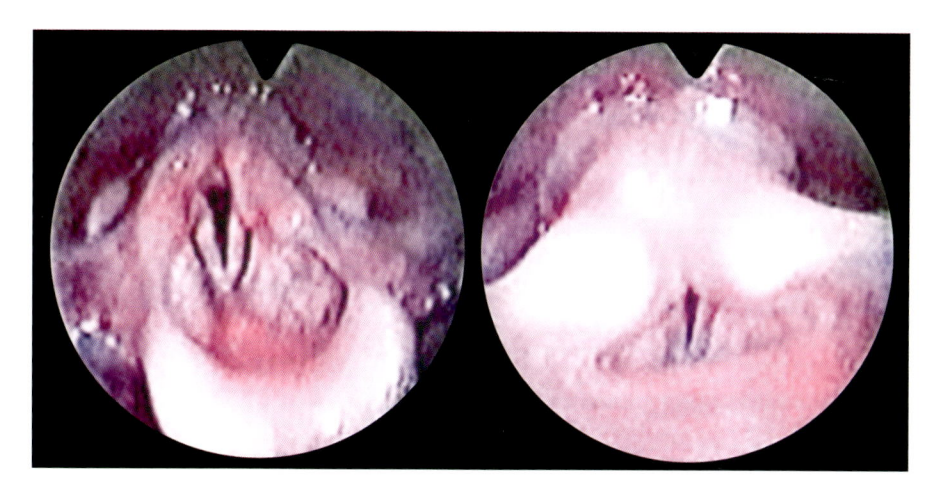

Fig. 7-15. Criança de 10 meses, paralisia de PVE pós-cirurgia cardíaca.

Estenose e Membrana Laríngea

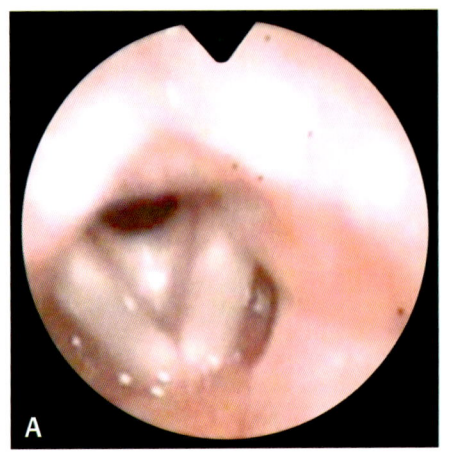

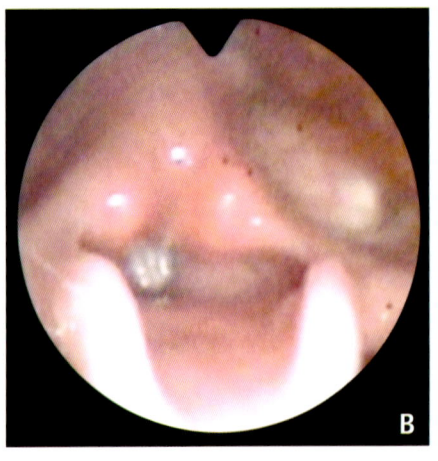

Fig. 7-16. Estenose subglótica congênita em criança de 3 anos. Imagem obtida por nasofibroscopia flexível. Laringe em posição respiratória (A) e em fonação (B).

Fig. 7-17. Membrana laríngea congênita tipo IV.

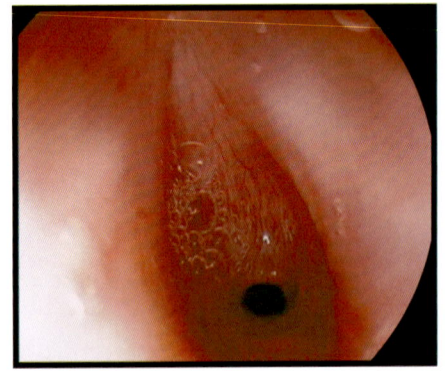

Fig. 7-18. Estenose subglótica aguda em bebê de 3 meses, pós intubação traumática em pronto atendimento.

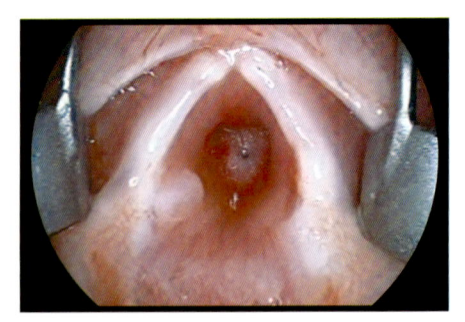

Fig. 7-19. Estenose subglótica crônica em bebê de 1 ano pós-intubação em unidade de terapia intensiva neonatal.

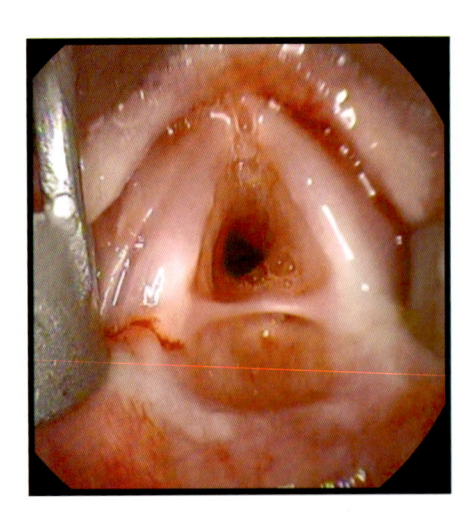

Fig. 7-20. Estenose posterior com fixação das pregas vocais e estenose subglótica em criança de 1 ano pós-intubação prolongada.

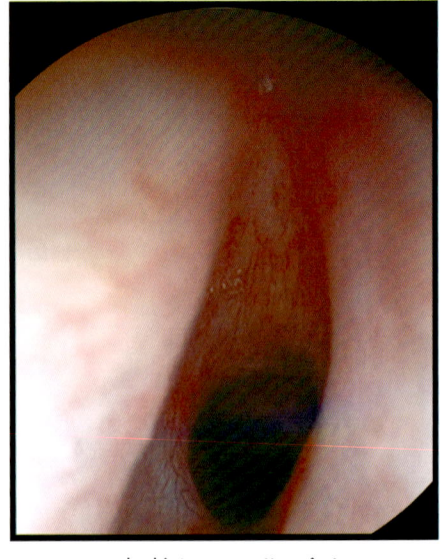

Fig. 7-21. Estenose subglótica grau II, crônica.

IMAGENS EM CRIANÇAS   89

Cleft Laríngeo

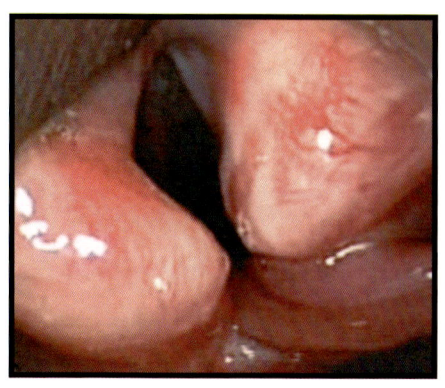

Fig. 7-22. *Cleft* laríngeo ou fenda laríngea posterior grau II.

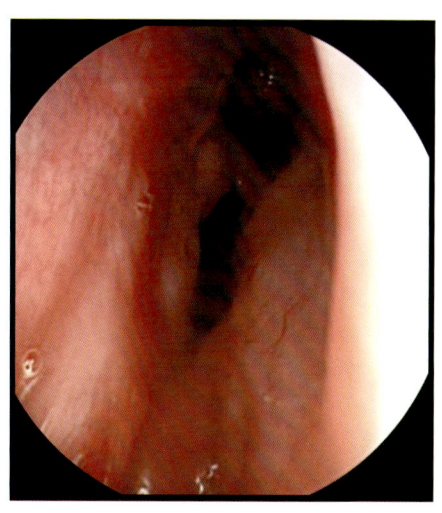

Fig. 7-23. *Cleft* laríngeo ou fenda laríngea posterior grau III.

LESÕES TRAQUEAIS

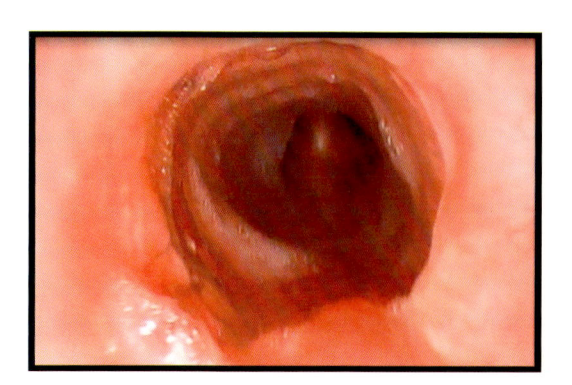

Fig. 7-24. Estenose traqueal pós-intubação orotraqueal

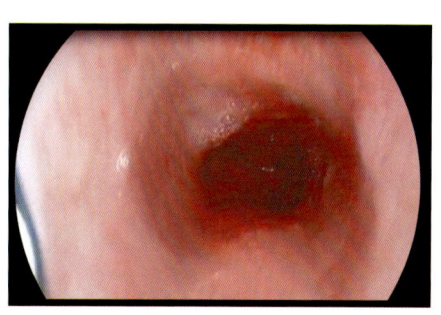

Fig. 7-25. Estenose traqueal grau IV, completa, como complicação de traqueostomia muito baixa.

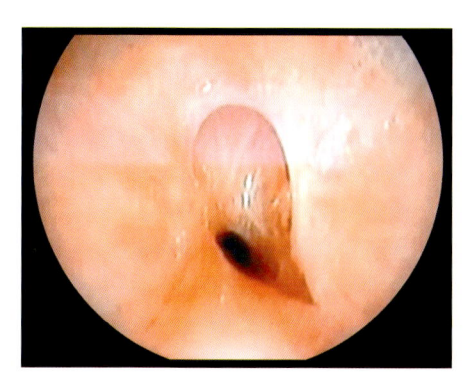

Fig. 7-26. Estenose traqueal pós-traqueoplastia com ressecção de 5 anéis traqueais e anastomose termino-terminal.

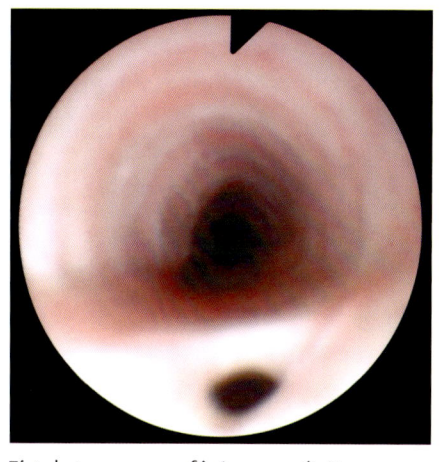

Fig. 7-27. Fístula traqueoesofágica congênita.

OUTRAS LESÕES CONGÊNITAS

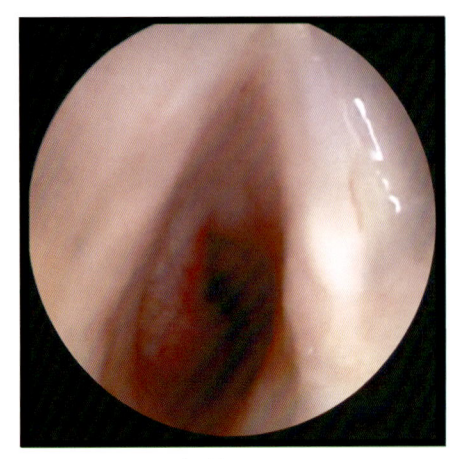

Fig. 7-28. Hemangioma subglótico.

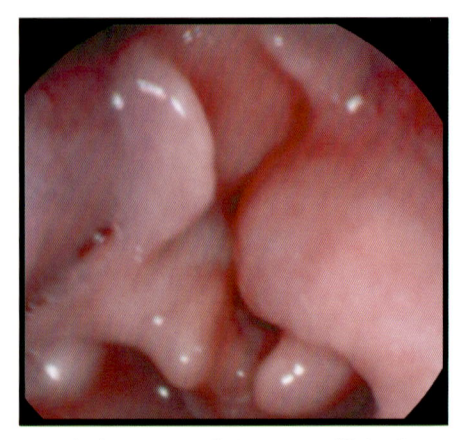

Fig. 7-29. Cisto laríngeo congênito supraglótico à esquerda.

LESÕES DE PREGAS VOCAIS – DIAGNÓSTICO DIFERENCIAL DA DISFONIA INFANTIL

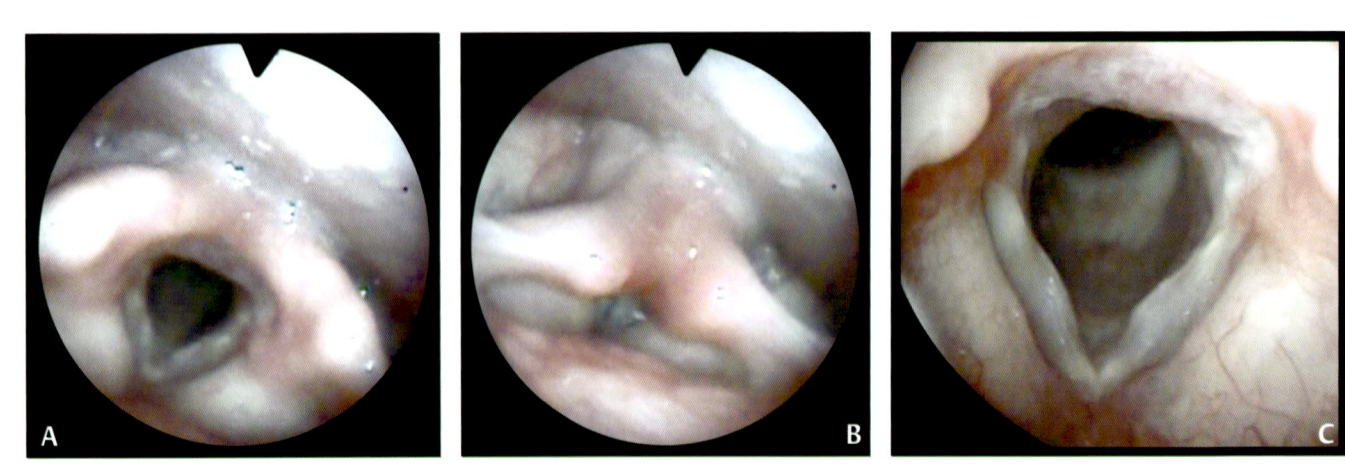

Fig. 7-30. Cisto bilateral. Criança com 12 anos e disfonia desde nascimento. Na nasofibroscopia (A e B) observamos espessamento em terço médio em ambas as pregas vocais impedindo o fechamento completo da glote durante a fonação. Não é possível pelo método diferenciar nódulos vocais e cisto intracordal com reação contralateral ou bilateral. (C) Imagem por telescopia rígida associado à videolaringoestroboscopia mostra abaulamento submucoso sugerindo a presença de cisto bilateral.

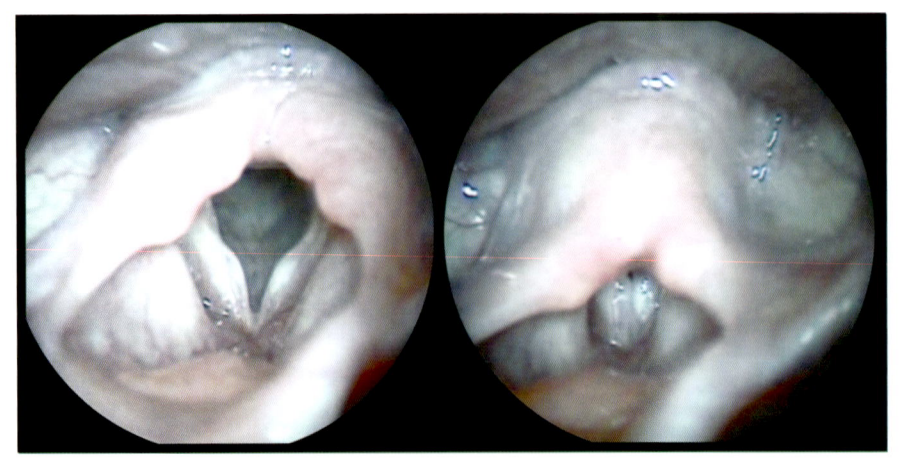

Fig. 7-31. Cisto bilateral. Criança com 5 anos. Laringoscopia mostra presença de abaulamento submucoso de coloração perlácea em ambas as pregas vocais, impedindo o fechamento completo da glote. Os achados sugerem a presença de cisto intracordal bilateral.

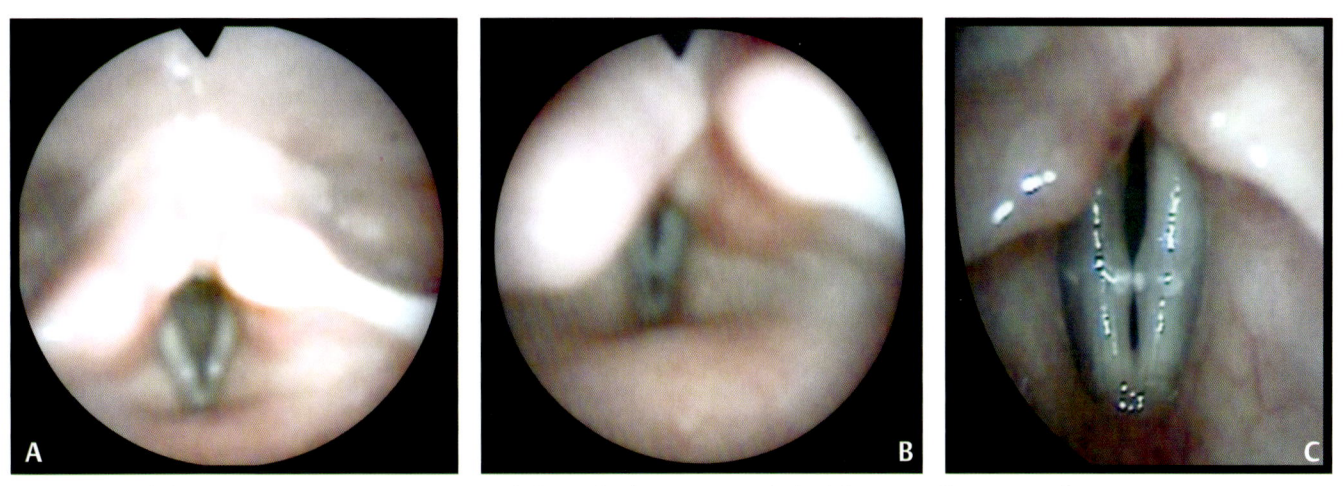

Fig. 7-32. Nódulos vocais. Criança com 10 anos e disfonia desde 6 anos de idade. (**A**) Na nasofibroscopia observa-se espessamento em terço médio em ambas as pregas vocais. (**B**) Observa-se turbilhonamento de secreção na trasição dos terços anterior e médio e fechamento glótico incompleto à fonação. (**C**) Imagem por videolaringoscopia durante a emissão em agudos mostra espessamento em borda livre de ambas as pregas vocais associado à fenda triangular médio posterior e fenda fusiforme anterior. Os achados do exame sugerem o diagnóstico de nódulos vocais.

PAPILOMA LARÍNGEO

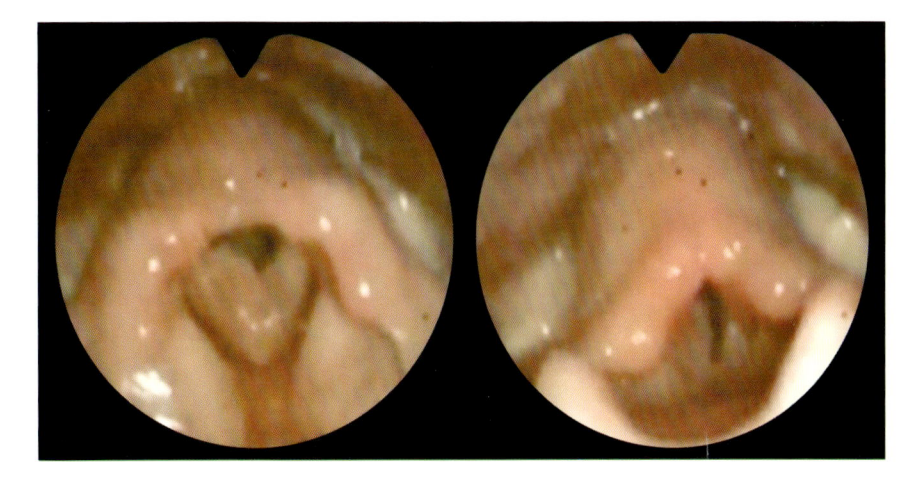

Fig. 7-33. Papiloma laríngeo. Criança de 9 meses com disfonia e estridor leve desde nascimento. A laringoscopia mostra lesão vegetante difusa e edemaciada, acometendo ambas as pregas vocais e que impede o fechamento completo da glote.

VIDEONASOLARINGOSCOPIA – PROTOCOLOS ESPECÍFICOS DE AVALIAÇÃO

PARTE 4

Capítulo 8

REFLUXO LARINGOFARÍNGEO

Adriana Hachiya ▪ Luiz Ubirajara Sennes ▪ Patricia Paula Santoro

INTRODUÇÃO

A doença do refluxo gastroesofágico (DRGE) é um dos distúrbios mais comuns na prática médica. Define-se DRGE como uma afecção crônica decorrente do fluxo retrógrado do conteúdo gastroduodenal para o esôfago e/ou órgãos adjacentes a ele, acarretando um espectro variável de sintomas e/ou sinais esofágicos e/ou extraesofágicos, associados ou não a lesões teciduais.[1]

A DRGE manifesta-se tipicamente com azia/pirose e regurgitação ácida (sintomas clássicos). Porém, podem ocorrer manifestações atípicas, como dor torácica (por irritação ou espasmo esofágico); tosse crônica e asma (por irritação ou reflexos pulmonares); rouquidão, pigarro e tosse (por irritação faringolaríngea), além de outras mais controversas, como halitose e aftas recorrentes, e até rinossinusites e otites de repetição em crianças.

O refluxo laringofaringeo (RLF) ou síndrome do refluxo laringofaringeo[2] é considerado uma manifestação extraesofágica da DRGE, cuja apresentação clinica se caracteriza por alterações faríngeas, laríngeas e orais, advindas do conteúdo que atinge um nível superior ao esfíncter esofágico superior. É também conhecido pelas seguintes denominações: refluxo silencioso, atípico, gastrofaríngeo, laríngeo, faringoesofágico, supraesofágico e laringite de refluxo.[1]

Na maioria das vezes, o paciente com manifestações supraesofágicas não apresenta as manifestações clássicas (pirose, azia e regurgitação), dificultando o diagnóstico e até sugerindo que seja uma doença distinta, frequentemente denominada como refluxo laringofaringeo (RLF). Os pacientes apresentam rouquidão, pigarro, *globus* faríngeo (sensação de corpo estranho na garganta), mas somente 30% dos pacientes apresentam alteração na endoscopia, levando a frequente questionamento se o refluxo seria o fator causal dos sintomas.[3-5]

A realidade do consultório do otorrinolaringologista retrata essa problemática. Os pacientes com manifestações atípicas, que também apresentam azia e pirose, aceitam o diagnóstico da doença do refluxo e aderem ao tratamento. Já os pacientes sem os sintomas clássicos questionam o diagnóstico, interrogam a dose e o tempo de tratamento e procuram o clínico ou gastroenterologista para checar o diagnóstico. Dessa forma, se o otorrinolaringologista realmente suspeita desse diagnóstico precisa recorrer a argumentos para explicar a doença e convencer esse paciente a aderir adequadamente ao tratamento.

Entre os métodos diagnósticos do RLF destacam-se a endoscopia digestiva alta, a avaliação endoscópica da laringe, phmetria ambulatorial de 24 horas com *probe* faringeo e esofágico, manometria esofágica, impedanciometria esofágica e a impedancio-phmetria esofágica.

A phmetria esofágica (com sensor laríngeo e esofágico) é considerada o teste *gold standart* para diagnóstico do RLF.[1,4,6] Entretanto, questiona-se sua indicação sistemática e a inviabilidade da realização em todos os pacientes com alta suspeita diagnóstica para confirmação do refluxo laringofaringeo.

Em razão da inespecificidade dos sintomas comumente atribuídos ao RLF (rouquidão, clareamento da garganta, laringospasmo, otalgia, tosse crônica, gotejamento nasal posterior, disfagia, pigarro), preconiza-se a realização de exame endoscópico nasofibroscópico para descartar outros diagnósticos (p. ex.: tumores, rinossinusite, rinite, infecções agudas e crônicas da via aérea) e para avaliar a presença de sinais clínicos causados pelo RLF (eritema, edema, pseudosulco, obliteração do ventrículo, edema interaritenóideo). Entretanto, deve-se atentar para a inespecificidade dos sinais clínicos de RLF que podem estar presentes em pacientes assintomáticos.[7,8]

A suspeita diagnóstica do RLF é baseada na correlação dos sintomas e sinais presentes na avaliação endoscópica. Por causa da subjetividade dos achados clínicos, alguns autores baseiam sua avaliação em escalas de pontuação que serão discutidas ao longo deste capítulo.

CONSIDERAÇÕES ANATÔMICAS

A principal função do esôfago é o transporte de alimentos da boca ao estômago, durante a fase esofágica da deglutição, além de prevenir a aerofagia e a regurgitação. O esôfago é um tubo muscular oco, que mede de 23 a 25 cm de extensão, estendendo-se da extremidade inferior da faringe até a junção gastroesofágica.[1]

O esfíncter esofágico superior (EES) é um segmento de aproximadamente 3 cm no esôfago proximal, na região do músculo cricofaríngeo. Seu tônus muscular é mantido constante por estímulo contínuo, que é temporariamente inibido durante a deglutição.

O esfícter esofágico inferior (EEI) é um segmento de cerca de 2 a 4 cm na porção intra-abdominal, imediatamente acima da junção gastroesofágica.

Com a contração faríngea, ocorre a propulsão do bolo alimentar, seguido do relaxamento do segmento faringoesofágico e o transporte do alimento ao longo do esôfago, configurando a onda peristáltica primária. A peristalse secundária clareia o bolo alimentar residual e é iniciada pela distensão do esôfago ou por um episódio de RGE. Contrações terciárias não são peristálticas e podem acontecer espontaneamente ou após a deglutição. Outros fatores que interferem na peristalse são desempenhados pela gravidade e pela pressão negativa relativa no esôfago inferior.[6]

São consideradas importantes barreiras antirrefluxo:

- *EEI*: apesar de não ser uma estrutura anatomicamente visível, confere mecanismo de esfíncter, prevenindo o refluxo gástrico para o esôfago distal, podendo ser identificado por métodos radiológicos e manométricos. É formado por músculos intrínsecos do esôfago distal e fibras proximais do estômago, constituindo o mecanismo esfinctérico intrínseco do mesmo. O esfíncter extrínseco corresponde ao diafragma crural. O EEI é uma zona de pressão aumentada que tem 2 a 4 cm de comprimento. As pressões de repouso normais variam de 10 a 40 mmHg. A competência e a pressão do EEI são determinadas por fatores anatômicos, neurais, hormonais e comportamentais. Incompetência do EEI pode conduzir a refluxo gastroesofágico e complicações associadas. Se o EEI não relaxa corretamente, resulta em disfagia e motilidade esofágica alterada.
- *EES*: corresponde à área de pressão aumentada entre a faringe e o esôfago, composta basicamente pelo músculo cricofaringeo. Em seu estado normal, de repouso, encontra-se em contração tônica, funcionando com barreira esofágica superior ao refluxo, prevenindo a regurgitação do conteúdo gástrico para o trato aerodigestivo superior e os pulmões.
- *Ângulo de His*: o ângulo formado entre o esôfago e a grande curvatura do estômago denomina-se ângulo esofagogástrico ou ângulo de His. Normalmente é agudo, funcionando também como um mecanismo de válvula para evitar episódios de RGE. As fibras do estômago, localizadas abaixo do EEI, também contribuem para barreira antirrefluxo por um "mecanismo de válvula", pelo qual a pressão no fundo gástrico aperta o EEI e aumenta a sua pressão.

As contrações do diafragma crural também são relacionadas com as mudanças na pressão da junção esofagogástrica (JEG). Normalmente, estas contrações são relacionadas com: respiração, compressão abdominal, tosse, manobras de Valsalva, além de qualquer atividade física que aumente a pressão intra-abdominal. O gradiente de pressão entre o esôfago e o estômago está constantemente se modificando, sendo que a pressão da JEG tem que ser adaptada frequentemente para contrariar estas mudanças. Esta resposta adaptável é mediada por contração do EEI ou do diafragma crural.[6]

FISIOPATOLOGIA

O refluxo gastroesofágico ocorre por causa de um mecanismo de esfíncter defeituoso à junção esofagogástrica. A principal condição associada ao RGE é o relaxamento transitório simultâneo do EEI e o do diafragma crural por um período longo (10 a 60 segundos).

Distensão gástrica, excitação da faringe, posturas de decúbito laterais direito e comidas com alto teor de gordura são possíveis mecanismos que originam estímulos aferentes para o relaxamento transitório do EEI (RTEEI). Quanto maior a refeição, maior a frequência de RTEEI, assim como no aumento do volume ou da osmolaridade das secreções gástricas.

O clareamento esofágico é influenciado por três fatores: ondas peristálticas esofágicas, gravidade e saliva. Alterações nestes fatores podem prejudicar o mecanismo protetor contra RGE.

Em adultos, a frequência de deglutições aumenta três vezes acima do basal durante episódios de refluxo, e esta peristalse primária é o mecanismo mais efetivo para clareamento ácido. Durante sono, a frequência de deglutições em resposta a episódios de refluxo é mais baixa que durante o dia; consequentemente mecanismos protetores contra refluxo são menos efetivos durante sono.

As lesões faringolaríngeas são provocadas pela pepsina, tripsina, bile e outras enzimas gastroduodenais proteolíticas, contida no refluxato gástrico, que é ácido-ativada, sendo que enquanto o pH fica acima de 4, esta enzima permanece clinicamente inativa. Dessa forma, a base de tratamento médico para doença do refluxo é manter o pH acima de 4, mantendo a pepsina enzimaticamente inativa.[9]

A origem da lesão faringolaríngea na DRGE está relacionada com a exposição direta da glote posterior ao conteúdo gástrico. O grau das lesões depende da duração do contato e do conteúdo. A laringe é bastante vulnerável ao refluxo, uma vez que não apresenta mecanismos de defesa eficientes contra o dano pelo ácido, ao contrário do esôfago. Tal fato é demonstrado por trabalhos experimentais que provocam lesão na laringe, após curto período de exposição ácida. Outra etiologia corresponde ao reflexo vagal provocado pela exposição do esôfago distal ao suco gástrico, provocando uma contração anormal do trato aerodigestivo alto, com tosse crônica e limpeza frequente da garganta, resultando na lesão à laringe. Outro mecanismo aceito seria a combinação dos mecanismos fisiopatológicos anteriores.[10]

A sensibilidade da mucosa laríngea ao ácido ficou bem demonstrada em um trabalho experimental em que quatorze ratos foram submetidos a uma sutura para estreitar o piloro, retardando o esvaziamento gástrico e simulando a DRGE.[11] Os ratos foram sacrificados, e as alterações histopatológicas da mucosa laringea foram comparadas a ratos sem DRGE (controles). Após uma semana verificou-se infiltrado de células inflamatórias na laringe em comparação ao grupo-controle; após quatro semanas, além do infiltrado inflamatório havia edema subepitelial; e após 12 semanas, além do infiltrado inflamatório e do edema subepitelial, foi observada uma congestão vascular e, inclusive, queratinização do epitélio escamoso da laringe do rato. O trabalho mostrou que a mucosa laringea não tolera o refluxo ácido, tornando-se doente.

A manifestação faringolaríngea da DRGE, os achados de exames laboratorias e a resposta ao tratamento costumam ser distintos da manifestação clássica da DRGE, levando alguns autores a considerarem até mesmo como uma doença distinta.

A principal diferença relaciona-se com o fato de o paciente com RLF não apresentar comumente quadro de esofagite, presente em apenas 25% dos casos. Também em relação à sintomatologia, apresentam quadro de pirose retroesternal em menos de 40% dos casos. Pacientes com DRGE clássico experimentam azia ou dispepsia como o sintoma primário, enquanto que menos da metade dos pacientes com RLF possui este sintoma. Pacientes com RLF desenvolvem manifestações atípicas de refluxo, como rouquidão, limpeza frequente da garganta, sensação de *globus* e tosse entre outros.[4]

Pacientes com RLF apresentam episódios de refluxo em posição ortostática, ao longo do dia, enquanto pacientes com DRGE refluem em posição supina, à noite. Desta forma, os períodos de exposição ácida na DRGE acabam sendo bastante superiores à exposição que ocorre no RLF. Além disto, pacientes com DRGE apresentam quadro de dismotilidade esofágica e tempo de clareamento esofágico prolongado, o que não ocorre no paciente com RLF. Acredita-se que o defeito primário na DRGE seja o EEI, enquanto o principal problema da RLF está no EES. Pode-se observar que estes mecanismos e padrões diferentes entre DRGE e RLF refletem-se na sintomatologia e nas diferentes manifestações clínicas das doenças (Quadro 8-1). Contudo, vale notar que apesar de a grande maioria dos pacientes com RLF não apresentar DRGE clássica, alguns pacientes efetivamente apresentam sintomatologia e manifestações tanto do RLF, quanto da DRGE.[2-4]

QUADRO CLÍNICO

São manifestações otorrinolaringológicas intermitentes, ou "crônico-intermitentes" do RLF: laringite, dor de garganta, pigarro, rouquidão, limpeza frequente da garganta, *globus* faríngeo, engasgos, tosse crônica, disfagia, úlceras laríngeas de contato, laringomalacia, edema e eritema de região posterior da glote, granuloma, laringospasmo, estridor, rinite vasomotora, rinossinusite, otites de repetição, halitose, erosões dentárias, síndrome de Sandifer* entre outras (Quadro 8-2). Muitos estudos suspeitam do RLF como cofator/fator de

Quadro 8-1 Aspectos clínicos e fisiopatológicos atribuídos ao RLF × DRGE

RLF	DRGE
Rouquidão, pigarro, sensação de *globus* faríngeo	Pirose, azia, regurgitação
Esôfago endoscopicamente normal	Esofagite
Refluxo em posição ortostática	Refluxo em posição supina
Refluxo ao longo do dia	Refluxo à noite, ao deitar
Exposição restrita ao ácido	Exposição prolongada ao ácido
Comprometimento do EES	Comprometimento do EEI
Motilidade esofágica normal	Dismotilidade esofágica

Quadro 8-2 Principais sinais e sintomas atribuídos ao refluxo laringofaríngeo

Sinais	Sintomas
Edema e hiperemia da laringe	Rouquidão crônica
Hiperemia e hiperplasia linfoide em parede posterior da faringe	Obstrução intermitente/crônica de vias aéreas
Alterações interaritenóideas/paquidermia	Rouquidão intermitente
Laringomalacia	Otites/sinusites de repetição
Estenose de glote posterior	*Globus* faríngeo
Nódulos vocais	Fadiga vocal/quebras na voz
Movimento paradoxal de pregas vocais	Excessivo muco na garganta (mucosite)
Cordites	Queimação em garganta/garganta seca
Granuloma	Otalgia
Úlceras de contato	Limpeza frequente da garganta
Degenerações polipoides/pólipos	Tosse crônica
Tumores	Disfagia
Estenose subglótica	Gotejamento pós-nasal
Estenose glótica posterior	Apneia
Apneia do sono/Sd da morte súbita na infância	Laringospasmo
Leucoplasias recorrentes	Exacerbação da asma
Fixação aritenóidea	Estridor

risco para câncer de laringe, câncer de faringe, estenose subglótica, mas a associação ainda não foi convincentemente demonstrada. Está associado também a quadros de movimento paradoxal de pregas vocais e nódulos vocais.[2,4,11]

Os sintomas podem ser classificados como agudos ou crônicos, e podem ocorrer por causa de infecções, exposição a irritantes tóxicos ou outros fatores que provoquem reação inflamatória. Os sinais de inflamação no exame da laringe podem variar de um sutil eritema da parede posterior a alterações severas na mucosa com ulceração e formação de tecido de granulação.[4]

Laringite

A manifestação ORL mais predominante é a laringite, com ou sem ocorrência de granulações ou granulomas de contato. Os sintomas da laringite por refluxo são inespecíficos. Rouquidão está presente em 92% dos casos, seguido de tosse, pigarro, dor de garganta, disfagia e sensação de *globus* (Fig. 8-1).[2,4]

Ulceração do Epitélio da Laringe

A mais severa manifestação da irritação crônica da laringe é a ulceração do epitélio com granulação. Úlceras de contato que se desenvolvem sobre a cartilagem do processo vocal são dolorosas e problemáticas porque podem formar granulomas. (Figs. 8-2 a 8-4).[12,13]

Gotejamento Pós-Nasal e Sensação de Estase de Secreções

Sintomas da laringite irritativa crônica ocorrem por lesão à função normal do epitélio e estruturas adjacentes da laringe e faringe. Os sintomas que se manifestam mais precocemente estão associados a permanente dano à função de clareamento ciliar do epitélio ciliado respiratório (gotejamento pós-nasal). Os sintomas de secreção constante na região posterior da garganta geralmente são resultados da disfunção ciliar da laringe posterior e faringe em lugar de alterações nasais.[2,13]

Tosse e Clareamento da Garganta

A organização dos sistemas sensorial e motor da laringe tem um papel essencial na manutenção da homeostase do aparelho respiratório, representada pelos reflexos medulares que protegem as vias aéreas contra aspiração. Acúmulo de muco na parede posterior da laringe e sobre as pregas

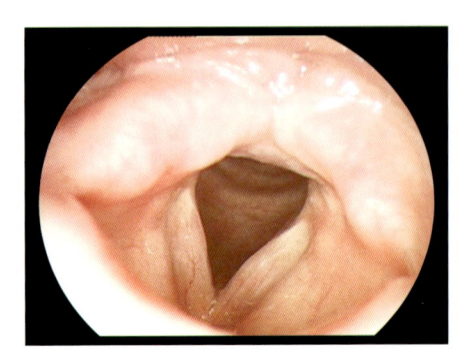

Fig. 8-1. Hiperemia (aumento da vascularização da mucosa de ambas as pregas vocais) e edema sugestivo de laringite.

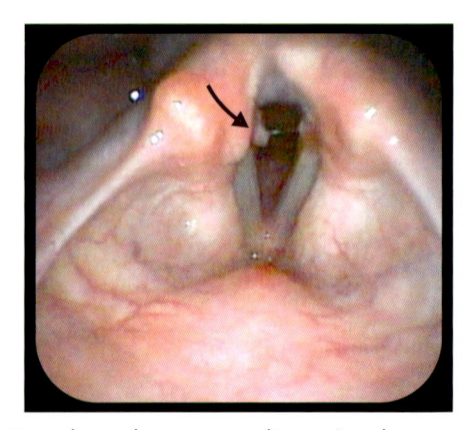

Fig. 8-3. Granuloma de pequenas dimensões de processo vocal direito (*seta*).

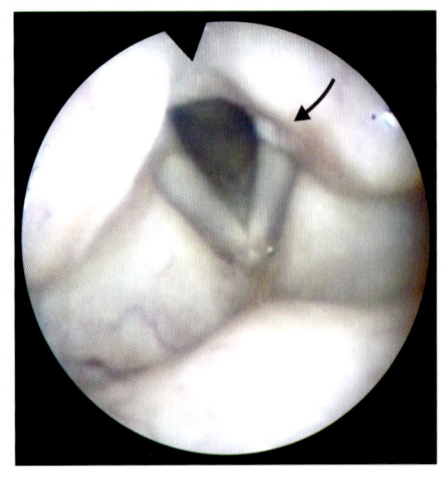

Fig. 8-2. Úlcera de processo vocal esquerdo (*seta*).

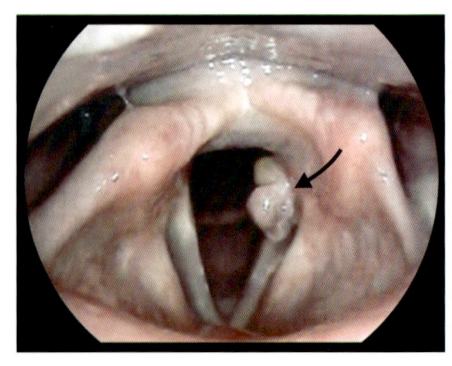

Fig. 8-4. Granuloma em processo vocal esquerdo (*seta*).

vocais pode provocar tosse e laringospasmo a um nível de reflexo inconsciente, assim como pode promover clareamento da garganta a um nível consciente. Tosse e laringospasmo parecem ocorrer mais facilmente se a sensibilidade das terminações sensoriais da laringe estiver super-regulada em razão da inflamação local.[4,13]

Dor de Garganta

A segunda manifestação mais comum de laringite irritativa é a sensação de desconforto que pode ser descrita como sensação de aspereza, secura, tensão ou dor. Se houver ulceração do epitélio, mais comumente sobre o processo vocal e geralmente associado a clareamento crônico da garganta, pode ocorrer dor localizada com possível irradiação para o ouvido. Pacientes com períodos recorrentes de dores de garganta severas, sem outros sintomas típicos de infecção de vias aéreas superiores, frequentemente apresentam laringites irritativas como causa de base. [4,13]

Rouquidão

A terceira queixa mais comum de laringite crônica é a deterioração da qualidade da voz. Prejuízo progressivo da qualidade da voz pode ser a queixa primária de laringite posterior sem a presença de dor ou outros sintomas.[4]

Alterações da Orelha Média

Alguns relatos de pacientes com alterações em orelha média (otorreia crônica, otite média serosa, perda auditiva, otalgia) refratárias ao tratamento convencional e com melhora após terapêutica antirrefluxo sugerem participação da DRGE. Em sua quase totalidade, esses pacientes apresentam outras manifestações de DRGE/RLF no trato digestório ou respiratório. Especula-se que alterações na tuba auditiva decorrentes da lesão da mucosa pelo refluxo sejam as responsáveis pelos danos ao ouvido. Necessita-se de maiores estudos para definir a real participação do RGE/RLF nessas alterações da orelha média.[13]

Sono e DRGE

No sono fisiológico os mecanismos de proteção esofágica ficam lentificados, uma vez que haja uma menor frequência e volume de deglutição da saliva (6/hora), menos movimentos peristálticos relacionados com deglutição, perda do efeito gravitacional. Trabalhos com polissonografia, pHmetria e manometria esofágica simultânea vêm mostrando aspectos interessantes entre apneia e refluxo. Na apneia obstrutiva do sono, a elevada pressão negativa intratorácica, que se instala para tentar manter o fluxo inspiratório, leva à queda da pressão esofágica favorecendo o refluxo, embora exista um aumento compensatório da contração do esfíncter esofágico.[14]

Outro aspecto interessante ocorre quando se compara a causa do despertar em apneicos à DRGE típica ou atípica. Nos pacientes com DRGE e apneia leve-moderada ou grave, é a apneia que desperta o paciente do sono. O mesmo ocorre no paciente com RLF e apneia grave. Porém, nos pacientes com apneia leve-moderada e RLF, o refluxo é responsável por cerca de 70% dos despertares, sendo mais importante na fragmentação do sono desses indivíduos do que a própria apneia.[15]

Essa descoberta vem reforçar os achados de Carrau et al. (2004) que demonstraram que as manifestações atípicas da DRGE têm impacto mais negativo na qualidade de vida dos pacientes do que os sintomas clássicos da DRGE. [16]

AVALIAÇÃO ENDOSCÓPICA – ACHADOS LARÍNGEOS

Os achados laríngeos são imprecisos e subjetivos.[8,17,18] Os achados clássicos de laringite posterior com eritema das aritenoides e hipertrofia da mucosa posterior (paquidermia) são extremamente variáveis e podem permanecer inalterados após 20 meses de supressão ácida e controle de sintomas,[19] não sendo, portanto, um bom critério diagnóstico ou de seguimento do paciente.

Desta forma, atualmente o que se valoriza mais como achado diagnóstico é o edema laríngeo, geralmente da mucosa posterior (região das aritenoides), podendo acometer as pregas vocais e ventriculares (apagamento do ventrículo laríngeo). Outra forma de edema que deve ser procurado é o pseudossulco vocal, que denota um edema da subglote, sendo um pouco mais específico (70% de sensibilidade e 70% de especificidade); contudo, é um achado que também entra no critério da subjetividade e da variação entre os indivíduos avaliados.[20]

Outros achados laríngeos relacionados com a doença do refluxo a que devemos estar atentos são a úlcera de contato e o granuloma do processo vocal da aritenoide, que resultam do trauma mecânico pelo contato nas aritenoides na adução das pregas vocais, quando a mucosa está inflamada.

Vários trabalhos já demonstraram a prevalência do RLF em pacientes com carcinoma de laringe, mas geralmente na concomitânica de outros cofatores, como tabagismo e etilismo.[21-23] Quanto ao RLF ser ou não um fator independente para câncer de laringe, a literatura é ainda controversa.[24-26]

Uma vez que os achados laríngeos sejam imprecisos e subjetivos, a história é de grande relevância e autoriza um teste terapêutico na suspeita clínica.

Protocolos de avaliação dos sintomas têm sido utilizados em pacientes com sintomas de RLF com o objetivo de aumentar a sensibilidade diagnóstica e diminuir a valorização de um sintoma isolado. É denominado de Índice de Sintomas de Refluxo Laringofaringeo (RFI Reflux Symptom Index). Segundo os autores, um escore acima de 13 pontos sugere o diagnóstico de RLF (Quadro 8-3).[27]

Pacientes com alta suspeita diagnóstica são submetidos à avaliação endoscópica com o objetivo de descartar outras doenças que possam causar os sintomas referidos e para avaliar sinais clínicos decorrentes da exposição ao refluxo. Desta forma, o diagnóstico do refluxo laringofaringeo baseia-se em grande parte dos pacientes, na presença de sintomas e sinais laringoscópicos sugestivos.

Quadro 8-3 Protocolo do índice de sintomas do refluxo laringofaringeo *(reflux finding index)*

1. Rouquidão ou problema na voz	0	1	2	3	4	5
2. Pigarro	0	1	2	3	4	5
3. Secreção excessiva na garganta ou no nariz	0	1	2	3	4	5
4. Dificuldade para engolir comida, líquidos ou comprimidos	0	1	2	3	4	5
5. Tosse após ter comido ou depois de deitar-se	0	1	2	3	4	5
6. Dificuldades respiratórias ou episódios de engasgos	0	1	2	3	4	5
7. Tosse excessiva	0	1	2	3	4	5
8. Sensação de alguma coisa parada na garganta	0	1	2	3	4	5
9. Azia, dor no peito, indigestão ou queimação retroesternal	0	1	2	3	4	5
TOTAL						

Obs.: Marque 0 (zero) se o sintoma não for um problema e 5 (cinco) se o problema for acentuado.
ESCORE > 13: Considerado sugestivo de refluxo laringofaríngeo.

Com o objetivo de minimizar a subjetividade da avaliação e aumentar a sensibilidade e especificidade do método, escalas de avaliação são utilizadas, sendo a mais conhecida o *Reflux Finding Escore*,[28] (Escala de Sinais endolaríngeos de refluxo) e é baseado nos achados inflamatórios endolaríngeos supostamente causados pela exposição ao conteúdo refluído. O *Reflux Finding Escore* tem demonstrado alta reprodutibilidade e confiabilidade, sendo que um paciente com pontuação acima de 7 pontos tem uma probabilidade de 95% de apresentar refluxo laringofaringeo.[28] O Quadro 8-4 mostra a escala de achados endolaríngeos para refluxo validada para a língua portuguesa.[29] Os principais sinais clínicos sugestivos de refluxo laringofaríngeo encontrados na videonasofaringolaringoscopia estão exemplificados nas Figuras 8-5 a 8-14.

Em pacientes com alta suspeita diagnóstica baseada nos sinais e sintomas clínicos, sugere-se a introdução de teste terapêutico para tratamento das manifestações atípicas com a administração de IBP em dose dobrada, duas vezes ao dia, podendo existir resposta tardia, em até 3 meses de tratamento. Na ausência de resposta ou quando existem dúvidas, pode-se recorrer a exames complementares (endoscopia digestiva, manometria esofágica, pHmetria de duplo canal ou mesmo impedâncio-pHmetria).[30-32]

Quadro 8-4 Escala de achados endolaríngeos de refluxo

1. Edema subglótico (pseudossulco)	2 = presente
2. Obliteração do ventrículo	2 = parcial 4 = completo
3. Edema de pregas vocais	1 = leve 2 = moderada 3 = acentuada 4 = polipoide
4. Edema laríngeo difuso	1 = leve 2 = moderada 3 = acentuada 4 = obstrutivo
5. Hipertrofia interaritenóidea	2 = apenas aritenoides 4 = difusa
6. Eritema/hiperemia	2 = presente
7. Granuloma/tecido de granulação	2 = presente
8. Muco endolaríngeo espesso	2 = presente

Adaptação do *Reflux Finding Escore* (RFI) para o português por Almeida *et al.* (2013).
Pontuação > 7 é fortemente sugestivo de refluxo.

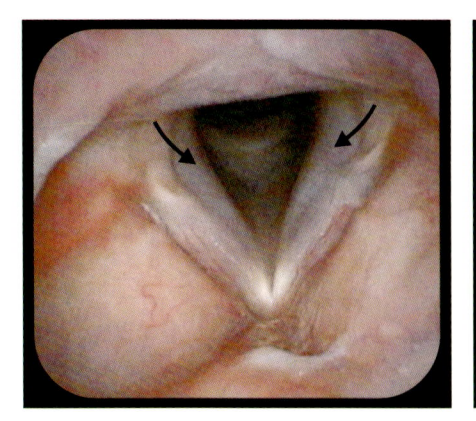

Fig. 8-5. Pseudossulco. Edema da superfície ventral das pregas vocais ou edema da porção infraglótica que se estende da comissura anterior à parte posterior da laringe. Deve ser diferenciado do sulco vocal uma vez que não cause aderência do epitélio ao ligamento vocal e se estende posteriormente, além do limite do processo vocal.

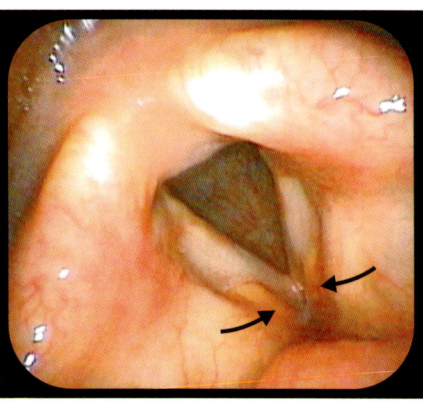

Fig. 8-6. Eversão da porção anterior do ventrículo laríngeo bilateralmente.

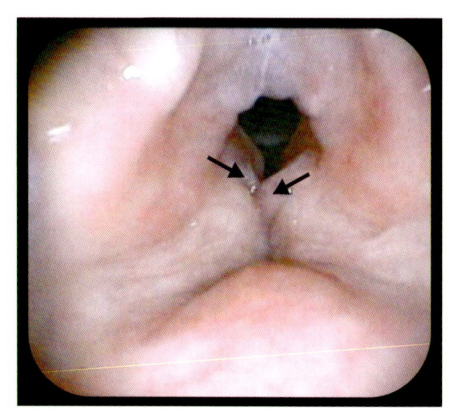

Fig. 8-7. Eversão e edema (obliteração) do ventrículo laríngeo em toda sua extensão dificultando a visualização das pregas vocais. Note também o edema laríngeo difuso e o edema interaritenóideo acentuado.

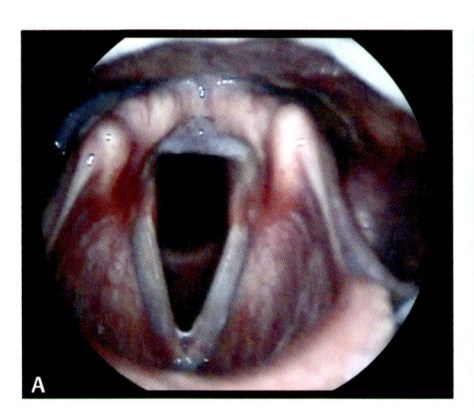

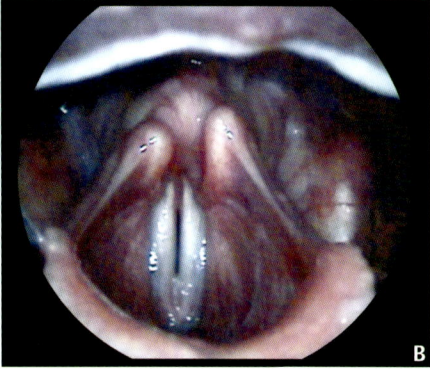

Fig. 8-8. Edema e enantema da face medial das aritenoides são o achado mais comum atribuído ao RLF.

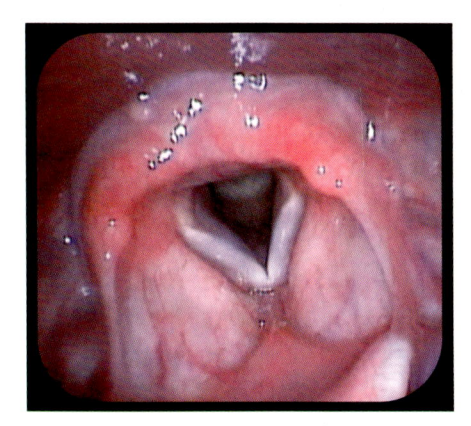

Fig. 8-9. Edema interaritenóideo e hiperemia das aritenoides.

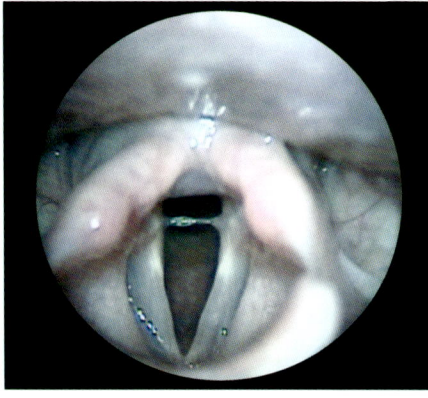

Fig. 8-10. Edema interaritenóideo leve e enantema da face medial das aritenoides e espessamento nodular.

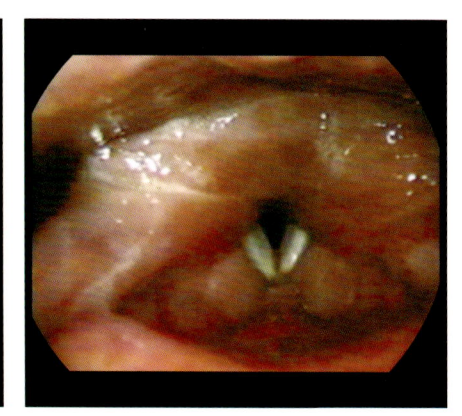

Fig. 8-11. Edema interaritenóideo acentuado. Observe também o edema laríngeo difuso, incluindo o edema das pregas vocais

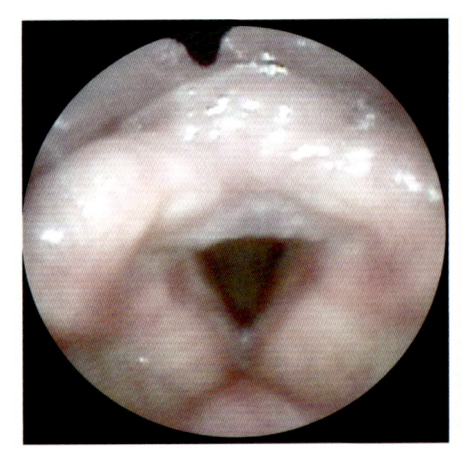

Fig. 8-12. Edema interaritenóideo acentuado associado à paquidermia e edema retrocricóideo. Observe também o edema laríngeo difuso, obliteração dos ventrículos e o edema difuso das pregas vocais.

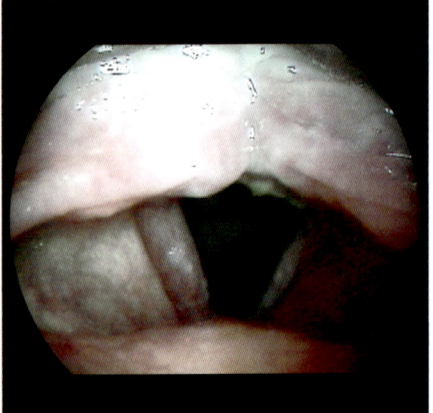

Fig. 8-13. Edema interaritenóideo acentuado associado a aspecto queratótico (leucoplásico) das pregas vocais e da região interaritenóidea. Muco endolaríngeo espesso.

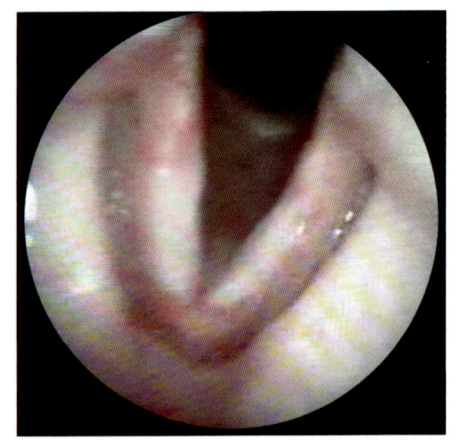

Fig. 8-14. Hiperemia de ambas as pregas vocais com presença de lesão leucoplásica em terços anterior e médio de ambas as pregas vocais.

CONSIDERAÇÕES FINAIS

A avaliação endoscópica da laringe em pacientes com sintomas de RLF pode demonstrar sinais sutis ou alterações muito evidentes. Frente a um paciente com sintomas e sinais sugestivos de RLF e sem sinais de alerta (emagrecimento, sangramento do trato digestório), preconiza-se inicialmente um teste terapêutico com inibidores de bomba de prótons sem a necessidade da realização de outros testes diagnósticos.

A valorização de achados discretos e que podem estar presentes em indivíduos normais aumenta a sensibilidade na identificação dos pacientes com manifestação laríngea da DRGE, porém à custa da sua especificidade, e podem explicar por que alguns pacientes não respondem à terapia medicamentosa.

A avaliação endoscópica da laringe é importante para descartar outras causas, diferentes do RLF, que podem estar relacionadas com a queixa clínica do paciente. Os sintomas e sinais clínicos sugestivos de RLF devem ser correlacionados com o objetivo de diminuir a subjetividade do método e valorização de achados isolados.

REFERÊNCIAS BIBLIOGRÁFICAS

1. Moraes-Filho J, Cecconello I, Gama-Rodrigues J et al. Brazilian consensus on gastroesophageal reflux disease: proposals for assessment, classification, and management. *Am Journal Gastroenterol* 2002;97(2):242-8.
2. Pontes P. Syndrome laryngo-pharyngeal reflux (SLFR): adherence to treatment. In: *2nd World Voice Congress and 5th International Symposium on Phonosurgery*. São Paulo, 1999.
3. Ford CN. Evaluation and management of laryngopharyngeal reflux. *JAMA* 2005;294(12):1534-40.
4. Koufman JA. Laryngopharyngeal reflux is different from classic gastroesophageal reflux disease. *Ear Nose Throat J* 2002;81(9 Suppl 2):7-9.
5. Postma GN, Tomek MS, Belafsky PC, Koufman JA. Esophageal motor function in laryngopharyngeal reflux is superior to that in classic gastroesophageal reflux disease. *Ann Otol Rhinol Laryngol* 2001;110(12):1114-6.
6. Koufman JA. The otolaryngologic manifestations of gastroesophageal reflux disease (GERD): a clinical investigation of 225 patients using ambulatory 24-hour pH monitoring and an experimental investigation of the role of acid and pepsin in the development of laryngeal injury. *Laryngoscope* 1991;101:1-78.
7. Hicks DM, Ours TM, Abelson TI et al. The prevalence of hypopharynx findings associated with gastroesophageal reflux in normal volunteers. *J Voice* 2002 Dec.;16(4):564-79.
8. Milstein CF, Charbel S, Hicks DM et al. Prevalence of laryngeal irritation signs associated with reflux in asymptomatic volunteers: impact of endoscopic technique (rigid vs. flexible laryngoscope). *Laryngoscope* 2005 Dec.;115(12):2256-61.
9. Johnston N, Dettmar PW, Lively MO et al. Effect of pepsin on laryngeal stress protein (Sep70, Sep53, and Hsp70) response: role in laryngopharyngeal reflux disease. *Ann Otol Rhinol Laryngol* 2006;115:47-58.
10. Richter JE, Castell DO. Gastroesophageal reflux. Pathogenesis diagnoses and therapy. *Ann Int Med* 1982;97:93-103.
11. Habesoglu M, Habesoglu TE, Gunes P et al. How does reflux affect laryngeal tissue quality? An experimental and histopathologic animal study. *Otolaryngol Head Neck Surg* 2010;143(6):760-4.
12. Koufman JA, Aviv JE, Casiano RR, Shaw GY. Laryngopharyngeal reflux: position statement of the committee on speech, voice, and swallowing disorders of

the American Academy of Otolaryngology-Head and Neck Surgery. *Otolaryngol Head Neck Surg* 2002;127(1):32-5.
13. Bento RF, Bittencourt AG, Voegels RL. *Seminários em otorrinolaringologia*. São Paulo: Fundação de Otorrinolaringologia, 2013.
14. Kuribayashi S, Massey BT, Hafeezullah M *et al.* Upper esophageal sphincter and gastroesophageal junction pressure changes act to prevent gastroesophageal and esophagopharyngeal reflux during apneic episodes in patients with obstructive sleep apnea. *Chest* 2010;137(4):769-76.
15. Suzuki M, Saigusa H, Kurogi R *et al.* Arousals in obstructive sleep apnea patients with laryngopharyngeal and gastroesophageal reflux. *Sleep Medicine* 2010;11(4):356-60.
16. Carrau RL, Khidr A, Crawley JA *et al.* The impact of laryngopharyngeal reflux on patient-reported quality of life. *Laryngoscope* 2004;114(4):670-4.
17. Branski RC, Bhattacharyya N, Shapiro J. The reliability of the assessment of endoscopic laryngeal findings associated with laryngopharyngeal reflux disease. *Laryngoscope* 2002;112(6):1019-24.
18. Ford CN. Evaluation and management of laryngopharyngeal reflux. *JAMA* 2005;294(12):1534-40.
19. Hill RK, Simpson CB, Velazquez R *et al.* Pachydermia is not diagnostic of active laryngopharyngeal reflux disease. *Laryngoscope* 2004;114:1557-61.
20. Belafsky PC, Postma GN, Koufman JA. The association between laryngeal pseudosulcus and laryngopharyngeal reflux. *Otolaryngol Head Neck Surg* 2002;126(6):649-52.
21. Koufman JA, Burke AJ. The etiology and pathogenesis of laryngeal carcinoma. *Otolaryngol Clin North Am* 1997;30(1):1-19.
22. Copper MP, Smit CF, Stanojcic LD *et al.* High incidence of laryngopharyngeal reflux in patients with head and neck cancer. *Laryngoscope* 2000;110(6):1007-11.
23. Harrill WC, Stasney CR, Donovan DT. Laryngopharyngeal reflux: a possible risk factor in laryngeal and hypopharyngeal carcinoma. *Otolaryngol Head Neck Surg* 1999;120(4):598-601.
24. Geterud A, Bove M, Ruth M. Hypopharyngeal acid exposure: an independent risk factor for laryngeal cancer? *Laryngoscope* 2003;113(12):2201-5.
25. Ozlugedik S, Yorulmaz I, Gokcan K. Is laryngopharyngeal reflux an important risk factor in the development of laryngeal carcinoma? *Eur Arch Otorhinolaryngol* 2006;263(4):339-43.
26. Langevin SM, Michaud DS, Marsit CJ *et al.* Gastric reflux is an independent risk factor for laryngopharyngeal carcinoma. *Cancer Epidemiol Biomarkers Prev* 2013;22(6):1061-8.
27. Belafsky PC, Postma GN, Koufman JA. Validity and reliability of the reflux symptom index (RSI). *Journal of Voice* 2002;16(2):274-7.
28. Belafsky PC, Postma GN, Koufman JA. The validity and reliability of the reflux finding score (RFS). *Laryngoscope* 2001 Aug.;111(8):1313-7.
29. Almeida AG, Saliture TB, da Silva AS, Eckley CA. Tradução para o português brasileiro e adaptação cultural do Reflux Finding Score. *Braz J Otorhinolaryngol* 2013 Feb.;79(1):47-53.
30. Bilgen C, Ogut F, Kesimli-Dinc H *et al.* The comparison of an empiric proton pump inhibitor trial vs 24-hour double-probe Ph monitoring in laryngopharyngeal reflux. *J Laryngol Otol* 2003;117:386-90.
31. Karkos PD, Wilson JA. Empiric treatment of laryngopharyngeal reflux with proton pump inhibitors: a systematic review. *Laryngoscope* 2006;116:144-8.
32. Noordzij JP, Khidr A, Evans BA *et al.* Evaluation of omeprazole in the treatment of reflux laryngitis: a prospective, placebo-controlled, randomized, double-blind study. *Laryngoscope* 2001;111:2147-51.

Capítulo 9

DISTÚRBIOS DA DEGLUTIÇÃO

Seção 9-1

ANATOMIA E FISIOLOGIA DA DEGLUTIÇÃO

Roberta Ismael Dias Garcia ▪ Patricia Paula Santoro ▪ Elza Maria Lemos

INTRODUÇÃO

O ato de engolir geralmente ocorre de maneira suave e sem esforço, em contradição com a complexidade das estruturas neuromusculares envolvidas. Os componentes anatômicos envolvidos na deglutição incluem estruturas ósseas e cartilaginosas de suporte, músculos estriados e componentes neurais.[1]

O ato de comer é essencial para manter a vida, e a disfagia, definida como qualquer distúrbio da deglutição, afeta a rotina diária das pessoas.[2] Além disso, os distúrbios da deglutição podem levar à desidratação, desnutrição e à tão temida pneumonia aspirativa, de grande impacto para a saúde pública.

O diagnóstico preciso e o tratamento adequado da disfagia baseiam-se no entendimento do controle neuromuscular e dos controles periféricos envolvidos na deglutição normal,[3] bem como no conhecimento da anatomia das estruturas relacionadas.

NOÇÕES DE ANATOMIA

Anatomia da Boca

Cavidade oral

Entrada do tubo digestório, onde se inicia a preparação dos alimentos ingeridos. É dividida em duas porções: vestíbulo, espaço delimitado pelos lábios e bochechas anteriormente e dentes e gengivas posteriormente, e cavidade oral propriamente dita, delimitada pelos dentes e gengivas anterolateralmente, pelo palato superiormente, pela úvula e arcos palatoglossos posteriormente e pela língua, músculos milo-hióideos, que formam o assoalho inferiormente.[4]

Os lábios auxiliam na contenção do alimento na boca durante a fase oral da deglutição.[5] Os dentes apresentam papel importante na deglutição, pois são responsáveis por triturar os alimentos durante a mastigação.

A língua é um órgão muscular de grande mobilidade, auxilia no direcionamento do alimento da fase oral para a fase faríngea da deglutição e participa também na gustação (Fig. 9-1).

Anatomia da Faringe

A faringe é um órgão fibromuscular, que dá continuidade ao tubo digestório, a partir da cavidade oral. Estende-se desde a base do crânio até a borda inferior da cartilagem cricoide, anteriormente, e a borda inferior da vértebra C6, posteriormente.[6]

Divide-se em três partes: nasal (nasofaringe), oral (orofaringe) e laríngea (hipofaringe),[7] que recebem abertura para a cavidade nasal, boca e laringe, respectivamente.

A nasofaringe é a porção respiratória da faringe, e a orofaringe possui função digestiva. A hipofaringe comunica-se com a laringe pelo ádito laríngeo, e de cada lado desse ádito laríngeo, estão presentes os recessos piriformes (Fig. 9-2).[7]

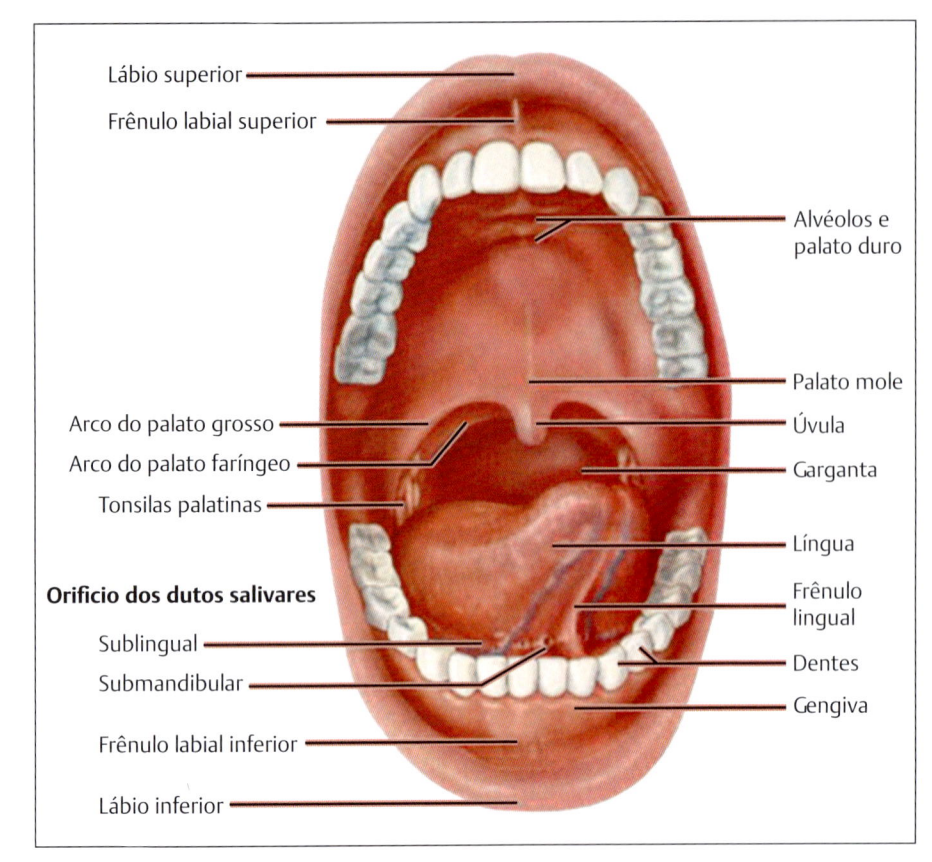

Fig. 9-1. Anatomia da boca.
https://www.google.com.br/url?sa=i&rct=j&q=&esrc=s&source=images&cd=&cad=rja&uact=8&ved=0ahUKEwj61IyYirnMAhXMEJAKHaIhCnkQjhwIBQ&url=http%3A%2F%2Fajeslabanatomia.blogspot.com%2F2015%2F08%2Fcuriosidades-sobreo-sistema-digestivo.html&psig=AFQjCNG-SxpOc7VIhPS6VmQ2hb1RzL1GYA&ust=1462199072131343

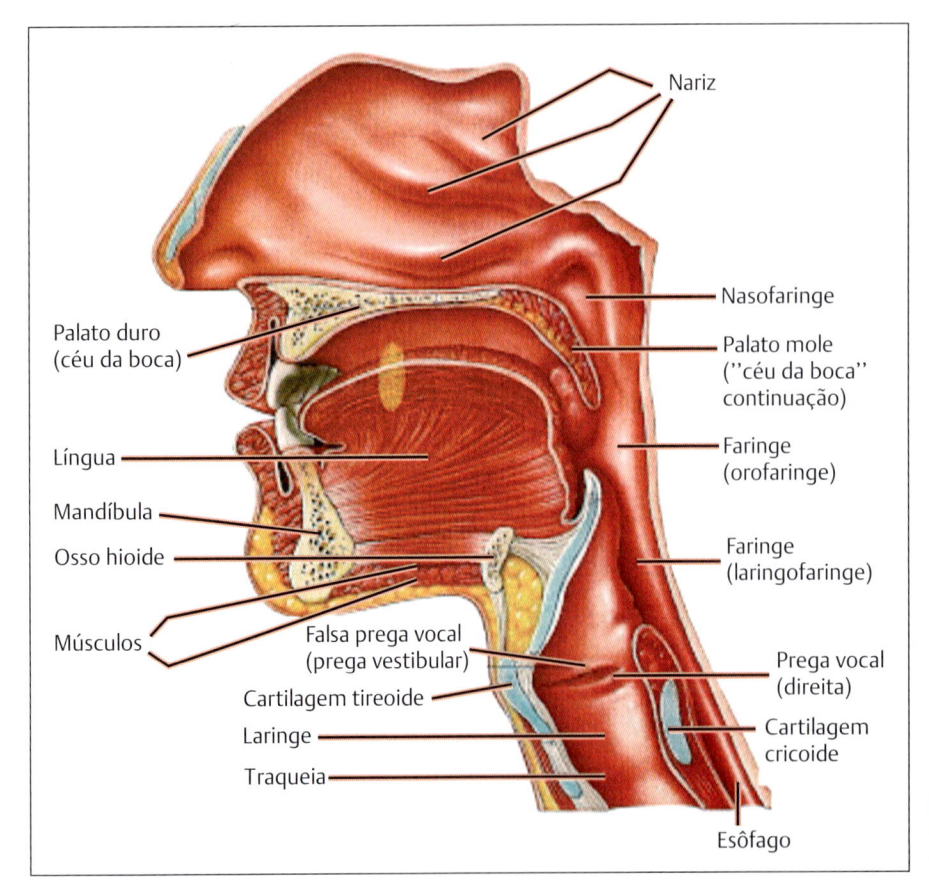

Fig. 9-2. Anatomia da faringe.
http://lucianaglaser.blogspot.com.br/2008/02/fisiologia-vocal-parte-1-de_20.html

Anatomia do Esôfago

O esôfago é um tubo muscular, que se origina ao nível da sexta vértebra cervical, posteriormente à cartilagem cricoide. Apresenta partes torácica e abdominal. Existem três áreas de estreitamento esofágico: ao nível da cartilagem cricoide, que corresponde ao esfíncter superior do esôfago, no tórax, pela compressão decorrente do arco da aorta e brônquio fonte esquerdo, e ao nível do hiato esofágico do diafragma, que corresponde ao esfíncter inferior do esôfago.[8]

O esôfago é responsável pelo transporte do bolo alimentar da faringe para o estômago. Assim que o bolo atinge o estômago, finaliza-se o processo de deglutição (Fig. 9-3).

CONTROLE NEURAL DA DEGLUTIÇÃO

Córtex e Tronco Cerebral

O controle neural da deglutição envolve 4 estruturas principais:

1. Fibras motoras eferentes dos nervos cranianos.
2. Fibras motoras aferentes dos nervos cranianos.
3. Cérebro, mesencéfalo e cerebelo.
4. Tronco encefálico.[1]

O centro da deglutição corresponde a uma organização complexa de elementos neurais do córtex cerebral e do tronco encefálico (Figs. 9-4 e 9-5).[9]

A representação cortical do mecanismo de deglutição não é totalmente conhecida, e no tronco cerebral, é representada pelo grupo de neurônios localizados na região dorsal do bulbo, junto ao núcleo do trato solitário, e grupo de neurônios da região ventral, situados no núcleo ambíguo. As duas regiões são representadas nos dois lados do tronco cerebral e interconectadas, sendo cada lado capaz de coordenar as fases faríngea e esofágica da deglutição.[10,11]

As fibras nervosas aferentes, através dos axônios sensoriais do nervo glossofaríngeo (IX), vago (X) (especialmente ramo laríngeo superior), facial (VII) e trigêmeo (V)[12] trazem as informações provenientes da cavidade oral, faringe, laringe e esôfago, e as conduzem até o núcleo do trato solitário. Os neurônios do núcleo do trato solitário direcionam

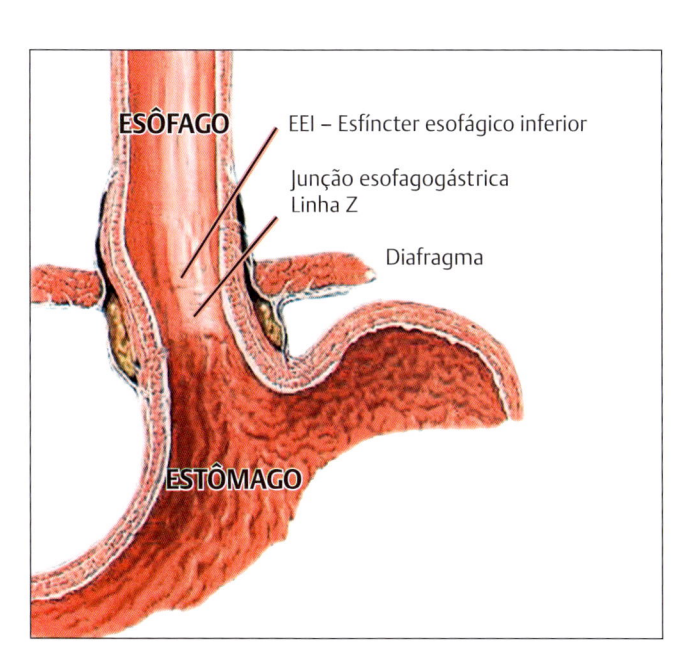

Fig. 9-3. Anatomia do esôfago.
https://www.google.com.br/url?sa=i&rct=j&q=&esrc=s&source
=images&cd=&cad=rja&uact=8&ved=0ahUKEwjCx9nCh7nMAh
Xkg5AKHb4dAzQQjB0IBg&url=http%3A%2F%2Fwww.portalsaof
rancisco.com.br%2Falfa%2Fcorpo-humano-sistema-digestivo%2
Fesofago-4.php&psig=AFQjCNFrO40ITLlzAQ9 Libok9RE39c0o3
g&ust=1462198315553337

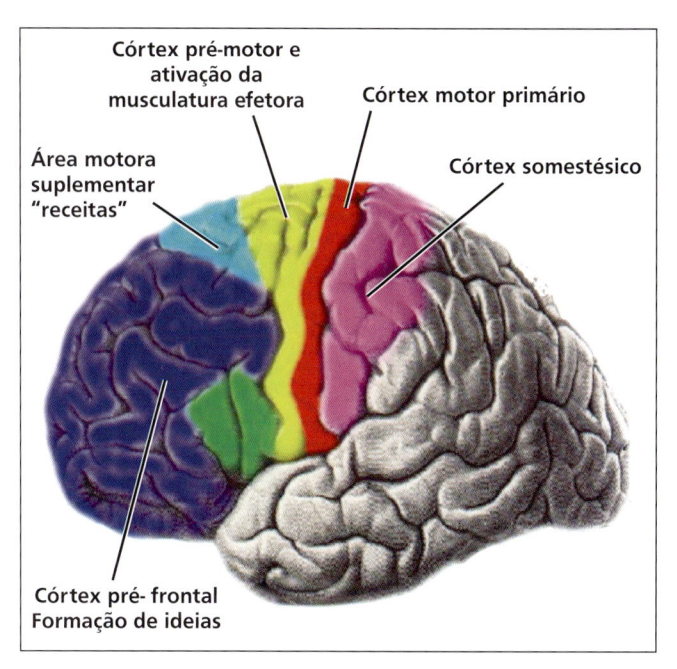

Fig. 9-4. Córtex cerebral e suas representações.

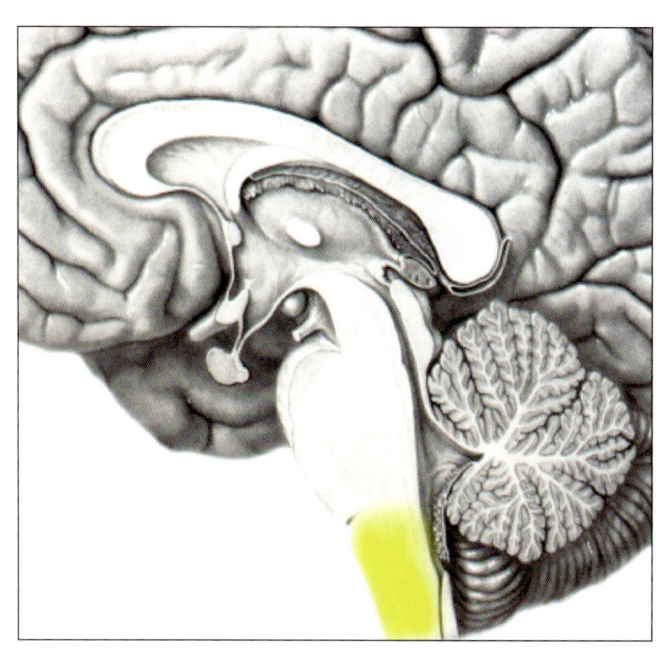

Fig. 9-5. Tronco encefálico.

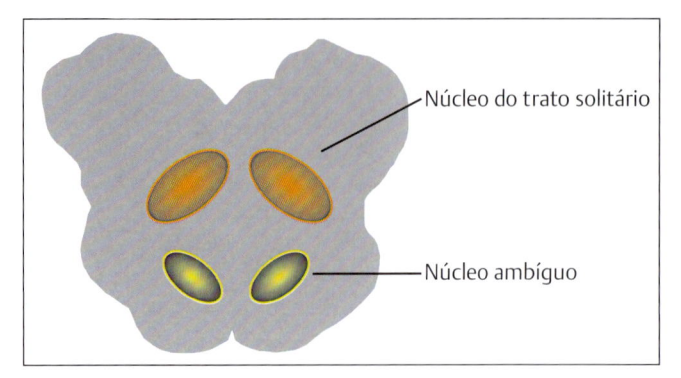

Fig. 9-6. Representação do mecanismo da deglutição no tronco cerebral.

a informação ao córtex, sendo iniciado o comando da deglutição, que é transmitido aos interneurônios localizados na região ventral. Os neurônios da região ventral, por sua vez, distribuem e coordenam a informação gerada no grupo dorsal para os núcleos motores dos nervos cranianos (Fig. 9-6).

Aferência e Eferência

Os principais nervos relacionados com a deglutição são: V, VII, IX, X e XII pares cranianos.

Nervo trigêmeo (V)

Inervação sensitiva; sensibilidade dos dois terços anteriores da língua e a sensação de toda a face. A inervação motora é responsável pela inervação dos músculos da mastigação.[13]

Nervo facial (VII)

Inervação sensitiva; sensibilidade gustatória dos 2/3 anteriores da língua, através do nervo corda do tímpano.[14] As fibras motoras inervam a musculatura da expressão facial, e os mais especificamente relacionados com a deglutição são: orbicular oral superior e inferior (contenção do alimento no interior da boca e compressão dos lábios) e bucinador (contração do queixo e segura o alimento em contato com os dentes).[3] Emite fibras viscerais que suprem os impulsos parassimpáticos para gânglios que inervam as glândulas salivares submandibular e sublingual.[9]

Nervo glossofaríngeo (IX)

Inervação sensorial (tátil, térmica e dolorosa) da orofaringe, tonsilas palatinas, pilares da fauce e terço posterior da língua e envia fibras gustativas para o 1/3 posterior da língua.[15] Fibras motoras inervam o músculo estilofaríngeo[16] e fibras parassimpáticas pós-ganglionares terminam em células secretoras da glândula parótida.[9]

Nervo hipoglosso (XII)

Puramente motor, inervação para as musculaturas intrínseca e extrínseca da língua, responsável pela movimentação voluntária, bem como a movimentação lingual reflexa de sucção, mastigação e deglutição.[9]

Nervo vago (X)

Inervação motora e sensorial do palato, faringe, laringe, esôfago e estômago.[9] Fibras motoras eferentes inervam todos os músculos estriados da faringe e laringe, exceto o estilofaríngeo (inervado pelo IX par craniano) e o tensor do véu palatino (inervado pelo V3). Fibras motoras saem do nervo vago como três ramos principais.[15] Ramo faríngeo inerva os músculos levantador do véu palatino, salpingofaríngeo, palatofaríngeo e a úvula.[17] Os outros dois ramos são o nervo laringeo superior e inferior (recorrente). O nervo laríngeo superior subdivide-se em ramos interno e externo. O ramo interno é responsável pela inervação sensorial da mucosa faringolaríngea, epiglote, supraglote, articulação cricoaritenóidea, região posterior da laringe, mucosa faríngea dos recessos piriformes, mucosa laríngea acima das pregas vocais, pequena área da porção posterior da língua. O ramo externo inerva o músculo cricotireóideo, responsável por abrir a via aérea pelo aumento do diâmetro anteroposterior da glote, bem como estirar as pregas vocais, conferindo aumento do *pitch* vocal.[18] O nervo laríngeo inferior (recorrente) inerva os músculos intrínsecos da laringe, exceto o cricotireóideo; confere sensibilidade geral abaixo das pregas vocais e mucosa do esôfago e manda fibras secretomotoras para as glândulas mucosas da laringe e laringofaringe.[3]

FASES DA DEGLUTIÇÃO

Didaticamente, a deglutição é separada em três estágios distintos: fases oral, faríngea e esofágica. A fase oral é voluntária, e as fases faríngea e esofágica são involuntárias (Fig. 9-7).[19]

Fase Oral (Fig. 9-8)

Pode ser dividida nos seguintes estágios:[20]
- *Preparação:* mastigação e secreção salivar.
- *Qualificação:* percepção do bolo em seu volume, consistência, densidade e grau de umidificação.
- *Organização:* posicionamento do bolo pela língua.
- *Ejeção:* língua em projeção posterior gera pressão propulsiva que conduz o bolo alimentar e transfere pressão para a faringe.[21]

Fase Faríngea

O aspecto fundamental da reconfiguração faríngea é a transformação de via respiratória em via digestiva.[22]

As informações aferentes são colhidas pelos pares cranianos e enviadas ao centro da deglutição e TC, ocorrendo a contração da faringe, fechamento velofaríngeo, elevação e fechamento da laringe e abertura do cricofaríngeo.[1]

Contração faríngea

Onda peristáltica que se propaga da orofaringe à hipofaringe. Os músculos constritores superior, médio e inferior contraem-se de maneira sequencial, havendo um encurtamen-

DISTÚRBIOS DA DEGLUTIÇÃO 109

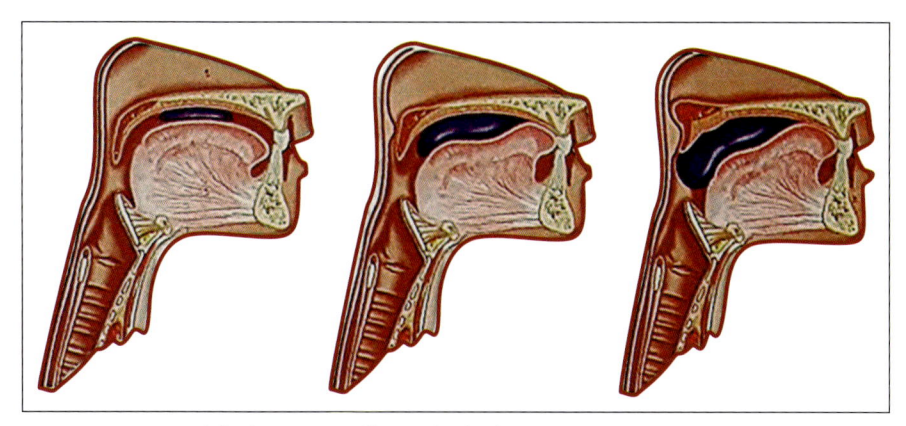

Fig. 9-7. Fases oral, faríngea e esofágica da deglutição.

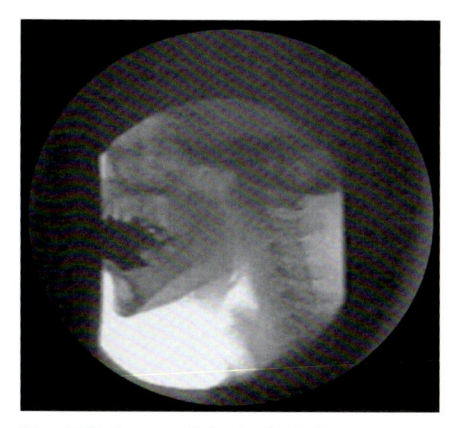

Fig. 9-8. Fase oral da deglutição demonstrada pela imagem de videodeglutograma.

to do funil faríngeo e a propagação de uma onda peristáltica, conduzindo o alimento ao esôfago.[23]

Fechamento velofaríngeo
Associado ao início do peristaltismo faríngeo em decorrência da contração do músculo levantador do véu palatino e músculo da úvula, prevenindo a entrada do bolo na nasofaringe e contribuindo para aumento das pressões oral e faríngea, auxiliando o transporte do bolo (Figs. 9-9 e 9-10).[9]

Elevação laríngea
Movimento anterossuperior da faringe e laringe.[7,24] Esse movimento provoca uma pressão negativa na hipofaringe, funcionando como uma "bomba aspirante" do bolo alimen-

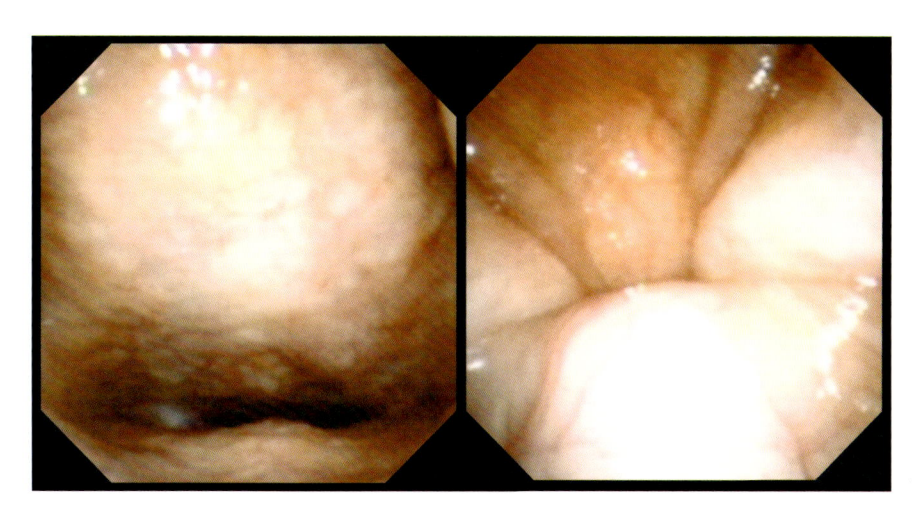

Fig. 9-9. Fechamento velofaríngeo demonstrado pelas imagens de videonasofibrolaringoscopia.

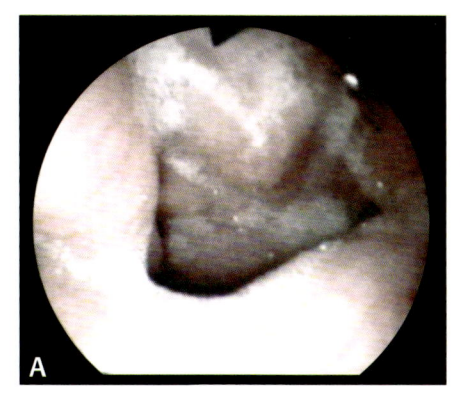

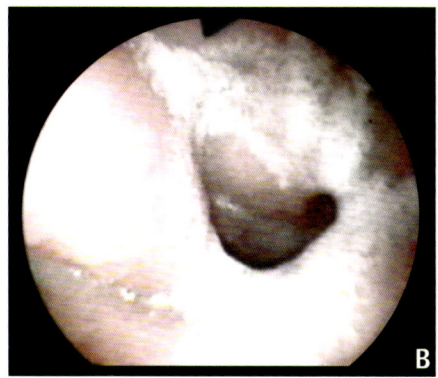

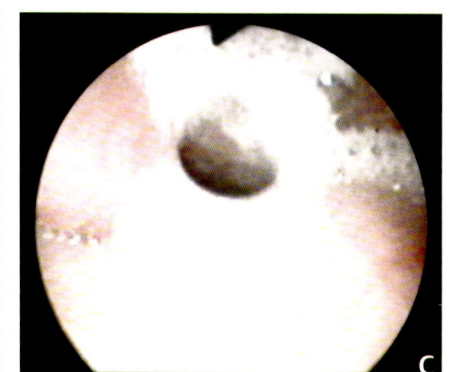

Fig. 9-10. (A-C) Fechamento velofaríngeo incompleto (incompetência velofaringea) demonstrado pelas imagens de videonasofibrolaringoscopia. Refluxo nasal de saliva: pós-operatório de exérese de glômus jugulo-timpânico à direita.

tar, que prossegue em direção à laringofaringe, receptiva pela ampliação promovida pelos músculos dilatadores, bem como pela elevação e anteriorização do complexo hiolaríngeo (Fig. 9-11).[24]

Fechamento laríngeo

A proteção da via aérea durante a deglutição envolve dois mecanismos principais: a elevação e o fechamento da laringe. O fechamento esfinctérico da laringe ocorre em três níveis: as pregas ariepiglóticas, as falsas pregas e as pregas vocais. Desta forma, o termo "fechamento glótico" é uma simplificação do processo (Figs. 9-12 e 9-13).

Esfíncter superior do esôfago

Fora da deglutição permanece fechado, através de contração tônica, com zona de alta pressão, para evitar a entrada de ar no esôfago durante a inspiração e conter o refluxo gastroesofágico. A inibição do tônus vagal exercida sobre o músculo cricofaríngeo permite seu relaxamento. O esfíncter se encontra, em repouso, entre 2 planos sólidos: o corpo da sexta vértebra cervical posteriormente e o corpo da cartilagem cricoide anteriormente. A elevação laríngea, durante a deglutição, movimenta a cartilagem cricoide para cima e para frente, afastando-a do plano vertebral, determinando a abertura do esfíncter previamente relaxado. A elevação laríngea é considerada fundamental para a abertura do esfíncter.[20]

O final do tempo faríngeo coincide com a descida de todo o complexo faringolaríngeo, reabertura do esfíncter laríngeo, reposicionamento da epiglote e fechamento do segmento faringoesofágico.

Fase Esofágica

Finalmente ocorre a fase esofágica da deglutição. O alimento é conduzido ao estômago pelo relaxamento coordenado dos seus 2 esfíncteres.

Peristaltismo esofágico

A contração peristáltica da musculatura decorre de impulsos nervosos provenientes do centro da deglutição localizado na TC, envolvendo 2 vias nervosas extrínsecas: craniossacral (PS) e toracolombar (S).[25] As contrações esofágicas desencadeiam as ondas peristálticas primárias, iniciadas pela contração dos músculos constritores da faringe, com sentido aboral, da boca ao ânus, e com velocidade de transmissão diminuindo à medida que se afasta da faringe. O peristaltismo secundário, ou ondas secundárias, é originado pelas distensões do corpo do esôfago; são ondas de "reserva", apenas quando as primárias não são originadas.

Esfíncter inferior do esôfago

O esfíncter inferior do esôfago não é um músculo liso circular simétrico e simples, mas um composto de músculos com diferentes características fisiológicas. Acredita-se que o

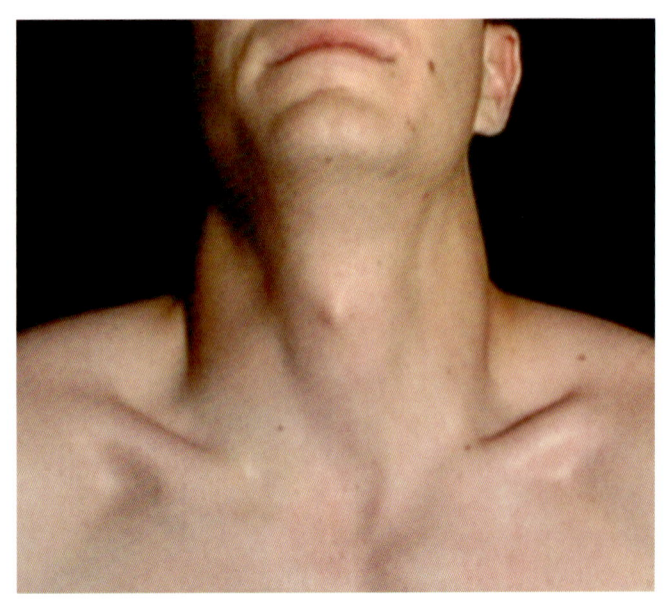

Fig. 9-11. Elevação laríngea.

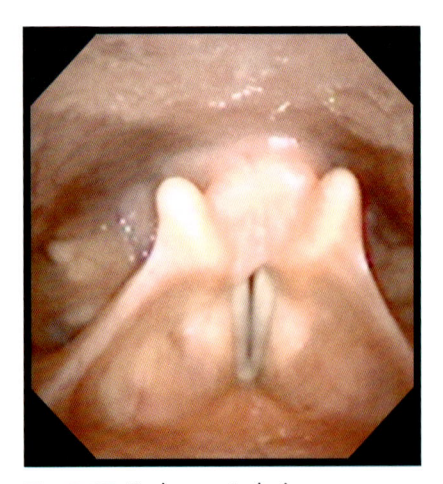

Fig. 9-12. Fechamento laríngeo completo demonstrado pela imagem de videonasofibrolaringoscopia.

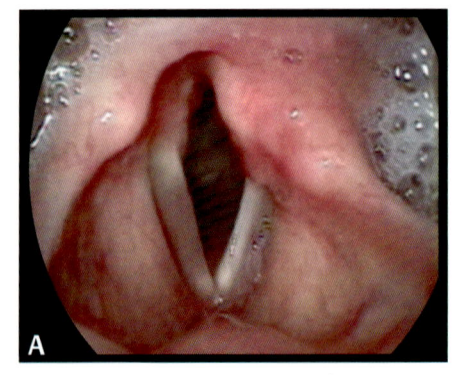

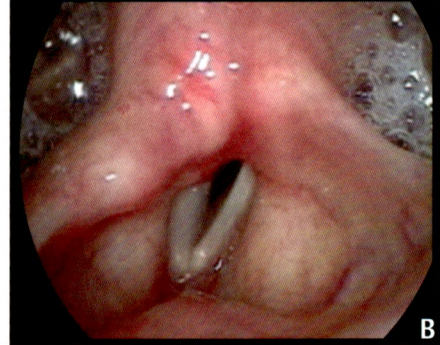

Fig. 9-13. (A e B) Fechamento glótico incompleto demonstrado pelas imagens de videonasofibrolaringoscopia. Paralisia de prega vocal esquerda em posição paramediana, associado a desnivelamento e formação de fenda glótica à fonação sustentada.

esfíncter superior do esôfago relaxa-se e fecha-se com cada deglutição, enquanto que o esfíncter inferior se abre e fecha em decorrência da onda peristáltica do esôfago. Existe uma relação direta entre a função do esfíncter inferior do esôfago e sua atividade peristáltica.[26]

O conhecimento da anatomia e fisiologia dos mecanismos relacionados com a deglutição é de suma importância, para que se possa intervir de maneira adequada nos casos de disfagia, associados ou não a patologias.

REFERÊNCIAS BIBLIOGRÁFICAS

1. Dodds WJ, Stewart ET, Logemann JA. Physiology and radiology of the normal oral and pharyngeal phases of swallowing. *Am J Roentgenol* 1990;154:953-63.
2. Marchesan IQ. Deglutição-Normalidade. In: Furkim AM, Santini CS. *Disfagias orofaríngeas*. (CIDADE?): Pró-Fono; 1999. p. 3-18.
3. Perlman AL. The neurology of swallowing. *Seminars in Speech and Language* 1991;12(3):171-83.
4. Laine FJ, Smoker WR. Oral cavity: anatomy and pathology. *Semin Ultrasound CT RM* 1995 Dec.;16(6):527-45.
5. Picosse LR. Anatomia e embriologia da boca. In: Carvalho MB. *Tratado de cirurgia de cabeça e pescoço e otorrinolaringologia*. São Paulo: Atheneu; 2001. p. 233-48.
6. Moore KL. *Anatomia orientada para a clínica*. 3. ed. Rio de Janeiro: Guanabara Koogan; 1994.
7. Donner MW, Bosma JF, Robertson D. Anatomy and physiology of the pharynx. *Gastrointest Radiol* 1985;10:196-212.
8. Pellegrini AC, Way LW. Esôfago e diafragma. In: *Cirurgia diagnóstico e tratamento*. 9. ed. Rio de Janeiro: Editora Guanabara; 1993. p. 291-312.
9. Santoro PP, Bohadana SC, Tsuji DH. Fisiologia da deglutição. In: Campos CAH, Costa HOO. *Tratado de otorrinolaringologia*. São Paulo: Editora Roca; 2003. p. 768-82.
10. Eibling DE. Organs of swallowing. In: Carrau RL, Murry T. *Comprehensive management of swallowing disorders*. San Diego: Singulair Publishing Group; 1999. p. 11-21.
11. Miller AJ. Neurophysiological basis of swallowing. *Dysphagia* 1996;1:91-100.
12. Kitagawa J, Shingai T, Takahashi Y, Yamada Y. Pharyngeal branch of the glossopharyngeal nerve plays a major role in reflex swallowing from the pharynx. *Am J Physiol Regul Integr Comp Physiol* 2002;282:R1342-7.
13. Steele CM, Miller AJ. Sensory mechanisms in swallowing. *Dysphagia* 2010;25:323-33.
14. Bradley RM, Sweazey RD. Separation of neuron types in the gustatory zone of the nucleus tractus solitarii on the basis of intrinsic firing discharges. *J Neurophyiol* 1992;67:1659-68.
15. Erman AB, Kejner AE, Hogikyan ND, Feldman EL. Disorders of Cranial Nerves IX and X. *Semin Neurol* 2009 Feb.;29(1):85-92.
16. Remley KB, Harnsberger HR, Smoker WRK, Osborn AG. CT and MRI in the evaluation of glossopharyngeal, vagal, and spinal accessory neuropathy. *Semin Ultrasound CT MR* 1987;8:284-300.
17. Afifi AK, Bergman RA. *Functional neuroanatomy*. 2nd ed. New York: McGraw-Hill Professional; 2005.
18. Malandraki GA, Hind JA, Gangnon R *et al*. The utility of pitch elevation in the evaluation of oropharyngeal dysphagia: preliminary findings. *Am J Speech Lang Pathol* 2011 Nov.;20:262-68.
19. Ardran GM, Kemp MRCP. The mechanism of swallowing. *Proc R Soc Med* 1951;44:1038-44.
20. Costa MMB. Dinâmica da deglutição: fase oral e faríngea. In: Costa MMB, Leme E, Koch HI (eds). *Deglutição e disfagia: abordagem multidisciplinar*. Rio de Janeiro; 1998. p. 1-11.
21. Lazarus CL, Logemann JA, Rademaker AW *et al*. Effects of bolus volume, viscosity, and repeated swallows in nonstroke subjects and stroke patients. *Arch Phys Med Rehabil* 1993;74:1066-70.
22. Cook IJ, Kahrilas PJ. AGA technical review on management of oropharyngeal dysphagia. *Gastroenterology* 1999;116:456-79.
23. Dantas RO, Dodds WJ. Influence of swallowed food bolus viscosity on pharynx motility. *Arq Gastroenterol* 1990;27(4):164-8.
24. Kahrilas PJ. Anatomy, physiology and pathophysiology of dysphagia. *Acta Otorhinolaryngol Belg* 1994;48:97-117.
25. Macedo-Filho ED, Gomes GF, Furkim AM. A deglutição normal. In: *Manual de cuidados do paciente com disfagia*. São Paulo: Lovise; 2000. p. 17-27.
26. Tibbling L, Gezelius P, Franzén T. Factors influencing lower esophageal sphincter relaxation after deglutition. *World J Gastroenterol* 2011 June 21;17(23):3844-7.

Seção 9-2

AVALIAÇÃO ENDOSCÓPICA DA DEGLUTIÇÃO (FEES) EM ADULTOS

Patricia Paula Santoro ▪ João Paulo Barnewitz ▪ Roberta Ismael Dias Garcia ▪ Elza Maria Lemos

INTRODUÇÃO

A deglutição é uma complexa ação neuromuscular automática, responsável pelo transporte do alimento da cavidade oral até o estômago.[1] Envolve estruturas anatômicas neuromusculares orais, faríngeas, laríngeas e esofágicas, coordenadas por um complexo controle multissináptico.[2] Compreende didaticamente quatro fases: preparatória oral e oral de transporte (voluntárias); faríngea e esofágica (involuntárias).[3]

A deglutição orofaríngea normal dura de 3 a 8 segundos e necessita da participação de 30 músculos e 6 pares cranianos para sua ocorrência. Trata-se de uma função vital, por garantir a sobrevivência da espécie. Crianças deglutem entre 600 a 1.000 vezes por dia, enquanto adultos entre 2.400 a 2.600 vezes.[4] A cada oferta alimentar, o bolo é mastigado e umidificado pela saliva e propelido em direção ao esôfago em até três deglutições.[5]

Alterações biomecânicas ou fisiológicas destas estruturas provocam quebra na eficiência da deglutição, resultando em disfagia. Denomina-se disfagia orofaríngea à dificuldade de transporte do alimento da cavidade oral até sua passagem através da transição faringoesofágica, podendo ser mecânica (envolvendo alterações estruturais), ou neurogênica (manifestando-se por alterações neurofuncionais).[6]

São sintomas frequentes da disfagia orofaríngea: dificuldade em iniciar a deglutição, saída do alimento pelo nariz, sensação de alimento parado na garganta, engasgos, tosse e dificuldade respiratória entre outros. Tais quadros estão associados a doenças sistêmicas ou neurológicas (acidente vascular cerebral, trauma cranioencefálico), câncer em território de cabeça e pescoço, efeitos colaterais de medicamentos ou quadros degenerativos próprios do envelhecimento.[7]

ANAMNESE

A realização de uma anamnese dirigida para os distúrbios de deglutição tem por objetivo esclarecer aspectos etiológicos, clínicos gerais e o desempenho do paciente durante a alimentação.[3-5] A disfagia orofaríngea pode-se manifestar clinicamente por emagrecimento, desnutrição, desidratação e broncopneumonias de repetição.[8]

Em relação à anamnese do paciente disfágico, é importante atentar para a sintomatologia sugestiva de disfagia alta (orofaríngea) ou disfagia baixa (esofágica):[3]

- Questionar sobre o tipo de alimento mais difícil para ser deglutido.
- Tempo de evolução do problema e seu curso.
- Presença de odinofagia e disfonia que podem denotar alteração estrutural no território faringolaríngeo.
- História médica pregressa do paciente, comorbidades e medicações em uso.

Considerando os sintomas e suas possíveis causas fisiopatológicas, pode-se correlacionar, conforme mostrado no Quadro 9-1.[5]

Quadro 9-1 Sintomas e suas possíveis causas

Sintomas	Causas fisiopatológicas
Saída do alimento pelo nariz	Comprometimento do fechamento velofaríngeo (incompetência ou insuficiência)
Perda do alimento pela rima labial	Comprometimento do vedamento labial
Alimento espalha na boca	Comprometimento da formação e/ou da propulsão do bolo alimentar
Ardor ao deglutir	Refluxo
Acúmulo faríngeo pós-deglutição	Alteração da fase faríngea (paresia ou paralisia)
Sensação de acúmulo na faringe, sem o alimento	*Globus* faríngeo (refluxo)
Tosse ou pigarro	Penetração ou aspiração laríngea
Alimento retorna na cavidade oral na mesma condição que foi deglutido	Divertículo de Zenker, regurgitação

EXAME FÍSICO

São sinais clínicos sugestivos de disfagia orofaríngea: dificuldade de manejar secreções, elevação ausente ou anormal da laringe, engasgos/afogamentos, tosse úmida/voz úmida e borbulhante, inabilidade para iniciar a deglutição, xerostomia/odinofagia/regurgitação nasal, sensação de *globus faríngeo*, incapacidade de progressão da saliva e/ou do bolo alimentar, percurso inadequado à laringe e vias aéreas inferiores.[7]

Em relação ao exame físico geral do disfágico, é importante atentar para:

- Estado geral do indivíduo.
- Nível de consciência.
- Estado nutricional, via de alimentação, dados de emagrecimento (perda de peso e o tempo de evolução, IMC).
- Estado de hidratação.
- Condições respiratórias, infecção pulmonar, broncopneumonias de repetição.
- Presença de traqueostomia (tipo de cânula, presença de balonete, característica da secreção).[5]

Na realização do exame físico otorrinolaringológico é importante avaliar: cavidade oral, estado de conservação dos elementos dentários, desvios, assimetrias e tônus do palato, musculatura mastigatória e língua. Avaliação cervical, com ênfase para massas, linfonodomegalias, presença de bócio entre outros. Avaliação das características da voz e fala, e do choro, no caso de pacientes pediátricos (choro fraco, borbulhante). Avaliação dos pares cranianos envolvidos com o processo de deglutição: V, VII, IX, X (aferentes) e V, VII, IX, X, XI (eferentes), lembrando que o centro da deglutição encontra-se no tronco cerebral, mais especificamente no bulbo.[4]

AVALIAÇÃO ENDOSCÓPICA DA DEGLUTIÇÃO (FEES)

Estudos recentes culminaram no desenvolvimento de novas técnicas diagnósticas como a descrita por Langmore *et al.*,[9] sendo uma avaliação funcional da deglutição por meio da nasofaringolaringoscopia flexível, levando à sigla FEES®: *Fiberoptic Endoscopic Evaluation of Swallowing*. O exame é realizado pelo médico otorrinolaringologista e permite visualizar a fase faríngea da deglutição, determinando a segurança da alimentação por via oral.[10]

Suas vantagens e contribuições na avaliação qualitativa da deglutição estão bem estabelecidas na prática clínica. Trata-se de um exame simples, barato, pouco invasivo e portátil. Por não envolver radiação ionizante, tampouco ingesta de bário para a análise, pode ser realizado de forma seriada, conforme a necessidade. Torna-se especialmente útil em casos de dificuldade ou impossibilidade da realização do VDG. Outras vantagens apontadas são: alterações posturais não comprometem a avaliação; sem contraindicação ou efeito colateral significativo; capacidade portátil e de fácil manipulação, podendo ser realizado em qualquer ambiente (unidade de terapia intensiva ou semi-intensiva, enfermaria e ambulatório, como também pacientes em *home care* e casas de repouso).[5,7,9-11]

A Avaliação endoscópica da deglutição (FEES) é um bom exame rastreador do mecanismo de deglutição, envolvendo uma tecnologia simples, barata e prática. Nos últimos anos a FEES se tornou uma técnica validada para avaliação da fase faríngea da deglutição, evidenciando sensibilidade e especificidade equivalentes ao tradicional Videodeglutograma, em muitas de suas variáveis.[10,11]

Inicialmente é realizada uma avaliação das estruturas relacionadas com o processo de deglutição, com ênfase para a anatomia da cavidade nasal, rinofaringe, orofaringe, hipofaringe e laringe; seguida da avaliação da sensibilidade das estruturas responsáveis pela deglutição; e avaliação dos pares de nervos cranianos envolvidos no processo de deglutição, tanto na sua via aferente, quanto na via eferente.[5,7,10]

O serviço de Disfagia da Divisão de Clínica Otorrinolaringológica do Hospital das Clínicas da Faculdade de Medicina da Universidade de São Paulo utiliza um protocolo de avaliação clínica e funcional da deglutição, realizado pelo médico otorrinolaringologista e acompanhado pelo fonoaudiólogo. Inicialmente procedem-se anamnese e exame físico específicos, com ênfase para os órgãos fonoarticulatórios e pares cranianos relacionados com o processo de deglutição. Segue-se a realização do exame de FEES e discussão conjunta quanto à gravidade da disfagia e a proposta terapêutica para cada caso (Fig. 9-14).[5]

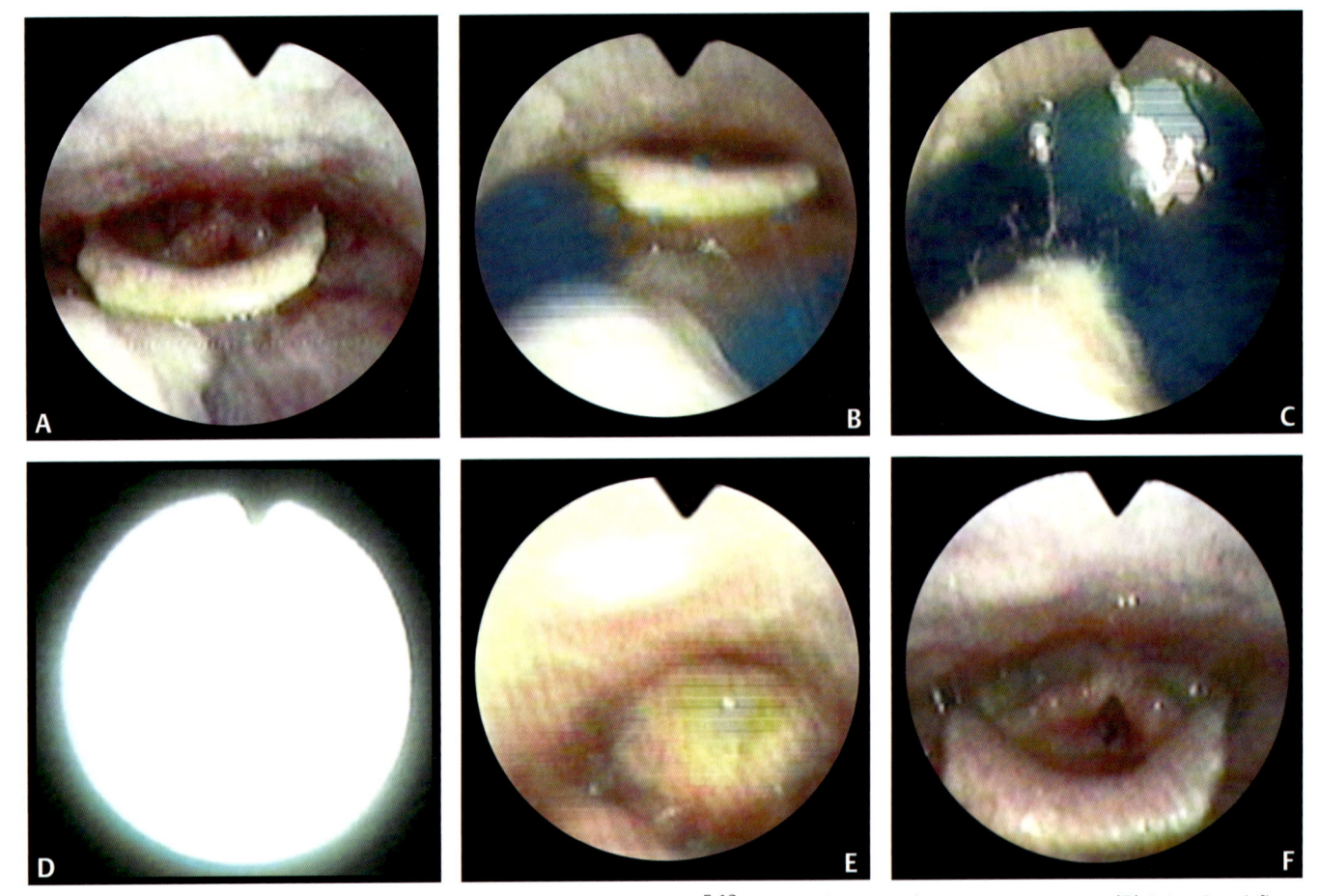

Fig. 9-14. Aspecto endoscópico normal da fase faríngea da deglutição.[5,12] (**A**) Hipofaringe e laringe em repouso. (**B**) Primeira visão do bolo. (**C**) Início da retroversão da epiglote. (**D**) Contração faríngea (*white out*). (**E**) Relaxamento faríngeo – retorno da epiglote. (**F**) Hipofaringe e laringe após a deglutição.

PASSOS DO EXAME

Avaliação Estrutural

Na primeira etapa do exame de FEES, realiza-se uma avaliação estrutural do trato aerodigestivo alto, com ênfase para a postura, tônus, mobilidade e sensibilidade das estruturas envolvidas no processo de deglutição.[5]

O aparelho de nasofibroscopia é introduzido pela fossa nasal mais ampla do indivíduo, sem a utilização de anestesia tópica, para não interferir na sensibilidade faringolaríngea. Nessa parte, avaliam-se o aspecto da mucosa, presença de desvios septais, anatomia das conchas nasais, meatos e recessos. Dando sequência, realiza-se avaliação da rinofaringe e do fechamento velofaríngeo à fonação e à deglutição, sendo possível observar comprometimento velofaringeo, inclusive com presença de refluxo nasal de conteúdo salivar (Fig. 9-15).[5,9,11,12]

Após avaliar a mobilidade do véu, o aparelho desce em direção à hipofaringe e laringe, sendo avaliados: anatomia da base da língua, valéculas, recessos piriformes e região retrocricóidea (Fig. 9-16); bandas ventriculares, mobilidade das pregas vocais e condições do fechamento glótico, além da região subglótica (Fig. 9-17). Neste momento realiza-se a avaliação da sensibilidade faringolaríngea com o toque do aparelho em estruturas de hipofaringe e laringe, e observação da ocorrência do reflexo de adução glótica.[5,9,12,13]

Durante essa fase, também é avaliada a presença de estase salivar e a capacidade de clareamento de saliva e de possíveis secreções, sinais de aspiração salivar (Fig. 9-18) e sinais sugestivos de refluxo faringolaríngeo (Fig. 9-19).[5,12]

Pede-se, então, ao paciente fonar vogal "I" para a avaliação da mobilidade das pregas vocais e do fechamento glótico (completo ou incompleto) (Fig. 9-20).

Após a avaliação da anatomia e mobilidade das pregas vocais, é testada a sensibilidade do paciente, por meio do toque da ponta do aparelho de nasofibroscopia em regiões da epiglote, pregas ariepigóticas e bandas ventriculares, avaliando-se a ocorrência do reflexo de adução glótica.[5,9,12]

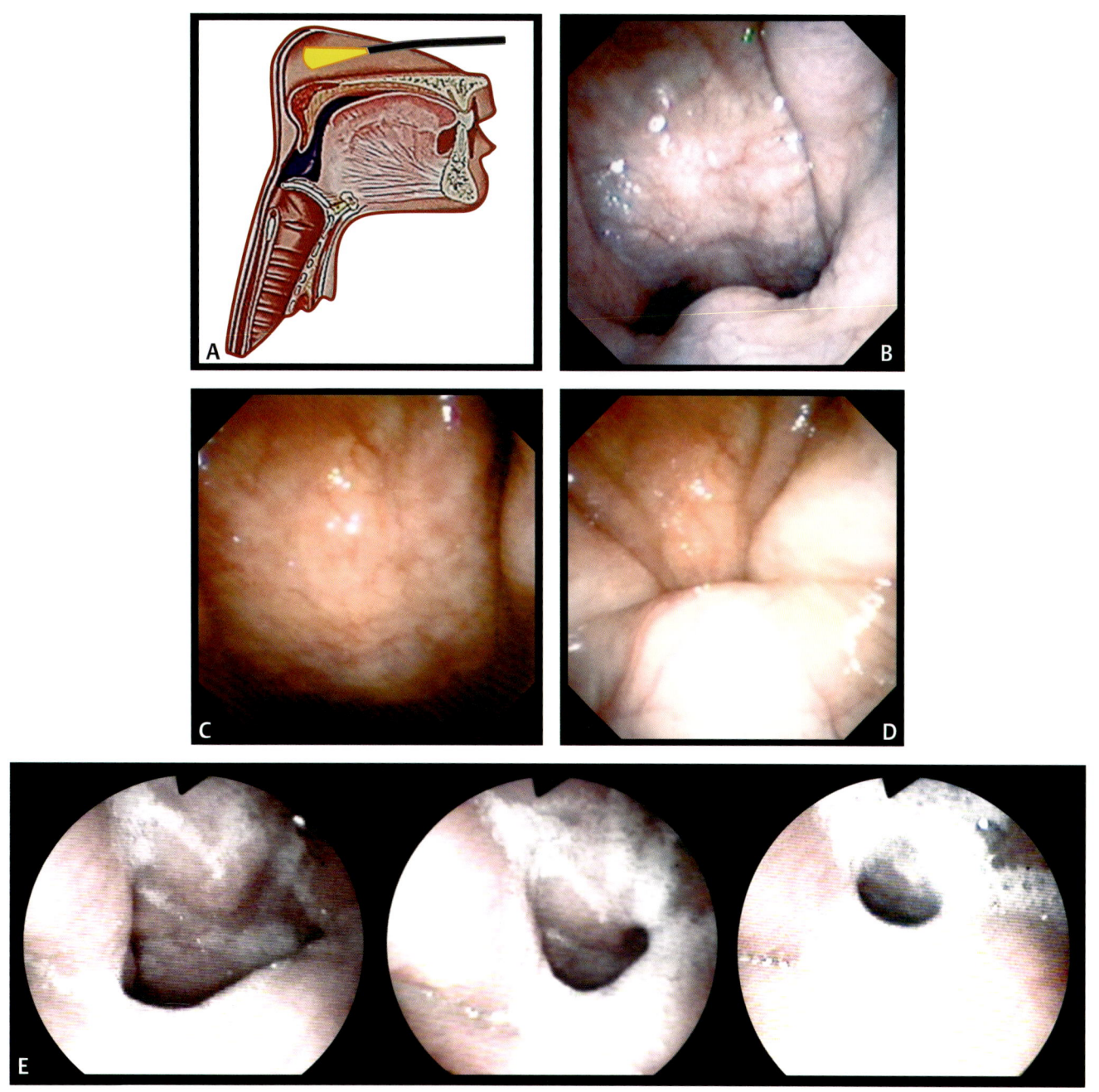

Fig. 9-15. Avaliação anatômica da região de rinofaringe e fechamento velofaríngeo.[5] (**A**) Visão esquemática. (**B**) Visão endoscópica. (**C**) Visão endoscópica em repouso. (**D**) Visão endoscópica em contração. (**E**) Fechamento velofaríngeo incompleto – refluxo nasal de saliva. (Incompetência velofaríngea: pós-operatório de exérese de *glomus* júgulo-timpânico à direita.)

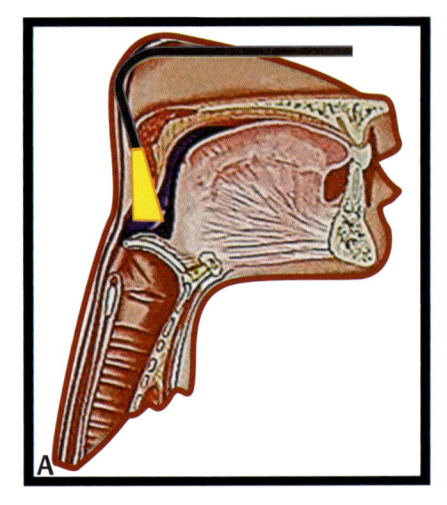

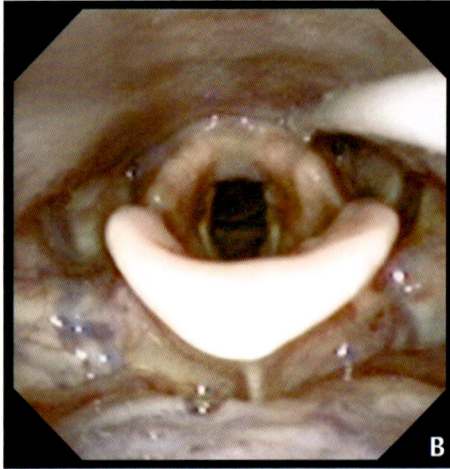

Fig. 9-16. Avaliação anatômica da região de hipofaringe.[5] (**A**) Visão esquemática. (**B**) Visão endoscópica.

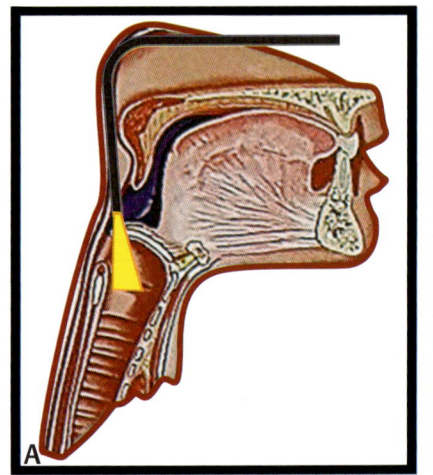

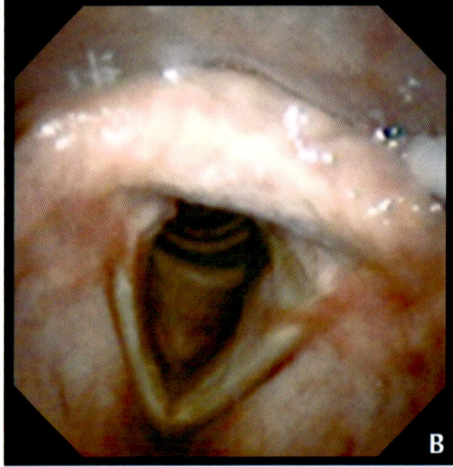

Fig. 9-17. Avaliação anatômica da laringe.[5] (**A**) Visão esquemática. (**B**) Visão endoscópica da laringe.

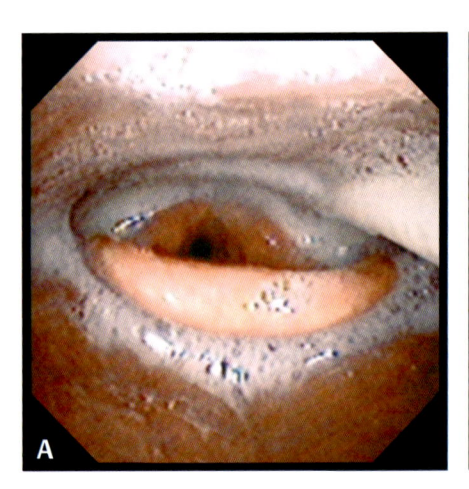

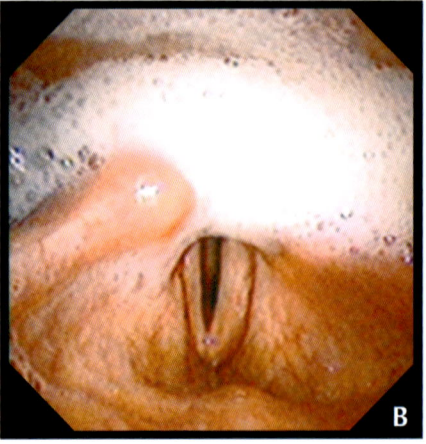

Fig. 9-18. Estase salivar e aspiração salivar. (**A**) Estase salivar em recessos piriformes e parede posteiror de faringe.
(**B**) Penetração salivar e risco de aspiração.

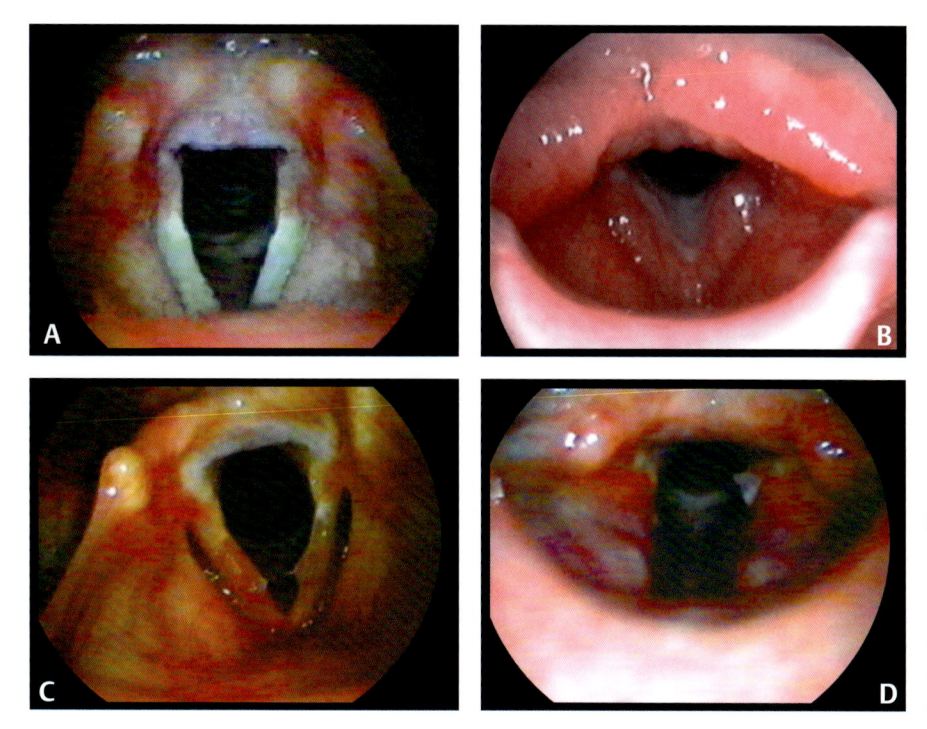

Fig. 9-19. Sinais laríngeos sugestivos de lesão por refluxo gastroesofágico. (A) Paquidermia. (B) Laringite difusa. (C) Cordite bilateral, hiperemia laríngea difusa. (D) Granuloma de processo vocal de aritenoide à esquerda, erosão mucosa em processo vocal da aritenoide direita.

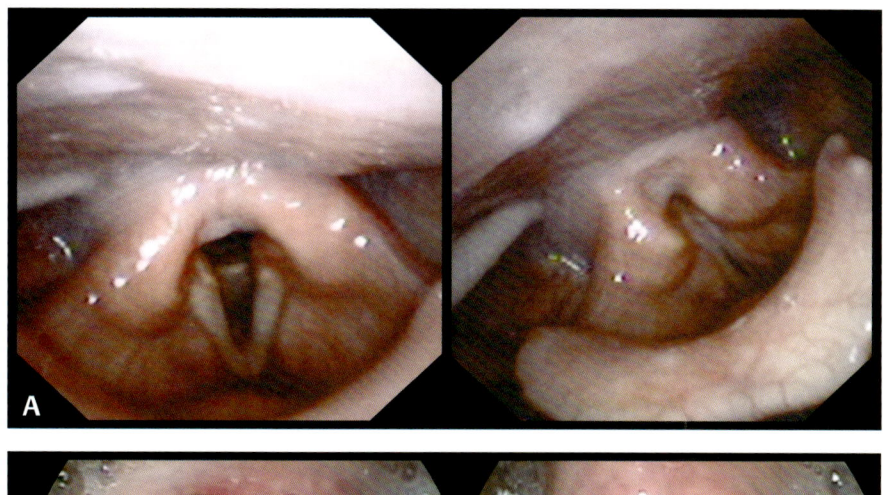

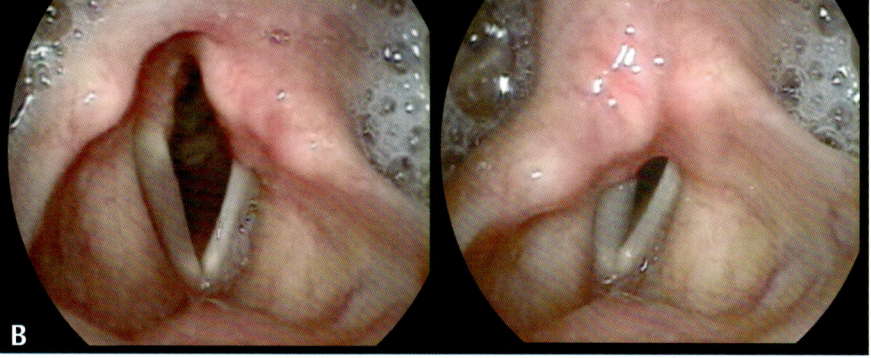

Fig. 9-20. Avaliação da mobilidade das pregas vocais e do fechamento glótico. (A) Mobilidade preservada das pregas vocais, formação de fenda fusiforme anterior à fonação sustentada. (B) Paralisia de prega vocal esquerda em posição paramediana, associado a desnivelamento e formação de fenda glótica à fonação sustentada.

Avaliação Funcional

Na segunda etapa do exame, realiza-se a avaliação funcional da deglutição propriamente dita, sendo observadas as capacidades e limitações relacionadas com a deglutição. São oferecidas ao paciente quantidades e consistências progressivas de bolos alimentares corados com corante alimentar – anilina azul comestível, nas consistências de líquido, líquidos engrossado, pastoso e sólido. Para atingir as consistências de líquido engrossado e pastoso utiliza-se o espessante alimentar à base de amido adicionado à água filtrada em temperatura ambiente (Fig. 9-21). Os bolos alimentares geralmente oferecidos aos indivíduos são: líquidos (5 mL, 10 mL e goles livres); líquidos engrossados (5 mL, 10 mL e goles livres); pastosos (5 mL e 10 mL) e sólidos (amostra livre de biscoito).[5,9,10,12]

O paciente é posicionado adequadamente, sendo orientado a manter uma leve flexão do segmento cefálico, simulando o que ocorre durante uma refeição (Fig. 9-22). Quanto aos pacientes acamados, as avaliações são realizadas com o decúbito o mais elevado possível, tentando aproximar-se de 90°.[5,10,12]

A sequência em relação à consistência e quantidade do alimento oferecido varia de acordo com os dados obtidos na anamnese e no decorrer da avaliação clínica. Em alguns casos de maior gravidade observada na avaliação estrutural, a oferta de alimento é contraindicada para não expor o paciente a um risco desnecessário de aspiração, aguardando a evolução clínica para reavaliação.[5-12]

Para a avaliação funcional da deglutição o aparelho de nasofibroscopia é posicionado mais superiormente na faringe, obtendo uma visão panorâmica, posterior e inferiormente à úvula (Fig. 9-23). Considerando-se que, no momento da deglutição, a laringe se eleva e se anterioriza, busca-se evitar o toque do aparelho nas estruturas faringolaríngeas, que pode desencadear o reflexo nauseoso, com consequente comprometimento da dinâmica da deglutição.[5,11,12]

Ao ocorrer o momento específico da deglutição, e a contração das paredes faríngeas sobre o aparelho de nasofibroscopia, observa-se um bloqueio à passagem da luz, com reflexão da mesma no olho do observador e, consequentemente, o impedimento da visualização direta dos eventos da deglutição. Este momento é denominado 'fase de clarão' ("*white out*") (Fig. 9-24).[5,10]

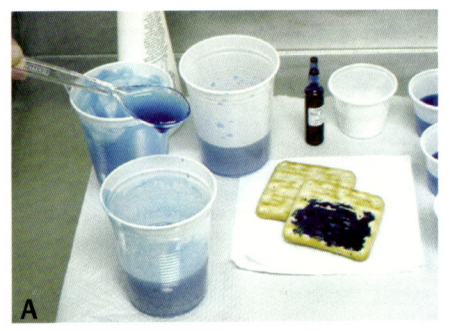

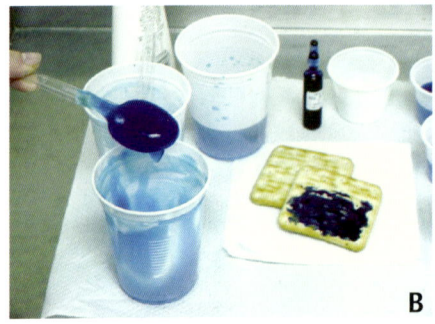

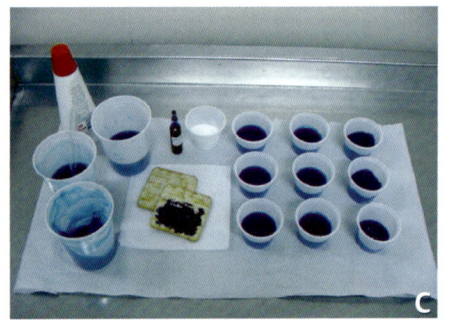

Fig. 9-21. Preparo das consistências de líquido, líquidos engrossado, pastoso e sólido.[5] (**A**) Consistência líquida. (**B**) Consistência pastosa. (**C**) "Kit" de consistências para avaliação funcional da deglutição.

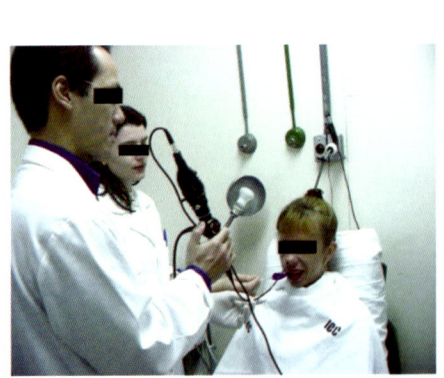

Fig. 9-22. Posicionamento do indivíduo: sentado, com controle do segmento cefálico em leve ventroflexão.[5]

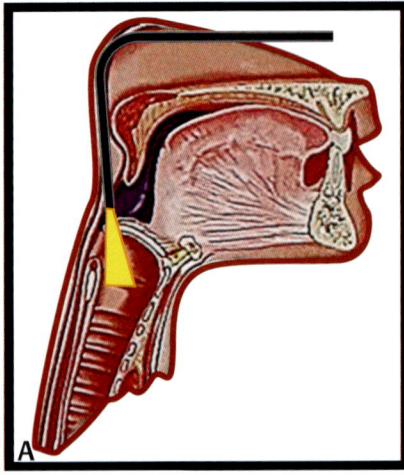

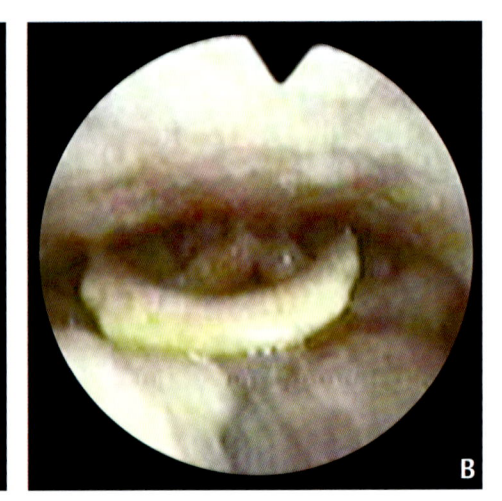

Fig. 9-23. Visão panorâmica do aparelho de fibronasofaringolaringoscopia no momento da deglutição.[5] (**A**) Visão esquemática. (**B**) Visão endoscópica panorâmica.

Os principais eventos da fase oral observados pela FEES são:

- Mobilidade da base da língua.
- Contenção do alimento na cavidade oral.
- Ocorrência do escape precoce – escape prematuro do alimento da cavidade oral para a hipofaringe antes da ocorrência da propulsão oral do bolo alimentar (Fig. 9-25).[5,12]

Os principais eventos da fase faríngea observados pela VED são:[5,12]

- Refluxo nasal do bolo alimentar.
- Presença de resíduos após a deglutição (Fig. 9-26).
- Ocorrência de penetração (presença do alimento no vestíbulo laríngeo, sem ultrapassar o nível das pregas vocais) (Fig. 9-27).
- Ocorrência de aspiração (alimento passa abaixo do nível das pregas vocais) (Fig. 9-28).
- Ocorrência de reflexo de tosse ou pigarro.
- Número de deglutições necessárias para o clareamento completo ou parcial do bolo alimentar.

Durante a realização da FEES são testadas manobras posturais facilitadoras e de proteção das vias aéreas durante a oferta alimentar. Este momento do exame é imprescindível para orientar o programa de reabilitação do paciente disfágico. Desta forma, as manobras são testadas objetivamente e avaliadas como eficazes ou ineficazes em auxiliar a deglutição dos resíduos (por exemplo: deglutição com esforço; deglutições múltiplas; alternância de consistências alimentares – oferta de líquido para auxiliar a deglutição do resíduo sólido) e em prevenir a ocorrência da penetração e aspiração (por exemplo: manobra de cabeça abaixada, manobra supraglótica ou super-supraglótica).[5,9,14]

CLASSIFICAÇÃO

Podemos classificar a disfagia em leve, moderada e grave de acordo com alguns parâmetros:[13]

A) **Deglutição normal:** contenção oral normal, reflexos presentes, ausência de estase salivar, alimentar e aspiração, menos de três tentativas de propulsão para clareamento do bolo;

Fig. 9-24. Fase do Clarão ou *White out*.[5] (A) Visão esquemática. (B) Visão endoscópica.

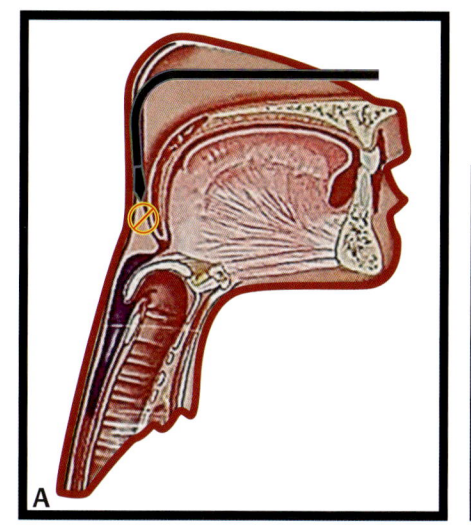

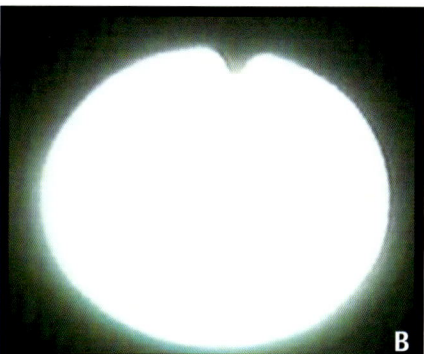

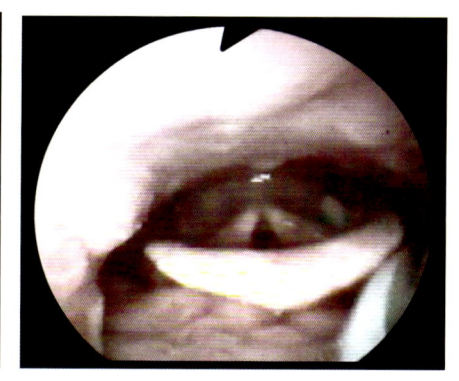

Fig. 9-25. Escape precoce por região esquerda da hipofaringe.

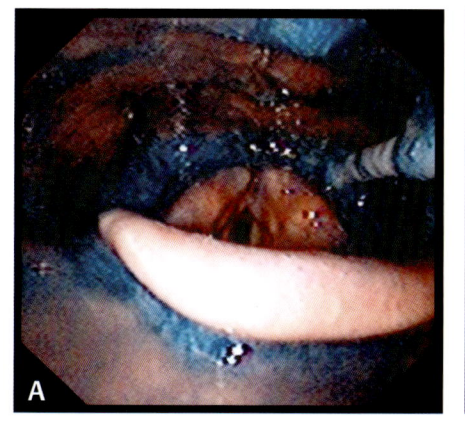

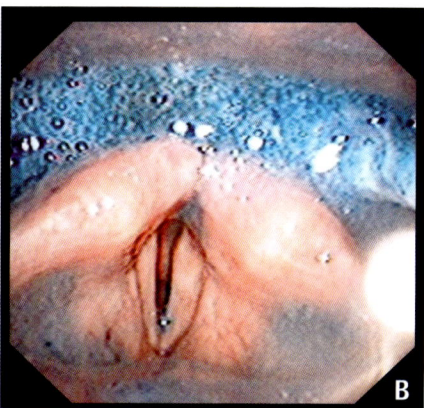

Fig. 9-26. (A) Resíduos em recessos faríngeos pós-deglutição. (B) Resíduos retrocricóideos.

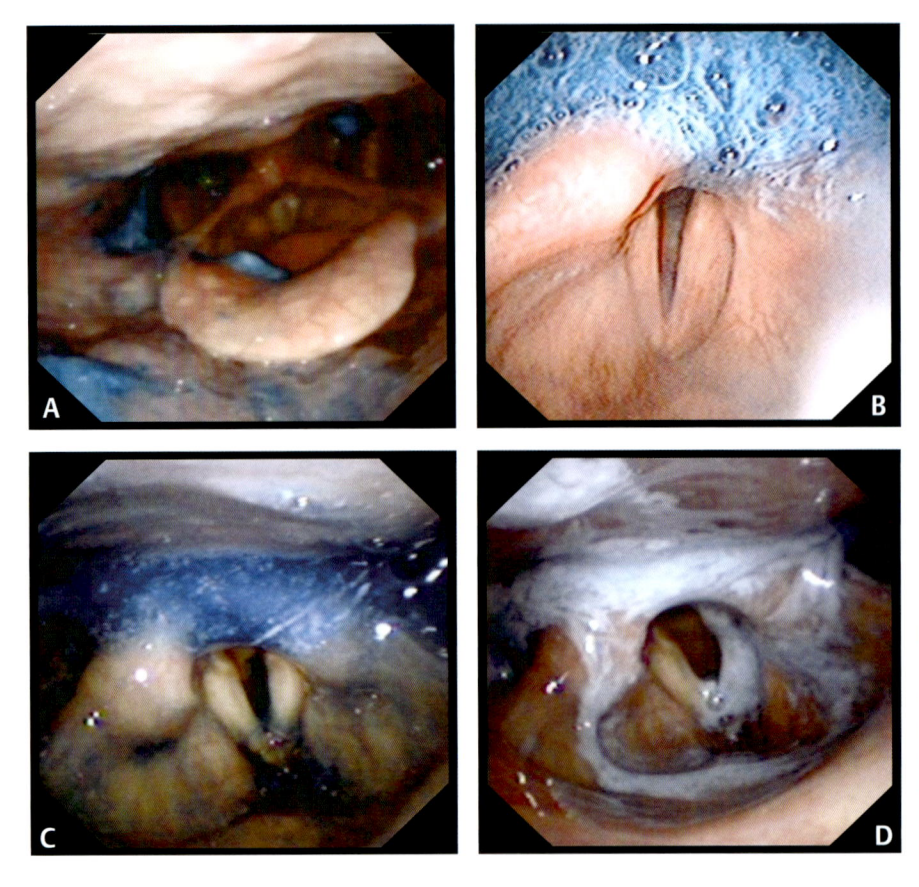

Fig. 9-27. (**A**) Penetração em face laríngea da epiglote. (**B**) Penetração pela região interaritenóidea. (**C**) Penetração pelas pregas ariepiglóticas e região retrocricóidea, seguida de aspiração. (**D**) Penetração pelas pregas ariepiglóticas e região retrocricóidea, seguida de aspiração.

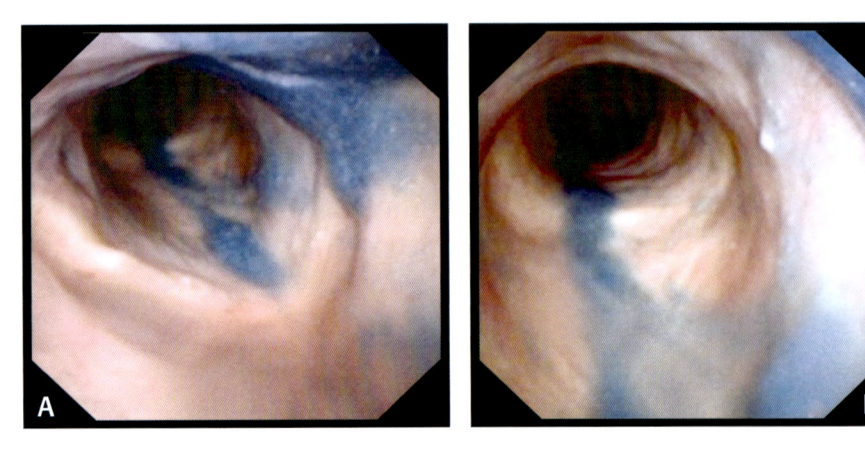

Fig. 9-28. (**A**) Aspiração. (**B**) Aspiração – realização de traqueoscopia.

B) **Disfagia leve:** estase salivar em pequena quantidade, mais do que 3 tentativas de propulsão alimentar para cada consitência testada, presença de pequena quantidade de resíduos, mas sem penetração ou aspiração do alimento.

C) **Disfagia moderada:** estase salivar em moderada quantidade e mais do que 3 deglutições para cada consistência testada, presença de residudos em maior quantidade e diminuição da sensibilidade faringolaringea com penetração em vestíbulo laríngeo. Não há aspiração do alimento.

D) **Disgafia grave:** estase salivar abundante, até mesmo com presença de saliva em região subglótica, propulsão alimentar muito baixa ou inexistente, regurgitação nasal e aspiração do alimento ofertado.

Por fim, as observações feitas durante as duas etapas da VED permitem a classificação endoscópica da gravidade da disfagia orofaríngea. Baseado em todos os achados anteriores, Macedo Filho *et al.*[14] propõem uma classificação da gravidade, utilizando os seguintes critérios:

- *Grau 0:* exame normal.
- *Grau I (leve):* estase pequena pós-deglutição, menos de três tentativas para propulsão do bolo, ausência de regurgitação nasal.
- *Grau II (moderado):* estase salivar moderada, maior estase pós-deglutição, mais de três tentativas para a propulsão do bolo, regurgitação nasal, redução da sensibilidade laríngea, mas sem aspiração.

- *Grau III (grave):* grande estase salivar, aumento da quantidade de resíduos pós-deglutição, propulsão débil ou ausente, regurgitação e aspiração traqueal.

São consideradas vantagens do exame de FEES:[5,12,14]

- Não utiliza radioatividade e nem ingesta do contraste baritado.
- Resultado imediato, incluindo a liberação ou contraindicação da dieta via oral.
- Não há contraindicação formal.
- Exame com capacidade portátil e de fácil manipulação.
- Procedimento realizado em qualquer ambiente (hospitalar: unidade de terapia intensiva ou semi-intensiva, enfermaria e ambulatório; como também externamente: domicílio, casas de repouso, pacientes em esquema de *Home care*).
- Alterações posturais não comprometem a avaliação, uma vez que a posição do paciente encontre-se na sua fisiologia natural.

São consideradas desvantagens do exame de FEES:[5,12,14]

- Não visualização da fase oral da deglutição e da fase esofágica (apenas dados indiretos aferidos sobre as mesmas).
- Perda da visualização no momento exato da contração faríngea, durante a fase faríngea da deglutição, denominado "fase de clarão" ou *white-out*.
- Difícil quantificar a aspiração, prescrição feita por indícios.
- São considerados riscos do exame de fibronasofaringolaringoscopia: laceração da mucosa, epistaxe, reação vasovagal, laringospasmo entre outros.

PROPOSTAS TERAPÊUTICAS

Uma vez estabelecido o diagnóstico do paciente, pontuam-se as condutas terapêuticas frente ao caso:

- *Medidas preventivas e de reabilitação:* fonoterapia (modificações dietéticas, manobras e ajustes posturais, manobras de proteção das vias aéreas inferiores, terapias facilitadoras, medidas de higiene oral).[14]
- *Avaliação da via de alimentação:* segurança da alimentação por boca, necessidade de vias alternativas de alimentação (sonda gastroenteral, sonda nasoenteral; gastrostomia, jejunostomia).[13]
- *Avaliar a necessidade de condutas clínicas e/ou cirúrgicas específicas:* tratamento clínico do refluxo gastroesofágico/faringolaríngeo; medicações xerostômicas; aplicação de toxina botulínica (glândulas salivares/musculatura cricofaríngea); cirurgias facilitadoras do trânsito alimentar (miotomia do cricofaríngeo, elevação laríngea), cirurgias que visam à redução do volume salivar (submandibulectomia associada à ligadura dos ductos parotídeos), cirurgias protetivas de vias aéreas (tireoplastia, separação laringotraqueal), entre e outras.[13,15,16]

CONCLUSÃO

A avaliação endoscópida da deglutição (FESS) permite observar a eficácia da deglutição e a integridade dos mecanismos de proteção das vias aéreas durante a oferta de alimentos de diversas consistências e quantidades, sob visão direta pelo aparelho de nasofibroscopia. Trata-se de um método objetivo que complementa a avaliação clínica e detecta alterações anatômicas e/ou funcionais das estruturas envolvidas nas fases oral e faríngea da deglutição.[5,9,11,14]

REFERÊNCIAS BIBLIOGRÁFICAS

1. Humbert IA, Robbins J. Dysphagia in the elderly. *Phys Med Rehabil Clin N Am* 2008;19(4):853-66.
2. Perlman AL, Schulze-Delrieu K. *Deglutition and its disorders*. San Diego: Singular Publishing group, Inc; 1997. cap. 1. p. 1-13.
3. Barros AP, Dedivitis RA, De Sant'ana RB. *Deglutição, voz e fala*. São Paulo: Dilivros. cap. 2. p. 3-18.
4. Marquesan ID. Deglutição - normalidade. In: Furkin AM, Santini CS. *Disfagias orofaríngeas*. São Paulo: Pró-Fono; 1999. p. 3-18.
5. Santoro PP, Furia CL, Forte AP et al. Otolaryngology and speech therapy evaluation in the assessment of oropharyngeal dysphagia: a combined protocol proposal. *Braz J Otorhinolaryngol* 2011;72(2):201-13.
6. Jacobi JS, Levy DS, Silva LMC. *Disfagia, avaliação e tratamento*. Rio de Janeiro: Livraria e Editora Revinter. 2003. cap. 1. p. 3-17.
7. Santoro PP, Bohadana SC, Tsuji DH. Fisiologia da deglutição. In: *Tratado de otorrinolaringologia*. São Paulo: Editora Roca; 2003. p. 768-82, v. 1.
8. Quill TE. Utilization of nasogastric feeding tubes in a group of chronically ill, elderly patients in a community hospital. *Archives of International Medicine* 1989;149:1937-41.
9. Langmore SE, Schatz K, Olsen N. Fiberoptic endoscopic examination of swallowing safety: a new procedure. *Dysphagia* 1988;2:216-9.
10. Santoro, PP. Avaliação funcional da deglutição por fibronasofaringolaringoscopia na doença de parkinson: aspectos qualitativos e quantitativos [tese de Doutorado]. São Paulo: Faculdade de Medicina da Universidade de São Paulo; 2003, 164p.
11. Leder SB, Murray JT. Fiberoptic endoscopic evaluation of swallowing. *Phys Med Rehabil Clin N Am* 2008;19:787-801.
12. Santoro PP, Tsuji DH, Lorenzi MC, Ricci F. A utilização da videoendoscopia da deglutição para a avaliação quantitativa da duração das fases oral e faríngea da deglutição na população geriátrica. *Arq Otorrinolaringol* 2003;7(33):181-7.
13. Manrique D, Santoro PP. Sialorréia e xerostomia. In: *Otorrinolaringologia, baseada em sinais e sintomas*. São Paulo: Fundação Otorrinolaringologia, 2011. p. 143.
14. Macedo Filho E, Gomes GF, Furkim AM. *Manual de cuidados do paciente com disfagia*. São Paulo: Lovise, 2000. 127p.
15. Santoro PP. Tratamento medicamentoso da sialorréia. In: *Deglutição, voz e fala nas alterações neurológicas*. Rio de Janeiro: DiLivros Editora Ltda; 2013. p. 37-45.
16. Santoro PP. Tratamento cirúrgico da aspiração crônica. In: *Disfagias orofaríngeas*. Barueri: Pró-Fono; 2008. p. 207-34.

Seção 9-3
AVALIAÇÃO ENDOSCÓPICA DA DEGLUTIÇÃO (FEES) NA INFÂNCIA

Elza Maria Lemos ▪ Roberta Ismael Dias Garcia ▪ Patricia Paula Santoro

INTRODUÇÃO

A deglutição é um processo fisiológico ordenado, que transfere a saliva ou o material ingerido da boca ao estômago.[1] Para que ocorra de maneira coordenada, são necessárias inúmeras estruturas anatômicas integradas por um complexo controle multissináptico (Fig. 9-29).[2]

A primeira função da faringe é a respiração, seguida da alimentação suficiente para a sobrevivência. Qualquer distúrbio de sucção – coordenação entre sucção, deglutição e respiração – ou no controle neuromuscular para a propulsão do leite materno para a faringe, esôfago e estômago, pode desencadear uma situação de risco, que deverá ser

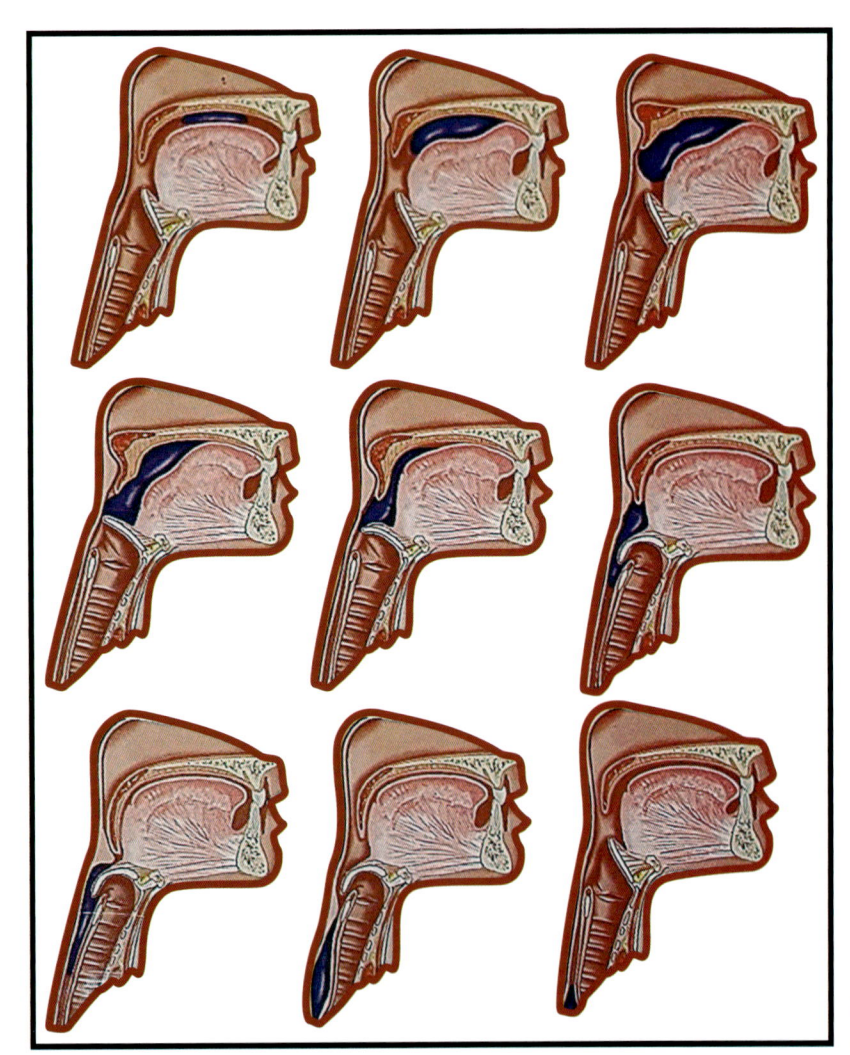

Fig. 9-29. Representação esquemática do processo de deglutição normal.

identificada e controlada. Com o avanço tecnológico de medicações, equipamentos e aprimoramento técnico das equipes que atuam junto aos pacientes, aumentou a sobrevivência de crianças pré-termo e/ou termo com sequelas neonatais.[3-5]

A prevalência de transtornos alimentares em crianças com desenvolvimento típico é de 25 a 45%, e com distúrbios do desenvolvimento de 33 até 80%.[6,7]

A disfagia decorre do comprometimento da deglutição com consequente desnutrição, pneumonias de repetição e problemas pulmonares crônicos, decorrentes da aspiração traqueal, levando a internações reincidentes em neonatos e crianças.

A disfagia neurogênica compreende as alterações da deglutição que ocorrem em razão de uma doença neurológica, com os sintomas e as complicações decorrentes do comprometimento sensório-motor dos músculos envolvidos no processo da deglutição. No entanto a disfagia mecânica, apesar da integridade do sistema nervoso central (SNC), apresenta ausência ou alterações sequelares de estruturas do sistema estomatognático, ocasionando distúrbios alimentares nas crianças. Várias afecções neurológicas cursam com disfagia orofaríngea, que é subdiagnosticada. As mais comuns são as encefalopatias crônicas, não progressivas e progressivas, acompanhadas de crises epilépticas de difícil controle, síndromes, doenças neuromusculares degenerativas, tumores cerebrais e traumatismo cranioencefálico.[8,9]

Condições inflamatórias e anatômicas, como refluxo, doenças respiratórias generalizadas, anomalias anatômicas do trato aerodigestivo superior, devem ser descartadas em crianças neurologicamente afetadas porque podem agravar a disfagia orofaríngea.[5]

A correlação entre prematuridade, condições médicas complexas e distúrbios alimentares em crianças é bem estabelecida.[10,11]

Das afecções estruturais faciais, as mais comuns em berçários de alto risco são as fissuras labiopalatinas, sequência de Pierre Robin, hipoplasias e atresias de coanas. Portanto, os pacientes com essas afecções deverão ser investigados quanto aos distúrbios da deglutição, mesmo antes das suas manifestações.

São necessárias ações preventivas por uma equipe multidisciplinar integrada, visando a minimizar as complicações da disfagia.[5]

EVOLUÇÃO DA DEGLUTIÇÃO

Deglutição no Feto

Entre 13ª a 14ª semana abre e fecha a boca, protrui a língua, abre e fecha as mãos. Na 15ª a 18ª semana inicia padrões de sucção e deglutição. Entre 18ª a 24ª semana ocorre o padrão imaturo de sucção "*suckling*". Na 28ª semana pode ocorrer o reflexo de mordida (fásico). Entretanto na 34ª semana é capaz de coordenar sucção e deglutição. Com 37ª semanas coordena sucção, deglutição e respiração e passa a apresentar o reflexo de tosse.[12]

Nascimento a Termo

Apresenta a cavidade oral pequena. A língua ocupa a maior parte da cavidade oral e projeta-se para frente. As bolsas de gordura na região das bochechas facilitam a sucção, evitando muito esforço durante as mamadas. A proximidade entre a língua e o palato mole, a epiglote, a faringe e a laringe promovem e facilitam a respiração nasal. A sucção caracteriza-se pelos movimentos anterior e posterior da língua (esse reflexo desaparece entre 4 a 6 meses). A partir dos 3 ou 4 meses o lactente passa a respirar pelo nariz e pela boca. Entre 3 a 6 meses ocorrem as seguintes mudanças: a mandíbula desce, bolsas de gordura bucal são reabsorvidas, aumenta o espaço intraoral. A mandíbula sobe e desce, e a língua acompanha, mas sem lateralizar. Ocorre maior vedamento labial e reforço da musculatura oral. Aos 9 meses consegue manusear bem as texturas e colher. Aos 12 meses bebe em copo e não utiliza mais o padrão primário de sucção. Dos 6 aos 12 meses inicia a dentição, seguida de movimento rotatório da mandíbula e lateralização da língua.[13,14]

PATOGÊNESE

A disfagia orofaríngea deve ser entendida como um distúrbio de deglutição com sinais e sintomas específicos, caracterizados por alterações em qualquer etapa e/ou entre as etapas da dinâmica da deglutição.

O sinal de penetração (saliva ou alimento acima das pregas vocais) ou aspiração laringotraqueal é um ponto crítico para avaliação da saúde pulmonar das crianças. A patogênese da aspiração e penetração laríngea em crianças disfágicas de origem neurogência ou mecânica tem relação com coordenação entre as fases da deglutição. A aspiração pode acontecer antes, durante e após a deglutição, com causas que podem ser relacionadas com cada um desses momentos (Quadro 9-2).[15]

Quadro 9-2 Etiologia da aspiração[15]

Antes da deglutição	▪ Redução do controle motor oral ▪ Atraso ou ausência do reflexo de deglutição
Durante a deglutição	▪ Redução do fechamento laríngeo ▪ Redução da retroversão da epiglote ▪ Redução da elevação e anteriorização laríngea
Após a deglutição	▪ Redução da contração faríngea ▪ Disfunção do esfíncter esofágico superior ou inferior/RGE ▪ Redução da elevação laríngea ▪ Alterações estruturais

Os seguintes eventos podem estar associados à aspiração: anormalidades específicas da fase faríngea, alteração da coordenação entre deglutição e respiração, dismotilidade esofágica ou refluxo gastroesofágico, que levam à aspiração do conteúdo gástrico. Apesar de controverso, muitas crianças encefalopatas com pneumonias de repetição beneficiam-se com o tratamento medicamentoso ou cirúrgico (fundoplicatura) do refluxo gastroesofágico.

MANIFESTAÇÕES CLÍNICAS

As manifestações clínicas dos distúrbios da deglutição não são específicas de cada etiologia, porém queixas e características comuns são observadas, como dificuldade de alimentação, irritabilidade e/ou fadiga durante a alimentação, recusa alimentar, escape oral, regurgitação nasal, engasgos, sufocação, asfixia, cianose, tosse durante ou após a alimentação, qualidade vocal alterada, choro molhado, voz molhada, mudanças de hábitos alimentares, emagrecimento e vômitos.

Algumas doenças apresentam **risco** de cursarem com disfagia orofaríngea em bebês e crianças (Quadro 9-3).[5]

FEES

A Avaliação Endoscópica da Deglutição – FEES – foi desenvolvida como um adjuvante para Videofluoroscopia (VFC) e para a avaliação dos distúrbios de deglutição em adultos.[16] Dentro de poucos anos, a FEES demonstrou ser um exame instrumental útil em lactentes e crianças para visualizar a cavidade nasal, faringe e estruturas da laringe, bem como para definir alguns aspectos faríngeos da deglutição de secreções e alimentos.[17-19] Mais recentemente, tem sido demonstrado que a FEES é um método valioso e confiável para o diagnóstico e manejo dos distúrbios de deglutição em crianças.[20,21]

Quadro 9-3 Risco para disfagia orofaríngea em bebês e crianças

Sítio anatômico	Doenças
Fossas nasais	▪ Desvio de septo nasal ▪ Hipertrofia de conchas inferiores ▪ Rinossinusite ▪ Polipose nasossinusal ▪ Estenose de recesso piriforme ▪ Neoplasias rinossinusais
Rinofaringe	▪ Hipertrofia de adenoide ▪ Atresia de coana ▪ Insuficiência velofaríngea
Orofaringe	▪ Hipertrofia de tonsilas palatinas ▪ Faringomalacia
Laringe	▪ Laringomalacia ▪ Cistos saculares ▪ Laringocele ▪ Imobilidade de pregas vocais ▪ *Cleft* ou fenda laríngea posterior ▪ Refluxo laringofaríngeo ▪ Papiloma/nódulos/pólipos/cistos de pregas vocais
Subglote	▪ Ulcerações/granulações/edema ▪ Estenose ▪ Cistos ▪ Hemangioma

Quadro 9-3 Risco para disfagia orofaríngea em bebês e crianças (Cont.)

Sitio anatômico	Doenças
Traqueia	- Traqueomalacia - Granuloma suprastomal - Fístula traqueoesofágica - Traqueíte - Compressão extrínseca por vasos - Neoplasia intraluminal - Anel traqueal completo - Estenose traqueal
Brônquios	- Secreções espessas - Brônquio traqueal - Bronquiomalacia - Agenesia brônquica - Corpo estranho

O estudo detalhado é iniciado pela avaliação clínica fonoaudiológica e complementado pelo exame otorrinolaringológico de avaliação endoscópica da deglutição (FEES), sendo capaz de um diagnóstico mais preciso e tratamento adequado, beneficiando o doente.

A avaliação do paciente disfágico através da FEES possibilita a detecção de possíveis alterações anatômicas e/ou funcionais das estruturas envolvidas na deglutição. Avalia, ainda, a eficácia do processo de deglutição e a integridade dos mecanismos de proteção das vias aéreas, por meio da oferta de alimentos de diferentes consistências e quantidades, mantendo-se uma visão direta da região faringolaríngea pelo nasofibrocópio de 3,2 mm ou 2,2 mm.[22-24]

Trata-se de um método seguro, que não envolve radiação ionizante e possibilita e realização de exames seriados, o que facilita a análise da eficácia terapêutica instituída. Pode ser realizado em paciente de qualquer idade, andante, cadeirante ou à beira do leito. Não é necessário jejum, pode-se adotar uma pausa na alimentação de 2 a 3 horas antes do exame para ser um estímulo à aceitação das ofertas alimentares.

Sequência do Exame

Anamnese

Inicialmente é feita uma anamnese dirigida coletando dados da gestação, condições do parto, dados de nascimento, intercorrências. Segue-se perguntando sobre:

- Desenvolvimento neuropsicomotor, estado de alerta, colaboração, comunicação.
- Diagnóstico etiológico.
- Padrão respiratório, presença de estridor, qualidade vocal, Choro intenso durante o exame.
- Quadro pulmonar: ventilação respiratória, IOT prolongada, presença ou não de traqueostomia, dependência de O_2, necessidade de aspirar frequentemente, pneumonias de repetição.
- Via de alimentação: sucção/oral exclusiva, oral parcial ou alternativa/SOG/SNE/GTT.
- Queixas disfágicas, tempo de refeição, quantas vezes ao dia, introdução de consistência.
- Estado nutricional, histórico de peso e crescimento, hidratação, desnutrição.
- Postura, controle da cabeça.
- Medicações em uso.
- Tratamentos clínicos e cirúrgicos, outras complicações.
- Refluxo gastroesofágico: tratamento clínico ou cirúrgico (p. ex.: fundoplicatura) prévio.
- Resultado de exames já realizados.
- Acompanhamento fonoaudiólogo.
- Grau de independência: familiar/cuidador.

Assim, a coleta de dados permite ao avaliador compreender melhor a fisiopatologia da deglutição.[25]

Avaliação clínica

A avaliação clínica é realizada de acordo com a faixa etária, com utensílios usuais para a criança e com diferentes consistências, observando captação, preparo, voracidade, vedamento labial, coordenação, número de deglutições, engasgos ou tosse, dispneia ou cansaço, choro molhado, saída de alimento pela traqueostomia. Observar os bicos de mamadeira, utilizar colheres de silicone e chupetas como ajustes para inicializar a deglutição (Fig. 9-30).

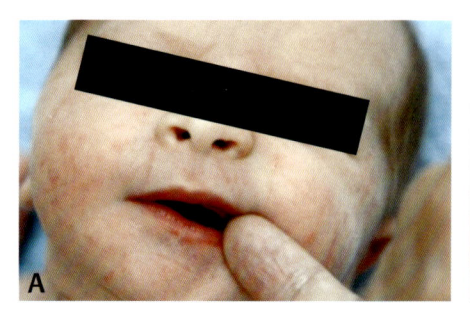

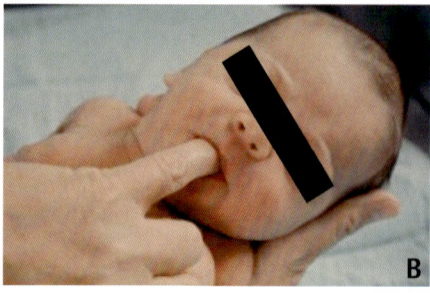

Fig. 9-30. Avaliação clínica. (A) Reflexo de procura: toque nos pontos cardeais. (B) Pesquisa do padrão de sucção por meio da estimulação não nutritiva com o dedo enluvado.

Avaliação dos reflexos orais

- *Reflexo de busca ou procura:* ativado mediante toque na bochecha e, principalmente, nos quatro pontos cardeais dos lábios. Função, localizar o peito.
- *Reflexo de sucção:* desencadeado pelo toque na ponta da língua e papila palatina. Função, para a retirada do leite do seio materno:
  - Pesquisa-se o padrão de sucção durante a estimulação não nutritiva com o dedo enluvado, sentindo-se a força, ritmo, pausa, saturação.
  - Padrão de sucção durante a estimulação nutritiva no seio materno e/ou mamadeira: observando a força, ritmo, pausa, resíduo de leite em cavidade oral e/ou escape de leite extraoral.
- *Reflexo de deglutição:* obtido mediante estímulo do leite na região posterior da língua, palato mole, faringe e epiglote.

Observação dos Reflexos de proteção

- *Reflexo de mordida:* mediante o toque na região interna das gengivas.
- *Reflexo de vômito:* GAG – desencadeado pelo estímulo na ponta da língua quando há negação total da deglutição e tosse.

Avaliação dos pares cranianos

Avaliação dos pares cranianos relacionados com a deglutição: V, VII, IX, X, XI e XII.

Posicionamento do paciente

O paciente é orientado a permanecer em posição sentada, recostado no colo materno, ou na cadeira bebê conforto, ou mesmo na cadeira de rodas, mantendo o tronco na posição habitual (Fig. 9-31).

O nasofibroscópio é introduzido pela fossa nasal mais ampla do paciente, sem a utilização de anestesia tópica, para não interferir na sensibilidade faringolaríngea.[26] No caso do paciente já estar de sonda de alimentação, procurar passar o aparelho pela mesma fossa nasal.

Avaliação instrumental

A rotina de realização do FEES segue os protocolos descritos por Langmore *et al.*[27] e Santoro *et al.*[28]

Primeira etapa

Na primeira etapa do exame realizam-se a avaliação da cavidade nasal, permeabilidade da coana, rinofaringe, integridade do palato (Figs. 9-32 a 9-34), visão panorâmica faringolaríngea (Figs. 9-35 e 9-36), visão laríngea e avaliação da sensibilidade faringolaríngea.[27,29,30] São avaliados os seguintes eventos: presença de estase salivar e ocorrência ou não de aspiração de saliva, avaliação do fechamento glótico e teste da sensibilidade laríngea. Quando a criança colabora, é possível avaliar o fechamento velofaríngeo durante a fonação e deglutição de saliva.

Outra observação importante diz respeito à reação do paciente à passagem do aparelho, através de repulsa e características do choro (forte, fraco ou inexistente).

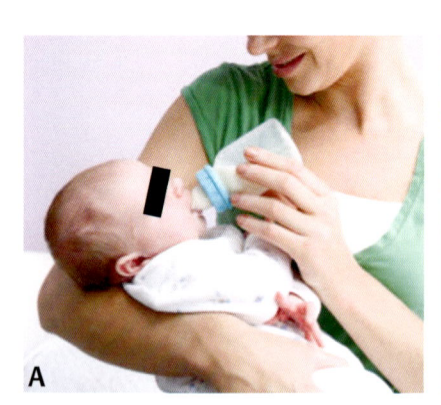

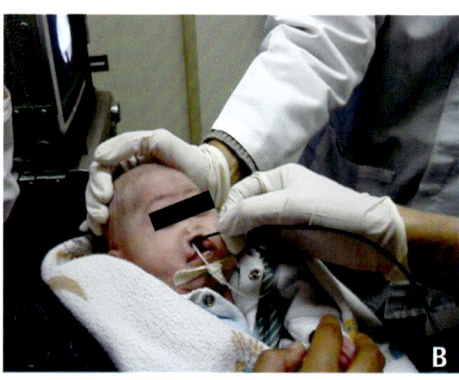

Fig. 9-31. Posicionamento adequado do paciente para a realização do FEES. (A) Recostado no colo materno. (B) Recostado em bebê conforto.

DISTÚRBIOS DA DEGLUTIÇÃO **127**

FEES – Avaliação da Rinofaringe

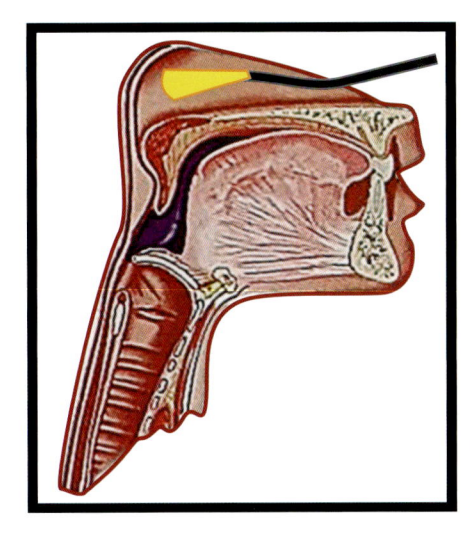

Fig. 9-32. Representação esquemática: posicionamento do aparelho para visualização da rinofaringe.

Aspectos de normalidade

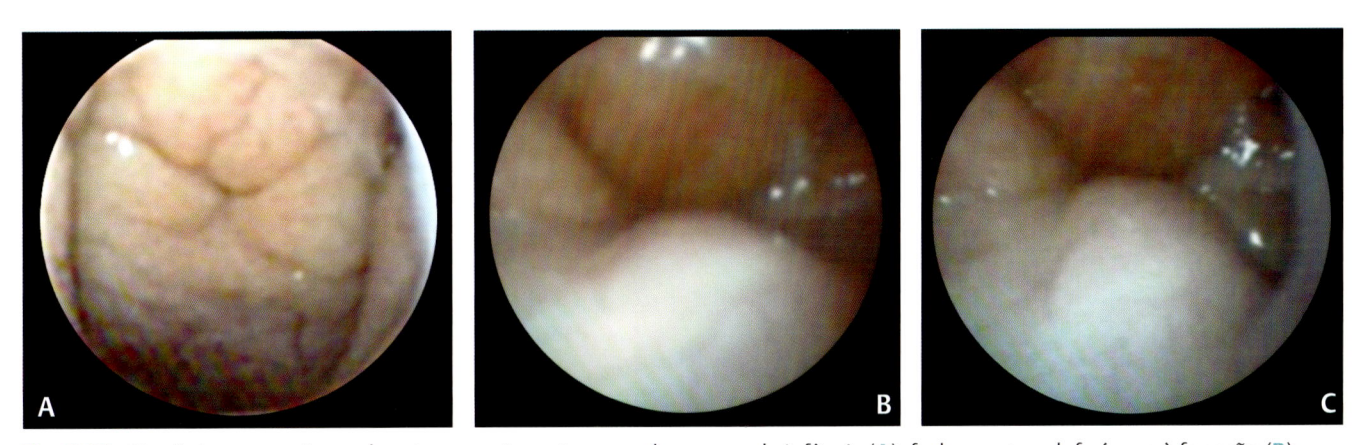

Fig. 9-33. Rinofaringe em criança de sete anos. Aspecto normal na segunda infância (A), fechamento velofaríngeo à fonação (B) e fechamento velofaríngeo à deglutição (C).

Aspectos patológicos

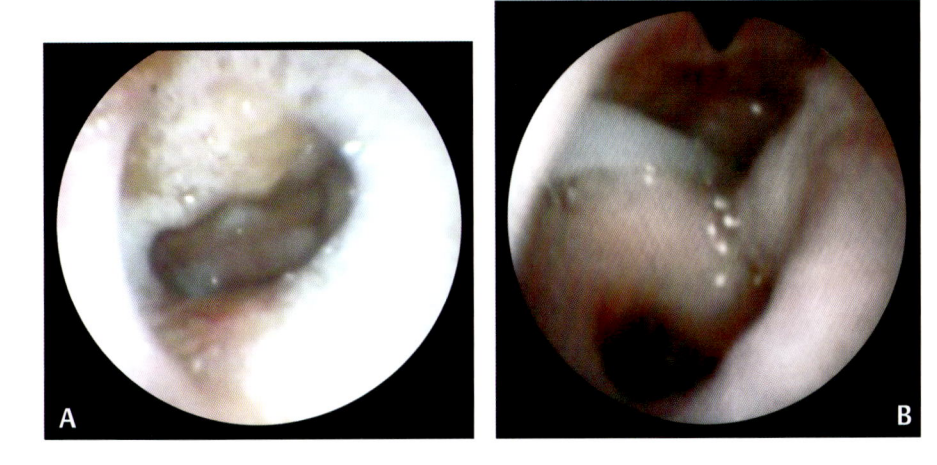

Fig. 9-34. Rinofaringe. (A) Incompetência velofaríngea, presença de saliva na rinofaringe. (B) Insuficiência velofaríngea, sequência de Pierre Robin (fenda palatina).

FEES – Avaliação da Hipofaringe e Laringe

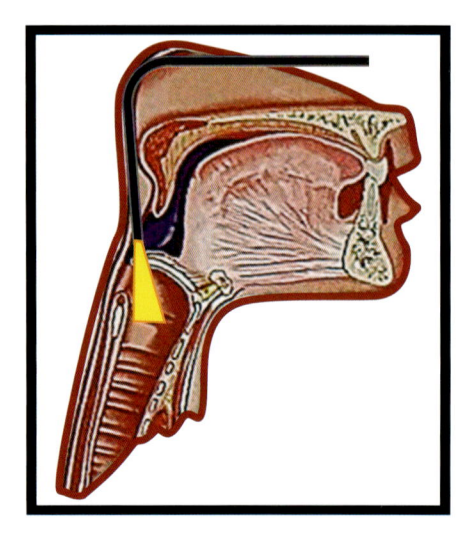

Fig. 9-35. Representação esquemática: posicionamento do aparelho para visualização da hipofaringe e laringe.

Aspectos de normalidade

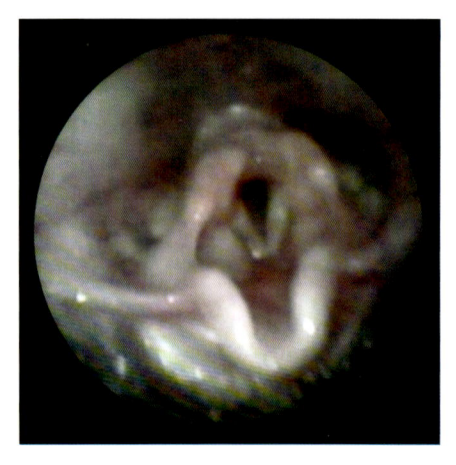

Fig. 9-36. Visão faringolaríngea de aspecto normal.

Aspectos patológicos

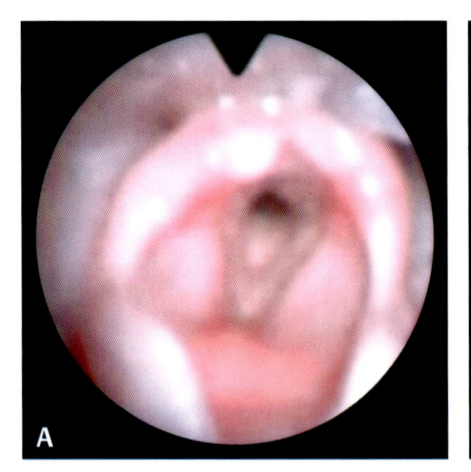

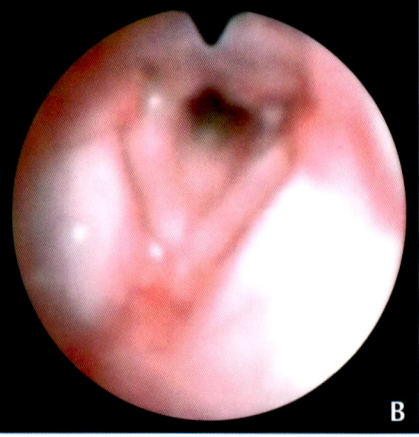

Fig. 9-37. Estenose subglótica: criança, sexo feminino, 1 ano e 7 meses, Sd de Down. (**A**) Pneumonias de repetição com episódios de IOT. (**B**) Mesma criança, visão aproximada da estenose subglótica.

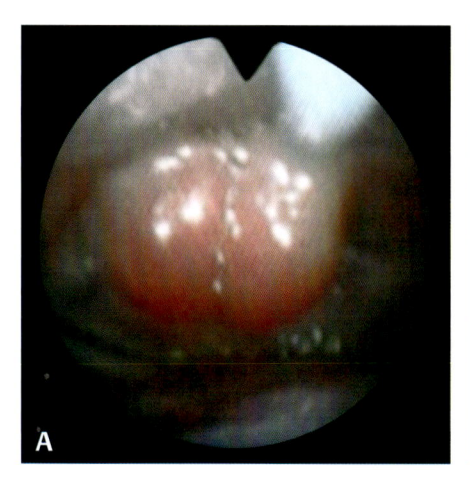

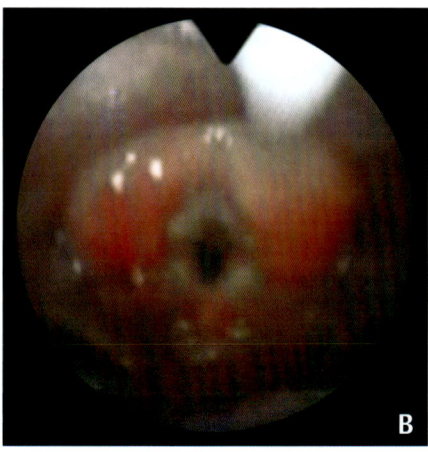

Fig. 9-38. Malformação laríngea: criança, sexo masculino, 9 meses, sequência de Pierre Robin – Broncopneumonias de repetição. Agenesia da supraglote. (A) Laringe em adução. (B) Laringe em abdução.

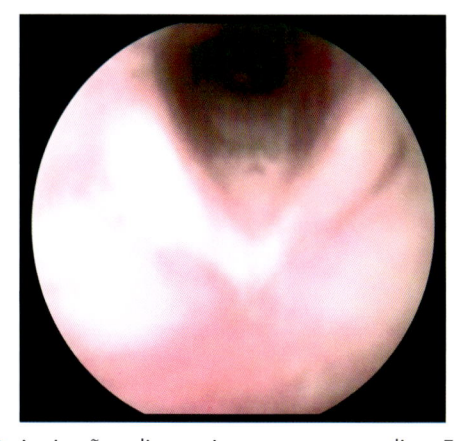

Fig. 9-39. Aspiração salivar: criança, sexo masculino, 5 anos, lesão axonal difusa (aspecto sequelar).

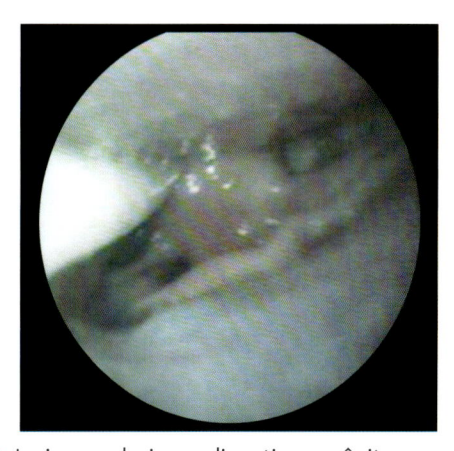

Fig. 9-40. Laringomalacia: cardiopatia congênita com estridor, disfagia orofaríngea.

Segunda etapa

Na segunda etapa do exame o nasofibroscópio é posicionado na porção mais superior na faringe, posterior à úvula, acima do topo da epiglote.

São observadas as capacidades e limitações relacionadas com a deglutição, ofertando-se amostras alimentares com volumes controlados, nas consistências: líquido, líquido espessado, pastoso e sólido, de acordo com a idade e familiaridade.[25]

São observados parâmetros qualitativos e quantitativos.[31-34]

Avaliam-se a mobilidade da base da língua, refluxo nasal de alimento, escape precoce, atraso para o início da fase faríngea da deglutição, número de deglutições para clareamento do bolo alimentar, presença de resíduos após a deglutição, penetração laríngea e aspiração.

O volume da aspiração é avaliado de forma subjetiva. Consideram-se aspiração maciça, quantidades superiores a 10% do volume ofertado, e microaspiração, volumes inferiores a 10%. Aspiração silenciosa ou silente é a presença de saliva ou alimento abaixo do nível das pregas vocais sem haver sintomas de tosse ou qualquer indicativo de dificuldade de deglutição. Observa-se a presença ou ausência do reflexo de tosse associado aos episódios de penetração ou aspiração.[34]

Aspectos patológicos

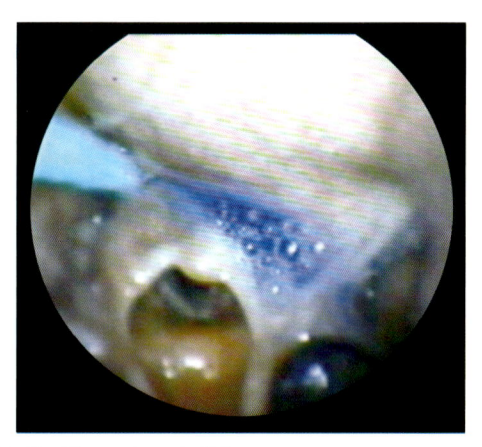

Fig. 9-41. Resíduo retrocricóideo.

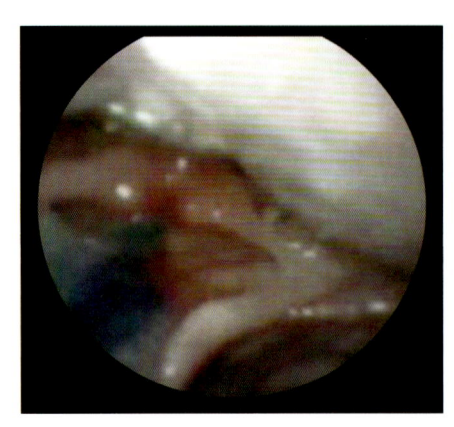

Fig. 9-42. Penetração laríngea.

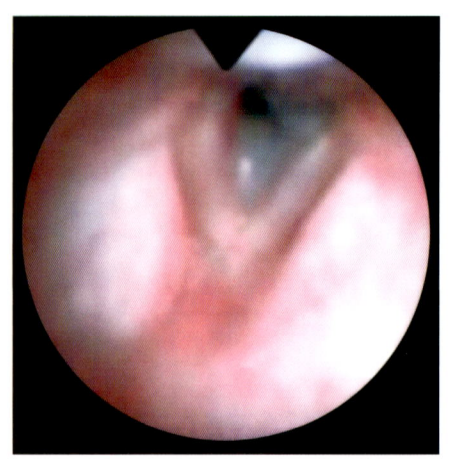

Fig. 9-43. Aspiração de líquido: criança, sexo feminino, 1 ano e 7 meses, Sd de Down – Pneumonias de repetição com episódios de IOT.

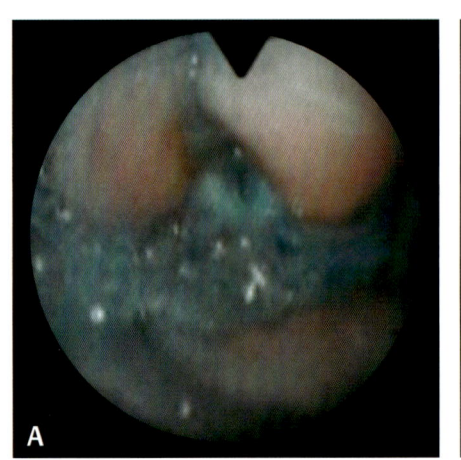

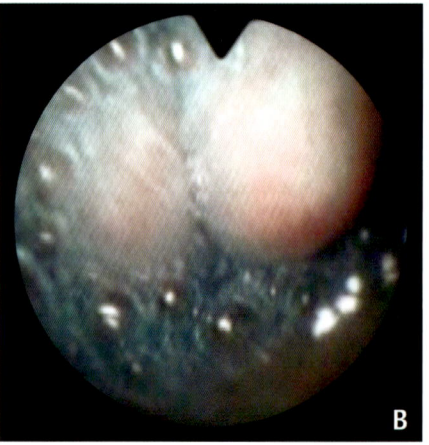

Fig. 9-44. Aspiração maciça e resíduos abundantes: criança, sexo masculino, 9 meses, sequência de Pierre Robin com malformação laríngea (agenesia de supraglote). (A) Laringe em abdução. (B) Laringe em adução.

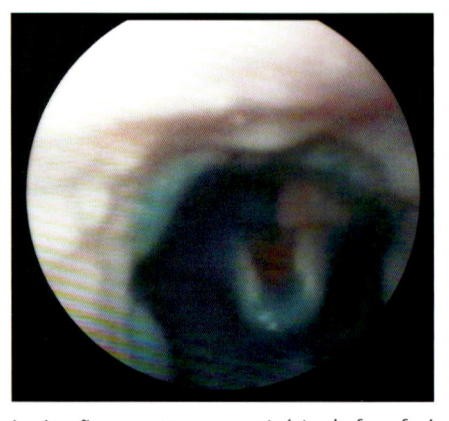

Fig. 9-45. Aspiração por atraso para início da fase faríngea da deglutição (alimento transborda para a laringe antes de ocorrer o reflexo de deglutição) – visualização da hipofaringe e laringe – Esquizocefalia.

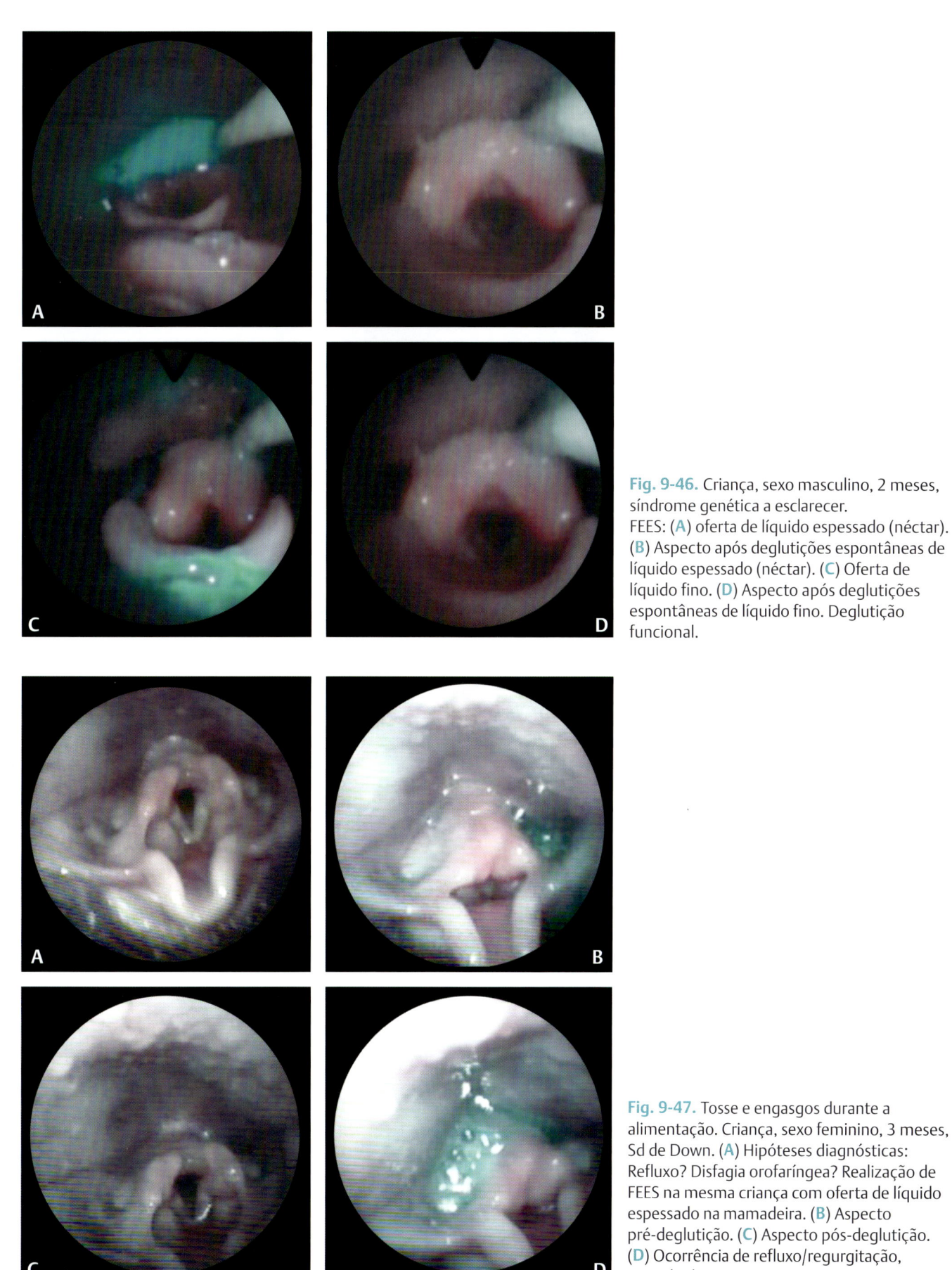

Fig. 9-46. Criança, sexo masculino, 2 meses, síndrome genética a esclarecer. FEES: (**A**) oferta de líquido espessado (néctar). (**B**) Aspecto após deglutições espontâneas de líquido espessado (néctar). (**C**) Oferta de líquido fino. (**D**) Aspecto após deglutições espontâneas de líquido fino. Deglutição funcional.

Fig. 9-47. Tosse e engasgos durante a alimentação. Criança, sexo feminino, 3 meses, Sd de Down. (**A**) Hipóteses diagnósticas: Refluxo? Disfagia orofaríngea? Realização de FEES na mesma criança com oferta de líquido espessado na mamadeira. (**B**) Aspecto pré-deglutição. (**C**) Aspecto pós-deglutição. (**D**) Ocorrência de refluxo/regurgitação, seguido de engasgo.

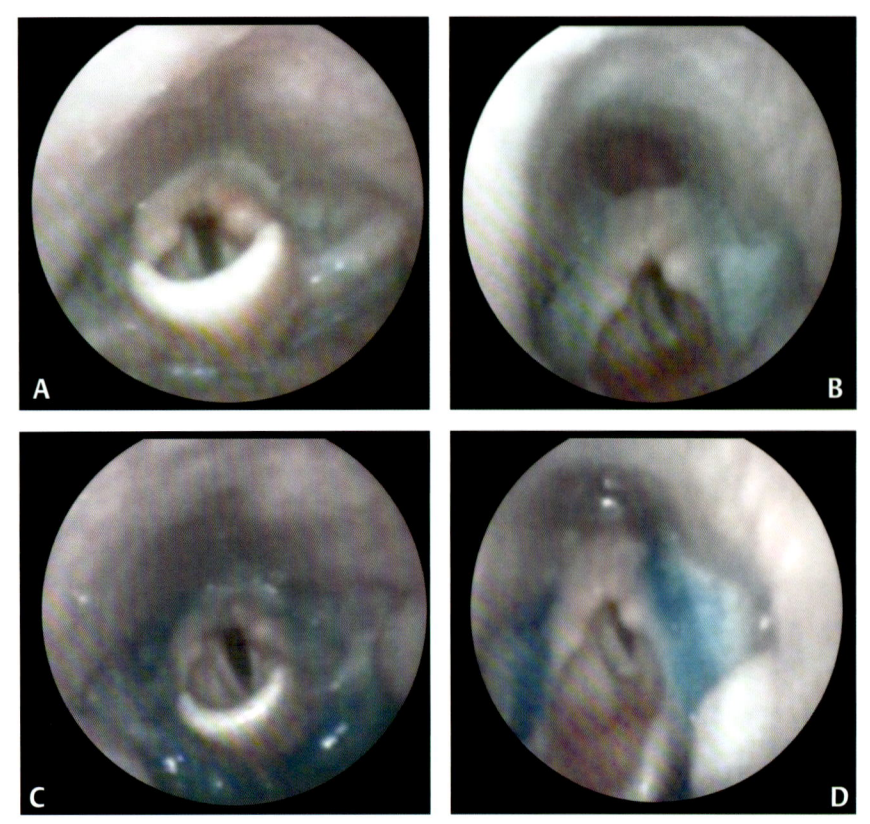

Fig. 9-48. Criança, sexo masculino, 3 anos, 1º mês pós-operatório de esofagocoloplastia decorrente da estenose cáustica acidental. Estase salivar: (**A**) dificuldade para deglutir saliva e alimentos. (**B**) Visualização da abertura da transição faringoesofágica. FEES oferta de líquido engrossado na mesma criança. (**C**) Múltiplas deglutições, resíduos abundantes, deglutição disfuncional. (**D**) Múltiplas deglutições, resíduos abundantes, deglutição disfuncional, visualização da abertura da transição faringoesofágica. Incoordenação faringoesofágica pós-operatória recente. Evolução: melhora espontânea no 3º mês pós-operatório.

Terceira etapa

A terceira etapa do exame possibilita adequar técnicas de tratamento pelo teste de manobras posturais facilitadoras, manobras voluntárias de proteção das vias aéreas e manobras voluntárias de limpeza dos recessos faríngeos, quando o paciente colabora.

Quando não colabora, podemos lançar mão de mudanças de consistências, controle de volumes, alternâncias de consistências, utilização de pistas como a alternância com a chupeta.

Por fim, as observações permitirão a classificação endoscópica da gravidade da disfagia orofaríngea: deglutição normal, disfagia leve, disfagia moderada e disfagia grave, para cada consistência e volume.[22-25]

Além dos dados estruturais e funcionais do sistema nasofaringolaríngeo descritos, podem-se observar sinais de refluxo laringofaríngeo.

CONSIDERAÇÕES FINAIS

É necessária uma investigação diagnóstica completa para avaliar aspectos da deglutição em pacientes com disfagia. A FEES é uma ferramenta de diagnóstico útil nos recém-nascidos, lactentes e crianças que permite visualizar a integridade e a funcionalidade da faringe e laringe durante a deglutição de uma forma dinâmica. E também ajuda os pais e profissionais a medir o progresso da disfagia, ou em alguns casos a regressão, de modo que recomendações podem ser feitas para permitir a segurança da alimentação oral, minimizando os riscos de sequelas pulmonares ou má nutrição.

REFERÊNCIAS BIBLIOGRÁFICAS

1. Dodds WJ. The physiology of swallowing. *Dysphagia* 1989;3:171-8.
2. Aviv JE. The normal swallow. In: Carrau RL, Murry T. *Comprehensive management of swallowing disorders.* San Diego: Singular Publishing Group. 1999. p. 23-9.
3. Lefton-Greif MA, Arvedson JC. Schoolchildren with dysphagia associated with medically complex conditions. *Lang Speech Hear Serv Sch* 2008;39(2):237-48.
4. Martin JA, Hamilton BE, Ventura SJ et al. Births: final data for 2009. *Natl Vital Stat Rep* 2011;60(1):1-70.
5. Durvasula VS, O'Neill AC, Richter GT. Oropharyngeal dysphagia in children: mechanism, source, and management. *Otolaryngol Clin N Am* 2014;47:691-720.
6. Field D, Garland M, Williams K. Correlates of specific childhood feeding problems. *J Paediatr Child Health* 2003;39:209-304.
7. Miller CK, Willging JP. Advances in the evaluation and management of pediatric dysphagia. *Curr Opin Otolaryngol Head Neck Surg* 2003;11(6):442-6.
8. Furkim AM, Behlau MS, Weckx LLM. Avaliação clínica e videofluoroscópica da deglutição em crianças com paralisia cerebral tetraparética espástica. *Arq Neuropsiquiatr* 2003;61(3-A):611-6.
9. Rosado CV, Amaral LKM, Galvão AP et al. Avaliação da disfagia em pacientes pediátricos com traumatismo crânio-encefálico. *Rev CEFAC* 2005;7(1):34-41.
10. Rommel N, De Meyer AM, Feenstra L et al. The complexity of feeding problems in 700 infants and young children presenting to a tertiary care institution. *J Pediatr Gastroenterol Nutr* 2003;37(1):75-84.
11. Seddon PC, Khan Y. Respiratory problems in children with neurological impairment. *Arch Dis Child* 2003;88(1):75-8.

12. Arvedson JC, Brodsky L. *Pediatric swallowing and feeding - Assessment and Management*. 2002. Canada: Singular Publishing Group: 2002. p. 25-26.
13. Sheppard JJ, Mysak ED. Ontogeny of infantile oral reflexes and emerging chewing. *Child Dev* 1984;55(3):831-43.
14. Stolovitz P, Gisel EG. Circumoral movements in response to three different food textures in children 6 months to 2 years of age. *Dysphagia* 1991;6(1):17-25.
15. Gaziano JE. Evaluation and management of oropharyngeal dysphagia in head and neck cancer. *Cancer Control* 2002;9(5):400-9.
16. Langmore SE, Schatz MA, Olsen N. Fiberoptic endoscopic examination of swallowing safety: a new procedure. *Dysphagia* 1988;2:216-19.
17. Arvedson JC. Assessment of pediatric dysphagia and feeding disorders: clinical and instrumental approaches. *Dev Disabil Res Rev* 2008;14:118-27.
18. Willging JP. Endoscopic evaluation of swallowing in children. *Int J Pediatr Otorhinolaryngol* 1995;32:107-8.
19. Willging JP, Miller CK, Hogan MJ, Rudolph CD. Fiberoptic endoscopic evaluation of swallowing in children: a preliminary report of 100 procedures. *Dysphagia* 1996;11:162.
20. Hartnick CJ, Hartley BE, Miller C, Willging JP. Pediatric fiberoptic endoscopic evaluation of swallowing. *Ann Otol Rhinol Laryngol* 2000;109:996-9.
21. Leder S, Karas D. Fiberoptic endoscopic evaluation of swallowing in the pediatric population. *Laryngoscope* 2000;110:1132-6.
22. Santoro P, Tsuji DH, Lorenzi MC, Ricci F. A utilização da videoendoscopia da deglutição para a avaliação quantitativa da duração das fases oral e faríngea da deglutição na população geriátrica. *Arq Int Otorrinolaringol* 2003;7(3):181-7.
23. Santoro PP. Avaliação funcional da deglutição por fibronasofaringolaringoscopia na doença de Parkinson: aspectos qualitativos e quantitativos [Tese]. São Paulo (SP): Faculdade de Medicina da Universidade de São Paulo; 2003.
24. Kelly AM, Drinnan MJ, Leslie P. Assessing penetration and aspiration: how do videofluoroscopy and fiberoptic endoscopic evaluation of swallowing compare? *Laryngoscope* 2007;117:1723-7.
25. Santoro PP, Furia CL, Forte AP et al. Otolaryngology and speech therapy evaluation in the assessment of oropharyngeal dysphagia: a combined protocol proposal. *Braz J Otorhinolaryngol* 2011;77(2):201-13.
26. Hiss SG, Postma GN. Fiberoptic endoscopic evaluation of swallowing. *Laryngoscope* 2003;113:1386-93.
27. Langmore SE, Schatz K, Olsen N. Fiberoptic endoscopic examination of swallowing safety: a new procedure. *Dysphagia* 1988;(2):4,216-9.
28. Santoro PP, Furia CL, Forte AP et al. Otolaryngology and speech therapy evaluation in the assessment of oropharyngeal dysphagia: a combined protocol proposal. *Braz J Otorhinolaryngol* 2011;77(2):201-13.
29. Bastian RW. The videoendoscopic swallowing study: an alternative and partner to the videofluoroscopic swallowing study. *Dysphagia* 1993;8:359-67.
30. Murray J, Langmore SE, Ginsberg S, Dostie A. The significance of accumulated oropharyngeal secretions and swallowing frequency in predicting aspiration. *Dysphagia* 1996;11:99-103.
31. Bird MR, Woodward MC, Gibson EM et al. Asymptomatic swallowing disorders in elderly patients with Parkinson's disease: a description of findings on clinical examination and videofluoroscopy in 16 patients. *Age Ageing* 1994;23:251-4.
32. Leopold NA, Kagel MC. Laryngeal deglutition movement in Parkison's didease. *Neurology* 1997;48:373-5.
33. Tracy JF, Logemann JA, Kahrilas PJ et al. Preliminary observations on the effects of age on oropharyngeal deglutition. *Dysphagia* 1989;4:90-4.
34. Horner J, Massey EW. Silent aspiration following stroke. *Neurology* 1988;38:317-9.

Capítulo 10

FUNÇÃO VELOFARÍNGEA

Seção 10-1

ANATOMIA E FISIOLOGIA DA FUNÇÃO VELOFARÍNGEA

Adriana Hachiya ■ Eliana Midori Hanayama

INTRODUÇÃO

O estudo da função velofaríngea e das diferentes causas que levam ao fechamento completo da válvula velofaríngea foi historicamente negligenciado pela maioria dos otorrinolaringologistas.

Todavia, a crescente demanda para nossa participação no diagnóstico diferencial de doenças que cursam com comprometimento da função velofaríngea, na assistência ao planejamento terapêutico e na avaliação e documentação dos resultados pós-cirúrgicos, tem levado os otorrinolaringologistas à procura de informações sobre o assunto.

A avaliação da função velofaríngea deve ser multidisciplinar e envolver o fonoaudiólogo, o otorrinolaringologista, o cirurgião plástico, o ortodontista (estas duas últimas especialidades nos casos de insuficiência velofaríngea) e o neurologista (nos casos de incompetência).

O esfíncter velofaríngeo separa a cavidade oral da cavidade nasal durante algumas situações fisiológicas, como na fala e na deglutição. O fechamento velofaríngeo inadequado prejudica a inteligibilidade da fala, resultando em impacto sobre a confiança, desenvolvimento social e qualidade de vida do paciente.[1]

Os métodos mais comumente utilizados para visualização direta da função velofaringea são a videonasofibrolaringoscopia e a videofluoroscopia. Embasamento teórico sobre anatomia e fisiologia do mecanismo velofaríngeo e conhecimento sobre principais doenças que interferem no seu fechamento são essenciais para um adequado atendimento a esses pacientes.

FUNÇÃO VELOFARÍNGEA NORMAL

A velofaringe tem a função de separar as cavidades oral e nasal durante algumas situações fisiológicas motoras, como a fala, a deglutição, assobio, sucção, reflexo de vômito e o sopro. Quando há alteração desta válvula, tais funções podem estar prejudicadas de diversas maneiras.

A função velofaríngea normal é assegurada pelo movimento sincronizado das estruturas do mecanismo velofaríngeo (palato mole, paredes laterais e parede posterior da faringe) que desempenham papel fundamental na produção da fala, uma vez que são responsáveis pela distribuição do fluxo aéreo e das vibrações acústicas para a cavidade oral, na produção dos sons orais, e para a cavidade nasal, na produção dos sons nasais (Fig. 10-1).[2,3]

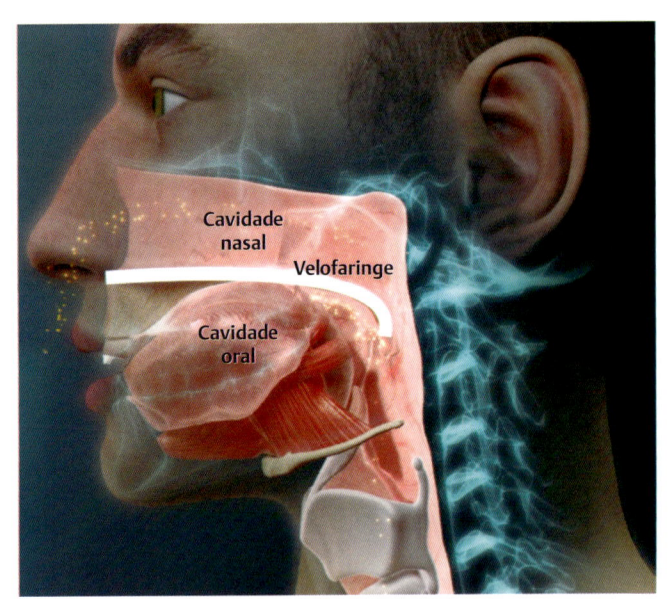

Fig. 10-1. Posição do palato mole (véu palatino) durante a produção de sons nasais. O fechamento é incompleto, permitindo a propagação do ar em direção à cavidade nasal. Fonte: Projeto Homem Virtual.

ANATOMIA

O esfíncter velofaríngeo é formado pelos seguintes músculos:

- Músculo tensor do véu palatino.
- Músculo elevador do véu palatino.
- Músculo da úvula.
- Músculo palatoglosso.
- Músculo constritor superior da laringe.
- Músculo salpingofaríngeo.

Estes músculos agem sincronicamente resultando no fechamento da velofaringe através do movimento craniodorsal do palato mole que se eleva e posterioriza, medialização das paredes laterais e anteriorização da parede posterior da faringe.

O tensor do véu palatino origina-se da fossa escafoide. Insere-se por um tendão no processo hamular. É inervado pelo ramo mandibular do V par craniano. Sua ação tensiona o palato mole e abre a tuba auditiva durante a deglutição.

O músculo elevador do véu palatino origina-se do ápice petroso do temporal e da porção cartilaginosa da tuba auditiva. Sua inserção é na aponeurose palatina. Algumas fibras musculares se misturam às fibras contralaterais. É inervado pelo plexo faríngeo, ramos do IX e X par. Sua contração traciona o véu palatino na direção posterossuperior. Trata-se do principal elevador do véu palatino.

O músculo palatoglosso origina-se da superfície anterior do palato mole e insere-se na parede lateral. Sua contração abaixa o véu palatino e posterioriza o dorso da língua.

Outras estruturas da nasofaringe podem participar do fechamento da vávula velofaríngea, tais quais:

- Óstio faríngeo da tuba auditiva: a abertura e suas estruturas associadas formam a parede lateral da nasofaringe. O óstio é limitado anteriormente pela prega salpingopalatina e posteriormente pelo *torus* tubário. Estendendo-se inferiormente a partir do *torus* tubário está a prega salpingofaríngea. Inferior ao óstio e ao *torus*, uma porção do M. constritor superior forma a parede lateral da nasofaringe.
- Tonsila faríngea.
- Parede posterior da faringe: composta principalmente pelo M. constritor superior da faringe.
- Superfície faríngea do palato mole: formada pela aponeurose dos músculos palatinos.

DISFUNÇÃO VELOFARÍNGEA

O termo disfunção velofaríngea (DVF) é empregado para definir qualquer alteração do mecanismo velofaríngeo resultante da falta de tecido no palato mole (insuficiência velofaríngea), da falta de competência neuromuscular no movimento das estruturas velofaríngeas (incompetência velofaríngea), ou ainda, consequência de maus hábitos articulatórios aprendidos na infância que não refletem alterações físicas ou neuromusculares.[4] Os sintomas de fala mais comuns decorrentes da DVF são a hipernasalidade, a emissão de ar nasal (audível ou não) e os distúrbios articulatórios compensatórios.[3-7]

Trata-se de um termo genérico utilizado para descrever o fechamento velofaríngeo incompleto independente da sua etiologia (Quadro 10-1).

Alterações Estruturais

Insuficiência velofaríngea

Inclui qualquer defeito estrutural no palato ou paredes da faringe. Ocorre quando não há tecido suficiente para o fechamento adequado ou há algum tipo de interferência mecânica.

A fissura palatina não operada, seja evidente ou submucosa, e fissuras palatinas corrigidas, porém funcionalmente inadequadas, correspondem à maioria dos casos.

As fissuras labiopalatinas são as malformações congênitas craniofaciais mais comuns, ocorrendo em 1 a cada 757,5 nascimentos e em 1 a cada 923,53 nascidos-vivos.[9]

A fissura labiopalatina pode envolver os lábios, os alvéolos, palatos duro e mole. Spina[10] classifica a fissura labiopalatina tomando como ponto de referência principal o forame incisivo em: pré-forame incisivo (lábio e arcada alveolar), pós-forame incisivo (palatos duro e mole) e transforame incisivo (lábio, arcada alveolar, palatos duro e mole).

As fissuras labiais com ou sem comprometimento do palato afetam mais indivíduos do sexo masculino e têm incidência variável entre os diferentes grupos étnicos. Os asiáticos são os mais acometidos. As fissuras palatinas iso-

Quadro 10-1 Etiologias da disfunção velofaríngea

Causas	Alterações estruturais (anatômicas)	Alterações funcionais (neurofisiológicas)	Alterações articulatórias
	Insuficiência velofaríngea	**Incompetência velofaríngea**	**Erros de aprendizagem**
Exemplos	▪ Fissura palatina ▪ Fissura submucosa ▪ Desproporção palatofaringea ▪ Alterações craniofaciais (Síndrome de Klippel-Feil e Síndrome de Down) ▪ Perda tecidual ▪ Tumores, trauma ▪ Interferência mecânica ▪ Hipertrofia de tonsilas palatinas	▪ Congênitas • Paralisia cerebral • Miotonias • Distrofias ▪ Adquiridas • Trauma • Acidente vascular encefálico • Doenças neurológicas do neurônio motor	▪ Emissão nasal de sons orais ▪ Hipoacusia

Adaptado de Loney, 1987.[8]

---

ladas apresentam incidência homogênea entre as etnias e ocorrem mais no sexo feminino.[11]

Mesmo após correção da fenda palatina, 20 a 30% dos pacientes submetidos à cirurgia reparadora apresentam insuficiência velofaríngea, caracterizada pelo encurtamento velar e/ou retrações cicatriciais.[12,13]

Na fissura submucosa, há deficiência de tecido muscular (palato mole) ou ósseo (palato duro) em uma mucosa intacta. Apresenta-se de forma isolada ou associada à fissura labial. Pode estar associada a quadros sindrômicos.

O diagnóstico é realizado pela inspeção intraoral em busca dos sinais clássicos que a identificam: úvula bífida, diástase da musculatura velar na linha média e chanfradura óssea na borda posterior do palato duro.[14,15]

Recém-nascidos que não apresentam dificuldades na alimentação podem ter seu diagnóstico postergado uma vez que a tríade de sinais pode não estar presente. Mesmo pacientes com alterações clássicas na fala podem não ser diagnosticados por anos. Casos pouco sintomáticos podem tornar-se mais evidentes após realização de adenoidectomia enfatizando a importância da suspeita clínica.[16]

A fissura submucosa pode ser evidente e visualizada pela boca ou ser oculta e visualizada apenas pela nasofibrolaringoscopia (vide capitulo seguinte).

Disfunção velofaríngea pós-adenoidectomia

A disfunção velofaríngea transitória pós-adenoidectomia não é incomum, podendo persistir por dias a semanas. Previamente à cirurgia, a maioria das crianças apresenta um fechamento veloadenoideano. A retirada do tecido adenoideano aumenta a distância anteroposterior na faringe. Geralmente há melhora espontânea.

Insuficiência velofaríngea permanente pode ocorrer em 1 para 1.500 procedimentos[17] História de fissura submucosa ou fissura palatina são fatores de risco para persistência dos sintomas.

Outras causas de insuficiência velofaringea

Defeitos estruturais adquiridos ocorrem secundariamente a ressecções de tumores maxilofaciais, lesões traumáticas ou neoplasias benignas. Hipertrofia importante das tonsilas palatinas pode acarretar interferência mecânica ao fechamento pelo estiramento e restrição do palato.[18] Tonsilectomia com lesão extensa dos pilares pode cursar com fibrose e retração do palato mole.

Alterações Funcionais

Incompetência velofaríngea

Este subgrupo abrange distúrbios funcionais secundários a comprometimento do controle e programação motora e/ou diminuição do tônus muscular. Pode estar presente em acidentes vasculares cerebrais, traumatismos cranioencefálicos, tumores do sistema nervoso central, doenças neurológicas degenerativas, polineuropatias, distrofias musculares e miopatias em geral.

Erros de Aprendizado

Engloba fechamento velofaríngeo inadequado na ausência de defeitos estruturais ou doenças neuromotoras do complexo velofaríngeo, ocorrendo basicamente por uma dificuldade de articulação. Duas variedades podem ser identificadas: emissão nasal fonema-específico[7] e perda auditiva profunda.

QUADRO CLÍNICO

O fechamento velofaríngeo incompleto durante a fala impede o vedamento entre as cavidades nasal e oral. Desta forma, ocorre escape de ar através da cavidade nasal durante atividades fisiológicas que requerem pressão intraoral (p. ex.: deglutição, fala, sopro, sucção, assobio).

Na presença de *gap* velofaringeo, a sintomatologia é heterogênea nas diferentes funções que exigem o fechamento velofaríngeo completo: fonação, deglutição e função tubária. O fechamento velofaríngeo difere nas diferentes funções. Na deglutição, por exemplo, o ponto máximo de oclusão velofaríngea tende a ser inferior ao observado na fala, provavelmente por ação de fibras dos constritores superiores.[12] Além disso, durante a deglutição, o movimento das paredes laterais é pleno, e toda a sua extensão.[13]

Distúrbios da Deglutição

A deglutição é um ato contínuo e, para que ocorra propulsão do bolo alimentar, é necessária pressão intraoral adequada. O vedamento labial é necessário para que se evite o escape oral do alimento. O palato mole deve estar em posição mais baixa para contenção do alimento e para evitar o escape precoce do bolo em direção à faringe durante a fase oral da deglutição.

Comprometimentos dessa função podem estar presentes em fissuras não operadas, no comprometimento importante de estruturas dentárias, na presença de fístulas palatais e excesso de tecido fibroso.

Durante a anamnese é importante questionar sobre a presença de refluxo nasal e se há relação com a posição da cabeça. Por exemplo, nos casos de desproporção palatofaríngea, há aumento do espaço anteroposterior na velofaringe com a cabeça abaixada.

Hipernasalidade

Durante a produção dos sons orais da fala, o esfíncter velofaríngeo separa completamente a cavidade nasal e nasofaríngea da cavidade oral. A corrente de ar produzida é direcionada para a boca. Por outro lado, quando um som nasal é produzido, o esfincter velofaríngeo se abre parcialmente, permitindo que a energia sonora ressoe também para a cavidade nasal.[5,13]

A hipernasalidade é um dos sintomas de fala mais evidente na disfunção velofaríngea.

Observa-se ressonância nasal de fonemas orais pela falta de vedamento entre as cavidades oral e nasal. Para alguns autores,[19] a hipernasalidade é a principal característica perceptualmente auditiva evidente na fala de sujeitos com disfunções velofaríngeas clinicamente significativas. Estes pesquisadores também descrevem que existe uma forte correlação entre a severidade de ressonância de fala hipernasal e quaisquer emissões de consoantes que requerem uma alta pressão intraoral na sua produção normal.

Hanayama descreve que as causas mais frequentes de nasalidade são as sequelas de palatoplastia, cirurgia de correção da fissura palatina, seguida das fissuras submucosas.[20]

Pórtico velofaringeo menor que 0,05 cm² é considerado indicativo de função velofaríngea normal, pois falantes normais não manifestam áreas maiores que este valor durante a produção de consoantes que necessitam de pressão intraoral.[21]

De uma forma geral, quanto maior o *gap* da área do esfíncter velofaríngeo, mais perceptível tende a ser a hipernasalidade.

Os sons que podem-se apresentar alterados são as consoantes que requerem pressão intraoral em sua produção, ou seja, as obstruentes (Fig. 10-2): as plosivas, as fricativas e as africadas.

As plosivas são aquelas produzidas pela plosão bilabial, linguoalveolar ou linguopalatal:/p/, /b/, /t/, /d/, /k/ e /g/ (exemplos:/p/–pato, /b/–boa). As fricativas são aquelas produzidas pela fricção entre lábio, língua e palato:/f/, /v/, /s/, /z/, /x/ e /j/(exemplos:/f/–faca, /v /–vaca). As africadas são aquelas produzidas por uma combinação entre plosão e fricção (exemplos: /tʃ/–tia,/dʒ/–dia).

Ruído Nasal

O ruído nasal é o causado pelo turbilhonamento de ar dentro do nariz durante a fala. É especialmente notado durante a produção de consoantes que exigem pressão intraoral, como/s/, /z/, /p/, /b/. A emissão pode ser facilmente notada pela utilização do espelho de Glatzel abaixo da narina durante a amostra de fala.

Distúrbios Articulatórios

O indivíduo com fissura labiopalatina apresenta, geralmente, uma fala característica que consiste em um voz hipernasal, que foi descrita anteriormente, e uma articulação com diversas distorções. A principal delas é a articulação glótica, e a mais típica é conhecida como golpe de glote.

Pacientes que apresentem fissura labiopalatina ou qualquer outro distúrbio que cause escape nasal de ar, que tenham sido submetidos à cirurgia reconstrutiva, mantêm em sua grande maioria o fechamento incompleto. Por causa desta falha, a pressão intraoral necessária para a emissão de fonemas plosivos e fricativos não se forma ou é insuficiente. Se o grau dessa insuficiência for leve, pode ocorrer apenas um

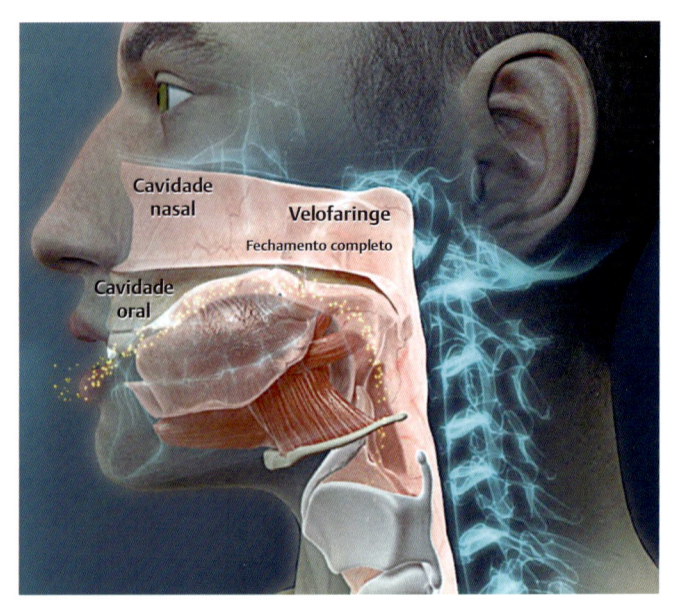

Fig. 10-2. Posição do palato mole (véu palatino) durante a produção de sons orais. O palato mole eleva-se e há contato com a parede posterior da faringe, resultado no fechamento velofaríngeo completo. Fonte: Projeto Homem Virtual.

enfraquecimento articulatório, mas nas falhas mais importantes serão observadas omissõess ou articulações glóticas.[22]

Neste último caso, de uma maneira compensatória, a pressão se forma em regiões (faringe ou laringe) anteriores ao ponto de ocorrência do escape nasal, de maneira que possa ocorrer alguma forma de plosão ou fricção em substituição àqueles corretos. No caso dos fonemas plosivos, pode ocorrer o glote de glote. No caso dos fricativos, pode ocorrer o que é chamado de fricativa faríngea ou a fricativa laríngea, onde tanto a epiglote quanto a glote participam na articulação.[22]

Na emissão da articulação compensatória, o esfíncter velofaríngeo acaba não sendo solicitado para a função articulatória. Por isso acaba apresentando uma piora ao longo do tempo em que a compensação se mantém. Pode-se considerar, então, que a ocorrência da articulação compensatória é um fator que causa uma piora ainda maior da função velofaríngea.

Além deste tipo de distorção, o indivíduo fissurado pode apresentar outras que não necessariamente são determinadas pela falta tecidual. Quando a fissura acomete alvéolos e palato duro, os pontos articulatórios necessários para a articulação correta podem não se apresentar íntegros. Novamente aqui, ocorrerá um mecanismo de compensação representado por uma acomodação adaptiva do movimento lingual. Esse mecanismo é chamado de palatalização. A língua tende, nesta situação, a posteriorizar no ponto articulatório. Assim, por exemplo, na emissão de um fonema linguodental como o /t/, na presença de uma falha na reconstrução de alvéolo e palato duro, a língua pode apresentar um contato dorsopalatal, resultando em um som similiar ao /k/.

CONSIDERAÇÕES FINAIS

A hipernasalidade é uma característica marcante dos pacientes fissurados. Entretanto, ao se escutar uma voz hipernasal, deve-se lembrar que diversas síndromes genéticas e doenças neurológicas podem cursar com fechamento velofaríngeo incompleto.

Uma anamese detalhada é importante para direcionar o raciocínio clínico, determinar a causa da disfunção velofaringea e definir a conduta mais adequada.

O médico otorrinolaringologista deve estar preparado para reconhecer esses pacientes, ajudar no diagnóstico diferencial, orientar e encaminhá-los para tratamento especializado, se necessário.

REFERÊNCIAS BIBLIOGRÁFICAS

1. Rudnick EF, Sie KC. Velopharyngeal insufficiency: current concepts in diagnosis and management. *Curr Opin Otolaryngol Head Neck Surg* 2008;16:530-5.
2. Camargo LOS, Rodrigues CM, Avelar, JA. *Oclusão velofaríngea em indivíduos submetidos à nasoendoscopia na clínica de educação para saúde (CEPS).* Bauru-SP: Salusvita; 2001. v. 20, n. 1, p. 35-48.
3. Kummer AW. Velopharyngeal dysfunction (VPD) and resonance disorders. In: Kummer, AW. *Cleft palate & craniofacial anomalies: effects on speech and resonance.* San Diego: Singular; 2001. cap. 7, p. 145-76.
4. Johns DF, Rohrich RJ, Awada M. Velopharyngeal incompetence: a guide for clinical evaluation. *Plast Reconst Surg* 2003 Dec.;112(7):1890-7.
5. Trindade IEK, Trindade Junior, AS. Avaliação funcional da inadequação velofaríngea. In: Carreirão S, Lessa S, Zanini AS. (eds). *Tratamento das fissuras labiopalatinas,* 2. ed. Rio de Janeiro: Revinter; 1996. cap. 26, p. 223-5.
6. Zuiani TBB, Trindade IEK, Yamashita, RP, Trindade Junior, AS. The pharyngeal flap surgery in patients with velopharyngeal insufficiency: perceptual and nasometric speech assessment. *Braz J Dysmorphol Speech Dis* 1998 July;2(1):31-42.
7. Yamashita RP, Calais LL, Miguel HC, Trindade IEK. Avaliação da resistência laríngea em indivíduos portadores de insuficiência velofaríngea com distúrbio articulatório compensatório. *Acta Awho* 2002 Abr.-June;21(2).
8. Loney R, Bloem T. Velopharyngeal dysfunction: recommendations for use of nomenclature. *Cleft Palate J* 1987;24:334-5.
9. Collares MVM, Westphalen ACA, Dalla Costa TC, Goldie JR. Fissuras labiopalatinas: incidência e prevalência da patologia no Hospital de Clínicas de Porto Alegre. Um estudo de 10 anos. *Rev Amrigs* 1995,39(3):183-8.
10. Spina V, Psillakis JM, Lapa FS, Ferreira MC. Classificação das fissuras labiopalatinas: sugestão de modificação. *Rev Hosp Clin Fac Med S Paulo* 1972;27:5-6.
11. Modolin M, Kamakura L, Cerqueira EM. Classificação, etiologia, patogenia e incidência das fissuras labiopalatinas. In: Carreirão S. *Tratamento das fissuras labiopalatinas.* Rio de Janeiro: Revinter; 1996.
12. Mc Connel FN. Analysis of pressure generation and bolus transit during pharyngeal swallowing. *Laryngoscope* 1988;98(1):71-8.
13. Altman EBC. Anatomia e fisiologia do esfincter velofaringeo. In: Altmann ECB (ed). *Fissuras labiopalatinas,* 2. ed. São Paulo: Pró-Fono; 1997. p. 133-56.
14. Gosain AK, Conley SF, Santoro TD, Denny AD. A prospective evaluation of the prevalence of submucous cleft palate in patients with isolated cleft lip versus controls. *Plast Reconstr Surg* 1999;103(7):1857-63.
15. Calnan J. Submucous cleft palate. *Br J Plast Surg* 1954;6(4):264-82.
16. Moss AL, Piggot RW, Jones KJ. Submucous cleft palate: a treatable condition that is commonly missed. *Br Med J* 1998;297(5):85-6.
17. Donnelly MJ. Hypernasality folllowing adenoid removal. *Ir J Med Sci* 1994;163(5):225-7.
18. Shprintzen R, Sher R, Croft C. Hypernasal speech caused by tonsillar hypertrophy. *Int J Pediatr Otorhinolaryngol* 1987;14:45-56.
19. Moon JB, Kuehn DP. Anatomy and physiology of normal and disordered velopharyngeal function. In: Bzoch KR. *Communicative disorders related to cleft lip and palate.* 5th ed. Texas: Pro; 2004. p. 67-98.
20. Hanayama EM. Distúrbios de comunicação nos pacientes com sequela de fissura labiopalatina. *Rev Bras Craniomaxilofac* 2009;12(2):118-24.
21. Warrem DW, Dalston RM, Mayo R. Hypernasality in the presence of "adequate" velopharyngeal function. *Cleft Palate Craniofac J* 1993;30:150-4.
22. Hanayama EM, Pinho SMRP, Tsuji DH. Ressonância nasal. In: Pinho SMR. *Tópicos em voz.* Rio de Janeiro: Guanabara Koogan; 2001, p. 53-64.

Seção 10-2
AVALIAÇÃO ESTRUTURAL E DINÂMICA DA FUNÇÃO VELOFARÍNGEA

Adriana Hachiya • Eliana Midori Hanayama

INTRODUÇÃO

A nasofibroscopia flexível é o método diagnóstico mais comumente utilizado na investigação inicial do paciente com queixas ressonantais atribuídas à disfunção velofaríngea. Trata-se de uma ferramenta propedêutica acessível na maioria dos serviços de otorrinolaringologia, bem tolerado, pouco invasivo, de baixo custo e que não envolve radiação. Permite a avaliação estrutural e dinâmica das estruturas anatômicas que compõem o mecanismo velofaríngeo.

O exame endoscópico permite a visualização bidimensional do fechamento velofaríngeo durante a fala e a deglutição, fornecendo informações importantes para o planejamento terapêutico e evolução do tratamento.

A avaliação do paciente com disfunção velofaríngea inicia-se pela anamnese detalhada com informações sobre a história perinatal, história familiar, antecedentes pessoais, cirurgias anteriores e queixas atuais. Nos casos de incompetência velofaríngea, deve-se questionar o tempo de história, antecedentes familiares de doenças neurológicas e sintomas associados.

INSPEÇÃO PERIORAL

Na avaliação da cavidade bucal, o aspecto que deve ser o observado é o morfológico.

No caso dos pacientes fissurados, devem ser analisados: aspecto da mucosa do palato e da orofaringe, retrações cicatriciais pós-cirúrgicas e a presença ou não de sequelas cirúrgicas, como fístulas palatinas. A deformidade no palato e o desalinhamento dentário, resultantes da reconstrução insatisfatória, devem ser observados pois influenciarão na qualidade articulatória.

As fístulas palatinas podem estar localizadas em qualquer ponto ao longo da região reconstruída e podem causar refluxo de alimento líquido e de ar para a cavidade nasal se apresentarem dimensões superiores a 5 mm de diâmetro.[1] Portanto, sua detecção é importante na definição da causa do escape nasal e da hipernasalidade. Se um paciente for submetido a uma reconstrução palatal e no pós-operatório evoluir com fístula oronasal por deiscência da sutura, a hipernasalidade pode persistir decorrente do escape de ar pela fístula, mesmo que o fechamento velofaríngeo seja completo.

A oroscopia isolada não permite a avaliação funcional do mecanismo velofaríngeo. Ao solicitar a emissão da vogal /a/ para visualização da orofaringe, observa-se a elevação do palato. Entretanto, o fechamento da velofaringe não pode ser avaliado, pois ocorre em outro plano (mais cranial e posterior ao palato mole). Além disso, a emissão da vogal /a/, solicitada nesta condição, não reflete o nível real referente aos demais níveis de emissão articulatória, e o fechamento velofaríngeo observado durante sua emissão não é completo.

O tamanho das tonsilas palatinas deve ser avaliado e pode ser a causa das distorções articulatórias e do impedimento mecânico do fechamento completo da velofaringe.

Pacientes com fissura submucosa podem apresentar alguns sinais clínicos à inspeção oral (Fig. 10-3A). São descritos: úvula bífida e entalhe no palato duro (sinal de "V" invertido causado pela impressão do rebordo ósseo) e diástese muscular (depressão da porção medial).[2] Na videonasofibroscopia pode ser visualizada um sulco ou depressão na superfície nasal do véu palatino (Fig. 10-3B) também conhecido como sinal da gaivota ("*seagull sign*").[3]

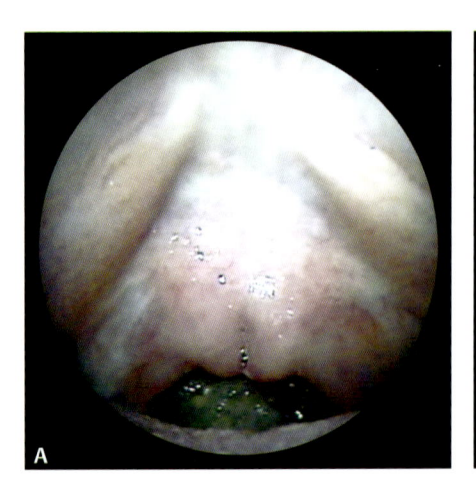

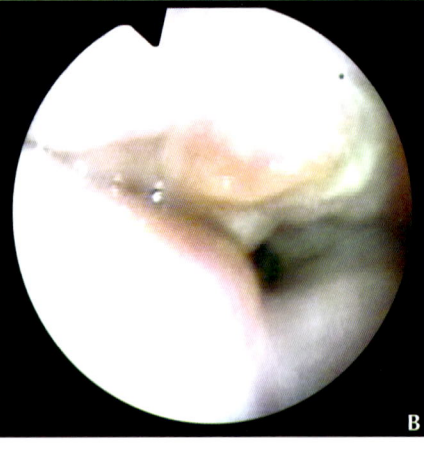

Fig. 10-3. BMY, 12 anos, sexo feminino. Cirurgia prévia para correção de fissura labial aos 6 meses. (A) Observe a tríade clássica que sugere o diagnóstico de fissura submucosa: úvula bífida, entalhe no palato duro e diástese muscular. (B) Visão endoscópica do fechamento velofaríngeo. Observe o sinal da gaivota (depressão em "V") na superfície nasal do palato mole.

VIDEONASOFIBROSCOPIA FLEXÍVEL

Comparado à videofluroscopia, a videonasofibroscopia flexível não utiliza radiação e pode ser realizada ambulatorialmente, possibilitando avaliações seriadas para um adequado acompanhamento terapêutico. Ademais, permite avaliar anatomia da cavidade nasal, a velofaringe, hipofaringe e laringe, a dinâmica do fechamento velofaríngeo em diferentes ângulos e níveis.

A videofluroscopia possibilita a avaliação tridimensional das estruturas envolvidas no fechamento velofaríngeo durante a fala e fornece a possibilidade de mensurações objetivas.[4]

A nasofibroscopia, por sua vez, é uma avaliação bidimensional e não permite avaliação do movimento craniocaudal das estruturas envolvidas. Medidas objetivas do *gap* velofaríngeo não podem ser extraídas do exame pois a área em questão é aumentada à medida que a ponta do nasofibroscópio se aproxima do alvo e diminui à medida que o endoscópio se afasta.

Técnica do Exame

As fossas nasais são previamente anestesiadas como lidocaína 2% com vasoconstritor. O exame inicia-se com o exame estrutural da cavidade nasal. É escolhida a fossa nasal mais ampla para continuação do exame. O endoscópio é introduzido pelo meato médio e o mais superior possível na coana para obtenção de uma visão panorâmica do véu palatino e das paredes laterais e posterior na faringe.[5]

A passagem do nasofibroscópio pelo meato inferior leva à distorção da imagem e impede a avaliação das estruturas musculares durante o fechamento velofaríngeo.

Com o nasofibroscópio posicionado, é realizada a inspeção estática da nasofaringe e velofaringe. Na avaliação estrutural, é importante a observação do tamanho relativo da adenoide, tamanho e formato da tuba auditiva, morfologia do palato mole, aspecto da mucosa do palato mole e da parede da faringe, evidência de tecido fibroso cicatricial e vasos aberrantes que são particularmente importantes na síndrome velocardiofacial.[6]

A interpretação do exame é subjetiva e não permite a extração de medidas absolutas. O método precisa da colaboração do paciente. Em crianças o exame pode ser de difícil execução, pois é necessário que a criança execute as tarefas fonatórias com o endoscópio na fossa nasal.

A avaliação dinâmica da função velofaríngea durante a fala consiste na observação do comportamento das estruturas anatômicas que contribuem para o fechamento velofaríngeo. Com o nasofibroscópio posicionado na rinofaringe, o paciente é orientado à realização de diferentes amostras de fala. Primeiramente, é solicitada a emissão de fonemas fricativos isolados e sustentados (ex:/chchchchchchc/ ou/sssssssssssssss). O melhor fechamento deve ser obtido nesta emissão em que há maior demanda de pressão intraoral. Recomenda-se que outras amostras de fala, como a emissão de sílabas plosivas e fricativas, palavras, frases, contagem (1-10) e fala encadeadas componham a amostra de fala (Quadro 10-2). Diferentes provas fonatórias são recomendadas uma vez que um paciente pode ter um fechamento adequado em fonemas isolados, porém a emissão de frases pode desencadear disfunções sutis. A contagem de 1-10 e a repetição rápida de frases são também manobras para avaliar um fechamento adequado do esfíncter velofaríngeo por levar a uma interação rápida de abertura e fechamento. Além disso, durante a emissão de sons compensatórios típicos de casos que apresentam falha na função velofaríngea, o fechamento tende a não ser completo, podendo apresentar melhora quando se corrige a articulação de tais sons. Esta correção é chamada de prova terapêutica. A melhora parcial ou completa pode significar um melhor prognóstico e uma expectativa maior de melhoria da função por meio de fonoterapia.[7]

Durante a avaliação dinâmica funcional é importante observar: o tamanho, formato e localização do *gap*, a contribuição relativa da tonsila faríngea e das tonsilas palatinas, tipo de fechamento (consistente ou inconsistente, simétrico ou assimétrico), movimentação das paredes laterais e parede posterior e sua contribuição no fechamento velofaríngeo.

Há quatro padrões de fechamento do esfíncter velofaríngeo: coronal, sagital, circular e circular com anel de Passavant (Fig. 10-4).[8]

Uma vez avaliado o véu palatino, o endoscópio é posicionado na hipofaringe para avaliação da movimentação das pregas vocais e da base da língua e das paredes laterais e posteriores durante as provas fonatórias com o objetivo de avaliar os desvios articulatórios compensatórios. A visualização das pregas vocais também é importante, pois estes pacientes apresentam maior incidência de nódulos vocais.[9]

Apesar de subjetivo, o *gap* velofaríngeo pode ser estimado e graduado em: ausente, pequeno (até 20%), moderado (20 a 80%) e severo/grande (maior que 80%) quando comparado à abertura velofaríngea na posição de repouso (Quadro 10-3).[10]

As Figuras 10-5 a 10-9 ilustram padrões de fechamento velofaríngeo em diferentes situações.

Quadro 10-2 — Amostras de fala na ordem que devem ser solicitadas durante a avaliação do fechamento velofaríngeo

Amostras de fala		Observações
Fonemas fricativos sustentados e isolados	/s/ /x/	
Sílabas plosivas e fricativos isoladas	pa ta ka fa sa cha	Pedir para o paciente repetir isoladamente cada sílaba e não como uma palavra única ("pataca, fasacha")
Palavras	pato tatu saci caqui fofo chuchu	
Frases	"O sapo saltou daquela pedra" ou "O gato está em cima do tapete" "Sissi saiu cedo" "Baba beijou o bebê"	
Fala encadeada		Perguntar ao paciente qual o caminho que ele fez para chegar ao consultório ou o que ele comeu
Contagem de 1-10 pausadamente e mais rápido		

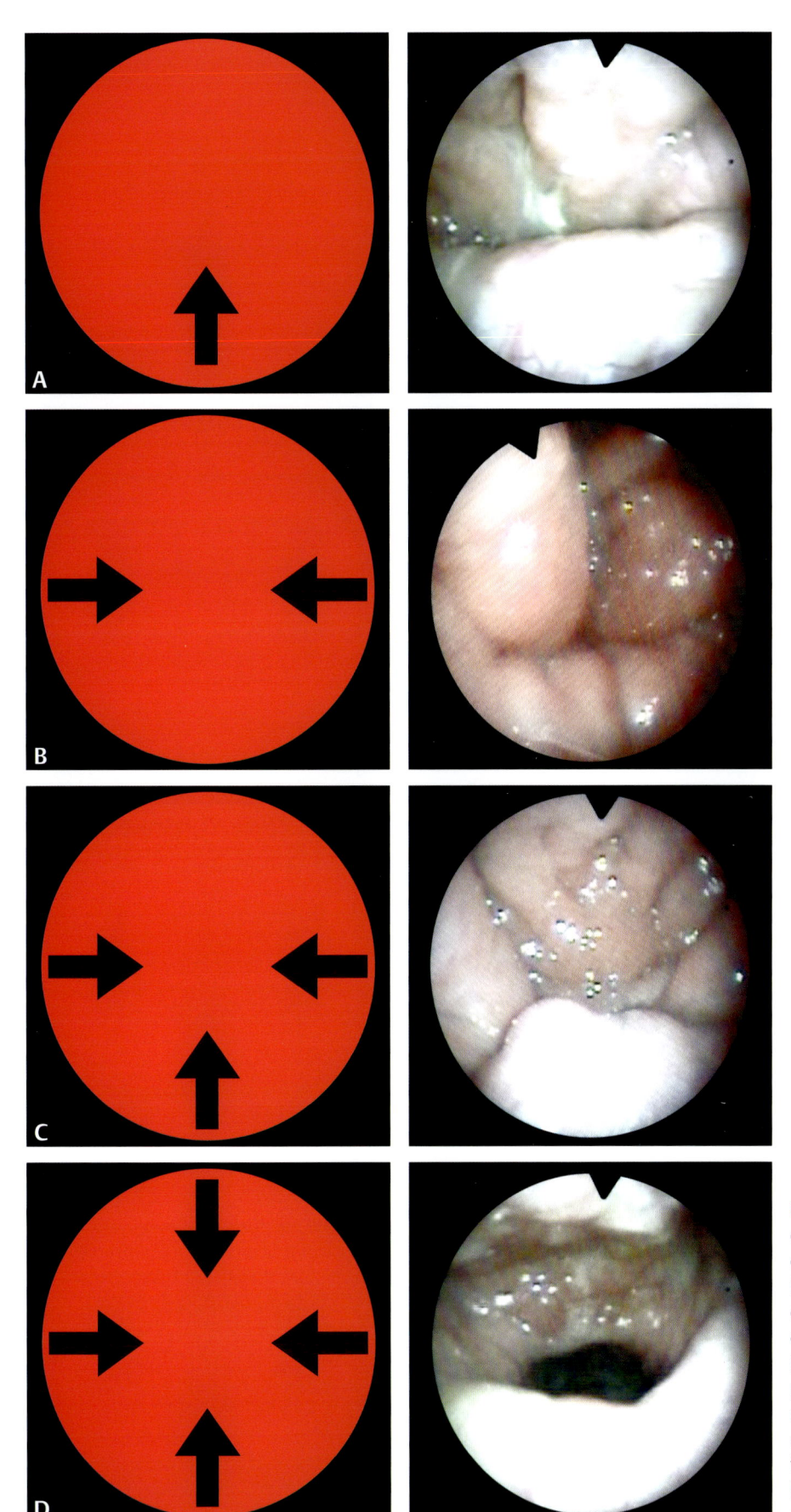

Fig. 10-4. Padrões de fechamento do esfíncter velofaríngeo (baseado na classificação de Croft et al., 1978). (A) Coronal: há contato do véu palatino com a parede posterior da faringe e pouco deslocamento das paredes laterais. (B) Sagital: há deslocamento medial das paredes laterais que se tocam na linha média. (C) Circular: deslocamento conjunto do véu palatino e das paredes da faringe. (D) Circular com anel de Passavant: ocorre o padrão circular associado à prega de Passavant.

144 CAPÍTULO 10

Quadro 10-3 Classificação do fechamento velofaríngeo

Classificação	GAP velofaríngeo
Fechamento adequado ou completo	Ausente
Fechamento inadequado ou incompleto	Pequeno 0-20%
	Moderado 20-80%
	Grande > 80%

Adaptado da Classificação de Kyoto.[10]

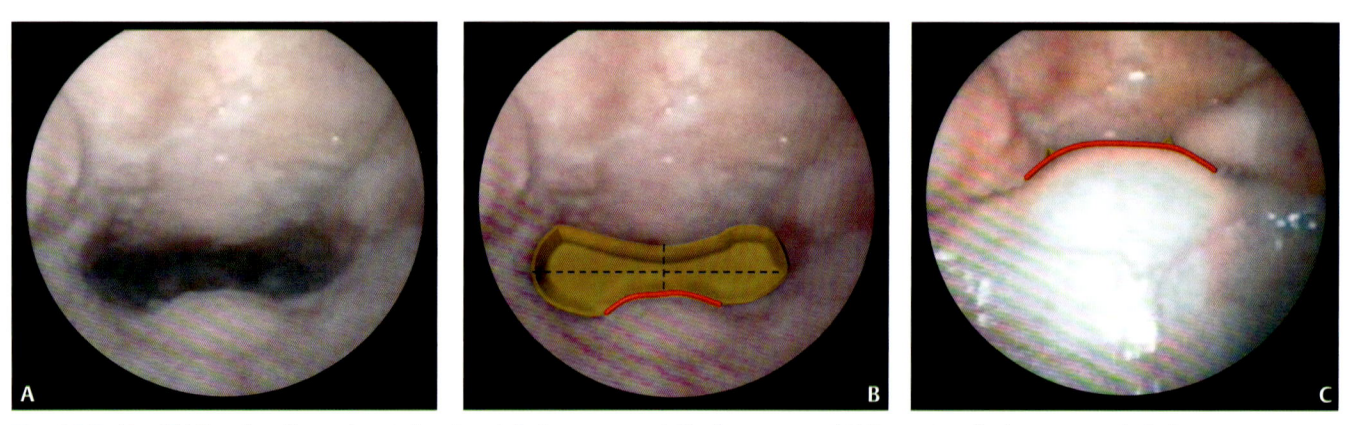

Fig. 10-5. (**A** e **B**) Visualização endoscópica da velofaringe em posição de repouso. (**C**) Durante o fechamento velofaríngeo com padrão normal. Observe o fechamento completo e a saliência convexa mediana no palato correspondente à musculatura da úvula.

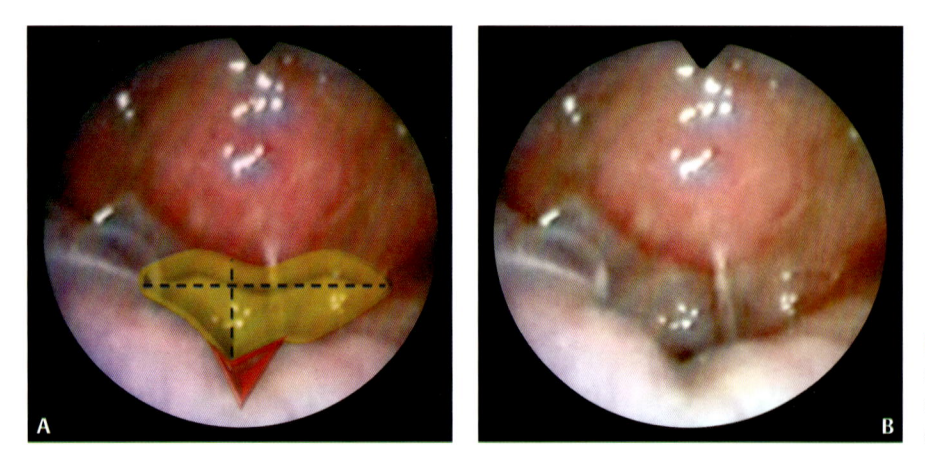

Fig. 10-6. (**A**) Visualização da velofaringe em posição de repouso. (**B**) Observe a concavidade do palato causado pela ausência da musculatura da úvula.

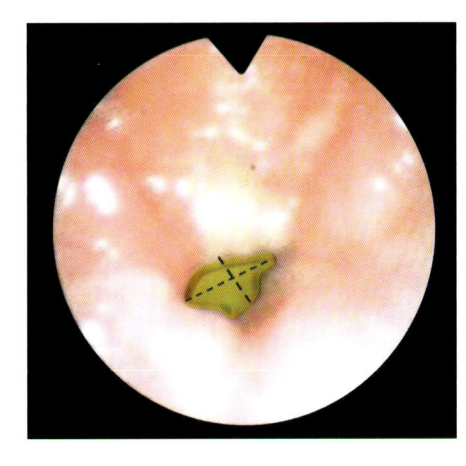

Fig. 10-7. Paciente pós-operatório tardio de palatoplastia em repouso. Observa-se durante a emissão fechamento velofaríngeo inadequado ou incompleto (presença de *gap* pequeno).

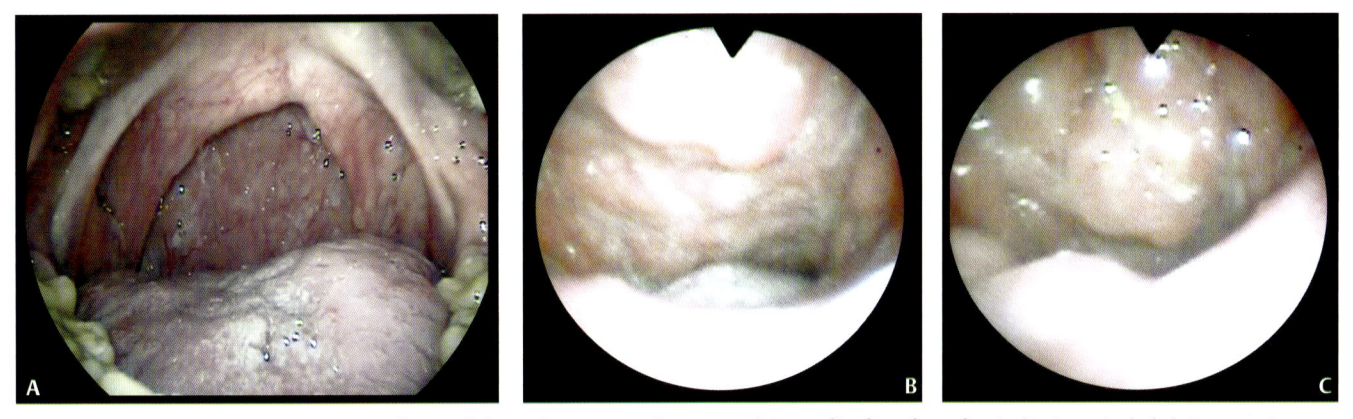

Fig. 10-8. Paciente FSS, 15 anos, com fissura labiopalatina em pós-operatório tardio de palatoplastia (3 cirurgias). (**A**) Oroscopia. (**B**) Visualização endoscópica do véu palatino em repouso. (**C**) Durante a emissão com fechamento velofaríngeo incompleto (presença de *gap* moderado). Observe que não há contribuição da tonsila faríngea no fechamento decorrente da sua posição mais cranial e a restrita elevação do palato mole.

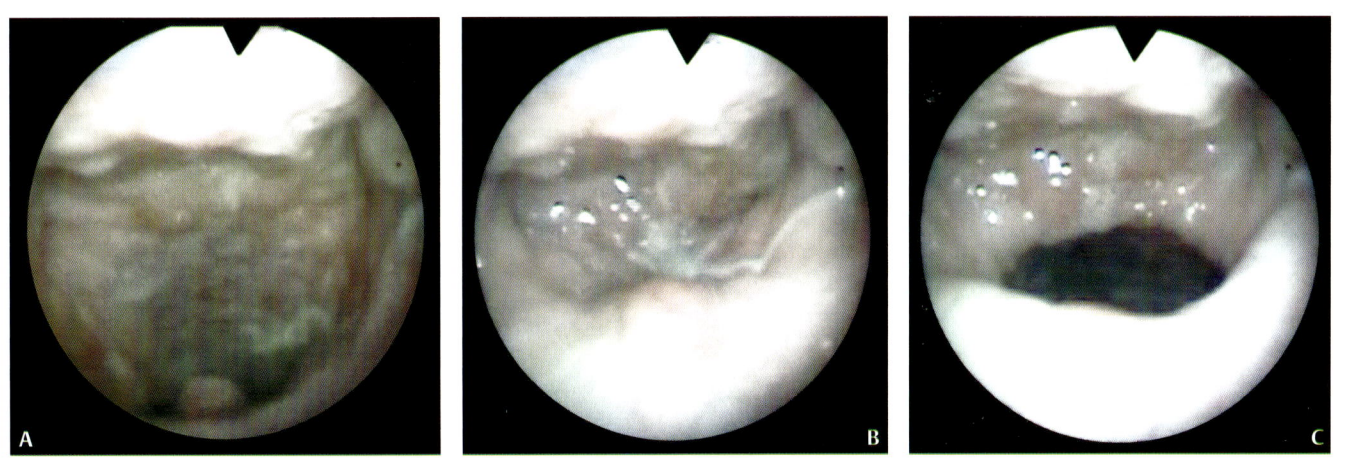

Fig. 10-9. (**A**) Criança, 8 anos, fissura submucosa em repouso. (**B**) Com padrão de fechamento completo à deglutição. (**C**) *Gap* acentuado com fechamento incompleto e anel de Passavant.

CONCLUSÃO

A nasofibroscopia flexível é uma ferramenta importante para avaliação de pacientes com queixas ressonantais em que há suspeita de disfunção velofaríngea, seja ela causada por disfunção neurológica, funcional ou anatômica, como no casos dos pacientes com fissura labiopalatina.

Para uma adequada avaliação da função velofaríngea, é importante que o otorrinolaringologista tenha conhecimentos básicos da anatomofisiologia das estruturas que compõem o anel velofaríngeo.

O exame otorrinolaringológico é importante para diagnóstico e elaboração de plano terapêutico de pacientes com disfunção da função velofaríngea.

REFERÊNCIAS BIBLIOGRÁFICAS

1. Hanayama EM, Pinho SMRP, Tsuji DH. Ressonância nasal. Em: Pinho SMR. *Tópicos em voz.* Rio de Janeiro: Guanabara Koogan; 2001, p. 53-64.
2. Caterson EJ, Tsai DM, Cauley R *et al.* Transillumination of theoccult submucous cleft palate. *J Craniofac Surg.* 2014 Nov.;25(6):2160-3.
3. Lewin ML, Croft CB, Shprintzen RJ. Velopharyngeal insufficiency due to hypoplasia of the musculus uvulae and occult submucous cleft palate. *Plast Reconst Surg* 1980;65:585-91.
4. Ysunza PA, Repetto GM, Pamplona MC *et al.* Current Controversies in Diagnosis and Management of Cleft Palate and Velopharyngeal Insufficiency. *BioMed Research International* 2015;2015:196-240.
5. Muntz H. Navigation of the nose with flexible fiberoptic endoscopy. *Cleft Palate Craniofac J* 1992 Nov.;29(6):507-10.
6. Shprintzen RJ. Velo-cardio-facial syndrome: 30 Years of study. *Dev Disabil Res Rev* 2008;14(1):3-10.
7. Piccoli EMH. Hipernasalidade. In: Ferreira LP. *Um pouco de nós sobre voz.* Carapicuiba: Pró-Fono Departamento de Edição; 1992. p. 119-23.
8. Croft CB, Shprintzen RJ, Danillier AI, Lewis ML. The occult submucous cleft palate and the musculus uvulae. *Cleft Palate J* 1978;15:150-4.
9. Millares RP, Sá CQ, Hanayama EM. Inadequação velofaríngea e alterações na voz e na fala na fissura labio-palatina. *Rev Soc Bras Fonoaudiologia,* Supl Especial. IV Congresso Brasileiro de Fonoaudiologia. Salvador, 2006.
10. Lam DJ, Starr JR, Perkins JA *et al.* Acomparison of nasendoscopy and multiview videofluoroscopy in assessing velopharyngeal insufficiency. *Otolaryngol Head Neck Surg* 2006 Mar.;134(3):394-402.

Capítulo 11

VOZ FALADA

Seção 11-1
FISIOLOGIA DA PRODUÇÃO VOCAL

Rosiane Yamasaki ▪ Adriana Hachiya ▪ Domingos Hiroshi Tsuji

INTRODUÇÃO

A produção vocal depende do adequado controle dos sistemas nervosos central e periférico e da integração dos sistemas respiratório, fonatório e ressonantal. A laringe produz a fonação, cujo som gerado é modificado pelas cavidades de ressonância do trato vocal. Desta forma, a voz é o resultado final do som glótico, produzido pela vibração das pregas vocais e da ressonância do trato vocal.[1] A qualidade vocal depende dos aspectos morfológicos e funcionais da laringe e do trato vocal do falante.

A análise perceptivo-auditiva da voz é uma ferramenta importante na prática clínica por possibilitar a caracterização da qualidade vocal e a quantificação do desvio vocal nos quadros disfônicos.[2,3] A qualidade vocal é multidimensional, o que significa que uma mesma voz pode ter diferentes componentes vocais, como rugosidade, soprosidade e tensão. A descrição das características vocais e laringológicas é fundamental para a compreensão da fisiologia da produção vocal e direcionamento do raciocínio clínico. Entretanto, a correlação entre as análises perceptivo-auditivas da voz e visual da laringe é apenas parcial, pois o resultado vocal depende da configuração laríngea e também dos ajustes do trato vocal empregados pelo falante a longo prazo. Atualmente, os ajustes do trato vocal têm sido verificados por métodos de imagens, como ressonância magnética e tomografia computadorizada, que permitem a visualização de todo o trato vocal nos planos sagitais, coronais e transversais, em duas, três ou quatro dimensões.

Neste capítulo, apresentar-se-ão elementos importantes da fisiologia da produção vocal: controles central e periférico da voz, anatomofisiologia das musculaturas intrínseca e extrínseca da laringe, fonação e ressonância.

CONTROLE CENTRAL E PERIFÉRICO DA PRODUÇÃO VOCAL

O processo de produção vocal inicia no córtex cerebral e requer o controle refinado de centros motores corticais e subcorticais.[4] O controle central da voz é realizado pela via de controle vocal límbico, responsável pelo controle de vocalizações inatas não verbais e emocionais, e pela via de controle motor laríngeo, que regula o controle motor fino da produção vocal voluntária, como a fala, o canto e também a produção voluntária de vocalizações inatas. Essas vias são organizadas hierarquicamente dos níveis mais básicos, no tronco cerebral e na medula espinhal, para os níveis mais complexos no córtex cingular anterior e no córtex motor laríngeo (CML).[5] Estudos de neuroimagem realizados com diferentes tarefas vocais mostraram que o CML localiza-se na área 4 do córtex motor primário.

A produção da fala é uma tarefa motora altamente complexa que envolve as musculaturas orofacial, laríngea, faríngea e respiratória.[6] Na produção de vogais isoladas, ocorre a ativação de centros motores corticais e subcorticais bilateralmente. As áreas motoras corticais ativadas incluem o córtex motor primário, a área motora suplementar e a área motora cingular. A ativação subcortical envolve o tálamo, o globo pálido e o putâmen. Essas áreas, juntamente com outras importantes interconexões, constituem o circuito neural que controla o início e a execução dos movimentos articulatórios. A produção de sentenças polissilábicas/pataca/está associada à ativação adicional dos hemisférios cerebelares, cruciais para o controle de movimentos sequenciais, e também com a ativação do córtex temporal.[7] Desta forma, quanto maior a complexidade das emissões, maior o número de estruturas ativadas.

O controle periférico da laringe é realizado pelo nervo vago, X par craniano. Todos os músculos laríngeos, à exceção do músculo aritenóideo, recebem inervação sensório-motora bilateral do nervo laringeo superior (NLS) e do nervo laringeo recorrente (NLR), ramos do vago. O ramo interno do NLS e o NLR promovem a inervação laríngea sensorial. O ramo motor externo do NLS inerva o músculo cricotireóideo. Todos os outros músculos laríngeos recebem inervação motora do NLR. Os motoneurônios dos músculos intrínsecos da laringe estão localizados no núcleo ambíguo do tronco cerebral.[5] Os principais músculos extrínsecos da laringe supra-hióideos são inervados pelos nervos facial, trigêmeo e hipoglosso. Os músculos infra-hióideos são inervados pelo nervo hipoglosso.[1,5] motoneurônios dos músculos extrínsecos estão situados próximos ao núcleo hipoglosso.[5]

ANATOMOFISIOLOGIA DAS MUSCULATURAS INTRÍNSECA E EXTRÍNSECA DA LARINGE

Os músculos da laringe podem ser divididos em dois grupos importantes, que são os músculos intrínsecos e extrínsecos. Os músculos intrínsecos apresentam origem e inserção na própria laringe e fazem a conexão entre as cartilagens laríngeas. Os músculos extrínsecos têm inserções na laringe, mas originam-se de estruturas fora desta.

Músculos Intrínsecos

Os músculos intrínsecos da laringe são responsáveis pela adução, abdução, alongamento e tensão das pregas vocais.[1,4,8] Os músculos adutores são o cricoaritenóideo lateral (CAL), o tireoartitenóideo (TA) e os aritenóideos (AA). O cricoaritenóideo posterior (CAP) é o único músculo abdutor da laringe. O cricotireóideo (CT) é responsável pelo alongamento das pregas e, consequentemente, pela produção dos sons agudos. Enquanto os músculos TA, CAL e AA são ativados durante a fonação, o CAP encontra-se inativo para permitir o fechamento adequado das pregas vocais.[8] Em tarefas não fonatórias, o TA e o CAL correlacionam-se com o fechamento das pregas durante a tosse, e o CT com a abertura das pregas durante o *sniff*.[8]

A Figura 11-1 mostra o desenho esquemático da musculatura intrínseca da laringe.

A adução das pregas vocais na linha média da glote é fundamental para o processo de fonação, pois permite que o fluxo de ar vindo dos pulmões induza a vibração da mucosa das pregas vocais. A abdução das pregas vocais permite a respiração e a produção dos fonemas surdos, sendo que o grau de abertura das pregas pode variar. Na inspiração profunda ou na técnica de *sniff*, ocorre maior abertura das pregas, e na inspiração mais superficial ocorre menor abertura das pregas. A variação da tensão das pregas vocais, seja pelo alongamento passivo da prega seja pelo aumento da rigidez do músculo, possibilita a modulação da frequência vocal.

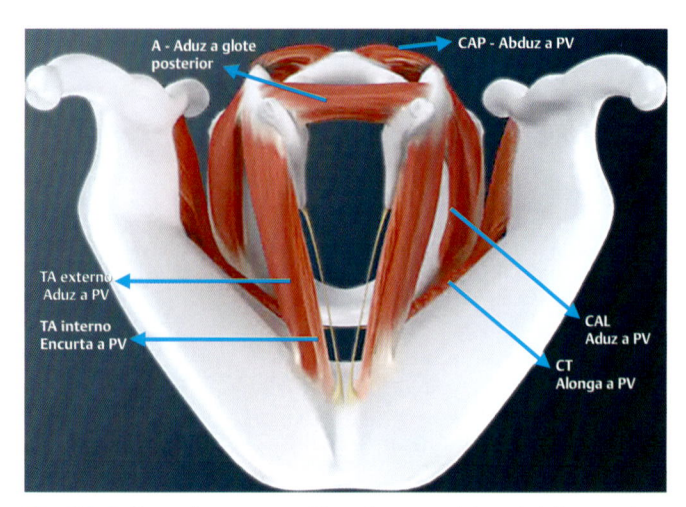

Fig. 11-1. Desenho esquemático da musculatura intrínseca da laringe. Projeto Homem Virtual.

Músculo cricoaritenóideo lateral (CAL)

O músculo CAL é um dos principais músculos adutores das pregas vocais e proporciona a coaptação glótica necessária para a fonação.

- *Origem:* margem superior da cartilagem cricóidea.
- *Inserção:* processo muscular da cartilagem aritenóidea.
- *Contração muscular:* desloca o processo muscular anteriormente.
- *Função:* aduz, abaixa e alonga e afila a borda livre da prega vocal.

A Figura 11-2 mostra o músculo CAL de uma laringe excisada e o exame laringológico de uma mulher jovem com fechamento glótico completo.

Músculo tireoaritenóideo (TA)

O TA é o músculo vocal que compõe o corpo da prega vocal. Possui dois feixes principais, o externo e o interno. O feixe interno, denominado tireovocal, participa ativamente da fonação. O feixe externo, denominado de tireomuscular, tem menor ação sobre as características da fonação, mas está envolvido na adução das pregas vocais.

- Origem: superfície interna da cartilagem tireóidea.
- Inserção:
  - TA interno (vocalis): processo vocal da cartilagem aritenóidea.
  - TA externo: processo muscular da cartilagem aritenóidea.
- Contração muscular: tensão diferencial para manter a prega rígida.

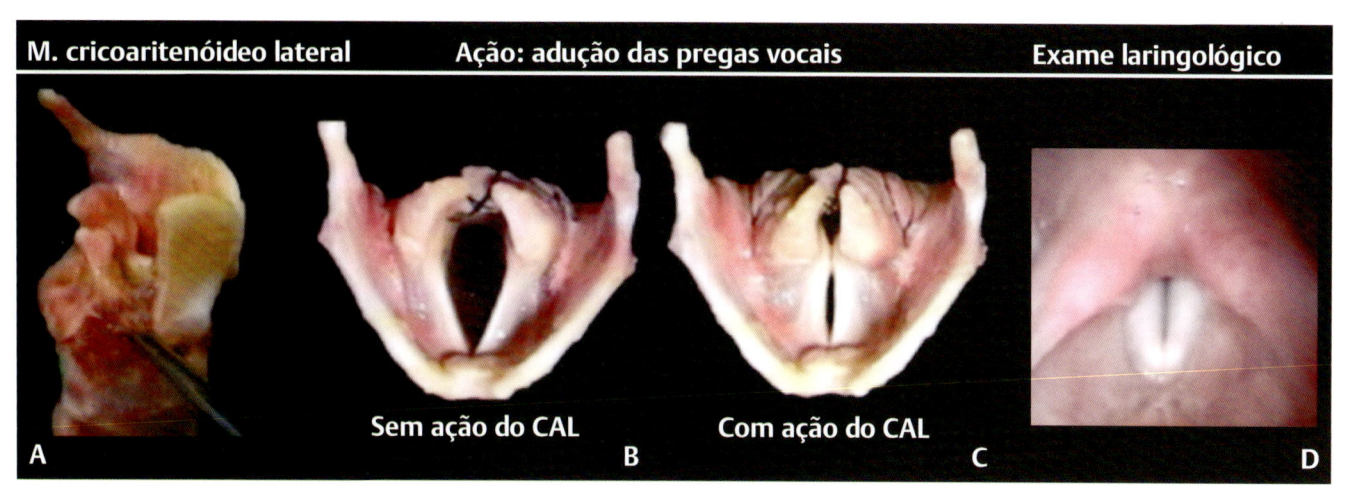

Fig. 11-2. Imagens de laringe excisada. (**A**) Visão lateral do músculo CAL. (**B** e **C**) Visão superior da laringe sem atuação e com atuação do CAL. (**D**) Exame laringológico mostrando o fechamento das pregas vocais.

- Funções:
  - TA interno: encurta e espessa a prega, produção dos sons graves.
  - TA externo: aduz as pregas vocais.

A Figura 11-3 mostra o músculo TA de uma laringe excisada e o exame laringológico de uma mulher jovem durante emissão com *pitch* grave.

Músculos aritenóideos (AA)

Os músculos aritenóideos consitem em fibras transversa e oblíqua, sendo importantes para o fechamento da glote posterior. Possui pequeno efeito sobre a rigidez da porção membranosa.

- Origem e inserção:
  - Transverso: origina-se da margem lateral de uma aritenoide e insere-se na margem lateral da aritenoide oposta, nos processos musculares.
  - Oblíquo: mais superficial – origina-se da base de uma aritenoide e insere-se no ápice da aritenoide contralateral.

- Contração muscular: aproxima as bases das cartilagens aritenóideas (transverso) e as pontas das cartilagens (oblíquo).
- Função: aduz a glote posterior.

A Figura 11-4 mostra os músculos aritenóideos de uma laringe excisada e o exame laringológico de uma mulher jovem durante emissão com *pitch* neutro.

Músculo cricoaritenóideo posterior (CAP)

O CAP é o único músculo abdutor das pregas vocais, sendo importante para a respiração, para inspiração rápida no final da emissão e para produção de fonemas surdos, como /f/ e /s/.

- *Origem:* lâmina da cartilagem cricóidea.
- *Inserção:* processo muscular da cartilagem aritenóidea.
- *Contração muscular:* desloca o processo muscular posteriormente.
- *Função:* abduz, eleva, alonga e afila a prega vocal.

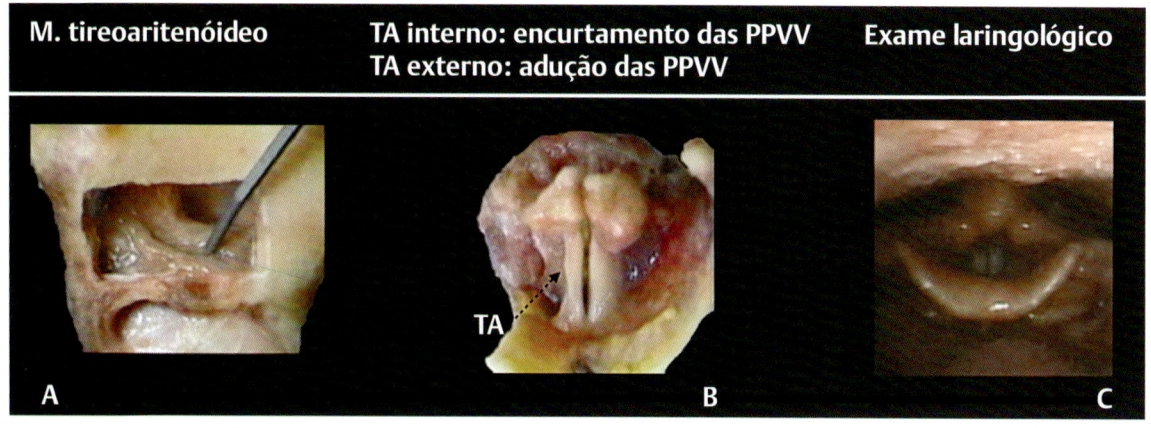

Fig. 11-3. Imagens de laringe excisada. (**A**) Visão lateral da localização do músculo TA. (**B**) Visão superior da laringe. (**C**) Exame laringológico mostrando o encurtamento da prega vocal pela ação do TA – voz com *pitch* grave.

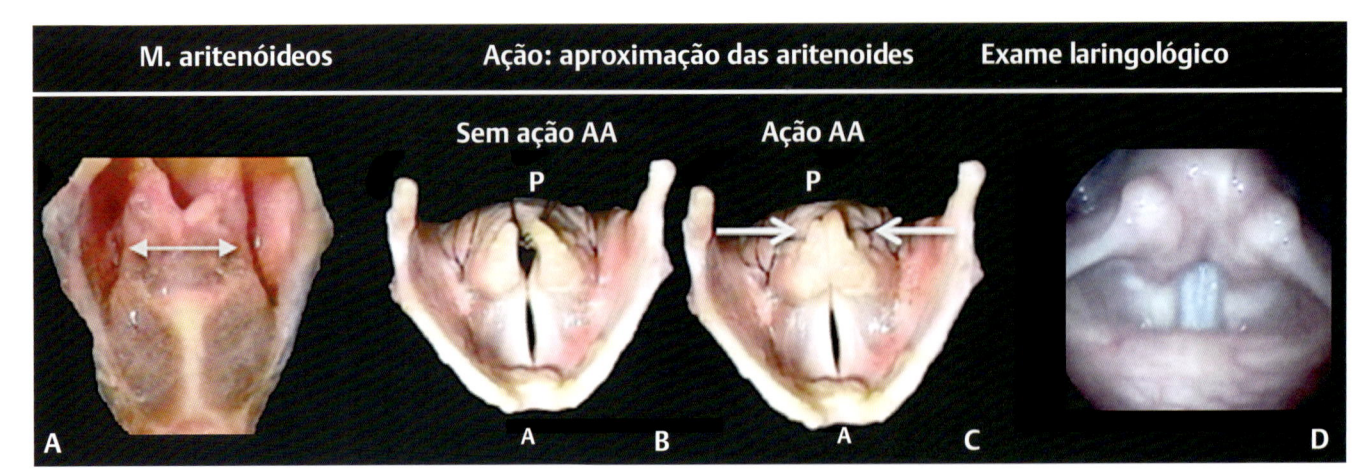

Fig. 11-4. Imagens de laringe excisada. (**A**) Visão posterior dos músculos aritenóideos. (**B** e **C**) Visão superior da laringe sem atuação e com atuação dos AA. (**D**) Exame laringológico mostrando o fechamento das pregas vocais.

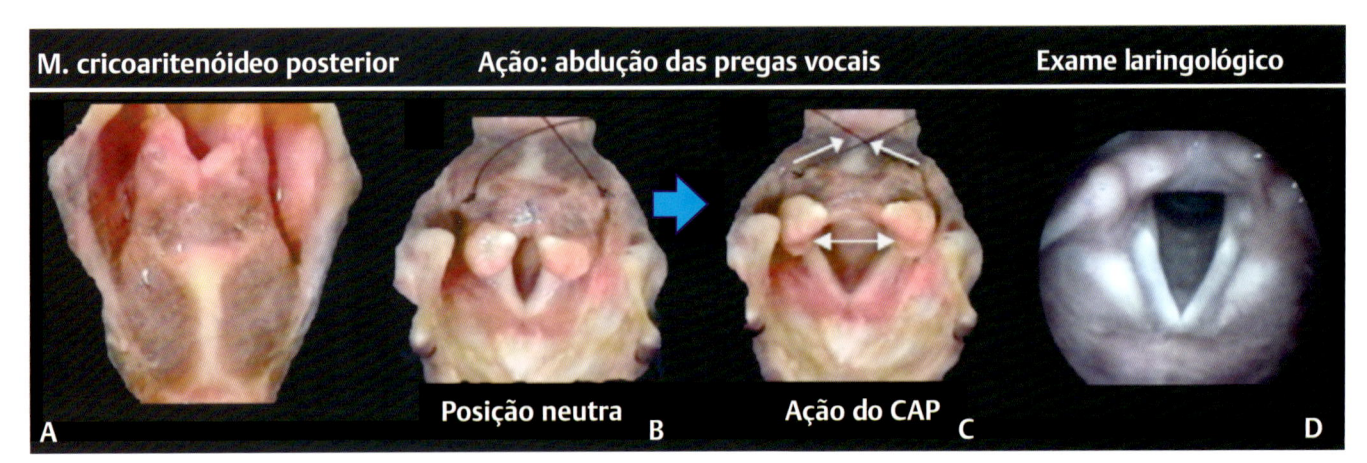

Fig. 11-5. Imagens de laringe excisada. (**A**) Visão posterior do músculo CAP. (**B** e **C**) Visão superior da laringe sem atuação e com atuação do CAP. (**D**) Exame laringológico mostrando a abertura das pregas vocais.

A Figura 11-5 mostra o músculo CAP de uma laringe excisada e o exame laringológico de uma mulher jovem durante a inspiração.

Músculo cricotireóideo (CT)

O músculo CT é responsável pela tensão longitudinal das pregas vocais, sendo importante para o controle da frequência. A ativação do CT promove o movimento de báscula, em que as cartilagens cricóidea e tireóidea aproximam-se. No movimento de báscula, ocorre o deslcamento da cartilagem tireóidea para baixo e também da cartilagem cricóidea para cima. Como consequência, ocorre o alongamento secundário das pregas vocais e a elevação da frequência.[1,4] Estudos mostram que o CT está ativo na abertura das pregas vocais durante a inspiração e durante a produção do *sniff*.[8]

- *Origem:* arco da cartilagem cricóidea, região anterior.
- *Inserção:* borda inferior da cartilagem tireóidea.
- *Contração muscular:* elevação da frequência vocal, produção do agudo.
- *Função:* aduz na posição paramediana, abaixa, alonga e afila a prega vocal.

A Figura 11-6 mostra o músculo CT de uma laringe excisada e o exame laringológico de um paciente em frequência neutra e elevada.

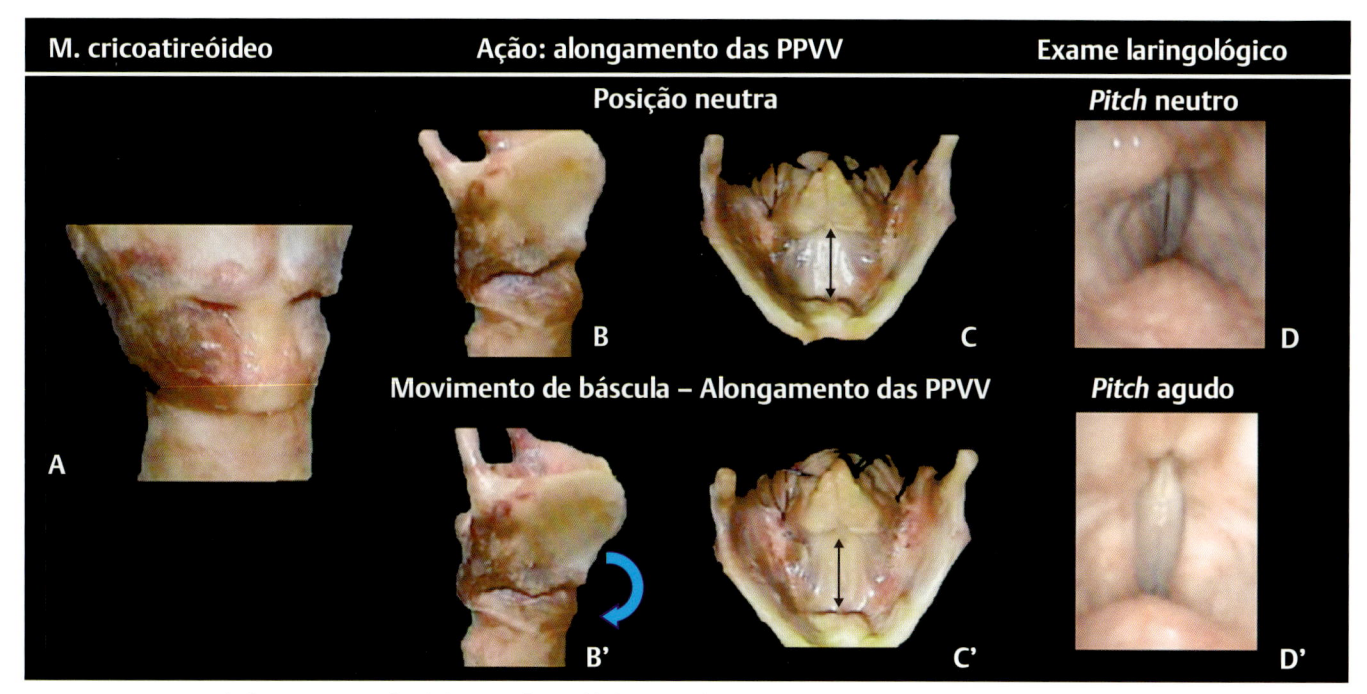

Fig. 11-6. Imagens de laringe excisada. (A) Visão de perfil do músculo CT. (B e C) Visões lateral e superior da laringe sem atuação CT. (D) Exame laringológico mostrando o comprimento neutro das pregas vocais. (B') Movimento de báscula que faz a aproximação das cartilagens cricóidea e tireóidea. (C') Alongamento da prega vocal. (D') Exame laringológico mostrando o alongamento das pregas vocais na emissão de som agudo.

Musculatura Extrínseca da Laringe

A posição da laringe no pescoço é mantida pela musculatura extrínseca. A movimentação vertical da laringe ocorre basicamente por forças musculares. A musculatura extrínseca deve oferecer a estabilidade necessária ao esqueleto laríngeo para que os músculos intrínsecos possam trabalhar efetivamente.[4] A posição alta ou baixa da laringe pode alterar a tensão e o ângulo entre as cartilagens, o que leva à modificação do comprimento de repouso dos músculos intrínsecos.

A musculatura extrínseca é dividida em dois grupos, os supra-hióideos e infra-hióideos. Os principais músculos supra-hióideos são: digástrico, milo-hióideo, gênio-hióideo e estilo-hióideo. Os principais músculos infra-hióideos são: tireo-hióideo, esterno-tireoideo, esterno-hióideo e omo-hióideo. Os músculos supra-hióideos elevam a laringe no pescoço, enquanto os infra-hióideos abaixam a laringe no pescoço. A Figura 11-7 mostra um desenho esquemático que contém a musculatura extrínseca da laringe (Quadro 11-1).

A posição vertical da laringe tem efeitos acústicos e fisiológicos importantes.[9] Acusticamente, a posição alta da laringe encurta o comprimento do trato vocal e eleva todas as frequências dos formantes, enquanto a laringe em posição baixa promove o alongamento do trato vocal e a redução da frequência dos formantes. Desta forma, a movimentação vertical da laringe é outro mecanismo de modificação da frequência vocal.[10] Fisiologicamente, a laringe elevada está fortemente associada à deglutição e, consequentemente, a uma maior força de adução das pregas vocais. Por outro lado, a laringe em posição baixa está relacionada com a inspiração, o que reduz a força de fechamento das pregas vocais.[9]

A posição elevada da laringe é um dos principais sinais clínicos da disfonia por tensão muscular, também denominada de disfonia hiperfuncional. Nesses casos, o abaixamento da laringe no pescoço, seja por massagem da área perilaríngea seja por técnicas vocais com emissões em escalas descendentes, promove fonação imediatamente mais equilibrada.

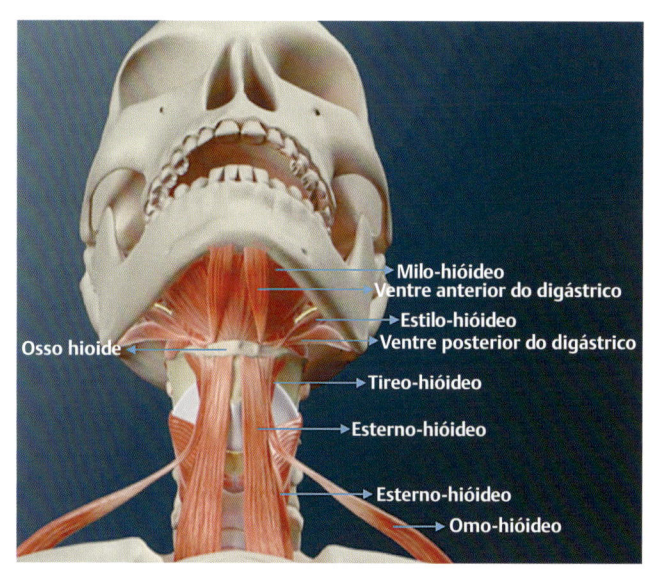

Fig. 11-7. Desenho esquemático da musculatura extrínseca da laringe. Projeto Homem Virtual.

Quadro 11-1 Principais músculos extrínsecos da laringe

Supra-hióideos	Origem	Inserção	Função
Digástrico – Ventre post	Face medial do processo mastóideo do osso temporal	Tendão intermediário, logo acima do osso hioide	Deprime a mandíbula e eleva o hioide
Digástrico – Ventre ant	Face interna da mandíbula	Tendão intermediário, logo acima do osso hioide	
Milo-hióideo	Mandíbula	Osso hioide	Eleva e projeta o hioide e a língua
Gênio-hióideo	Sutura interna da mandíbula	Superfície anterior do hioide	Puxa a língua e o hioide para frente
Estilo-hióideo	Processo estilo-hióideo do osso temporal	Corpo do osso hioide	Eleva e retrai o osso hioide
Infra-hióideos			
Tireo-hióideo	Linha oblíqua da cartilagem tireóidea	Corpo e corno maior do osso hioide	Aproxima a cartilagem tireóidea e osso hioide
Esterno-hióideo	Porções superior e posterior do esterno e primeira cartilagem costal	Linha oblíqua da cartilagem tireóidea	Abaixa a cartilagem tireóidea
Omo-hióideo	Margem superior da escápula	Margem inferior do corpo do osso hioide	Abaixa e retrai o osso hioide

FONAÇÃO – LARINGE

A fonação pode ser definida como um comportamento motor laríngeo[11] que produz o som glótico pela vibração das pregas vocais. Para que esse processo ocorra, as pregas vocais aproximam-se na linha média da glote pela ação dos músculos intrínsecos adutores da laringe, o cricoaritenóideo lateral (CAL), aritenóideos (A) e tireoaritenóideo externo (TA). O fluxo de ar vindo dos pulmões é direcionado para a traqueia e, ao encontrar as pregas vocais fechadas, provoca o aumento da pressão subglótica. Quando a pressão subglótica é maior que a resistência glótica, dá-se início à produção dos ciclos glóticos sucessivos. Cada ciclo glótico é composto por quatro fases, que são a fase fechada, a fase de abertura, a fase aberta e a fase de fechamento. A Figura 11-8 mostra o desenho esquemático das 4 fases do ciclo glótico.[1,4,10]

O processo de vibração das pregas vocais pode ser explicado pela interação das forças mioelásticas da laringe e aerodinâmicas. As forças mioelásticas estão relacionadas com a resistência da musculatura laríngea à passagem do fluxo de ar. As forças aerodinâmicas estão relacionadas com o efeito Bernoulli, cujo princípio afirma que, quando o fluxo de ar passa em velocidade alta por um tubo estreito e com paredes flexíveis, provoca uma redução da pressão ao longo dessas paredes com consequente aproximação das mesmas. No caso da laringe, o processo de vibração ocorrerá desde que a glote seja suficientemente estreita, o fluxo de ar seja suficientemente alto e a mucosa das pregas vocais seja suficientemente flexível. Assim, a pressão negativa gerada pelo efeito Bernoulli aproximará a mucosa das pregas pela passagem de ar expiratório em alta velocidade e levará à vibração das pregas vocais. O movimento ondulatório da mucosa ocorre nos sentidos horizontal, longitudinal e vertical. Horizontalmente, ocorre deslocamento da mucosa por movimentos mediais e laterais; longitudinalmente, as pregas vocais abrem-se de trás para frente e fecham-se de frente para trás; verticalmente, os movimentos ocorrem de baixo para cima.[1] Embora a teoria mioelástica-aerodinâmica nos ajude a compreender o início da vibração, ela sozinha não é capaz de explicar todo o processo envolvido na sustentação das oscilações das pregas vocais ao longo do tempo. Desta forma, outras forças devem atuar para que este processo ocorra.

A frequência vocal corresponde à frequência de vibração da mucosa das pregas vocais. Mulheres apresentam frequência vocal de aproximadamente 200 Hz e homens em torno de 100 Hz. Isto significa que em 1 segundo as mulheres produzem, em média, 200 ciclos glóticos, e homens produzem, em média, 100 ciclos.[1]

A frequência da voz depende do comprimento natural e da massa das pregas vocais, da ativação neuromuscular da musculatura intrínseca, principalmente do CT e do TA, e da rigidez do sistema. Quanto maior o comprimento natural e a massa das pregas, menor será o valor da frequência fundamental e mais grave será a voz. Este é um dos motivos pelo qual a voz masculina, em geral, é mais grave que a feminina. Os músculos CT e o TA são essenciais para o controle da frequência vocal. De forma simplificada, a ativação do músculo CT promove o alongamento das pregas vocais

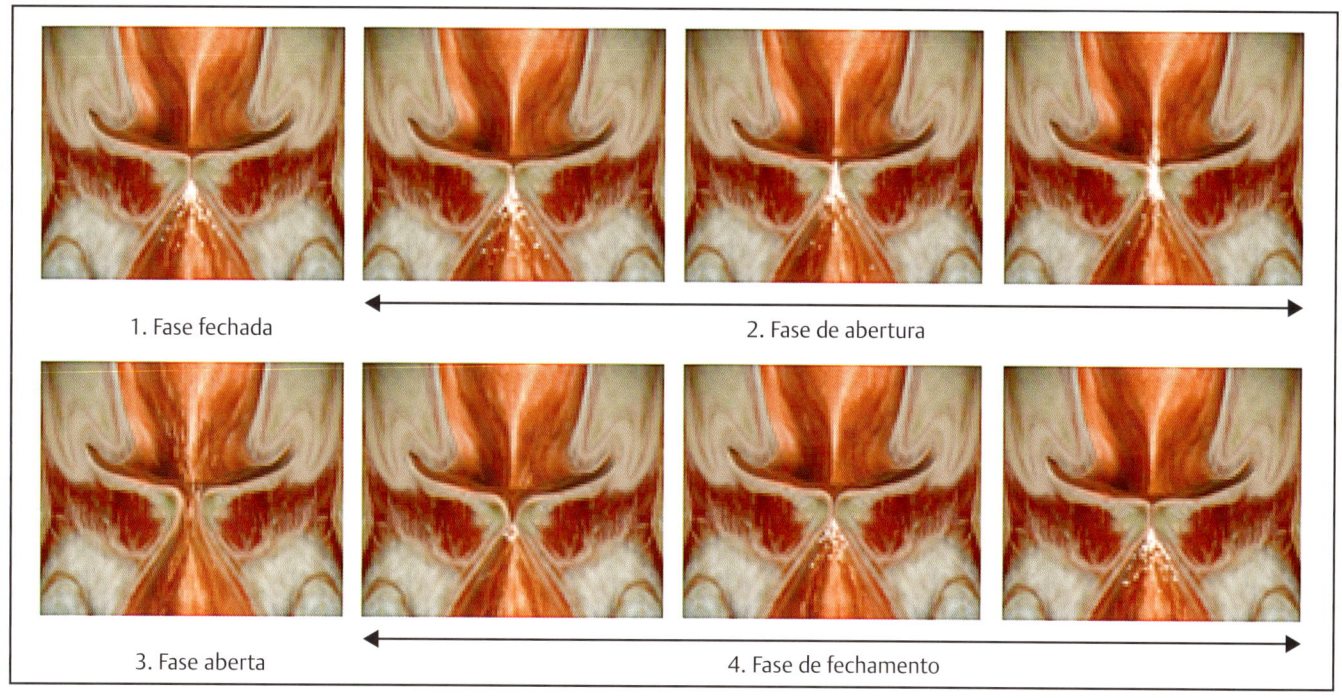

Fig. 11-8. Desenho esquemático das quatro fases do ciclo glótico. Projeto Homem Virtual.

1. Fase fechada
2. Fase de abertura
3. Fase aberta
4. Fase de fechamento

com consequente aumento da frequência vocal. O músculo TA é responsável pelo encurtamento das pregas, o que reduz o valor da frequência fundamental. Na conversação habitual, esses dois músculos intrínsecos participam ativamente do processo de fonação para possibilitar a variação da frequência vocal ao longo do discurso. Com relação ao impacto da rigidez do sistema na frequência vocal, deve-se considerar a teoria corpo-cobertura de Hirano.[12] Baseado nesta teoria, Titze[13] propôs que a ativação do TA pode aumentar a rigidez do corpo das pregas vocais e, simultaneamente, reduzir a rigidez da cobertura. A ativação do TA pode elevar ou abaixar o valor da F_0 dependendo do grau de participação do corpo (músculo vocal) na vibração das pregas vocais. Quando o corpo participa de forma significativa da vibração, como na fonação em forte intensidade, ocorre elevação da F_0. Em frequências altas, como na emissão em falsete ou em fonação suave, a vibração é realizada com contribuição muito maior da cobertura das pregas vocais do que do corpo, sendo que a ativação do TA levará à redução da frequência vocal.[14]

RESSONÂNCIA – TRATO VOCAL

O som gerado pela vibração das pregas vocais é muito semelhante ao de um barbeador elétrico e tem intensidade baixa. Esse som será irradiado para o trato vocal, que transformará suas características acústicas, amplificando e atenuando harmônicos parciais de acordo com as frequências naturais de ressonância da região.[1,10] O trato vocal, também denominado de filtro, corresponde ao espaço das vias aéreas superiores, com limite inferior na altura das pregas vocais e superior nas cavidades oral e nasal. Os principais articuladores do trato vocal são os lábios, a mandíbula, a língua, o palato mole e a própria laringe. Os ajustes do trato vocal são realizados tanto a curto prazo, para produção dos fonemas, como a longo prazo, por meio da fixação de ajustes musculares que caracterizam a qualidade vocal do indivíduo.[15]

A configuração do trato vocal é determinante na localização dos formantes do som, que definem, por exemplo, a identidade das vogais. Desta forma, cada vogal apresenta ajustes específicos dos articuladores do trato vocal. A identidade das vogais depende de pelo menos dois dos primeiros formantes F_1 e F_2. A produção dos formantes do som é um mecanismo essencialmente articulatório.[1] A Figura 11-9 mostra diferentes configurações do trato na produção das vogais /a/, /i/ e /u/.

A qualidade vocal depende de características morfológicas do falante, como tamanho e forma, e dos ajustes musculares empregados. O trato vocal molda a qualidade do som produzido pela vibração das pregas vocais pela ação dos ressonadores. Mudanças na configuração das cavidades de ressonância levam a alterações na qualidade vocal final.[4,10] A ressonância hiponasal, observada em pacientes com obstrução nasal, é um bom exemplo dessas mudanças.

Indivíduos disfônicos com envolvimento de tensão muscular podem apresentar regiões de constrição ao longo do trato vocal, como do vestíbulo laríngeo.[16] Parte dessas constrições pode ser observada por meio de exames laringológicos convencionais, como as constrições medianas e anteroposteriores. Métodos de imagens, como a ressonância magnética e a tomografia computadorizada, possibilitam a visibilização de todo o trato vocal nos planos sagital,

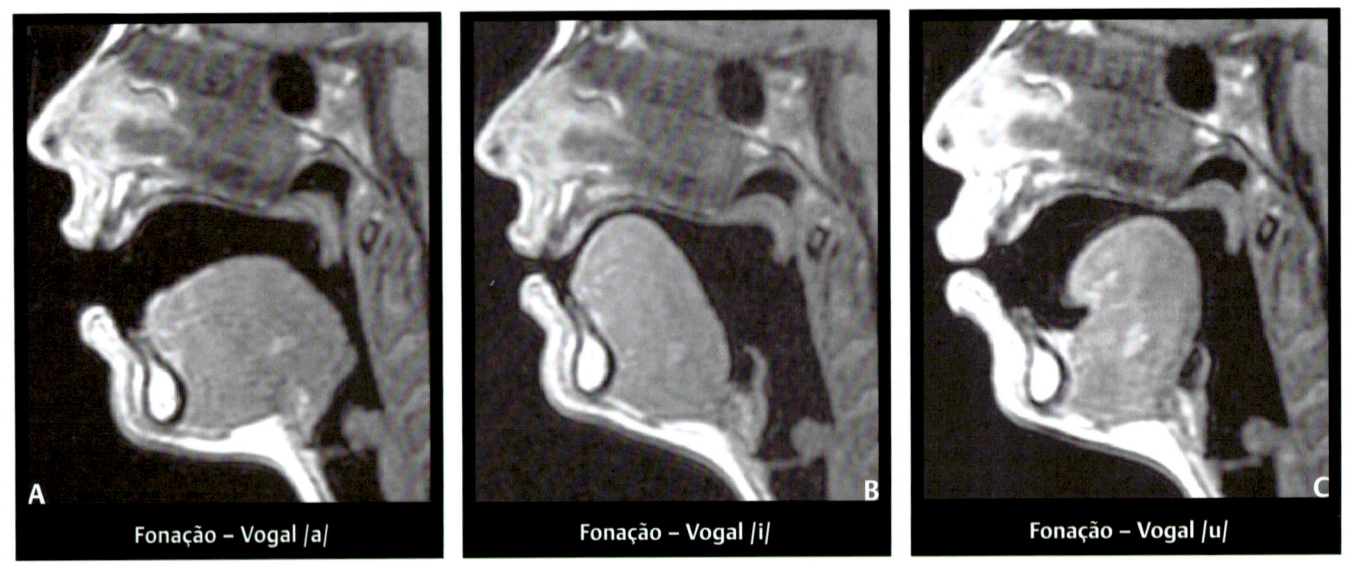

Fig. 11-9. Imagens de RM de alta resolução. Cortes sagitais medianos do trato vocal de uma mesma falante. (**A**) Configuração do trato vocal da vogal /a/. (**B**) Vogal /i/. (**C**) Vogal /u/. Observam-se principalmente mudanças da forma da língua.

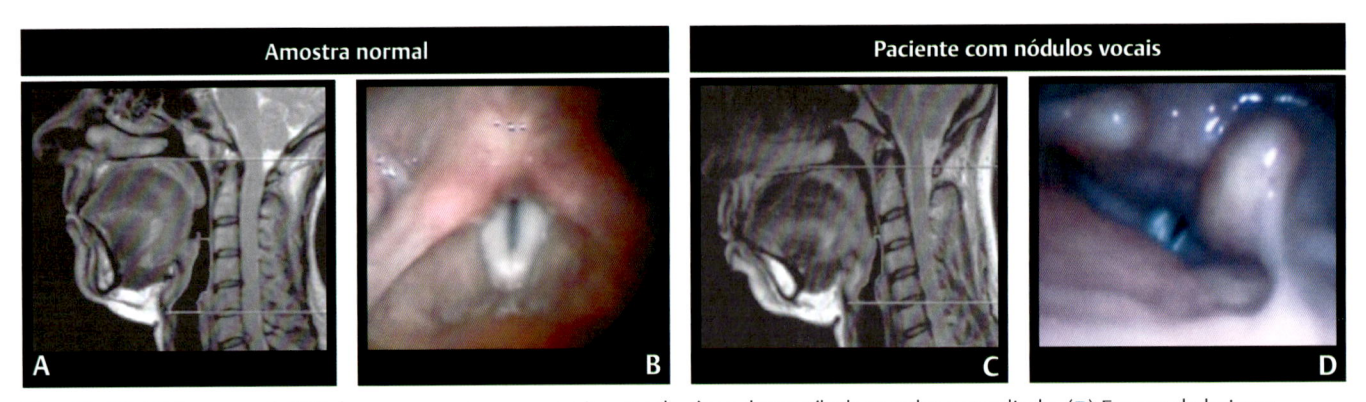

Fig. 11-10. (**A**) Imagem de RM de uma amostra sem queixa vocal – área do vestíbulo regular e ampliada. (**B**) Exame de laringe – ausência de constrição do vestíbulo. (**C**) Imagem de RM de uma paciente com nódulos vocais – área do vestíbulo laríngeo irregular e reduzida. (**D**) Exame de laringe – presença de constrição anteroposterior acentuada.

transversal e coronal. A Figura 11-10 mostra imagens de RM e de laringe de uma amostra sem queixa vocal e de uma paciente com nódulos vocais.

O trato vocal apresenta grande plasticidade, o que possibilita a produção de qualidades vocais diferentes nos diversos estilos de canto. Para tanto, os articuladores do trato vocal realizam movimentos rápidos, precisos e altamente coordenados.[17] Cantores utilizam diferentes ajustes do trato vocal para obter qualidades vocais específicas. A Figura 11-11 mostra imagens de TC e a reconstrução tridimensional do vestíbulo laríngeo (prega vocal até ápice da epiglote) da emissão da vogal/a/nos estilos popular e erudito do mesmo cantor. Observa-se que no estilo popular, a configuração do trato vocal é muito próxima da voz falada. Porém, no estilo erudito, ocorre maior ampliação do trato vocal, com importante abaixamento da mandíbula e ampliação da cavidade oral e do vestíbulo laríngeo. A observação da reconstrução tridimensional do vestíbulo no estilo erudito, nas visões lateral e anterior, mostra um volume maior que o observado no estilo popular.

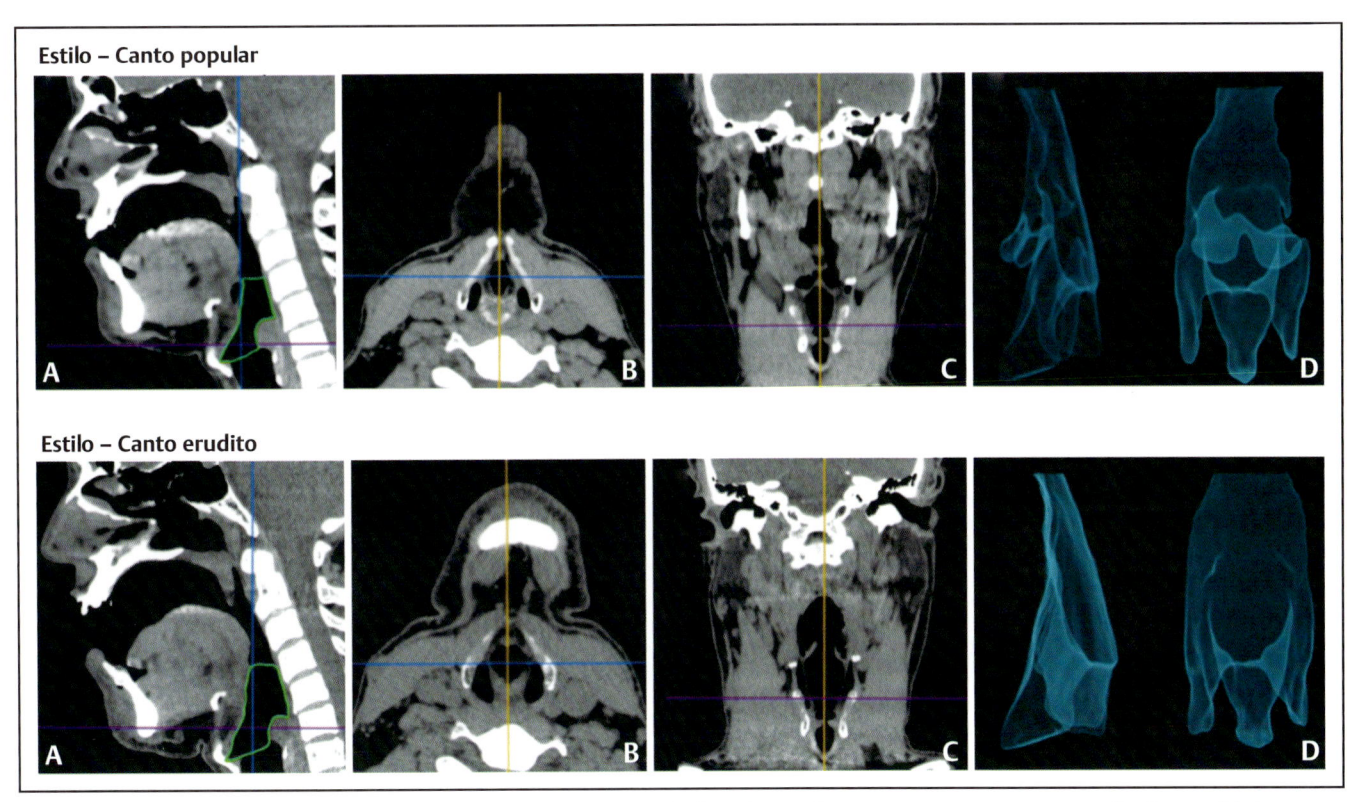

Fig. 11-11. Imagem de TC e reconstrução tridimensional do vestíbulo laríngeo de um mesmo cantor na emissão da vogal /a/ nos estilos popular e erudito. (**A**) Corte sagital mediano. (**B**) Corte transversal. (**C**) Coronal. (**D**) Reconstrução tridimensional do vestíbulo laríngeo – volume.

REFERÊNCIAS BIBLIOGRÁFICAS

1. Behlau M. *Voz: o livro do especialista*. Rio de Janeiro: Revinter, 2001.
2. Eadie T, Sroka A, Wright DR et al. Does knowledge of medical diagnosis bias auditory perceptual judgments of dysphonia? *J Voice* 2011;25:420-9.
3. Yamasaki R, Madazio G, Leão SH et al. Auditory-perceptual evaluation of normal and dysphonic voices using the voice deviation scale. *J Voice* 2016 Feb. 9. pii: S0892-1997(16)00010-2.
4. Sataloff RT, Heman-Ackah YD, Hawkshaw MJ. Clinical anatomy and physiology of the voice. *Otolaryngol Clin North Am* 2007 Oct.;40(5):909-29.
5. Simonyan K, Horwitz B. Laryngeal motor cortex and control of speech in humans. *Neuroscientist* 2011 Apr.;17(2):97-208.
6. Sörös P, Sokoloff LG, Bose A et al. Clustered functional MRI of overt speech production. *Neuroimage* 2006 Aug. 1;32(1):376-87.
7. Sörös P, Bose A, Sokoloff LG et al. Age-related changes in the functional neuroanatomy of overt speech production. *Neurobiol Aging* 2011 Aug.;32(8):1505-13.
8. Poletto CJ, Verdun LP, Strominger R, Ludlow CL. Correspondence between laryngeal vocal fold movement and muscle activity during speech and nonspeech gestures. *J Appl Physiol* (1985). 2004 Sept.;97(3):858-66.
9. Shipp T. Vertical laryngeal position: research findings and application for singers. *J Voice* 1987;3:217-9.
10. Sundberg J. *Ciência da voz – Fatos sobre a voz na fala e no canto*. São Paulo: Ed USP; 2015.
11. Loucks TM, Poletto CJ, Simonyan K et al. Human brain activation during phonation and exhalation: common volitional control for two upper airway functions. *Neuroimage* 2007 May 15;36(1):131-43.
12. Hirano M. Morphological structure of the vocal cord and its variations. *Folia Phoniatr* 1974;26:89-94.
13. Titze I, Luschei ES, Hirano M. Role of the thyroarytenoid muscle in regulation of fundamental frequency. *J Voice* 1989;3:213-24.
14. Lowell SY, Story BH. Simulated effects of cricothyroid and thyroarytenoid muscle activation on adult-male vocal fold vibration. *J Acoust Soc Am* 2006 July;120(1):386-97.
15. Laver J. *The description of voice quality in general phonetic theory*. London: Cambridge University Press; 1980. p. 184-207.
16. Yamasaki R, Behlau M, do Brasil Ode O, Yamashita H. MRI anatomical and morphological differences in the vocal tract between dysphonic and normal adult women. *J Voice* 2011;25(6):743-50.
17. Echternach M, Markl M, Richter B. Dynamic real-time magnetic resonance imaging for the analysis of voice physiology. *Curr Opin Otolaryngol Head Neck Surg* 2012;20(6):450-7.

Seção 11-2

DISFONIA – FUNDAMENTOS TEÓRICOS

Rui Imamura ▪ Nathalia Soares Campos ▪ Domingos Hiroshi Tsuji

INTRODUÇÃO

A importância da voz na sociedade moderna é inquestionável. Uma boa voz garante maior eficiência na relação interpessoal e melhor integração social, contribuindo ao bem-estar e satisfação do indivíduo. Além disso, a boa saúde vocal pode ter impacto econômico. Não apenas cantores e atores, mas também outros profissionais, como professores, executivos, políticos, profissionais liberais entre outros, dependem da voz como instrumento de trabalho. Para estes, uma voz saudável significa melhor desempenho profissional, ao passo que problemas vocais podem limitar seu rendimento e prejudicar sua carreira.

Disfonia representa toda e qualquer dificuldade ou alteração na emissão natural da voz. Pode representar problemas na frequência, intensidade (volume) ou qualidade da voz.[1] A avaliação médica da disfonia requer habilidade para lidar com um espectro amplo de alterações, com uma importante atenção a componentes associados aos hábitos de vida do paciente e de sua demanda vocal.

Neste capítulo, serão abordados aspectos da epidemiologia e classificação das disfonias.

EPIDEMIOLOGIA

A prevalência da disfonia varia de acordo com características da população estudada, como idade, profissão, origem dos indivíduos (comunidade ou institucionalizados) entre outros fatores.

Estudos epidemiológicos sobre disfonia na população adulta geral são raros. Em estudo epidemiológico entrevistando 1.326 pessoas nos EUA, a prevalência de história de disfonia e no momento da pesquisa foi de 29,9 e 6,6%, respectivamente. Segundo este estudo, sexo feminino, idade entre 40 e 59 anos, alta demanda vocal, refluxo gastroesofágico, episódios frequentes de infecção de vias aéreas superiores (IVAS) e sinusites foram fatores significativamente associados às queixas vocais. Cabe observar que 4,3% dos entrevistados referiram limitação em exercer suas atividades laborais decorrentes da disfonia.[2]

Em idosos (maiores que 65 anos) institucionalizados, Golub et al. mostram uma prevalência de disfonia de 20%, com impacto negativo na qualidade de vida destes pacientes.[3]

Em crianças em idade escolar (8 anos) estudos transversais sugerem a prevalênca de disfonia em 6%. Sexo masculino e presença de irmãos foram considerados fatores de risco significativos para disfonia nesta população.[4]

Uma vez que o abuso vocal seja uma das causas de disfonia, é de se esperar que a prevalência de disfonia esteja relacionada com a atividade profissional de um indivíduo. Trabalhadores que utilizam a voz durante sua atividade laboral, como professores e operadores de *telemarketing*, são mais susceptíveis a desenvolver disfonia. Angelillo et al. compararam a prevalência de disfonia em professores e trabalhadores de outras categorias profissionais, encontrando valores de 51,4 e 25,9%, respectivamente (p < 0,001). Nos professores, o sexo feminino foi associado a uma maior prevalência de disfonia.[5] Em nosso meio, Medeiros et al. estudaram a prevalência de disfonia em professoras de ensino público primário. Disfonia ou sintomas correlatos foram relatados, em maior ou menor grau por 2/3 (67%) das professoras. Presença de IVAS, uso abusivo da voz em atividades extracurriculares e barulho excessivo na sala de aula foram identificados como alguns dos fatores associados à disfonia.[6]

CLASSIFICAÇÃO DAS DISFONIAS

As disfonias podem ser classificadas de diversas formas. Uma delas é quanto ao tempo de apresentação, a saber: agudas quando duram até 3 semanas e, crônicas, quando o acometimento passa as 3 semanas.[7]

De acordo com a intensidade de acometimento, a disfonia pode ser classificada em graus leve, moderado, intenso ou afonia (quando a voz torna-se inaudível). Uma forma de classificar o grau de acometimento vocal num quadro disfônico consiste no uso da escala GRBAS que identifica níveis de astenia, rouquidão, soprosidade, aspereza e tensão e os categoriza em escalas de zero a três, conforme o grau de acometimento. Entretanto, a escala é avaliador-dependente e sua natureza subjetiva dificulta a sua reprodução, tornando sua aplicação clínica limitada. Na tentativa de quantificar o grau de comprometimento vocal, alguns questionários vêm sendo utilizados como o *Voice Handicap Index* (VHI) em que os indivíduos avaliam sua qualidade vocal quanto a vários aspectos em uma escala de cinco pontos: excelente, muito boa, boa, razoável ou ruim[8] e o *Voice-related quality of life*, protocolo de rápido e fácil preenchimento, com dez questões cuja somatória varia de 0 a 100, com a pontuação máxima indicando melhor qualidade de vida relacionada com a voz.[9]

Outra forma, didática e prática de classificarmos os tipos de disfonias é:[1,10]

A) **Disfonias funcionais:** quando o uso abusivo ou inadequado da voz gera a disfonia.

B) **Disfonias orgânico-funcionais:** quando o uso inadequado da voz gera lesões no aparelho fonador.
C) **Disfonias orgânicas:** quando a lesão responsável pela disfonia tem causa que independe da produção vocal.

Segundo Koufman, as disfonias funcionais, por sua vez, podem ser subdivididas em 5 tipos: histérica, rouquidão funcional, falsete, decorrente de abuso vocal e de estado pós-operatório.[11]

De acordo com a etiologia pode-se ter disfonia de causas:

1. Infecciosas.
2. Traumáticas.
3. Fonotraumáticas.
4. Neoplásicas.
5. Neurológicas.
6. Doenças sistêmicas.
7. Alterações estruturais mínimas.
8. Indeterminada.

Entre as infecciosas o exemplo clássico são as diversas laringites. Trauma de pescoço com acometimento laríngeo, lesão cáustica ou térmica, pós-intubação compõem as causas traumáticas, enquanto as lesões inflamatórias benignas (pólipos, nódulos, edema de Reinke, cordite por refluxo faringolaríngeo entre outras) estão classificadas na etiologia fonotraumática (Quadro 11-2 e Fig. 11-12). Diversos tipos de cânceres podem acometer a laringe, sendo o mais comum o carcinoma espinocelular (CEC) (Fig. 11-13). Fatores neurológicos podem causar disfonia como

Quadro 11-2 Aspectos clínicos, diagnósticos e terapêuticos das lesões inflamatórias benignas das pregas vocais

Tipo de lesão	Fisiopatologia	Manifestação clínica	Achados na laringoscopia	Diagnóstico	Tratamento
Nódulos vocais	Fonotrauma/abuso vocal. Área de maior contato durante a vibração gerando os calos	Disfonia intermitente ou persistente, podendo piorar com o uso abusivo	Lesão protuberante, bilateral e simétricas entre os 2/3 anteriores das pregas vocais	História clínica e laringoscopia ambulatorial	Essencialmente fonoterapia e cirurgia nos casos persistentes
Pólipo	Principalmente fonotrauma. Leva a edema, hemorragias, degeneração hialina e infiltração celular	Disfonia permanente de graus variáveis, podendo piorar com o uso abusivo	Lesão geralmente única, de aspecto liso, translúcido ou telangiectásico, séssil ou pediculado	História clínica e laringoscopia ambulatorial	Essencialmente cirúrgico, preferencialmente seguido de fonoterapia
Edema de Reinke	Principalmente tabagismo. Fatores associados: etilismo, refluxo faringolaríngeo e hipotireoidismo	Disfonia persistente de grau variável. Voz de tom bastante grave nos casos avançados	Edema das pregas vocais de grau variável; mucosa geralmente translúcida e hiperemiada	História clínica de disfonia crônica, tabagismo e achado de laringoscopia ambulatorial	Controle do tabagismo e fonoterapia nos casos leves. Essencialmente cirúrgico, preferencialmente seguido de fonoterapia
Cisto de retenção	Principalmente fonotrauma. Obstrução da drenagem glandular, culminando com formação cística	Disfonia permanente de graus variáveis, podendo piorar com o uso abusivo	Lesão arredondada submucosa e saliente ou apenas um espessamento na mucosa, geralmente sem hiperemia ou ectasia capilar	História clínica de disfonia e achados de videoestroboscopia de laringe	Essencialmente cirúrgico, preferencialmente seguido de fonoterapia
Cordite inespecífica	Fonotrauma, refluxo faringolaríngeo, tabagismo, etilismo e alergia	Disfonia intermitente ou persistente	Hiperemia de pregas vocais podendo ter leve edema	História clínica e laringoscopia ambulatorial	Fonoterapia e controle de outros fatores quando existentes

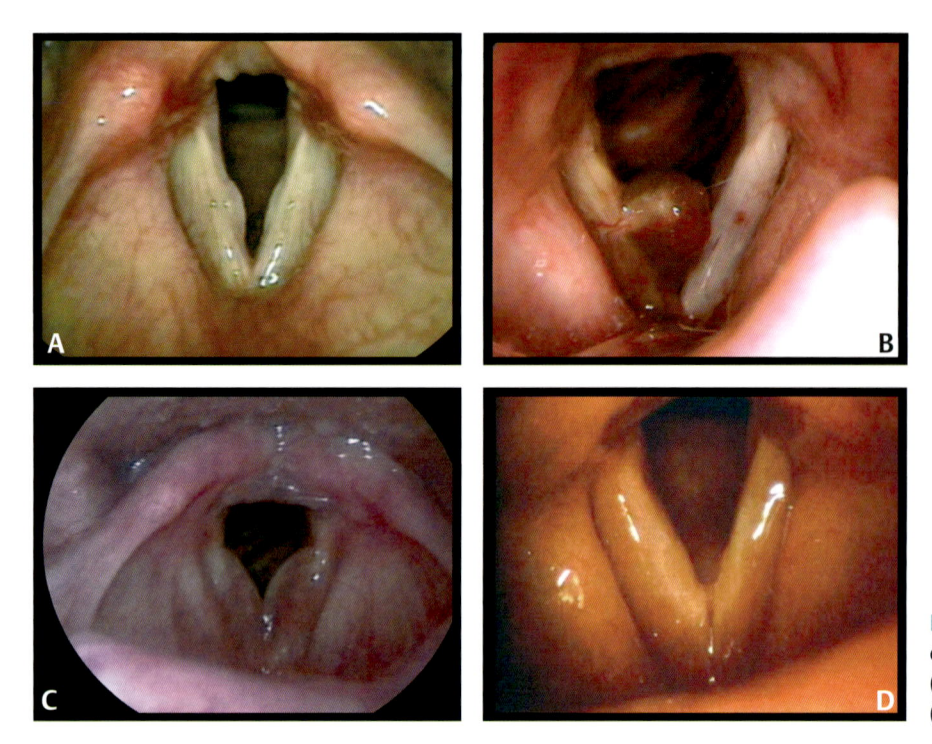

Fig. 11-12. Lesões inflamatórias benignas comuns das pregas vocais. (**A**) Nódulos. (**B**) Pólipo. (**C**) Edema de Reinke. (**D**) Laringite ou cordite inespecífica.

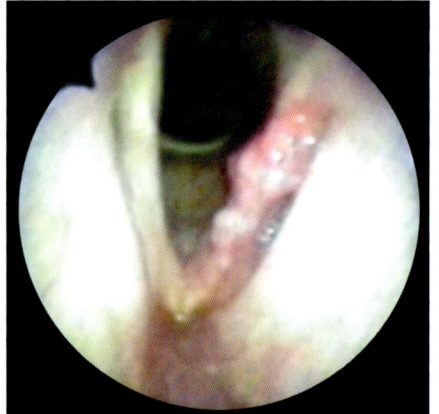

Fig. 11-13. Nasofibroscopia de paciente com carcinoma espinocelular (CEC) de prega vocal esquerda. A lesão encontra-se em estádio inicial (T1a), representando ótimo prognóstico de cura com o tratamento.

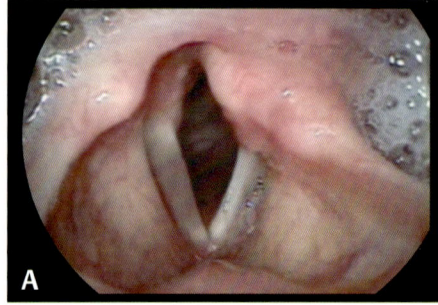

Fig. 11-14. Laringoscopia de paciente com paralisia unilateral de prega vocal E: durante a respiração (**A**) e a fonação (**B**). A prega paralisada está afastada da linha média. Durante a fonação, o fechamento glótico incompleto é responsável pela voz fraca e soprosa característica destes pacientes. Pelo mesmo motivo, a proteção das vias aéreas durante a deglutição e a tosse podem estar comprometidas.

a paresia e paralisia de pregas vocais (Fig. 11-14), *Miastenia gravis*, tremor essencial, Parkinson entre outros. Doenças sistêmicas, como a amiloidose, tuberculose, artrite reumatoide, sífilis e a papilomatose laríngea por infecção pelo HPV (Quadro 11-3 e Fig. 11-15), devem ser lembradas em pacientes com estes diagnósticos associados à disfonia.

Entre as manifestações congênitas se encontram as alterações estruturais mínimas (vasculodisgenesia, ponte, cisto, microdiafragma – web, sulco) (Quadro 11-4 e Fig. 11-16). Já a tensão muscular, movimento paradoxal de pregas vocais e a disfonia mutacional podem ser exemplos de disfonia de causa indeterminada.[13,14]

Quadro 11-3 Aspectos clínicos, diagnósticos e terapêuticos de paralisia laríngea, papilomatose e câncer de laringe

Tipo de lesão	Etiologia/fisiopatologia	Manifestação clínica	Achados na laringoscopia	Diagnóstico	Tratamento
Paralisia laríngea	Lesão da inervação laríngea por trauma, cirurgia, neoplasias, idiopática	Disfonia de grau variável. Pode ser acompanhada de engasgos e aspiração. Quando bilateral, principal queixa é dispneia	Limitação de movimentação de uma ou ambas as pregas vocais	Laringoscopia. Para o diagnóstico etiológico, exames de imagem (TC) de pescoço e tórax e endoscopia digestiva alta (EDA).	Geralmente fonoterapia nos primeiros seis meses, cirurgia se não há compensação após este período
Papilomatose laríngea	Infecção pelo HPV	Disfonia progressiva. Pode apresentar dispneia em casos graves	Lesões papilomatosas, com pontos avermelhados centrais	Laringoscopia. O diagnóstico definitivo pode requerer exame histopatológico	Cirúrgico, geralmente exige cirurgias de repetição
Câncer de laringe (CEC)	Tabagismo e etilismo (sobretudo se associados), irritantes químicos, refluxo, infecção por HPV	Disfonia progressiva (tumor glótico). Pode ter odinofagia, aspiração e dispneia. Tumores supraglóticos podem crescer de modo silencioso	Tumoração laríngea	Laringoscopia, avaliação cervical pela palpação e exames de imagem (TC, RM). Avaliação do tórax e esôfago (RX/TC de tórax e EDA). Diagnóstico é histopatológico	Cirurgia associada ou não à radioterapia/quimioterapia

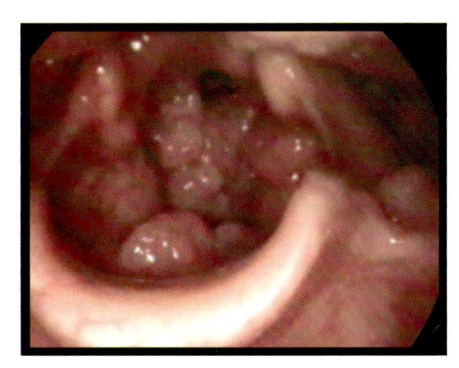

Fig. 11-15. Laringoscopia de paciente com papilomatose laríngea. Note a presença de lesões de aspecto típico na glote e na supraglote. A obstrução da via aérea é iminente.

Quadro 11-4 Aspectos clínicos, diagnósticos e terapêuticos das alterações estruturais mínimas (AEM) das pregas vocais

Tipo de lesão	Etiologia/fisiopatologia	Manifestação clínica	Achados na laringoscopia	Diagnóstico	Tratamento
Cisto epidermoide	Provavelmente congênita	Disfonia de grau variável, geralmente de longa história	Lesão arredondada submucosa e saliente ou apenas um espessamento na mucosa, acompanhado de hiperemia e ectasia capilar	Baseado em história clínica de disfonia crônica de longa duração e achados de videoestroboscopia de laringe	Dependendo do tamanho da lesão e grau da disfonia pode ser fonoterapia, cirurgia (exérese da lesão) ou ambas
Sulco vocal	Congênita ou estado evolutivo de cisto epidermoide rompido	Disfonia de grau variável, geralmente de longa história	Fenda ou depressão longitudinal uni ou bilateral de pregas vocais	Baseado em história clínica de disfonia crônica de longa duração e achados de videoestroboscopia de laringe	Dependendo da extensão da lesão e grau da disfonia pode ser fonoterapia, cirurgia (implante de material) ou ambas
Ponte mucosa	Congênita ou estado evolutivo da ruptura de um cisto epidermoide	Disfonia de grau variável, geralmente de longa história	Consiste em uma "alça" de mucosa aderida na prega vocal, dificilmente identificada durante exame ambulatorial	No intraoperatório, por palpação, durante cirurgia para outras lesões inflamatórias ou estruturais mínimas concomitantes	Dependendo da localização e espessura da lesão pode ser extirpada cirurgicamente ou mantida intacta, seguida de fonoterapia
Microdiafragma	Congênita	Disfonia quando a lesão está associada a outras alterações, como nódulos vocais ou lesões estruturais mínimas, como sulco e cisto	Pequena sinéquia em forma de membrana com 1 ou 2 mm de extensão, junto à comissura anterior	Durante laringoscopia ambulatorial ou palpação intraoperatória	Geralmente, a abordagem do microdiafragma é realizada como ato complementar à cirurgia de outras lesões concomitantes
Vasculodisgenesia	Congênita ou adquirida	Quando isolada, raramente provoca alterações vocais, mas pode predispor a edema e hematoma de pregas vocais	Capilares ingurgitados e de trajetória tortuosa, paralela ou perpendicular à borda livre	Durante laringoscopia ambulatorial	Quando sintomático, fonoterapia isolada ou microcauterização cirúrgica

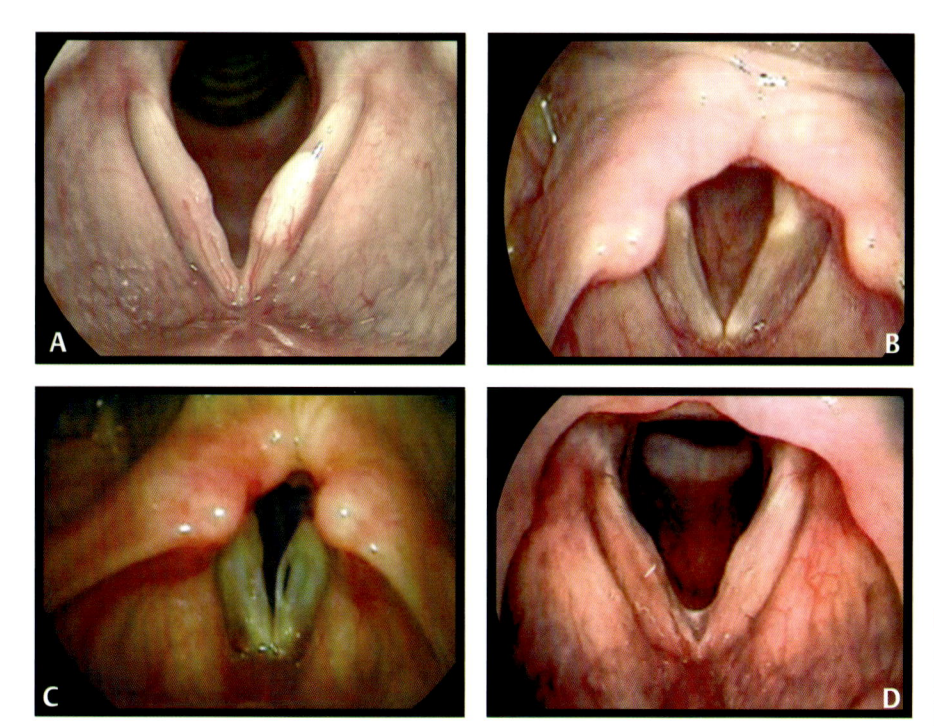

Fig. 11-16. Alterações estruturais mínimas das pregas vocais. (A) Cisto. (B) Sulco. (C) Ponte mucosa. (D) Microdiafragma laríngeo.

CONSIDERAÇÕES FINAIS

O diagnóstico das disfonias evoluiu significativamente com a introdução e difusão dos meios endoscópicos e de imagem. A universalização da videonasofibroscopia ambulatorial permite atualmente a avaliação pormenorizada da laringe de pacientes de diferentes idades e condições clínicas, favorecendo seu diagnóstico. Estar atento à demanda vocal de cada paciente é importante para recomendar um tratamento adequado. Dependendo da doença, o diagnóstico correto e precoce impacta no prognóstico e grau de recuperação funcional do paciente.

REFERÊNCIAS BIBLIOGRÁFICAS

1. Consenso Nacional sobre Voz Profissional. In: Sarvat M, Tsuji DH, Maniglia JV (Eds.) *Consenso Nacional sobre Voz Profissional – Voz e Trabalho: uma questão de saúde e direito do trabalhador*. Rio de Janeiro. São Paulo; 2004. p. 1-68.
2. Roy N, Merrill RM, Gray SD, Smith EM. Voice disorders in the general population: prevalence, risk factors, and occupational impact. *Laryngoscope* 2005 Nov.;115(11):1988-95.
3. Golub JS, Chen PH, Otto KJ et al. Prevalence of perceived dysphonia in a geriatric population. *J Am Geriatr Soc* 2006 Nov.;54(11):1736-9.
4. Carding PN, Roulstone S, Northstone K. The prevalence of childhood dysphonia: a cross-sectional study. *J Voice* 2006 Dec.;20(4):623-30.
5. Angelillo M, Di Maio G, Costa G et al. Prevalence of occupational voice disorders in teachers. *J Prev Med Hyg* 2009 Mar.;50(1):26-32.
6. de Medeiros AM, Barreto SM, Assunção AA. Voice disorders (dysphonia) in public school female teachers working in Belo Horizonte: prevalence and associated factors. *J Voice* 2008 Nov.;22(6):676-87.
7. Moser SE. Laryngeal problems. *Prim Care* 2014 Mar.;41(1):99-107.
8. Sulica L. Hoarseness. *Arch Otolaryngol Head Neck Surg* 2011 June;137(6):616-9.
9. Jacobson BH JA, Grywalski C, Silbergleit A et al. The voice handicap index (VHI) development and validation. *Am J Speech-Lang Pathol* 1997;6:66-70.
10. Hogikyan ND, Sethuraman G. Validation of an instrument to measure voice-related quality of life (V-RQOL). *J Voice* 1999 Dec.;13(4):557-69.
11. Tsuji DH, Sennes LU, Imamura R (Eds.). *Condutas práticas em laringologia*. São Paulo: H. Maxima; 2005.
12. Morrison MD, Rammage LA, Belisle GM et al. Muscular tension dysphonia. *J Otolaryngol* 1983;12:302-6.
13. Koufman JA, Blalock PD. Classification and approach to patients with functional voice disorders. *Ann Otol Rhinol Laryngol* 1982 July-Aug.;91(4 Pt 1):372-7.
14. Pontes PAL, Gadelha MEC, Gonçalves MIR. Alterações estruturais mínimas da laringe. In: Pinho SMR (Ed.) *Fundamentos em Fonoaudiologia*. Rio de Janeiro: Guanabara Koogan; 1998:65-71.

Seção 11-3

AVALIAÇÃO ENDOSCÓPICA DO PACIENTE DISFÔNICO

Adriana Hachiya ▪ Domingos Hiroshi Tsuji ▪ Rosiane Yamasaki

INTRODUÇÃO

Dentre as ferramentas de avaliação da voz e de diagnóstico de seus principais distúrbios, que incluem a eletromiografia, análise acústica, eletroglotografia, videolaringoscopia, videolaringoestroboscopia, a videonasofibroscopia é o procedimento de escolha para a avaliação funcional da laringe durante a fala, canto e outras tarefas fonatórias.

O exame permite a visualização da laringe e da supraglote e fornece informações importantes da anatomia da prega vocal (fonte) e do comportamento das estruturas do trato vocal (filtro) durante a produção vocal.

A Academia Brasileira de Laringologia e Voz (ABLV) recomenda que pacientes com disfonia com duração superior a 15 dias devam ser submetidos a uma avaliação otorrinolaringológica, que consiste na história clínica minuciosa, exame físico e visualização endoscópica da laringe (por telescopia rígida e/ou endoscópio flexível). A Academia Americana de Otorrinolaringologia e Cabeça e Pescoço recomenda que a laringoscopia deva ser realizada em pacientes com disfonia superior a 3 meses ou antes quando há suspeita clínica de doença de base grave.[1]

Para uma adequada avaliação endoscópica da voz consideram-se pré-requisitos: embasamento teórico de anatomia da laringe e fisiologia da produção vocal, conhecimento sobre fisiopatologia das principais doenças que cursam com disfonia (estes dois itens abordados em capítulos anteriores) e treinamento perceptivo-auditivo (reconhecer uma voz disfônica).

HISTÓRIA CLÍNICA

Uma história clínica detalhada embasa o raciocínio clínico e direciona o diagnóstico. Os antecedentes cirúrgicos, o uso de medicamentos, doenças associadas e hábitos devem ser questionados.

Sintomas que investiguem as funções laríngeas de proteção de via aérea e respiração também devem ser pesquisados.

O Quadro 11-5 direciona as informações que devem ser colhidas durante a anamnese de um paciente disfônico.

Quadro 11-5 Dados da anamnese que devem ser pesquisados durante a avaliação de um paciente disfônico

Dados	Perguntas	Justificativas
Ocupação	Uso profissional da voz? Qual a sua demanda vocal?	Algumas profissões predispõem ao abuso vocal. (Professores, operadores de *telemarketing*, funcionários de atendimento público)
Tempo de história	▪ Há quanto tempo está rouco? ▪ A rouquidão começou de repente ou foi gradual? ▪ Você sempre foi rouco? ▪ Condições agudas: Está resfriado(a)? Teve algum trauma cervical?	O tempo da instalação da disfonia é importante para diferenciar os casos agudos dos crônicos. As laringites agudas cursam com disfonia e são principalmente causadas por infecções virais ou bacterianas. São autolimitadas
Fatores relacionados com a produção da voz	▪ Você tem dor ao falar? ▪ Você tem dificuldade em ser ouvido? ▪ Você notou mudança no *pitch* (ficou mais grave ou aguda)? ▪ Sua voz piora quando fala muito (abuso vocal?) Você fica sem ar ao falar? ▪ Piora com ansiedade?	Avaliar as características da voz e o impacto da voz na qualidade de vida do paciente. Protocolos de autoavaliação do impacto da disfonia trazem informações importantes sobre o quadro disfônico, sob a perspectiva do paciente

Quadro 11-5 Dados da anamnese que devem ser pesquisados durante a avaliação de um paciente disfônico *(Cont.)*

Dados	Perguntas	Justificativas
Sintomas nasais	- Obstrução nasal - Sintomas de rinite - Sintomas de rinossinusite?	- Os sintomas nasais devem ser pesquisados para descartar infecções virais e bacterianas de via aérea superior - Gotejamento posterior e clareamento frequente da garganta podem ter causa nasal e ser um fator de piora das queixas laríngeas - Obstrução nasal modifica a ressonância e pode levar a ajustes de trato vocal inadequados (constricões faríngeas)
Sintomas de refluxo	- Você tem refluxo? - Você tem sensação de *globus* (sensação de algo parado na garganta)? - Você tem dor de garganta? Tosse? - Pigarro? - Odinofagia? - Sintomas clássicos da doença do refluxo gastroesofágico (pirose, regurgitação, queimação retoesternal)?	Refluxo laringofaríngeo está relacionado com a fisiopatologia de diversas doenças laríngeas, como estenose subglótica, carcinoma, granulomas, úlcera de contato e nódulos vocais[2,3]
Outros sintomas associados?	- Disfagia? Em quais consistências? Falta de ar? Estridor? - História de emagrecimento? Hemoptise? - Febre? Sudorese noturna? Relação com ciclo menstrual?	- A história clínica deve fornecer dados para avaliar se há comprometimento das outras funções laríngeas: proteção de via aérea e respiração - Sintomas sistêmicos consumptivos e hemoptise são sinais de alerta e nesses casos devem ser descartados tumores e doenças granulomatosas
Intubação prévia	Já foi intubado? Por quanto tempo? Existe relação entre a intubação e a disfonia?	- Intubação curta para anestesia geral pode resultar em disfonia em até 50% dos pacientes. Na maioria das vezes, há melhora espontânea em poucos dias[4] - Laringoscopia direta realizada em pacientes intubados por mais de 4 dias mostram que em 94% apresentam lesão laríngea (por ex: edema e ulceração média e posterior)[5] - Pacientes em IOT por mais de 4 semanas podem apresentar imobilidade de prega vocal (11%) e granuloma posterior (44%)[6]
Cirurgias prévias	Já foi submetido a algum procedimento cirúrgico (principalmente cirurgia cervical e/ou torácica?) Alguma relação entre a cirurgia e a disfonia?	- Cervicotomia para acesso da coluna vertebral está associada a um alto índice de distúrbios vocais. Disfonia aguda é relatada em 50% dos pacientes submetidos a este tipo de cirurgia, e a paralisia do recorrente está associada a 1,27 a 2,7% dos pacientes[7] - Tireoidectomias podem causar paralisia do nervo laríngeo recorrente em aproximadamente 2,1% dos pacientes[8] - Cirurgias cardíacas podem levar à disfonia em 17 a 31% dos pacientes e lesão recorrente em 1,4%[9,10] - Esofagectomias, abordagens torácicas, endarterectomias entre outros procedimentos com risco de manipulação e/ou lesão do nervo laríngeo recorrente podem resultar em disfonia[1]

(Continua)

Quadro 11-5	Dados da anamnese que devem ser pesquisados durante a avaliação de um paciente disfônico (Cont.)	
Dados	**Perguntas**	**Justificativas**
Hábitos	Tabagismo? Etilismo?	• Tabagismo é fator irritante para a laringe (cordite crônica) e é um fator de risco para lesões polipoides em pregas vocais, edema de Reinke e câncer de cabeça e pescoço[11]
Doenças de Base	• Hipotireoidismo • Diabetes • Doenças neurológicas (doença de Parkinson, esclerose lateral amiotrófica, acidente vascular encefálico, miastenia *gravis*, esclerose lateral amiotrófica) • Asma?	• Sintomas associados ao hipotireoidismo incluem rouquidão, *pitch* agravado e qualidade de voz áspera. A rouquidão pode estar associada ao mixedema de pregas vocais[12] • Algumas doenças autoimunes, como artrite reumatoide, gota, lúpus, podem levar à fixação da articulação cricoaritenóidea. Outras doenças inflamatórias, como amiloidose, sarcoidose, granulomatose de Wegener, podem levar a depósitos na via aérea, resultando em rouquidão[1] • Uma anamnese neurológica detalhada deve descartar doenças neurológicas, como miastenia *gravis* e neuropatia diabética que pode cursar com disfonia[1]
Medicamentos	Utiliza algum medicamento regularmente?	• Disfonia pode estar presente em 1/3 dos pacientes em uso de corticoide inalatório. Outras queixas incluem perda de intensidade e mudança de frequência (*pitch*). O mecanismo de ação não está bem esclarecido, mas pode estar associado à deposição local da medicação, levando à miopatia do músculo vocal, inflamação local na mucosa das pregas vocais e/ou alterações nas glândulas secretoras da laringe[13] • Terapia hormonal, anti-histamínicos, anticoagulantes, inibidores da angiotensina podem causar rouquidão[1]

ANÁLISE PERCEPTIVO-AUDITIVA

Antes de se prosseguir a avaliação endoscópica é importante ouvir a voz do paciente. A presença de desvio vocal e se há predomínio de alterações na fonte (laringe) e/ou filtro (trato vocal) devem ser pontuados.

A análise perceptivo-auditiva permite a caracterização da qualidade da voz e a quantificação do desvio vocal. É um instrumento acessível, robusto e não invasivo. Ouvintes inexperientes necessitam de pelo menos oito horas de treinamento perceptivo-auditivo para obter a confiabilidade de 80% em suas avaliações.[14] A análise vocal de um paciente fornece informações que ajudam no diagnóstico. A caracterização da voz auxilia no diagnóstico diferencial de diferentes causas de rugosidade, como a disfonia por tensão muscular (DTM) e a disfonia espasmódica.[15,16] Baseada nela, podem-se antecipar os achados da laringoscopia (Quadro 11-6).

Para análise, solicitam-se 2 tipos de estímulos: vogal sustentada (/a/, /e/) e fala encadeada. A vogal sustentada fornece informações importantes sobre a fonte sonora e é facilmente analisada em programas de análise acústica, pois não sofre influência da articulação, velocidade e ritmo. A fala encadeada reflete a qualidade vocal mais próxima da realidade e fornece dados quanto aos aspectos prosódicos da emissão.

Existem diversas escalas de avaliação vocal disponíveis. Algumas são mais centradas na laringe, como a GRBAS, e outras englobam também as características de articulação e ressonância. As escalas mais difundidas são a GRBAS, desenvolvida pela Japan Society of Logopaedics em 1981,[17] o CAPE-V, elaborado pela ASHA, em 2002[18] e a Análise do Perfil Vocal, de John Laver-1980. A GRBAS é a escala mais simplista e rápida, enquanto a Análise do Perfil Vocal é a mais detalhada e demorada. As escalas de avaliação vocal são extremamente úteis na prática clínica pois favorece o raciocínio clínico, a elaboração de hipóteses, direcionamento da avaliação e monitoramento terapêutico.

Utiliza-se de rotina a escala GRBAS que é uma ferramenta para a identificação de alterações glóticas. O parâmetro G (*grade*) significa grau geral de disfonia; R (*roughness*), rugosidade; B (*breathiness*), soprosidade; A (*asthenia*) astenia e S (*strain*), tensão. A escala é classificada em quatro pontos, sendo que:

0. Significa ausência de alteração.
1. Desvio leve.
2. Desvio moderado.
3. Desvio acentuado.

O termo "rouquidão" foi substituído por rugosidade, e a "aspereza", que sempre foi muito controversa na literatura, foi substituída pela combinação dos parâmetros rugosidade+tensão. Porém há muitos casos de vozes "roucas" que também carregam traços de tensão. Por esse motivo, opta-se por incluir também o parâmetro H (*harsh*-aspereza) para ajudar na identificação de vozes que direcionam para diagnósticos e prognóstico diferentes. Entretanto, esse parâmetro não faz parte da GRBAS. O treino auditivo para a identificação desses parâmetros é importante para que o médico otorrinolaringologista consiga identificá-los corretamente e fazer os correlatos auditivo e visual (exame de laringe) (Quadro 11-6), que são apenas parciais.

PROTOCOLO DE AVALIAÇÃO ENDOSCÓPICA DA VOZ FALADA

Gravação Externa

Padroniza-se o exame com a gravação externa do paciente para identificação e documentação da qualidade de voz.

São solicitados nesta etapa e nesta ordem:

- Nome, idade e data do exame.
- Queixa resumida do problema de voz (amostra de fala espontânea).
- /e/prolongado.
- Frases do CAPE-V (Quadro 11-7).[19]

Avaliação Estrutural

O exame inicia-se com a avaliação da cavidade nasal, identificando fatores obstrutivos, inflamatórios e infecciosos que podem causar alterações de ressonância e ajustes fonatórios inadequados.

Ressonância hiponasal ou abafada pode ser causada por hipertrofia adenoideana.

Na faringe é importante observar o grau de hidratação, posicionamento da base da língua e a presença de secreções patológicas.

A laringe deve ser avaliada quanto à coloração da mucosa, presença de edema e secreção, abaulamentos e lesões de mucosa. As pregas vocais devem ser avaliadas quanto à presença de lesões, borda livre (que deve ser retilínea) e presença de secreção na sua superfície.

A mobilidade das pregas vocais deve ser investigada com a emissão de vogal sustentada /e/ e com manobras como "ee-sniff" que permitem observar o movimento de adução e abdução das pregas vocais.

Avaliação da Função Velofaríngea

Uma avaliação detalhada do mecanismo velofaríngeo está descrita em capítulo à parte.

Recomenda-se uma avaliação detalhada nos pacientes em que haja hipernasalidade. Na ausência de ressonância hipernasal, uma avaliação resumida é suficiente.

Quadro 11-6 Correlação auditiva e visual

Impressão auditiva	Fisiopatologia	Provável alteração
Rugosidade	Irregularidade de vibração das pregas vocais	Edema, nódulos vocais
Soprosidade	Escape de ar transglótico não sonorizado	Fendas glóticas, presbifonia ou doença de Parkinson
Voz tensa	Compressão das pregas vocais, vibração da mucosa reduzida	Disfonia hipercinética, distonia focal laríngea
"Aspereza"	Tensão e redução da massa vibrante	Rigidez de mucosa, leucoplasia, sulco vocal

Adaptado de Behlau et al. 2001.

Quadro 11-7 Frases do CAPE-V[19]

Frases do Cape-V	Justificativa
Érica tomou suco de pera e amora	Sentença com fonemas surdos e sonoros (para avaliar a influência de coarticulação)
Sônia sabe sambar sozinha	Palavras iniciam com o fonema fricativo surdo/s/(pode piorar os espasmos da disfonia espasmódica de abdução)
Olha lá o avião azul	Sentença com fonemas sonoros (pode piorar os espasmos na disfonia espasmódica de adução)
Papai trouxe pipoca quente	Palavras iniciam com fonemas plosivos surdos /p/, /t/ e /k/ (para avaliar a pressão intraoral e emissão hipernasal)
Minha mãe namorou um anjo	Sentença rica em sons nasais (para avaliar emissão hiponasal)
Agora é hora de acabar	Palavras iniciam principalmente com vogais (para avaliar ataque vocal e pode evidenciar os espasmos de adução

Nestes casos, com a ponta do endoscópio posicionado na velofaringe, solicita-se a emissão de fricativas isoladas (/ssss/, /chchchch/), sílabas plosivas e fricativas (/pa/, /ta/, /ka/. /fa/, /sa/, /cha/) e frases (p. ex.: "O sapo saltou daquela pedra", "O gato está em cima do tapete", "Babá beijou o bebê").

Avaliação Funcional

O objetivo da avaliação funcional é a observação endoscópica do comportamento das estruturas do trato vocal durante a execução das tarefas fonatórias.

A ponta do nasofibroscópio deve estar posicionada atrás da úvula, permitindo a visualização de um campo ampliado. Devem ser observados: a altura da laringe (Fig. 11-17), posicionamento da língua (Fig. 11-18), comportamento do vestíbulo laríngeo (Fig. 11-19) e comportamento das paredes da faringe (Fig. 11-20). Solicitam-se diferentes amostras de fala: /e/ prolongado em frequência e intensidade habitual, /e/ prolongado em agudo, /e/ prolongado em grave, contagem e fala encadeada (p. ex.: Pedir ao paciente para falar o que ele comeu ou qual o caminho que fez para chegar à consulta).

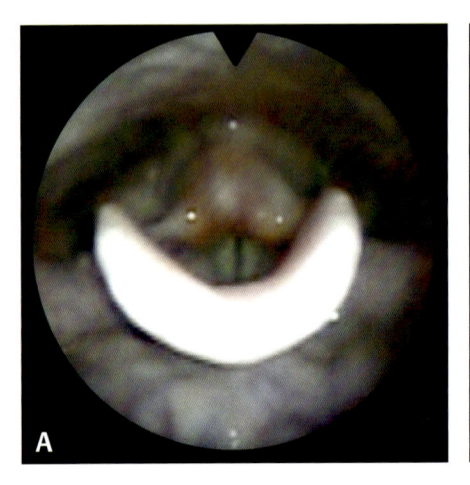

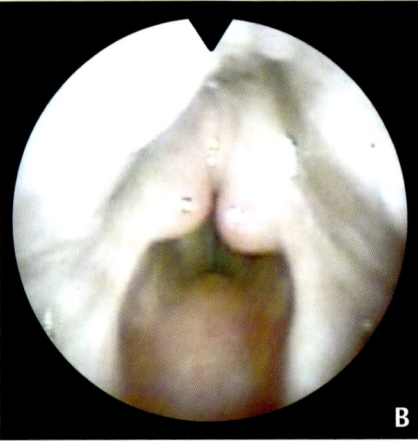

Fig. 11-17. Laringe alta *vs.* laringe baixa (as imagens foram adquiridas sem movimentação da ponta do nasofibroscópio). (A) Emissão modal com laringe baixa; visualizam-se os recessos piriformes e valéculas. (B) Emissão em agudos com laringe alta; observa-se elevação da laringe com hiperconstrição das paredes faríngeas. Os recessos piriformes não são visualizados.

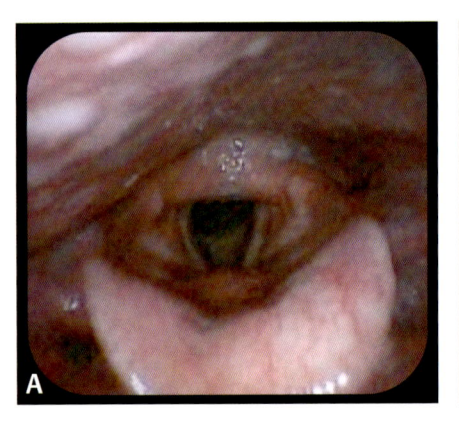

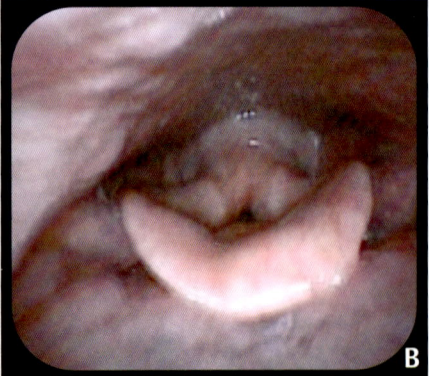

Fig. 11-18. Paciente com tensão de base da língua em repouso (A) e posteriorização durante a emissão sustentada (B). Observam-se também a constrição anteroposterior acentuada do vestíbulo laríngeo e a elevação da laringe durante a emissão.

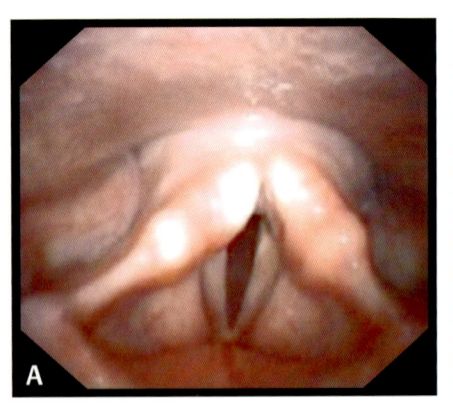

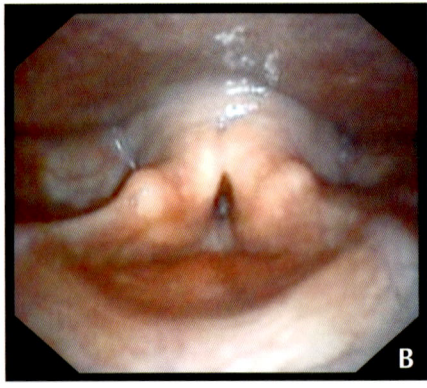

Fig. 11-19. Imagem da laringe durante a respiração (A) e emissão de vogal sustentada (B). As pregas vocais encontram-se sem alterações significativas. Durante a emissão, observa-se hiperconstrição mediana de bandas ventriculares e constrição anteroposterior do vestíbulo laríngeo.

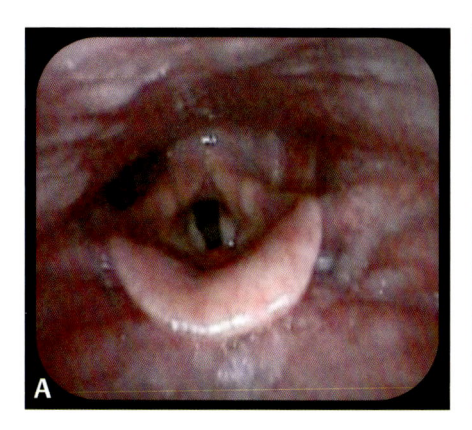

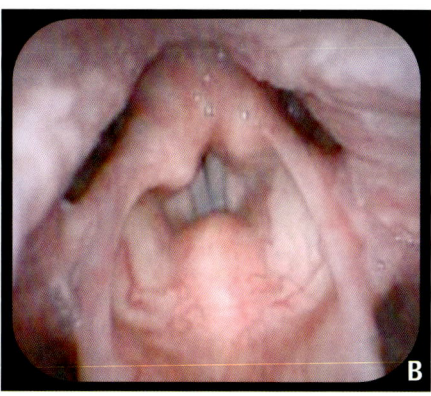

Fig. 11-20. (**A**) Respiração em repouso. (**B**) Constrição de paredes faríngeas durante a fala encadeada. Nota-se, também, elevação laríngea.

A avaliação funcional da voz falada em diferentes contextos (amostras de fala) é essencial para o raciocínio diagnóstico, direcionar a conduta terapêutica, auxiliar a terapia fonoaudiológica além de fornecer dados que permitam o diagnóstico diferencial de algumas doenças (p. ex.: disfonia espasmódica X DTM ou DTM × tremor vocal)

Pacientes com DTM apresentam voz de qualidade tensa, estrangulada, podendo ser rouca e caracterizada por ataques vocais bruscos e ressonância laringofaríngea.

Observam-se, na avaliação endoscópica, hiperadução glótica, compressão mediana das pregas vestibulares, laringe em posição alta, constrição das paredes da faringe (traduzida à inspeção externa com tensão da musculatura suprahioidea, aumento da massa muscular no pescoço e nuca e distensão venosa) e ataques vocais bruscos e constantes (Fig. 11-21).

A disfonia espasmódica em adução é uma doença neurológica, caracterizada por espasmos irregulares e incontroláveis, que interrompem o fluxo fonatório normal. Caracteriza-se por quebras fonatórias, esforço fonatório e soprosidade. Na disfonia espasmódica ocorrem espasmos dos músculos laríngeos durante a fonação, levando à voz tensa, estrangulada e forçada. Os sintomas iniciam-se gradual e progressivamente até tornarem-se crônicos. Trata-se de uma distonia focal, tarefa dependente, ou seja, os espasmos acontecem apenas durante a fala. Inicia-se mais comumente na terceira década de vida sendo mais frequente em mulheres. A qualidade vocal geralmente piora com estresse e melhora com uso de sedativos, como álcool e benzodiazepinicos. Infelizmente o diagnóstico final dessa doença é demorado. Nos Estados Unidos o paciente leva em torno de 4,4 anos e consulta uma média de 4 médicos até o diagnóstico final. Esses dados alertam sobre a importância deste diagnóstico na avaliação dos pacientes com este padrão de fala (voz tensa, estrangulada e com quebras fonatórias).[20]

O diagnóstico diferencial entre disfonia espasmódica e disfonia por tensão musculoesquelética é importante já que os tratamentos são distintos. A história clínica e análise perceptiva são ferramentas importantes. Na disfonia espasmódica em adução, os espasmos são intermitentes e variam com o contexto fonatório. Frases ricas em fonemas sonoros aumentam os espamos na disfonia espasmódica (Quadro 11-7) e há melhora ou momentos de fonação normal. Na DTM, por sua vez, a contração glótica excessiva e a hiperconstrição supraglótica são sustentadas e mantidas independente do contexto fonatório. Há melhora do padrão vocal durante a emissão da vogal sustentada.

O tremor vocal, por sua vez, ocorre por ação de dois grupos musculares antagônicos. Pode ser mais bem reconhecido durante a emissão de vogal sustentada em que há alteração rítmica de *pitch* e *loudness* durante a fonação. Observa-se uma oscilação involuntária da laringe em torno de 4 a 8 Hz, e a voz é percebida como "trêmula" e instável.[20] Pode ser de repouso ou tarefa-dependente (induzido pela ação). O tremor induzido pela ação ocorre durante ativação voluntá-

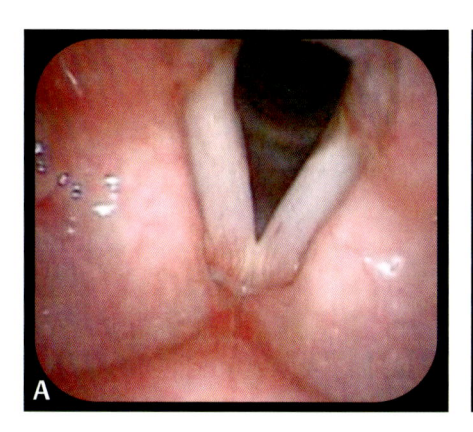

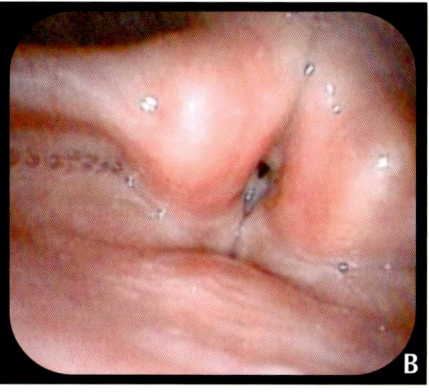

Fig. 11-21. Imagem da laringe durante a respiração (**A**) e emissão de vogal sustentada (**B**). As pregas vocais encontram-se sem alterações significativas. Durante a emissão, observa-se hiperconstrição mediana de bandas ventriculares, impedindo a visualização das pregas vocais.
A qualidade vocal apresentada é compatível com o exame laringeo. A voz é rouca, áspera e tensa.

ria do movimento e pode estar presente em diferentes distúrbios neurológicos, incluindo tremor essencial, doença de Parkinson, distonia, disfunção cerebral entre outras.[21]

Durante a avaliação do paciente com tremor vocal, é importante a inspeção externa para descartar distonia oromandibular associada ou comprometimento da musculatura supra-hióidea. Na avaliação endoscópica, a ritmicidade da contração da musculatura envolvida define o diagnóstico. Para isso é importante avaliar quais estruturas estão envolvidas: musculatura faríngea (contração rítmica das paredes da faringe), supra-hióidea (elevação e abaixamento rítmico da laringe) e musculatura intrínseca (músculos tireoaritenóideo, cricotireóideo e interaritenóideo).

A manifestação do tremor distônico depende de tarefas fonatórias específicas, enquanto o tremor vocal essencial pode ocorrer durante a produção de fonemas surdos e sonoros. Nos tremores distônicos, observa-se melhora da voz ao produzir emissões sustentadas com frequência vocal elevada, como o falsete, e ao emitir fricativos surdos, em que não há vibração das pregas vocais, como o fonema/s/sustentado; por outro lado, durante a emissão de fricativos sonoros, como o /z/, em que ocorre vibração das pregas vocais, nota-se piora da qualidade vocal, assim como durante a emissão de sons graves. Pacientes com tremor vocal essencial, em geral, manifestam essa alteração tanto durante a emissão de fonemas surdos, como de sonoros. Desta forma, o fricativo surdo/s/pode ser de grande auxílio na diferenciação entre o tremor distônico e o tremor vocal essencial.[22]

CONSIDERAÇÕES FINAIS

O atendimento ao paciente disfônico deve incluir uma anamnese detalhada, análise perceptivo-auditiva da voz e avaliação endoscópica laríngea (telescopia rígida ou nasofibroscopia flexível). A nasofibroscopia flexível tem como vantagem permitir visualização da laringe e do trato vocal durante a realização de tarefas fonatórias, possibilitando o diagnóstico de alterações estruturais (p. ex.: alterações nasais, lesões estruturais de pregas vocais) e funcionais.

REFERÊNCIAS BIBLIOGRÁFICAS

1. Schwartz SR, Cohen SM, Dailey SH et al. Clinical practice guideline: hoarseness (dysphonia). *Otolaryngol Head Neck Surg* 2009 Sept.;141(3 Suppl 2):S1-S31.
2. Koufman JA. The otolaryngologic manifestations of gastroesophageal reflux disease (GERD): a clinical investigation of 225 patients using ambulatory 24-hour pH monitoring and an experimental investigation of the role of acid and pepsin in the development of laryngeal injury. *Laryngoscope* 1991;101(4 Pt 2) 53:1-78.
3. Belafsky PC, Postma GN, Koufman JA. Validity and reliability of the reflux symptom index (RSI). *J Voice* 2002;16:274-7.
4. Jones MW, Catling S, Evans E et al. Hoarseness after tracheal intubation. *Anaesthesia* 1992;47:213-6.
5. Colice GL, Stukel TA, Dain B. Laryngeal complications of prolonged intubation. *Chest* 1989;96:877-84.
6. Santos PM, Afrassiabi A, Weymuller EA Jr. Risk factors associated with prolonged intubation and laryngeal injury. *Otolaryngol Head Neck Surg* 1994;111:453-9.
7. Kahraman S, Sirin S, Erdogan E et al. Is dysphonia permanent or temporary after anterior cervical approach? *Eur Spine J* 2007;16:2092-5.
8. Moulton-Barrett R, Crumley R, Jalilie S et al. Complications of thyroid surgery. *Int Surg* 1997;82:63-6.
9. Inada T, Fujise K, Shingu K. Hoarseness after cardiac surgery. *J Cardiovasc Surg* (Torino) 1998;39:455-9.
10. Kamalipour H, Mowla A, Saadi MH et al. Determination of the incidence and severity of hoarseness after cardiac surgery. *Med Sci Monit* 2006;12:CR206-9.
11. Landes BA, McCabe BF. Dysphonia as a reaction to cigaret smoke. *Laryngoscope* 1957;67:155-6.
12. Cury I, Werlang R, Silva MAAe et al. Caracterização vocal de pacientes com hipertireoidismo e hipotireoidismo. *Rev Soc Bras Fonoaudiol.* [Acesso em 2016 Jan. 25]]. Disponível em http://www.scielo.br/scielo.php?script=sci_arttext&pid=S1516-80342007000200011&lng=en.
13. Pinto CR, Almeida NR, Marques TS et al. Local adverse effects associated with the use of inhaled corticosteroids in patients with moderate or severe asthma. *J Bras Pneumol* 2013;39(4):409-17.
14. Bassich CJ, Ludlow CL. The use of perceptual methods by new clinicians for assessing voice quality. *J Speech Hear Disord* 1986 May;51(2):125-33.
15. Roy N, Gouse M, Mauszycki SC et al. Task specificity in adductor spasmodic dysphonia versus muscle tension dysphonia. *Laryngoscope* 2005;115:311-6.
16. Chhetri DK, Merati AL, Blumin JH et al. Reliability of the perceptual evaluation of adductor spasmodic dysphonia. *Ann Otol Rhinol Laryngol* 2008;117:159-65.
17. Hirano M. *Clinical examination of voice.* New York: Springer Verlag; 1981. p. 81-4.
18. Hirano M. *Clinical examination of voice.* New York: Springer Verlag; 1981. p. 20. American Speech-Language-Hearing Association. (2002). Consensus auditory-perceptual evaluation of voice (CAPE-V), United States of America. 2002 [acesso em: 2013 May 5]. Disponível em: http://www.asha.org/uploadedFiles/ASHA/SIG/03/affiliate/CAPE-V-Purpose-Applications.pdf.
19. Behlau M. *O livro do especialista.* Rio de Janeiro: Revinter; 2001. p. 97.
20. Creighton FX, Harpner E, Klein A et al. Diagnostic delays in spasmodic dysphonia: a call for clinician education. *J Voice* 2015 Sept.;29(5):592-4.
21. Lester RA, Barkmeier-Kraemer J, Story BH et al. Physiologic and acoustic patterns of essential vocal tremor lester. *J Voice* 27(4):422-32.
22. Moraes BT, de Biase NG. Laryngoscopy evaluation protocol for the differentiation of essential and dystonic voice tremor. *Braz J Otorhinolaryngol* 2016;82(1):88-96.

Capítulo 12

VOZ CANTADA

Seção 12-1

PRINCÍPIOS TEÓRICOS

Gislaine Ferro Cordeiro ▪ Guilherme Pecoraro ▪ Adriana Hachiya

INTRODUÇÃO

Embora não seja essencial à sobrevivência, a fonação é a função laríngea que mais exige harmonia no movimento das estruturas envolvidas. No canto, a emissão vocal artística expressa valores culturais, emoções e transmite a singularidade do indivíduo ou de um grupo. Contudo, é possível estudá-la sob o prisma da fisiologia da produção. A frequência (afinação/timbre), a intensidade (volume/projeção) e a duração (ritmo/andamento) da voz devem ser bem executadas, de forma independente[1] e de acordo com o repertório e estilo musical a ser cantado.

O desempenho do cantor, seja ele profissional seja amador, depende da integridade anatômica das estruturas do trato vocal e adequado controle muscular. O movimento das estruturas musculares envolvidas no canto deve ser refinado, controlado, com fluidez e precisão. Para isso, exige-se do cantor bom controle respiratório, resistência vocal e flexibilidade do trato vocal para sua demanda.

O grande desafio no atendimento ao cantor consiste no entendimento da queixa clínica, muitas vezes difícil de ser decifrada pelos termos musicais utilizados. Ela pode ser negligenciada pelos profissionais envolvidos, pois muitos pacientes não apresentam alteração orgânica na laringe. O exame laringológico apresenta uma laringe normal, mas a nasofibrolaringoscopia funcional do canto pode trazer informações de ajustes do trato vocal compatíveis com a queixa. A interação da fonte-filtro é valorizada no campo das ciências da fala, mas tradicionalmente a laringologia desenvolveu-se na busca pelas patologias da laringe. O avanço tecnológico de imagens endoscópicas propiciou à Otorrinolaringologia maior acurácia dos exames.[2]

Atualmente, é possível avaliar o comportamento supraglótico da laringe e compreender a fisiologia da produção do canto. O diagnóstico médico evoluiu, os estudos em voz cantada cresceram, mas sem ainda dar conta da complexidade dessa população.

Uma qualidade vocal desviada pode ser esteticamente esperada em determinados gêneros musicais, como nos efeitos de vozes distorcidas do *Rock*. Em contrapartida, um cantor lírico com mínimas modificações em seu timbre pode ter impacto intenso em sua *performance* artística. Nesse sentido, é fundamental que o profissional seja sensível e paciente o suficiente para ouvir e identificar as queixas.

Não é essencial que o médico se aprofunde nos conhecimentos musicais e do canto, mas ele pode solicitar ajuda para o cantor, pedindo que explique a forma como o problema está impactando em sua voz.

No quadro a seguir, destacam-se algumas queixas frequentes que podem aparecer no consultório durante o atendimento de um cantor (Quadro 12-1).

Este capítulo será dividido em 3 seções, dando informações a respeito de respiração, fonação e projeção/articulação, voltadas ao canto. Serão fornecidas informações importantes para que o médico possa se familiarizar com os termos utilizados pelo cantor e consiga atendê-lo com mais segurança. Ao final, espera-se que o leitor possa compreender essas queixas e ter condições de avaliar, diagnosticar e conduzir o paciente cantor.

Quadro 12-1	Exemplos de queixas que levam o cantor ao consultório otorrinolaringológico

- "Tenho a voz meio areada"
- "Minha voz fica espremida quando canto agudos"
- "Tenho um buraco na voz quando canto a região entre mi3 e sol3"
- "A professora de canto refere que minha voz tem muito metal, principalmente na região média"
- "Fico rouco sempre que faço drive"
- "Minha fala é meio anasalada, e o meu professor de canto disse que isso atrapalha a voz cantada"
- "De uns meses pra cá, os agudos perderam o brilho"
- "Não tenho falsete bom"
- "Tenho quebra na mudança de registro"
- "Minha voz está mais grave"

CONCEITOS TEÓRICOS

Respiração

O controle do fluxo aéreo é fundamental para o desempenho do cantor.[3] Fatores que modifiquem o limiar de pressão subglótica, como: alterações de onda mucosa da prega vocal, fase fechada curta do ciclo glótico, baixa resistência da musculatura intrínseca abdutora – podem gerar tensões na laringe,[4] quebras de sonoridade, rugosidade,[5] dificuldade na afinação e ornamentações. A longo prazo, a falta de controle entre a musculatura respiratória e a fonação podem resultar em lesões fonotraumáticas e dificuldades para cantar.[3]

No repouso, a inspiração é ativa e a expiração passiva.[6] Ou seja, durante a inspiração há contração dos músculos inspiratórios, que aumentam a caixa torácica e na expiração, essa musculatura relaxa, diminuindo os espaços para a exalação do ar.[6] No canto, a movimentação é bastante refinada, já que há grande variação tonal e de intensidade de acordo com a exigência musical e de interpretação. Quanto mais agudo e mais intenso, maior pode ser o fluxo aéreo.[7-8]

O modo como a inspiração é realizada é relevante para a configuração da laringe. Uma inspiração súbita, assim como um susto podem ocasionar um tensionamento global da laringe e são incompatíveis com produções vocais saudáveis.[9]

Cantores treinados possuem maior habilidade de controle de fluxo de ar expiratório, isto é, maior fechamento glótico. Eles utilizam menos ar comparado a cantores sem treinamento.[10]

O escape de ar está relacionado com fechamento glótico incompleto, geralmente associado à baixa resistência glótica, com vozes mais soprosas e que consomem mais ar na fonação. O fechamento glótico pode ser avaliado pelo otorrinolaringologista em emissões de vogais sustentadas em tom habitual de fala, em escalas musicais e nas frequências específicas que ocorra a dificuldade durante a nasofibrolaringoscopia.[1]

Existem três fatores que afetam o volume pulmonar: as forças geradas pelos músculos respiratórios, a elasticidade dos pulmões/caixa torácica e a força da gravidade. Cantores tem capacidade pulmonar vital 20% maior que não cantores. Esse aumento não decorre do aumento da capacidade vital total, mas sim do maior uso dessa capacidade que pode ser desenvolvida com treinamento vocal (Fig. 12-1).[10]

Os termos "suporte" e "apoio" respiratório, muitas vezes mencionados pelos cantores, estão relacionados com a capacidade no controle de fluxo de ar,[3] mas não são tecnicamente claros, uma vez que profissionais da educação vocal utilizam-os com diferentes sentidos.

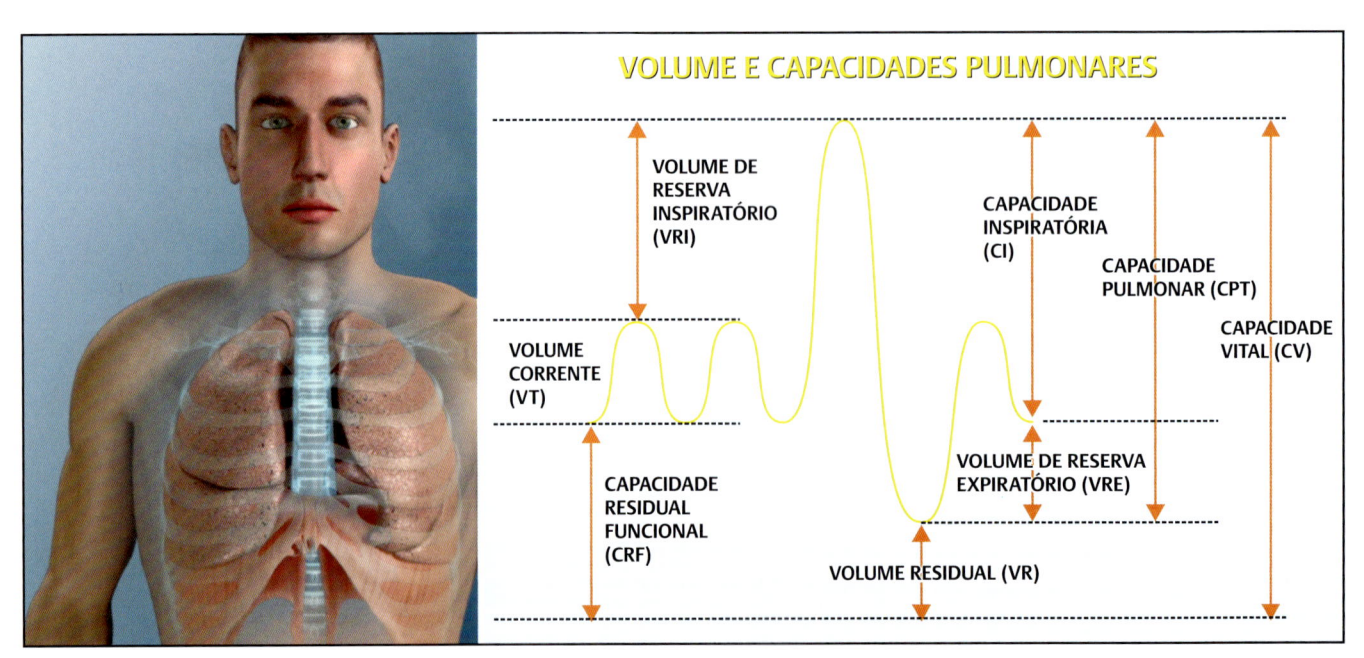

Fig. 12-1. Desenho esquemático do volume e capacidade pulmonares. (Fonte: Projeto Homem Virtual _Telemedicina USP).

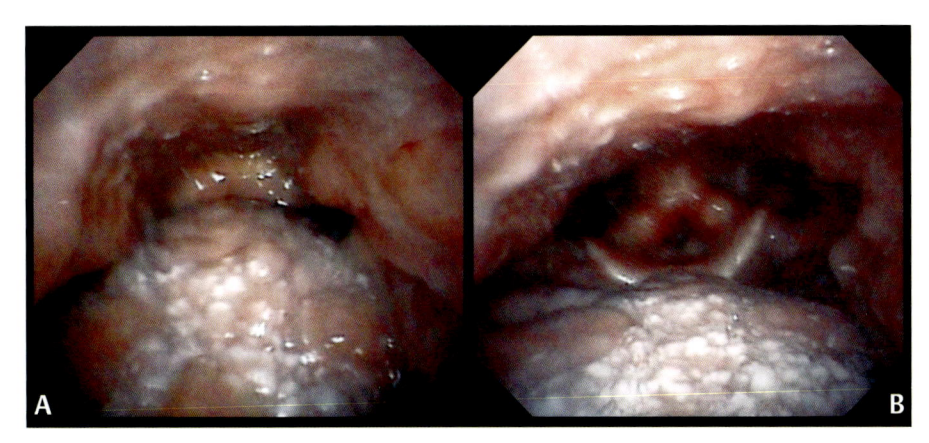

Fig. 12-2. Imagem endoscópica laríngea de um cantor. (A) Realizando uma inspiração súbita e com constrição supraglótica. (B) Durante a fonação de vogal sustentada e constrição supraglótica.

Escalas tonais (exercícios com variação de tons) e *messa di voce* (exercício em que se aumenta e diminui a intensidade no mesmo tom) exigem grande controle[10] e podem servir para avaliar e treinar a competência glótica além do controle respiratório pulmonar e dos músculos intrínsecos da laringe. As medidas de tempo máximo de fonação fornecem dados objetivos da interação do fluxo de ar e a fonação.[11]

Tensões encontradas à nasofibroscopia durante a execução podem estar relacionadas com a dificuldade em coordenar a inspiração ou expiração e início da fonação (Fig. 12-2).

Fonação

Para que a fonação ocorra, é necessário que as pregas vocais estejam em posição de adução, e que o fluxo de ar vença a força de fechamento e inicie o ciclo glótico de forma periódica. A frequência fundamental das pregas vocais é sempre igual ao número de vezes em que se abrem e fecham durante a fonação e pode ser mensurada em *Hertz* pelo visor da estroboscopia. A frequência fundamental sempre equivale a um tom ou nota musical.

As notas musicais da cultura ocidental são: dó(C), ré(D), mi(E), fá(F), sol(G), lá(A), si(B). O intervalo de dó a dó equivale a uma oitava e contém 12 semitons ou 6 tons. No Brasil, as oitavas são numeradas de acordo com a disposição no piano, sendo que o dó0 corresponde ao dó da primeira oitava, o dó1 à segunda oitava e assim por diante. O dó3 equivale ao dó central, que fica próximo ao meio do piano, perto da fechadura. A frequência equivalente ao dó3 é um pouco maior do que os 260 Hz, e a cada oitava para cima a frequência dobra. Assim dó2 está próximo aos 130 Hz, e o dó4, 520 Hz. A Figura 12-3 mostra os tons e as frequências correspondentes.

As medidas de frequência fundamental são objetivas e robustas. Essas medidas podem auxiliar na conduta e monitorar a evolução do tratamento otorrinolaringólogico e da fonoterapia.[12] Conhecer os conceitos pode auxiliar o médico ORL não só na comunicação com o fonoaudiólogo, cantor e professor de canto, como também na avaliação endoscópica da voz cantada, solicitando ao paciente execução de tarefas fonatórias.[13]

Existem diversas abordagens para avaliação da função fonatória e da voz cantada e bases conceituais diferentes no atendimento ao cantor.

Os dados iniciais da anamnese devem abordar a voz cantada e falada, queixa e duração, saúde geral e tratamentos anteriores.

Destaca-se a necessidade da avaliação perceptivo-auditiva, a existência de protocolos que mensuram qualidade de vida em voz e desvantagens vocais no canto.[14]

Os parâmetros auditivos mais difundidos abordam: qualidade vocal, ressonância, *loudness*, *pitch*, registro, tessitura, ataque vocal, projeção, brilho e articulação.

Existem especificidades no atendimento ao cantor na obtenção desses dados:

- *Frequência fundamental habitual:* é a frequência mais utilizada durante a fala.[12]
- *Extensão vocal:* é a nota mais grave até a mais aguda possível de ser produzida, excluindo-se o vocal *fry* e incluindo o falsete.[11,12] Normalmente, em patologias de massa, como nódulos e cistos, há uma região no meio da extensão em que a qualidade vocal é muito ruim. Após o tratamento, a qualidade vocal nessa região é uma das primeiras evidências de melhora.
- *Tessitura vocal:* são os tons alcançados com qualidade vocal boa para o canto.[3,12]
- *Glissando:* palavra de origem italiana que significa "escorregando". É a passagem suave de um intervalo para o outro, em que o paciente desliza por todos os tons até

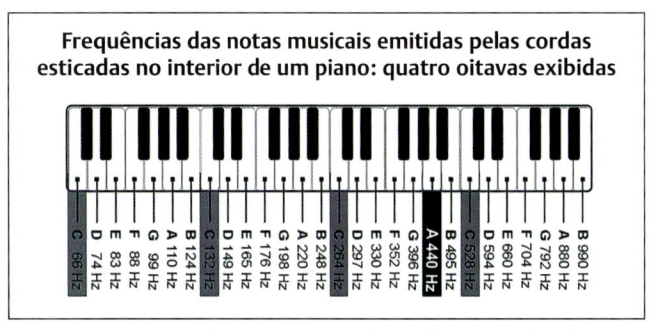

Fig. 12-3. Esquema de tons musicais, ilustrados nas teclas de um piano, com seus equivalentes de frequência. Fonte: Ponto Ciência.

chegar no objetivo. Para a realização adequada do glissando, há necessidade de grande domínio muscular. É uma tarefa que possibilita a avaliação da passagem de um registro para o outro.[12]

O registro vocal é um termo muito utilizado pelos cantores, que referem mudança na sensação tátil da voz. Cientificamente, foram estudados por Hirano na década de 1980, que percebeu que os registros são diferentes de acordo com as mudanças de predomínio muscular dos tensores da laringe, mm. tireoaritenóideos (TA) e mm. cricotireóideos (CT).[15,16]

Existem 3 registros: *fry* ou basal, modal e falsete.[16] O registro modal é dividido em 3 sub-registros: modal peito, modal médio e modal cabeça. O *fry* é o registro mais grave, sendo que apresenta uma qualidade de voz pulsada e sua produção fica próxima aos 10 Hz e 70 Hz.[13] O músculo mais ativo durante a produção do vocal *fry* é o TA. O falsete é o registro mais agudo, com uma qualidade vocal mais leve e muitas vezes soprosa, sendo o CT o músculo mais envolvido nessa produção.[16]

O registro modal é utilizado tanto na fala como no canto e tanto o TA, quanto o CT estão muito ativos. Na voz de fala habitual e naquela utilizada frequentemente para cantar música popular, como, por exemplo, na Bossa Nova, o sub-registro modal peito é o mais utilizado. Neste caso, o TA funciona mais do que o CT. Na voz do cantor erudito, quando canta ópera, por exemplo, o sub-registro mais utilizado é o modal cabeça com predominância da atividade do CT. E na mistura dos dois, subregistro médio, tanto o TA quanto o CT trabalham com igual contração.

O cantor com grande domínio consegue fazer a passagem de registro de forma suave, sem quebra fonatória O glissando é uma das ferramentas mais simples para se observar esse domínio. É comum alunos de canto ou profissionais da voz se queixarem de dificuldade na troca de registro. Nessa situação pode ser observada assimetria de fase na estroboscopia na região da troca do registro durante o glissando. Durante o exame de nasofibroscopia é comum observarem-se elevação de laringe e abertura de véu como forma de compensar a falta de habilidade na troca de predomínio muscular laríngeo.

A borda livre das pregas vocais é diferente de acordo com o registro. Ela é mais arredondada no *fry* e cada vez mais pontiaguda em direção ao falsete, conforme Figuras 12-4 a 12-5. Assim, por causa da tensão gerada pelo CT, associada ao formato da borda livre, é comum encontrar fenda paralela na emissão do falsete, conforme Figura 12-5B.

O cantor utiliza vários recursos como parte da ornamentação do canto, dependendo do estilo musical. Whitney Houston e Mariah Carey, por exemplo, utilizam a quebra de registro como recurso para transmitir emoções na música. Minnie Ripperton faz uso do registro de flauta ou *whistle register* em que a emissão vocal soa como um assobio em frequência extremamente elevada. Uma voz soprosa no cantor popular pode transmitir certa sensualidade ou demonstrar tristeza. Nem sempre os desvios vocais da voz significam problema, e o canto popular aceita melhor a estética da voz alterada do que o canto erudito.

Neste contexto, a presença de uma alteração estrutural mínima (AEM) ou variação anatômica discreta pode ser inclusive aproveitada para diferenciar estilos e conferir identidade vocal. Por isso, ficar atento à queixa, fazer contato com professor de canto e fazer uma boa anamnese podem ser essenciais para conduzir e direcionar um atendimento de um cantor.

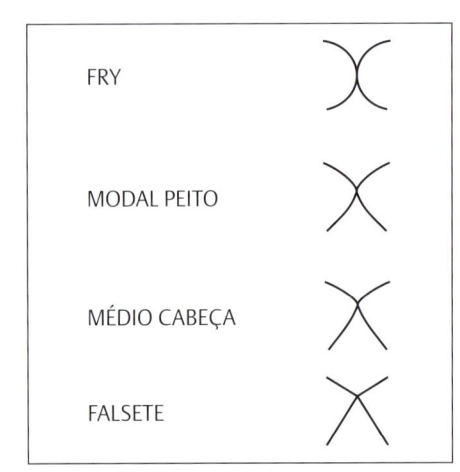

Fig. 12-4. Desenho esquemático que ilustra borda livre das pregas vocais nos diferentes registros. Note que no *fry* a borda livre é mais arredondada e no falsete mais pontiaguda.

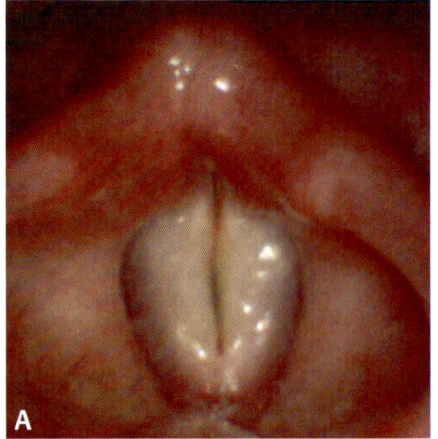

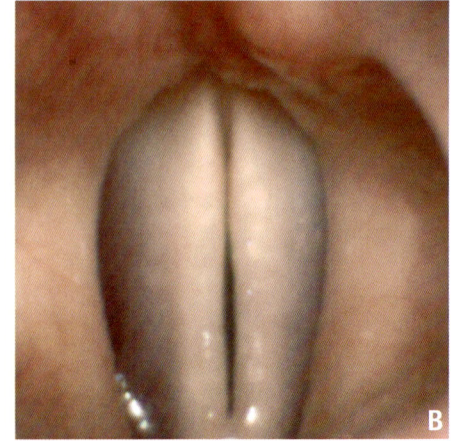

Fig. 12-5. Imagem de laringoscopia com uso de câmera de alta velocidade. (**A**) Durante a produção do registro modal. Prega vocal mais encurtada e predomínio muscular de TA. (**B**) Durante a produção do registro de falsete. Pregas vocais mais alongadas e predominância no uso do CT.

Projeção/Articulação

Os articuladores são responsáveis pela modificação do som após a sua produção na laringe. Tanto para falar, como para cantar, essas estruturas devem ficar livres para o movimento. Tensões desnecessárias, além de distorcer o timbre da voz, dificultam a articulação e podem gerar disfonias funcionais e/ou organofuncionais.

Algumas tensões podem acontecer de acordo com a interpretação musical ou estilo de canto.[3,17] Por exemplo, vozes faríngeas, soprosas ou ataque vocal brusco podem ser utilizadas como recurso interpretativo do estilo, desde que o profissional não tenha alteração da qualidade da voz após o uso, fadiga vocal e desconforto laríngeo. No entanto, a voz falada habitual do cantor deve ser sempre equilibrada, independentemente do estilo de canto que usa. Fazer uso do recurso interpretativo com saúde vocal é fundamental para a manutenção da saúde vocal.

Em alguns casos os recursos interpretativos são bastante lesivos para a laringe, e a queixa do cantor pode estar relacionada especificamente com esse movimento. Nesses casos, o otorrinolaringologista e o fonoaudiólogo podem solicitar ao cantor que execute o efeito vocal durante a nasofibroscopia e, todos em conjunto, observando o exame, solicitar modificações na execução e diferentes ajustes, buscando uma emissão mais saudável.

O *drive* é um recurso interpretativo que gera uma emissão vocal desviada, com efeito de voz rouca, áspera, voz gutural em baixas frequências (*Growls*) e altas frequências (*Screams*). Vocalistas das bandas Sepultura, Iron Maiden Arch Enemy, Judas Priest e Avenged Sevenfold são exemplos que descrevem a estética do recurso vocal. O efeito é amplamente utilizado no rock, a produção vocal pode apresentar participação de pregas vestibulares, constrições de faringe e prega vocal virando em ciclos glóticos aperiódicos, e pode ser feito de diversas formas com posicionamentos diferentes de trato vocal (Fig. 12-6).[18]

No entanto, nem sempre é possível executar os recursos interpretativos de forma saudável. Ensinar o cantor a utilizar equipamentos como microfone e amplificadores e solicitar que ele use menos intensidade vocal durante as apresentações, além de ensiná-lo a manter hábitos diários saudáveis, pode ajudá-lo na manutenção da estabilidade vocal.

O canto erudito é visto como uma estética vocal saudável, mas, se executado de forma incorreta, pode ser prejudicial. O estilo é caracterizado por um trato vocal amplo, com laringe mais baixa, palato elevado e sem constrições de faringe ou base de língua.[15] Em grande parte dos exames, é possível visualizar todas as estruturas com harmonia de movimento, incluindo fechamento suave e completo das pregas vocais e boa amplitude do vestíbulo laríngeo e recesso piriforme (Fig. 12-7). Em algumas vozes, é comum ver constrição anteroposterior, mas que não gera tensão na qualidade vocal.[19] Essa postura se deve ao fato de esse profissional ter a necessidade de projeção vocal, pois deve ser capaz de cantar sem microfone com presença de orquestra e grande plateia.[9]

A permeabilidade nasal é primordial para uma boa projeção de voz e por isso a importância de uma avaliação otorrinolarigológica da cavidade nasal para descartar alergias e obstruções nasais estruturais. A avaliação auditiva é fundamental para avaliar possíveis perdas auditivas e desenvolvimento de estratégias de monitoramento auditivo para evitar o abuso vocal pelo efeito *lombard*. O aumento da intensidade vocal é decorrente de ruído competitivo.[20]

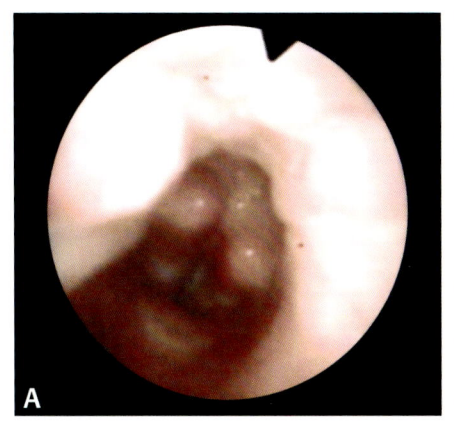

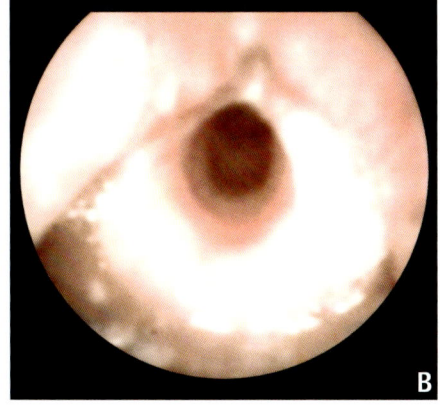

Fig. 12-6. (A e B) Imagens endoscópicas de um cantor de *rock* com laringe elevada, constrição supraglótica e constrição intensa de faringe.

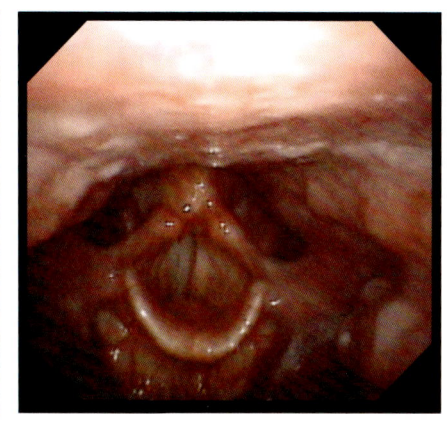

Fig. 12-7. Imagem de endoscopia laríngea de um cantor erudito com laringe baixa e ampla, faringe sem constrições em emissão de vogal sustentada.

CONSIDERAÇÕES FINAIS

Em resumo, a avaliação do cantor apresenta pontos específicos importantes que diferenciam dos não profissionais da voz,. Acrescenta-se a utilização dos recursos de fonação específicos que devem ser observados em cada gênero musical.

Devem-se observar:

- Uso da voz na intensidade habitual, forte e fraca e frequência habitual, graves e agudos.
- Coordenação pneumofônica.
- Tempos máximos de fonação.
- Qualidade vocal em vogais, escala, fala e canto.
- Extensão e tessitura vocal e região de mudança de registro.
- Uso do registro na fala e canto.
- Entonações vocais.
- Condições das estruturas: língua, lábios, mandíbula/ATM, dentes, nariz, palato, faringe e laringe.
- Ressonância.
- Articulação.

O profissional que atende o cantor, não necessariamente, precisa ter conhecimentos aprofundados de canto. Entretanto, deve estar familiarizado com alguns aspectos, discutidos neste capítulo, para compreensão da voz cantada e disponibilidade para ouvir a queixa do paciente e interpretá-la baseada no seus conhecimentos de anatomia e fisiologia da produção vocal.

REFERÊNCIAS BIBLIOGRÁFICAS

1. Herbst CT, Hess M, Muller F et al. Glottal adduction and subglottal pressure in sin. *Voice* 2015;29(4):391-402.
2. Rosen CA, Murry T. Diagnostic laryngeal endoscopy. *Otolaryngol Clin North Am* 2000;33(4):751-7.
3. Paparotti C, Leal V. *Cantonário: um guia prático para o canto.* Salvador: Musimed; 2011. p. 158.
4. Stone RE, Sharf DJ. Vocal change associated with the use of atypical pitch and intensity leves. *Folia Phoniatr* 1973;25:91-103.
5. Jiang JJ, Zhang Y, Stern J. Modeling of chaotic vibrations in symmetric vocal folds. *J Acoust Soc Am* 2001;110(4):2120-8.
6. Wilkins RL, Sotller JK, Kacmarek RM. *Fundamentos da terapia respiratória.* 9. ed. São Paulo: Elsevier; 2009.
7. Isshiki N. Regulatory mechanism of voice intensity variation. *J Speech Hear Res* 1964;7:17-29.
8. Stathopoulos ET, Sapienza C. Respiratory and laryngeal function of women and men during vocal intensity variation. *J Speech Hear Res* 1993;36:64-75.
9. Sundberg J. *Ciência da voz: fatos sobre a voz na fala e no canto.* São Paulo: Ed. EDUSP; 2015.
10. Gould W. The effects of vocal training on lung volumes in singers, and the possible relationship to the damping factor of pressman. *J Res Singing* 1977;1:3-15.
11. Pinho SMR. Avaliação e tratamento da voz. In: Pinho SMR. *Fundamentos em fonoaudiologia: tratando os distúrbios da voz.* Rio de Janeiro: Guanabara Koogan; 2003:3-39.
12. Cordeiro GF, Dájer ME, Pecoraro G, Hachiya A. Análise acústica para otorrinolaringologistas e fonoaudiólogos. In: Costa SS, Lessa MM, Cruz OLM, Steffen N. *PRO-ORL: Programa de Atualização em Otorrinolaringologia.* Ciclo 7. Volume 2. São Paulo: Artmed; 2006. v. 2. p. 71-120.
13. Leonard RJ, Kendall K. Phonoscopy — A valuable tool for otolaryngologists and speech-language pathologists in the management of dysphonic patients. *Laryngoscope* 2001;111:1760-6.
14. Paoliello K, Oliveira G, Behlau M. Singing voice handicap mapped by different self-assessment instruments. *CoDAS* 2013;25(5):463-8.
15. Pulte DM. *The Messa di voce and its effectiveness as a training exercise for the young singer.* PhD thesis. Columbus, OH: Ohio State University; 2005.
16. Hirano M. Vocal mechanisms in singing. Laryngological and phoniatric aspects. *J Voice* 1988;2:51-69.
17. Echternach M, Popeil L, Traser L et al. Vocal tract shapes in different singing functions used in musical theater singing — A pilot study. *J Voice* 2014;28(5):35-48.
18. Pecoraro G, Duprat AC, Bannwarth SF, Silva MAA. Cantores de rock: ajustes dinâmicos de trato vocal, análise perceptivo-auditiva e acústica das vozes ao longo de cinco décadas. 18º Congresso Brasileiro de Fonoaudiologia. Curitiba; 2010.
19. Mayerhoff RM, Guzman M, Jackson-Menaldi C et al. Analysis of supraglottic activity during vocalization in healthy singers. *Laryngoscope* 2014;124:504-9.
20. Bottalico P, Astolfi A, Masoero M et al. Journal of effect of training and level of external auditory feedback on the singing voice: volume and quality. J Voice; 2016.

Seção 12-2

AVALIAÇÃO DINÂMICA DA VOZ CANTADA

Adriana Hachiya ▪ Saramira Cardoso Bohadana ▪ Domingos Hiroshi Tsuji

INTRODUÇÃO

O atendimento do cantor no consultório otorrinolaringológico deve ser particularizado e individualizado. O cantor exige do médico conhecimentos mínimos da voz cantada, identificação das queixas que podem ser muito específicas e disposição para uma avaliação detalhada da voz falada e cantada.

Um dos motivos que distancia o otorrinolaringologista do paciente cantor é a dificuldade médica em decifrar a queixa vocal que pode estar na voz falada e/ou na voz cantada. Não é infrequente o cantor utilizar uma linguagem específica e que a maioria dos otorrinolaringologistas não está acostumada, o que dificulta o entendimento da queixa. Ouvir e entender a queixa do paciente, e correlaciona-la com os conhecimentos de anatomofisiologia são essenciais para uma adequada avaliação funcional do cantor.

Quando não é identificada nenhuma doença orgânica, a queixa do paciente está relacionada com algum fator funcional. Esses fatores funcionais incluem causas relacionadas com a produção do som pelas pregas vocais, a coordenação pneumofônica, com os ajustes no trato vocal, as modificações pelas cavidades de ressonância e articuladores.

A avaliação dinâmica da laringe durante a produção do som na voz falada e cantada é importante para que esses fatores sejam identificados e não simplesmente justificar-se a ausência de causa orgânica com uma causa emocional ou psicogênica.

O atendimento ao cantor é multidisciplinar, e a documentação do exame com a melhor imagem possível e gravação de áudio são importantes para auxiliar o tratamento fonoaudiológico, identificar as modificações do trato vocal e os ajustes fonatórios deletérios ou eficientes para obtenção do resultado vocal desejado e orientar os exercícios para os professores de canto, possibilitando a eles a imagem visual dos ajustes vocais produzidos.

ALGUNS CONCEITOS DA VOZ CANTADA

A classificação vocal é dirigida ao cantor erudito. Os demais estilos não exigem uma definição tão rigorosa do timbre da voz. No canto lírico há bastante rigor em cantar na sua classificação, já que as peças clássicas exigem o timbre de voz para qual foi desenvolvida.

De uma maneira simplista, podem-se dividir as vozes em agudas, médias e graves. A voz aguda feminina é o soprano, a masculina o tenor. A voz média feminina é o meio-soprano (ou mezzo-soprano), e a masculina é o barítono. A voz grave feminina é o contralto, e a masculina o baixo (Fig. 12-8).[1]

- Classificação vocal masculina:
  - Contratenor.
  - Tenor.
  - Barítono.
  - Baixo.
- Classificação vocal feminina:
  - Soprano.
  - Mezzo-soprano.
  - Contralto.
- *Estilos musicais*: é a maneira pela qual compositores de época e países diferentes combinam simultaneamente os diversos elementos musicais. Alguns exemplos de estilos musicais: axé, *back music*, *blues*, forró, *funk*, bossa nova, clássico, *country*, *dance*, eletrônica, *flok*, *emocore*, *funk* carioca, *gospel*, gótico, infantil, instrumental, *pop/rock*, *rap*, *reggae*, regional, *rock*, sertanejo, *soul music*, pagode, *jazz*, *new wave*, *punk*, hip hop, *hard core*, música popular brasileira;
- Registros vocais: séries de tons homogêneos que se caracterizam por um timbre sonoro ou textura única com frequências e intensidades específicas.[2] Fisiologicamente, para que ocorra a produção do som em determinado registro, há contração e relaxamento específicos da musculatura intrínseca da laringe. A mudança do registro é algo que ocorre basicamente na laringe. São divididos basicamente em: vocal *fry* ou registro basal, modal (subdivididos em PEITO, MÉDIO e CABEÇA) e falsete.

A região onde há a troca de registros, isto é, troca de predomínios musculares, é denominada ZONA DE PASSAGEM

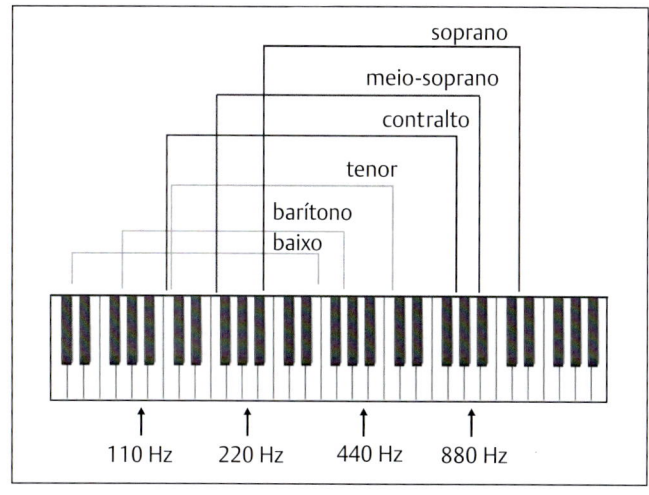

Fig. 12-8. Desenho esquemático da classificação vocal.

(transição de registros). Com relação ao registro MODAL, ocorre uma grande atividade de ambos os músculos tensores tireoaritenóideo (TA) e cricotireóideo (CT) ao longo de toda sua extensão, entretanto, no registro de PEITO (registro pesado) há um predomínio do TA, enquanto no registro de CABEÇA (registro leve) ocorre um predomínio do CT. Nas notas mais graves a sensação vibratória é no peito, e nos agudos é na cabeça.[3]

- *Vocalise*: são exercícios realizados por cantores que consistem em pequenas sequências de intervalos ou arpejos, ora empregando apenas vogais, ora articulando repetidamente alguma consoante:
  - Intervalo: refere-se à distância por graus entre dois sons.
  - Arpejos: notas de um acorde executadas em sequência, não simultaneamente.
  - Acorde: grupo de três ou mais notas.
- *Glissando:* é uma palavra que vem do italiano e significa "deslizar", este efeito pode ser um aumento uniforme (glissando ascendente) ou diminuição (glissando descendente) de altura.
- *Extensão vocal:* número de notas que o cantor pode emitir, da mais grave à mais aguda, SEM qualidade vocal.
- *Tessitura vocal:* número de notas que o cantor pode emitir, da mais grave à mais aguda, COM qualidade vocal.
- *Messa di voce (italiano, colocando a voz):* é uma técnica musical que envolve um gradual **crescendo** e **decrescendo** em uma mesma nota, sem mudar a frequência. O que muda é a intensidade. *Messa di Voce* não deve ser confundido com *mezza voce* (voz, italiano, metade) o que significa cantar com a metade do volume vocal.
- *Pianissimo:* é um palavra italiana que significa "muito suave".
- *Vibrato:* é um conceito confuso para cantores, especialmente os de estilo "pop". O vibrato é o som derivado de um movimento regular, repetitivo e contínuo de modulações no tom, ou seja, é o som da voz subindo e descendo entre dois tons próximos da nota-alvo numa maneira ondulante e rápida. Um vibrato adequado oscila num nível entre 5,5 e 7,5 vezes por segundo, alternando entre um ou dois semitons. Vibratos mais rápidos do que 7,5 por segundo transmitem insegurança, mas muitos cantores de rock e pop usam este artifício, que contribui para seu estilo pessoal de cantar. Um vibrato lento é típico de pessoas com mais idade.
- *Timbre:* é a qualidade do som que permite reconhecer sua origem.
- *Falsete:* técnica também conhecida como voz de cabeça, simula, principalmente no canto adulto masculino, vozes tipicamente femininas.

HISTÓRIA CLÍNICA

Esmiuçar a queixa clínica do paciente identificando os principais aspectos que o levaram à procura de atendimento especializado é o primeiro passo da avaliação clínica do cantor. Em alguns casos, o paciente virá com alguma queixa específica como "dificuldade em atingir e manter notas agudas", "cansaço vocal após 4 ou 5 músicas", "quebras na passagem do registro de peito para o registro de cabeça", queixa mais aguda de dificuldade de emissão em alguma frequência específica ou quebras fonatórias durante sua *performance*. Em outros casos, o paciente não consegue expor em palavras suas dificuldades ou vem encaminhado da fonoaudióloga ou professor de canto para uma avaliação de rotina. Nestes casos, o médico deve tentar esclarecer se há alguma queixa clínica e montar seu raciocínio clínico (Quadro 12-2).

Durante a anamnese, o médico deve perguntar o estilo musical do cantor, a frequência de uso da voz (*performances*, aulas de canto, ensaios), outras atividades profissionais (muitas vezes o cantor utiliza a voz como ferramenta de

Quadro 12-2 Principais queixas e prováveis diagnósticos diferenciais

Queixa	Diagnósticos diferenciais mais frequentes
"Rouquidão"	Doença orgânica: edema, laringite, lesões de massa de prega vocal
Fadiga	Abuso ou mau uso vocal
Soprosidade	Presença de fenda (inabilidade de aproximar as pregas vocais): lesão de prega vocal, edema, menor tônus do músculo tireoaritenóideo, menor pressão subglótica
Dor	Laringite, refluxo, tensão musculoesquelética
Sensação de algo raspando ou coceira na garganta	Refluxo, laringite, abuso vocal, alergia, fatores ambientais (p. ex.: poeira)
Pigarro ou secreção na laringe	Refluxo, rinite, infecções agudas das vias aéreas
Dificuldade de atingir agudos	Refluxo, edema, falta de técnica, abuso ou mau uso vocal Hiperconstrição
Sensação de corpo estranho na garganta	Refluxo, abuso vocal

Adaptado de Benninger e Murry.[1]

> **Quadro 12-3** Fatores ambientais que podem influenciar a qualidade vocal

- Umidade, mofo, ar-condicionado
- Poeira
- Tabagismo ativo ou passivo
- Alergia
- Poluição
- Outros irritantes (p. ex.: fumaça, tintas)

trabalho em outra atividade profissional) e uso social da voz. Nas mulheres, é importante questionar variações da qualidade vocal com ciclo menstrual.

Hábitos alimentares, uso de medicamentos, doenças preexistentes e fatores ambientais em casa e no trabalho devem ser questionados (Quadro 12-3).

AVALIAÇÃO PERCEPTIVO-AUDITIVA

Antes da avaliação endoscópica da laringe, é extremamente importante que o otorrinolaringologista escute atentamente a voz e tente identificar onde está o problema que pode ser de origem respiratória, glótica, do trato vocal, das caixas de ressonância ou dos articuladores.

Um dos principais parâmetros da análise perceptivo-auditiva é a avaliação do som glótico que determina a qualidade vocal do som obtido pela vibração cordal. Utiliza-se de rotina a escala GRBASH (Quadro 12-4) que é uma boa ferramenta para a identificação de alterações glóticas. Essa escala foi elaborada pela Sociedade Japonesa de Logopedia,[4] como GRBASH, sendo que o G (*grade*) significa grau geral de disfonia, R (*rough*) rouquidão, B (*breathiness*) soprosidade, A (*asthenia*) astenia, S (*strain*) tensão e H (*harsh*) como aspereza.

A escala é classificada em quatro pontos, sendo que:

0. Significa ausência de alteração.
1. Alteração leve.
2. Alteração moderada.
3. Alteração acentuada.

Um treino auditivo para a identificação dessas variáveis é importante para que o médico otorrinolaringologista consiga identificar os tipos de ruído e fazer o correlato anatomofisiológico com o exame de laringe (Quadro 12-4).

Os parâmetros alterados mais comuns na avaliação do cantor são: soprosidade, quebra de sonoridade (tensão ou rouquidão extrema) e tensão. Em alguns cantores, a rouquidão acontece em determinada situação. Nestes casos, a avaliação deve ser realizada solicitando ao cantor que execute a tarefa que exemplifique sua queixa.

Não é infrequente não se encontrar alteração vocal na análise perceptivo-auditiva. A diferença entre a avaliação perceptivo-auditiva de um paciente disfônico e de um cantor é que, normalmente, as alterações do paciente disfônico são muito mais evidentes. Por isso, durante a avaliação do cantor, é necessário que o profissional fique mais atento e considere os detalhes.

Deve-se lembrar, que muitas vezes, o que é considerado normal na voz de um paciente pode, no cantor, atrapalhar sua *performance*, gerando desgastes físico, emocional e econômico.

Não é infrequente que o cantor apresente uma voz adaptada, ou seja, não há queixa de disfonia e na análise perceptivo, auditiva não se observa alteração vocal. Alterações ressonantais, comportamentos vocais e ajustes inadequados podem gerar distorções na voz e comprometer o resultado acústico.

Uma voz de *pitch* (sensação de frequência) agudo, por exemplo, pode ser causada por alguma constrição no trato vocal, como em uma voz faríngea, muitas vezes confundida como voz anasalada. Uma voz de *pitch* agravado pode ser causada por um abaixamento exagerado de laringe (nesse caso, o cantor normalmente refere falta de brilho na voz).

Os tipos de alterações ressonantais estão exemplificados no Quadro 12-5.

> **Quadro 12-4** Avaliação perceptivo-auditiva da voz pela escala GRBASH e correlatos anátomo-fisiológicos

Parâmetro (0-3)	Correlato anátomo-fisiológico
G – grau de disfonia geral	Alterações no grau de disfonia refletem alterações anátomo-funcionais na vibração cordal
R – rouquidão	Sugere alteração vibratória por lesão inflamatória ou lesão de massa (p. ex.: edema, cordite, pólipo)
B – soprosidade	Sugere fechamento glótico incompleto (p. ex.: paralisia, lesão de borda livre que impeça o fechamento glótico
A – astenia	
S – tensão	Sugere tensão musculoesquelética ou fechamento hipertônico de pregas vocais
H – aspereza	Sugere rigidez de prega vocal por tensão ou lesão de prega vocal

Nota: Cada parâmetro é classificado de 0-3 (0 – ausência de alteração, 1 – alteração leve, 2 – alteração moderada, 3 – alteração acentuada).

AVALIAÇÃO FUNCIONAL DINÂMICA DO CANTO

O protocolo que será apresentado não tem a pretensão de ser uma normativa para a avaliação dinâmica da voz cantada. Como foi comentado anteriormente, a avaliação do cantor é individual e não deve estar engessada a nenhuma normatização.

O intuito de formalizar etapas na avaliação tem como único objetivo fornecer um roteiro básico de avaliação. Entretanto, dependendo da queixa, o médico deverá adaptar este roteiro, incluindo tarefas específicas e provas fonatórias. A sistematização da avaliação da voz cantada por nasofibroscopia está resumida no Quadro 12-5.

Gravação Externa

O exame inicia-se com a gravação externa do paciente, onde é solicitado que o mesmo fale seu nome, idade, estilo musical e a data do exame para identificação. Solicita-se que o paciente conte de 1-10 e repita as frases do CAPE-V.[5]

Avaliação Estrutural

Idealmente inicia-se a avaliação funcional com um endoscópio flexível preferencialmente sem anestesia tópica ou com a menor quantidade de anestésico nasal para que resulte em alterações de sensibilidade que atrapalhe a voz cantada ou excesso de muco e salivação.

O protocolo da avaliação endoscópica é dividido em quatro pontos-chave: avaliação estrutural, avaliação da função velofaríngea, avaliação funcional da voz falada e avaliação funcional da voz cantada.

Na avaliação estrutural é importante observar fatores obstrutivos e inflamatórios nasais (p.ex: desvio septal, hipertrofia de conchas inferiores, pólipos nasais, rinites), rinofaringe (p.ex: hipertrofia adenoideana), faringe (p. ex: base da língua, hipertrofia de tonsilas palatinas), grau de hidratação e presença de secreção em recessos faríngeos. Avaliação da mobilidade das pregas vocais deve ser realizada com a emissão de vocal sustentada/e/e com manobras como "ee-sniff" que permitem observar o movimento de adução e abdução das pregas vocais.

Após a avaliação estrutural, escolhe-se a fossa nasal mais ampla para se prosseguir o exame.

Avaliação da Velofaringe

A avaliação da velofaringe é de extrema importância principalmente para cantores líricos. A elevação e o fechamento velofaringeo resultam em ampliação e verticalização do trato vocal, resultando em melhora da projeção e ressonância.

O fechamento velofaríngeo completo é mandatório em todos os pacientes durante a execução de amostras de fala que envolvem pressão intraoral, como os fonemas plosivos e fricativos. Nestas amostras, o fechamento deve ser completo e não deve haver escape de ar na velofaringe.

Na emissão prolongada da vogal /a/, não se espera o fechamento velofaríngeo completo. Esta é a vogal em que o palato mole se encontra mais rebaixado. Entretanto, como comentado anteriormente, exige-se do cantor lírico treinado que haja o fechamento completo do véu palatino no vocalize em /a/ (Fig. 12-9). Inicia-se o vocalize em um tom médio confortável e solicita-se subir meio tom até uma nota confortável. Nos homens geralmente começa-se em C2 (125 Hz) e nas mulheres em C4 (250 Hz).

Avaliação da Voz Falada

Mesmo que a queixa específica do cantor não seja relacionado com sua voz falada, a avaliação funcional deve iniciar-se com uma amostra de fala habitual (voz modal). Muitas vezes, identifica-se uma alteração funcional na fala habitual que pode estar interferindo na *perfomance* da voz cantada.

O nasofibroscópio deve estar posicionado na hipofaringe, logo atrás da úvula e de preferência sem contato para evitar reflexo nauseoso (Fig. 12-10). Com a visualização ampla da faringe e laringe (paredes laterais, vestíbulo larín-

Quadro 12-5 Tipos de alterações ressonantais e suas particularidades

Tipos de alterações ressonantais	Particularidades
Voz laringofaríngea gutural	Elevação exagerada na laringe. Conhecida como "voz de garganta"
Voz laringofaríngea abafada	Elevação de laringe, mas com um foco menos intenso. É a voz de quem normalmente tenta gritar e não consegue
Voz faríngea	Gera um *pitch* agudo, como na voz infantilizada. Muitas vezes é confundida como voz anasalada
Cul de Sac	Voz agravada por causa da depressão de base de língua. Ajuste fonatório prejudicial. Pode ser causado por hipertrofia de tonsilas
Voz hiponasal	Pouco escape de ar nasal durante a produção de sons nasais
Voz hipernasal	Escape de ar nasal nos sons essencialmente orais. Véu palatino aberto durante a produção desses sons. Alterações articulatórias devem ser observadas (p. ex.: sigmatismo)

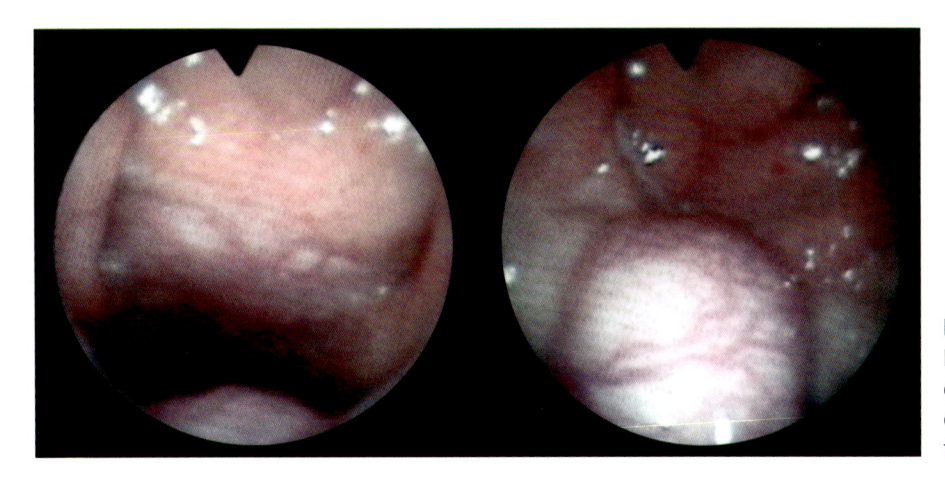

Fig. 12-9. Visualização da velofaringe. Respiração (à direita) e durante a execução de um vocalize em /a/ em cantor lírico treinado. Observe o fechamento velofaríngeo completo.

geo, base de língua, epiglote e pregas vocais), solicita-se uma amostra de fala que pode ser uma resposta a algum questionamento como: "*O que você comeu hoje?*", "*Qual o caminho que você fez para chegar aqui?*", "*O que a música representa para você?*".

Os parâmetros que devem ser observados são:

- Posicionamento da laringe (alta ou baixa).
- Constrições da faringe (paredes laterais ou anteroposterior).
- Posicionamento da língua.
- Constrições do vestíbulo laríngeo (anteroposterior ou constrição mediana de bandas ventriculares).
- Presença de secreção em pregas vocais.

Uma das alterações mais frequentes está relacionada com disfonia por tensão musculoesquelética. Os achados mais comuns nestes casos são: laringe alta (os músculos extrínsecos como os supra-hióideos elevam a laringe e comprimem a faringe), tensão de base de língua (leva à posteriorização da base de lingua e retroversão de epiglote, dificultando a visualização do vestíbulo laríngeo e pregas vocais) e hiperconstrição de vestíbulo laríngeo. A presença de tensão muscular é indicativo de compensação adaptativa prejudicial à produção da voz.

A tensão musculoesquelética pode ser primária, ou seja, não há nenhum fator orgânico identificável ou ser secundária. Tensão musculoesquelética pode ser compensatória a alguma lesão em pregas vocais, como laringites agudas, hemorragia, trauma vocal, refluxo.

Avaliação da Voz Cantada

Mantendo o nasofibroscópio posicionado na hipofaringe, inicia-se a avaliação da voz cantada (Figs. 12-11 e 12-12). Em cantores eruditos, solicita-se a emissão de uma escala ascendente e descendente na vogal /a/, glissando ascendente e descendente e outros ornamentos de voz cantada (p. ex: *stacatto* e *messa di voce*). Outras tarefas dependendo da queixa incluem o canto com apoio respiratório e sem apoio.

Após avaliação dos ajustes e do comportamento do trato vocal nas tarefas de canto, solicita-se ao cantor que cante um trecho do repertório que considere fácil e outro que considere difícil.

Finaliza-se o exame solicitando que o paciente cante um trecho de alguma música que observe a queixa (por exemplo: quebra de passagem).

Os parâmetros que devem ser observados durante o canto são:

- Comportamento da língua (posterioriza, "colher", eleva-se).
- O posicionamento da laringe (alta ou baixa).
- O comportamento das paredes laterais.
- A constrição do vestíbulo laríngeo.
- A abertura do trato vocal.

Os ajustes fonatórios são diferentes nos diversos estilos musicais. No canto lírico, exige-se do cantor voz limpa, com brilho, volume e projeção e técnica vocal apurada. O deslocamento caudal da laringe e amplificação do trato vocal é esperado nos cantores líricos. A ressonância deve estar equilibrada em todas as notas da tessitura, sem quebras de registro.[6]

No *rock*, o cantor pode ter qualidade vocal intensamente desviada, áspera ou rouca, tensa e comprimida. Há

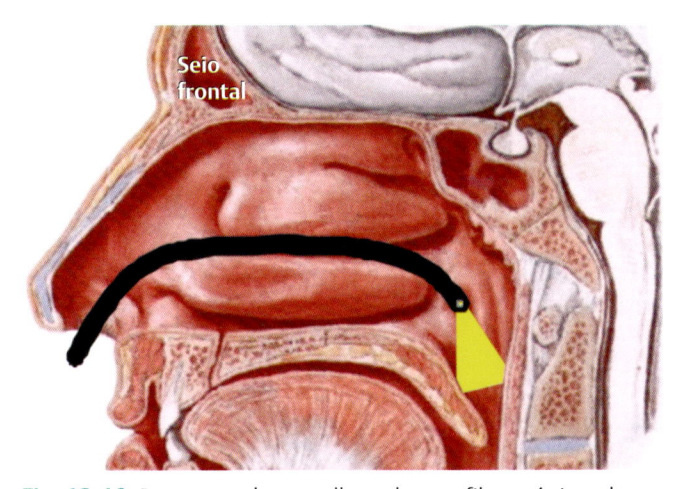

Fig. 12-10. Passagem do aparelho pelo nasofibroscópio pelo meato médio para que se obtenha uma visão panorâmica. A ponta do aparelho deve-se posicionar atrás da úvula, sem, no entanto, tocá-la, evitando reflexo nauseoso.

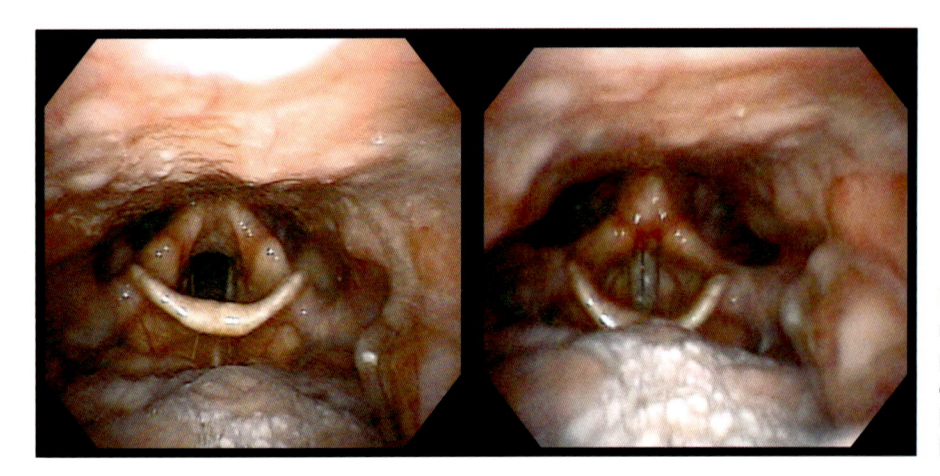

Fig. 12-11. Posicionamento do nasofibroscópio na hipofaringe o que permite a visualização do comportamento das paredes laterais, base da língua e do posicionamento da laringe durante o canto.

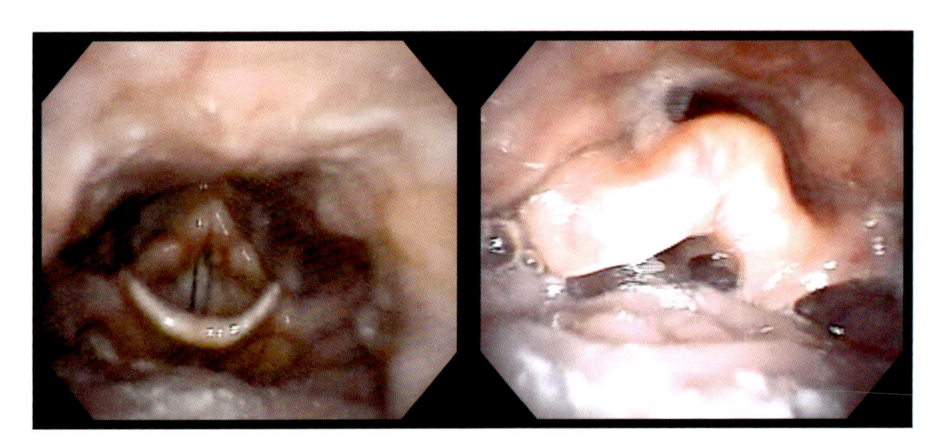

Fig. 12-12. Vibração de língua sem tensão (à direita) com tensão acentuada (à esquerda). Observe na vibração com tensão a constrição e posteriorização da base da língua, a constrição e deformidade da epiglote, a constrição das pregas ariepiglóticas, a elevação da laringe e a constrição anteroposterior do vestíbulo.

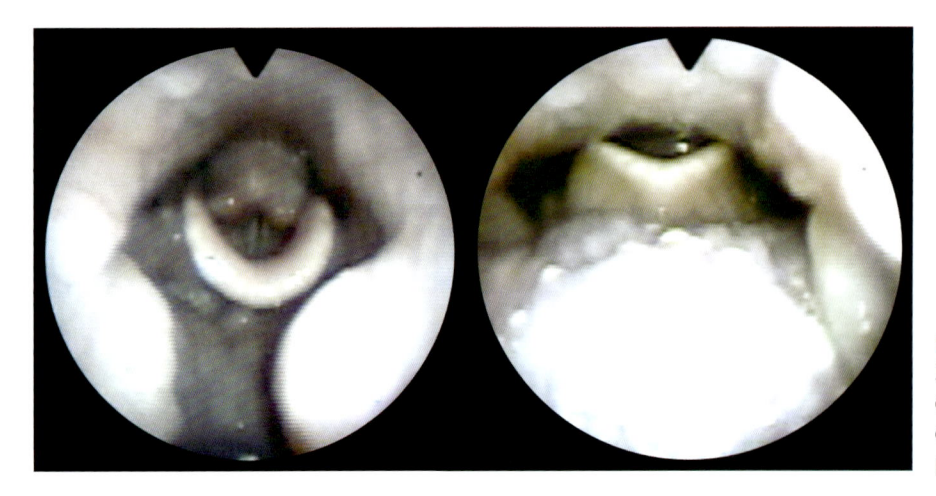

Fig. 12-13. Cantora lírica (soprano), 22 anos. Durante a emissão em agudos observa-se elevação da laringe, constrição anteroposterior e posteriorização da língua.

produção de sons de forte intensidade e em agudos. Utiliza-se com frequência o *drive* (voz distorcida) como recurso sonoro. Observam-se elevação da laringe e posteriorização da língua e constrição supraglótica em diferentes graus.[7]

No canto popular, o ajuste fonatório é muito semelhante ao ajuste da voz falada. Entretanto, na busca de uma identidade própria, o cantor pode estabelecer um padrão de tensão e abuso e utilização de frequência pouco adequada para sua voz.

Hiperfunção laríngea refletida ao exame a diferentes níveis de constrição de trato vocal é o achado mais comum em exames funcionais de cantores (Fig. 12-13).[8-10]

Videolaringoestroboscopia

A complementação da avaliação do cantor com uma videolaringoestroboscopia com telescópico rígido é importante para descartar lesões orgânicas, como cistos, pólipos, nódulos ou processos inflamatórios (Quadro 12-6).

Parâmetros avaliados durante a videolaringoestroboscopia:

- Bordas livres.
- Presença de lesões orgânicas.
- Fechamento glótico (completo ou incompleto).
- Fase de vibração do ciclo glótico. No ciclo normal vibratório em *pitch* e *loudness* modal observam-se 60% de fase aberta e 40% de fase fechada.[11] Edema, lesões de massa ou alterações/tensão podem mudar este padrão para um predomínio de fase aberta e um predomínio de fase fechada.

Por exemplo, voz soprosa ou nódulos vocais podem levar a um predomínio de fase aberta. Voz de forte intensidade ou vocal *fry* causam predomínio de fase fechada:

- Amplitude: distância que mede o afastamento da borda livre da linha média (valor normal: metade da espessura da prega vocal a 2/3).
- Onda mucosa.
- Simetria de fase.
- Presença de muco.

Quadro 12-6 Etapas da avaliação funcional do cantor

Etapas da avaliação	O que avaliar
Avaliação estrutural	■ Avaliação por nasofibroscopia flexível das estruturas anatômicas. Nas fossas nasais avaliar a permeabilidade, sinais de rinopatia, presença de desvio septal, secreções e outras alterações ■ Avaliação da nasofaringe (presença de tecido adenoideano), orofaringe (hipertrofia de tonsilas palatinas), hipofaringe (posicionamento da base da língua, hipertrofia de tonsila lingual)
Avaliação da função velofaríngea	Após a avaliação estrutural, colocar o nasofibroscópico na fossa nasal mais ampla, passando pelo meato médio. Posicionar o aparelho na rinofaringe com a ponta para baixo, possibilitando a visualização ampla do véu palatino quando está aberto e rebaixado e fechado e superior. Etapas da avaliação: 1. ssss e chchchchch 2. pa ta ka, fa sa cha 3. sissi saiu cedo 3 vezes 4. Um homem e uma mulher viram um anjo voando 5. Contagem (1-10) 6. Emissão da vogal sustentada /a/ 7. Vocalize em /a/ iniciando um tom confortável (médio para agudo) e subir meio tom até uma nota confortável (sem forçar)
Avaliação funcional da voz falada	■ Posicionar o nasofibroscópico na hipofaringe (atrás da uvúla) ■ Pedir ao paciente, por exemplo, descrever o que comeu hoje ou qual o trajeto que fez para chegar à consulta Observar: A) Comportamento da língua (posterioriza ou não) B) Comportamento da musculatura da faringe C) Posicionamento da laringe (se está alta ou baixa) durante o repouso e na emissão da voz D) Comportamento do vestíbulo laríngeo

(Continua)

Quadro 12-6	Etapas da avaliação funcional do cantor *(Cont.)*
Avaliação funcional dinâmica do canto por nasofibroscopia	Importante individualizar a avaliação funcional dependendo da queixa do paciente e documentar o que o cantor consegue fazer. Posicionar o nasofibroscópio na hipofaringe o que permite uma visualização ampla do trato vocal **Parte I:** • Escala de 5 semitons (médio para agudo) • Glissando ascendente e descendente (até um tom confortável) • *Messa de voce* • *Stacatto* **Parte II:** • Pedir para cantar uma música "fácil" do repertório e uma em que o cantor sinta dificuldade. Observar: A) Comportamento da língua (posterioriza, "colher", eleva-se) B) O posicionamento da laringe (alta ou baixa) C) O comportamento das paredes laterais D) A constrição do vestíbulo laríngeo E) A abertura do trato vocal **Parte III:** • Pedir ao paciente para cantar o trecho em que perceba a queixa ("quebra" de sonoridade, ar na voz/soprosidade, "buraco" na passagem)
Videolaringoestroboscopia	Avaliar a vibração das pregas vocais e lesões estruturais. Durante o exame, poderá ser utizado anestésico (lidocaína *spray* a 10%). Avaliar a vibração cordal nas seguintes situações: • Emissão habitual /e/ prolongado • Agudo • Grave • Fonação inspiratória • Glissando ascendente

CONSIDERAÇÕES FINAIS

A avaliação otorrinolaringológica do paciente cantor deve incluir o exame endoscópico funcional e dinâmico da voz cantada. Fazem parte do exame a avaliação estrutural de todo o trato vocal, incluindo as cavidades nasais, rinofaringe, hipofaringe e laringe e a avaliação funcional da voz falada e cantada. Embora este capítulo sugira uma sistematização do exame, é importante destacar que a avaliação de um cantor não deve estar engessada a nenhum padrão de avaliação.

REFERÊNCIAS BIBLIOGRÁFICAS

1. Benninger MS, Murry T (Eds). *The performer's voice*. San Diego: Plural Publishing Inc.; 2006.
2. Titze IR. *Principles of voice production*. Englewood Cliffs, NJ: Prentice Hall; 1994.
3. Smith B, Sataloff RT. *Choral pedagogy*. San Diego, California: Plural Publishing; 2005.
4. Hirano M. *Clinical examination of voice*. New York, NY: Springer-Verlag; 1981.
5. ASHA. Consensus Auditory Perceptual Evaluation of Voice (CAPE-V) Special Interest Division 3, Voice Disorders. [Acesso em 2016 Jan.]. Disponível em http://www.asha.org.
6. Muniz MCMC, da Silva MRC, Palmeira CT. Adequação da saúde vocal aos diversos estilos musicais. *Revista Brasileira em Promoção da Saúde* 2010;23:278-87.
7. Nunes GP, Duprat AC, Bannwart S, Andrada e Silva MA. Cantores de rock: ajustes dinâmicos do trato vocal, análise perceptivo-auditiva e acústica das vozes ao longo de cinco décadas. *Rev Soc Bras Fonaudiol* 2010;(1):47-8.
8. Guzman M, Lanas A, Olavarria C *et al*. Laryngoscopic and spectral analysis of laryngeal and pharyngeal configuration in non-classical singing styles. *J Voice* 2015 Jan.;29(1):130.e21-8.
9. Lerner MZ, Paskhover B, Acton L, Young N. Voice disorders in actors. *J Voice* 2013 Nov.;27(6):705-8.
10. Sapthavee A, Yi P, Sims HS. Functional endoscopic analysis of beatbox performers. *J Voice* 2014 May;28(3):328-31.
11. Kendall KA. High-speed laryngeal imaging compared with videostroboscopy in healthy subjects. *Arch Otolaryngol Head Neck Surg* 2009;135(3):274-81.

Capítulo 13

RONCO E APNEIA OBSTRUTIVA DO SONO

Seção 13-1

RONCO E APNEIA OBSTRUTIVA DO SONO – FUNDAMENTOS TEÓRICOS

Luiz Ubirajara Sennes ▪ Gilberto G. Formigoni ▪ Alexandre Akio Nakasato

INTRODUÇÃO

A obstrução da via aérea superior pode causar vibração de estruturas moles gerando o ronco e redução parcial ou total do fluxo aéreo, causando as hipopneias ou apneias, respectivamente. São afecções muito frequentes e diretamente relacionadas com acidentes de trabalho e automobilísticos,[1] doenças cardiovasculares[2,3] e rendimento nas atividade diárias, como sonolência diurna excessiva,[4] diminuição da produtividade no trabalho,[5] diminuição da qualidade de vida,[6] risco aumentado de depressão.[7]

Embora o ronco possa ser considerado como um problema único e exclusivamente social, atualmente tem sido considerado como um sinal precoce de um aumento da resistência das vias aéreas superiores. A apneia obstrutiva do sono, por outro lado, é considerada um problema médico e tem sido muito valorizada nas mais diversas especialidades.

O ronco é a emissão sonora que ocorre durante a inspiração, quando o indivíduo está dormindo. Resulta da vibração das estruturas da oro e/ou hipofaringe, e está geralmente presente em respiradores bucais. Apneia obstrutiva do sono é definida como redução maior que 90% do fluxo inspiratório durante o sono (por, pelo menos, 10 segundos), por causa da obstrução das vias aéreas superiores. Essa obstrução se dá em consequência do colabamento das estruturas da oro e/ou hipofaringe, também prevalecendo nos respiradores bucais. Também pode ocorrer hipopneia, que é a diminuição maior que 30% do fluxo inspiratório, por, pelo menos, 10 segundos, acompanhado por queda na saturação de oxiemoglobina de, pelo menos, 3% com relação à basal ou acompanhada por um despertar ao eletroencefalograma (EEG).[8] O prejuízo da apneia e da hipopneia no indivíduo é similar, pois ambos levam à hipóxia intermitente e aumento da atividade simpática com repercussões sistêmicas. Desta forma, a gravidade do quadro é classificada com base no índice de apneia e hipopneia (IAH).

Este quadro relacionado com os distúrbios respiratórios relacionados com o sono é chamado de Síndrome da Apneia Obstrutiva do Sono (SAOS). Além da apneia e da hipopneia inclui também a chamada síndrome da resistência das vias aéreas, em que o paciente tem um índice de apneia e hipopneia considerado normal (IAH < 5), mas com muito despertares corticais. Na monitorização da pressão intratorácica nesses pacientes observou-se que, embora eles consigam manter o fluxo inspiratório, o fazem à custa de um esforço inspiratório aumentado que culmina em um despertar, prejudicando a qualidade do sono. A distinção entre os diversos distúrbios respiratórios relacionados com o sono é muito importante, pois a gravidade e a abordagem terapêutica podem variar bastante frente aos sintomas decorrentes de um sono não reparador e os riscos sistêmicos de cada paciente.

EPIDEMIOLOGIA

A apneia obstrutiva é uma doença muito prevalente em nosso meio, podendo ser considerada um problema de saúde pública pelas repercussões que pode trazer.[4] Acomete entre 1 a 12% da população adulta, sendo que a maioria dos trabalhos relata uma incidência em torno de 4%. É mais frequente em homens do que em mulheres, com uma incidência cerca de 4 vezes maior. Nos homens, tende a ocorrer após os 40 anos, enquanto, nas mulheres, principalmente após a menopausa. Porém, um trabalho recente, realizado na cidade de São Paulo com diagnóstico confirmado por polissonografia, mostrou uma prevalência no sexo masculino de SAOS leve em 21,7% e SAOS moderada à grave em 24,8%. No sexo feminino a apneia leve foi observada em 20,9% e moderada à grave em 9,6%.[9]

Cerca de 75% dos pacientes apneicos são obesos, e existe uma relação da melhora da apneia com a redução do peso corpóreo. O perímetro cervical é outro dado importante, sendo considerado sugestivo de apneia quando excede os 43 cm nos homens e cerca de 40 cm nas mulheres.

FISIOPATOLOGIA DO RONCO E DA APNEIA OBSTRUTIVA

É importante ressaltar que no ronco e na apneia obstrutiva do sono o centro respiratório está íntegro, existindo o esforço inspiratório. Podem existir apneias mistas, em que também existe uma alteração central, com alteração do esforço respiratório associado ao componente obstrutivo.

O ronco e a apneia obstrutiva são eventos que podem ser considerados evolutivos. No ronco existe somente a vibração dos tecidos moles, enquanto na apneia, o colapso da via aérea. Toda a fisiopatologia desses eventos baseia-se na relação entre a pressão negativa gerada pelo movimento inspiratório e a colapsabilidade das estruturas faríngeas.

A faringe é um tubo muscular, que possui em seu interior múltiplas estruturas (tonsilas faríngea, palatina e lingual, palato, úvula, base de língua, parede lateral da faringe e epiglote). Sua luz é irregular, existindo regiões de estreitamento. Para que a faringe desenvolva suas funções na respiração, deglutição e fonação, é necessária uma complexa interação entre fatores estruturais e neuromusculares.[10] A sustentação do tubo faríngeo deve-se ao tônus da musculatura faríngea, que se modifica durante o sono, favorecendo seu colapso.

No processo inspiratório existe primeiramente a expansão do tórax através da contração dos músculos intercostais e do diafragma, gerando uma pressão negativa (inferior à pressão ambiente) nas vias aéreas inferiores. Estas não colapsam por apresentar uma parede rígida, sustentada por anéis cartilaginosos. Essa pressão negativa se transmite pela laringe, faringe, cavidades oral e nasal ao meio externo, resultando em um fluxo aéreo inspiratório. Embora as vias aéreas superiores não apresentem estrutura cartilaginosa, seu colapso pela pressão negativa não ocorre pela ação da musculatura que forma o tubo faríngeo (tônus muscular). Durante o sono essa situação torna-se mais crítica, uma vez que esse tônus se modifica, levando à maior flacidez de suas paredes e maior tendência ao colapso.

Nos pacientes que apresentam estreitamento estrutural das vias aéreas superiores (obstrução nasal, hipertrofia tonsiliana, de palato etc..) que ofereçam resistência ao fluxo aéreo, haverá um aumento da pressão negativa necessária para garantir o fluxo inspiratório abaixo desse estreitamento. Esta associação de fatores leva ao estreitamento da faringe e vibração de suas paredes com a passagem do ar, caracterizando o ronco. Se a pressão negativa criada for suficiente para levar ao colapso da via aérea, ocorrerá a interrupção do fluxo de ar inspiratório, que é a apneia obstrutiva (Fig. 13-1).

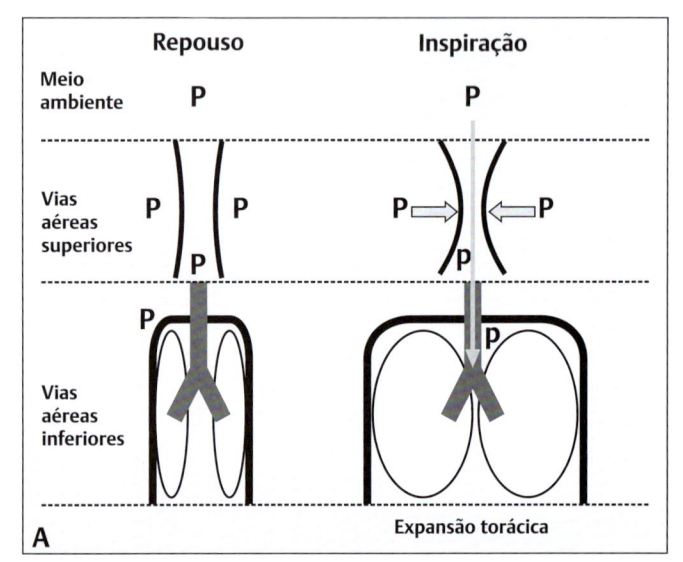

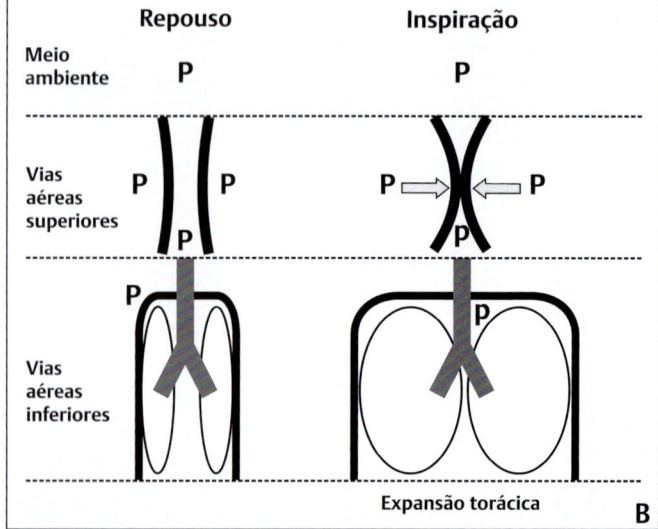

Fig. 13-1. Comportamento da faringe na inspiração. (A) Em indivíduo normal. Faringe normal, pérvia, existindo fluxo aéreo inspiratório. (B) Em indivíduo apneico. Tecido exuberante obstrui a faringe e interrompe fluxo aéreo inspiratório. Pressão atmosférica (P); pressão na inspiração (p); força resultante da diferença de pressão *(setas horizontais)*.

O colapso da faringe não tende a reverter espontaneamente, pois mesmo existindo obstrução alta das vias aéreas, persiste o esforço inspiratório pelo estímulo central, aumentando ainda mais pressão negativa abaixo da obstrução, colapsando ainda mais os tecidos que estão bloqueando a faringe. É um ciclo vicioso que deveria se interromper somente quando cessasse a expansão torácica. Entretanto, o paciente não evolui para a asfixia. O sistema nervoso é ativado, superficializando o sono e aumentando o tônus muscular, o que leva à permeabilização da via aérea. O indivíduo volta a respirar, mas esse processo tende a se repetir, quando o sono aprofunda, sendo novamente revertido, de forma cíclica.

Vários fatores se combinam para potencializar o estreitamento ou colapso da via aérea, favorecendo a redução do tônus muscular, o aumento da pressão negativa inspiratória, o aumento relativo ou absoluto do volume dos tecidos da via aérea ou mesmo ocupando espaço na faringe (Quadro 13-1).

QUADRO CLÍNICO

O quadro clínico do paciente portador de apneia do sono se caracteriza por apresentar, além do ronco, paradas respiratórias durante o sono seguidas de rápido despertar (consciente ou não) e retomada dos movimentos respiratórios. É o indivíduo que ronca com alta intensidade e de repente tem sua inspiração interrompida, apesar do esforço inspiratório.

Dependendo da frequência e intensidade da apneia, pode existir grande alteração da arquitetura e da eficiência do sono. O indivíduo que dorme mal durante a noite, com inúmeros e seguidos despertares, acaba por ter sonolência durante o dia. É o indivíduo que adormece durante leituras, dirigindo veículos etc., acabando por ter grande prejuízo de seu desempenho no trabalho e na vida diurna. A privação de um sono adequado, em noites repetidas, leva à irritabilidade e alterações do humor. Além disso, as hipóxias intermitentes e repetidas a que o paciente é submetido levam a alterações hormonais e metabólicas, favorecendo obesidade e doenças cardiovasculares. Dependendo da intensidade e duração da apneia, o paciente pode apresentar dessaturação e arritmias cardíacas por hipóxia, sendo hoje considerada como um dos fatores responsáveis pelas mortes durante a noite.

REPERCUSSÕES SOBRE O SONO

A apneia obstrutiva causa alterações importantes na estrutura do sono, que pode ser dividida em sono N1, N2, N3 e R (ou sono paradoxal). Os estágios N1 a N3 caracterizam-se por uma sincronização das ondas do eletroencefalograma, que passam da distribuição quase aleatória da vigília para um padrão ondulatório, sinusoide. Paralelamente a esse sincronismo existe um maior relaxamento muscular, que é bastante importante no estágio N3. Já o estágio R caracteriza-se por uma fase de atonia muscular, mas com um traçado eletroencefalográfico mais parecido com o de vigília, com movimentos rápidos dos olhos. As funções desse estágio do sono ainda não estão bem determinadas, mas é o momento em que existe a maior quantidade de sonhos e que o encéfalo organiza as informações adquiridas durante a vigília. É um momento essencial durante o sono, do qual o indivíduo não pode ser privado. Experimentos com privação desta fase em animais (despertando-os no estágio R) levaram a importantes distúrbios orgânicos e comportamentais, e até a óbito após alguns dias.

Os múltiplos despertares durante a noite para reverter o excessivo esforço inspiratório ou as reduções do fluxo inspiratório acabam por levar a um sono desestruturado, superficial, entrecortado e não reparador, o que se reflete durante o dia, com sonolência, irritabilidade etc. O tempo de latência até o início do sono fica bastante reduzido, sendo que o paciente dorme rapidamente, nas mais diferentes situações.

Quadro 13-1 Fatores envolvidos na fisiopatologia do ronco e apneia

1. Redução do tônus muscular
   - Hipotireoidismo
   - Distúrbios neuromusculares
   - Distúrbios do centro respiratório (na apneia mista)
   - Uso de drogas
     - Ansiolíticos, hipnóticos
     - Anti-histamínicos
     - Antieméticos
     - Álcool
   - Alcalose pós-prandial
2. Aumento da pressão negativa inspiratória
   - Obstrução nasal
     - Deformidades do septo nasal
     - Alterações das conchas nasais
     - Hipertrofia
     - Rinite alérgica ou vasomotora
     - Rinossinusites
     - Pólipos
     - Neoplasias
     - Hipertrofia adenoideana
3. Exuberância relativa de tecidos
   - Macroglossia
   - Micrognatia
   - Retrognatia
   - Acromegalia
4. Exuberância absoluta de tecidos
   - Hipertrofia das tonsilas palatinas e/ou linguais
   - Hiperplasia do palato e/ou úvula
   - Exuberância de mucosa faríngea
   - Acúmulo de tecido gorduroso na faringe
5. Patologias associadas
   - Cistos congênitos ou adquiridos
   - Abscessos faríngeos
   - Neoplasias faríngeas

DIAGNÓSTICO

História Clínica

A anamnese deve ser completa, incluindo interrogatório com relação ao ronco, apneia, afecções das vias aerodigestivas superiores, hábitos e *performance* do paciente. Devem também ser investigados possíveis distúrbios cardiorrespiratórios, neurológicos, psiquiátricos e endócrinos, que possam potencializar ou mesmo serem descompensados com a apneia. A história clínica pode sugerir o tipo e grau da afecção que acomete o paciente. Entretanto, embora existam inúmeras escalas[11] que tentem classificar e definir sua gravidade, esta avaliação é imprecisa e frequentemente falha na determinação da real gravidade e repercussões sistêmicas. O exame polissonográfico permite uma avaliação adequada desses parâmetros.

Polissonografia

É o exame capaz de diagnosticar com precisão a ocorrência da apneia (parada da respiração por mais de 10 segundos) e se sua origem é central, obstrutiva ou mista. Também pode detectar a ocorrência de hipopneias, que são reduções do fluxo inspiratório acompanhado por queda na saturação de oxiemoglobina de pelo menos 4% com relação à basal ou acompanhada por um despertar ao EEG.

É capaz de determinar objetivamente o número, frequência e duração das apneias, assim como as repercussões cardiovasculares (arritmias, dessaturações) e cerebrais (alteração da estrutura e ritmo do sono). A polissonografia é um exame em que o paciente dorme em um laboratório de sono[12] durante cerca de 8 horas, com monitoramento respiratório (fluxo aéreo e movimentos torácico e abdominal), eletrocardiograma, eletroencefalograma, oximetria, eletro-oculograma, monitorização dos movimentos dos olhos, membros e eletromiografia submentoniana. Existem locais que fazem polissonografias simplificadas, que reduzem o tempo de sono avaliado, e que não registram todos os parâmetros necessários. Nos casos limítrofes, essa avaliação simplificada é inconclusiva e muitas vezes pode não demonstrar sua real gravidade.

Um exame é considerado alterado quando o número (ou índice) de apneias e hipopneias for superior a 5 por hora. A saturação de oxigênio no sangue não deve ser inferior a 85%. A latência do sono deve ser inferior a 30 minutos e do estágio R entre 70 e 120 minutos. Deverá ainda existir uma distribuição adequada dos estágios do sono (em torno de 5-10% para estágio N1, 45-55% para estágio N2, 15-20% para estágio N3 e 20-25% para estágio R), podendo existir entre 10 e 15 despertares por hora de sono. Devem ainda ser observadas taquicardia (acima de 140 bpm, e bradicardia (abaixo de 45 bpm) e outras arritmias.

Uma vez diagnosticada e definida como apneia obstrutiva do sono, é importante se tentar definir quais são os sítios de obstrução das vias aéreas superiores:[13] fossas nasais, orofaringe (palato mole, úvula, tonsilas palatinas, paredes laterais da orofaringe) e/ou hipofaringe (base da língua, tonsilas linguais, parede lateral da hipofaringe). Esta pesquisa é realizada por inúmeros métodos propedêuticos:

Exame otorrinolaringológico completo

O exame completo de todas as vias aerodigestivas superiores é fundamental[14] não somente para uma avaliação direcionada ao ronco e apneia obstrutiva, como também para se afastar a presença de outras condições que tenham propiciado esse quadro, como malformações ou fraturas craniofaciais, afecções congênitas, cistos, abscessos, doenças granulomatosas, neoplasias linfoides, tumores do espaço parafaríngeo e base de crânio, neoplasias das cavidades nasossinusais, faringe ou laringe. Em todas essas condições pode existir comprometimento da via aérea levando ao ronco e/ou síndrome de apneia obstrutiva secundária. Nesses casos, a investigação diagnóstica e o tratamento deverão visar primeiramente a essa afecção.

No exame otorrinolaringológico convencional deve-se ter especial atenção na avaliação da orofaringe. Primeiramente observa-se se existem tonsilas palatinas e são hipertróficas. Também é importante observar qual a relação entre palato-úvula e a língua (Fig. 13-2). Normalmente é possível visualizar a parede posterior da faringe simplesmente com a abertura da boca. Entretanto, os pacientes com ronco e/ou apneia normalmente apresentam hipertrofia do palato e úvula, encobrindo parcial ou totalmente a visualização da parede posterior à abertura da boca. Em alguns casos, sua visualização só é possível com o abaixamento da língua com uma espátula.

Exame endoscópico

O exame endoscópico da via aérea é fundamental na SAOS e será abordado em detalhes no próximo capítulo desse livro.

Cefalometria

Corresponde ao estudo radiológico da estrutura facial do paciente.[16] É realizada uma radiografia em perfil absoluto do paciente, com raios paralelos para que não exista distorção das estruturas da face. São então medidos os ângulos e distâncias entre essas estruturas, com especial atenção para as relacionadas com o ronco e a apneia: língua, palato e faringe. Os parâmetros mais frequentemente analisados são o espaço aéreo posterior (PAS = 11+/- 1), o comprimento do palato mole (PNS-P = 38 +/- 5) e a posição relativa entre o osso hioide e o plano mandibular (MPH = 17 +/- 6). Esses parâmetros refletem a exuberância dos tecidos moles e uma relação entre a posição do osso hioide e a base da língua. Também devem ser analisados os ângulos entre a base do crânio e o osso maxilar (SNA) e mandíbula (SNB), que normalmente é menor que 3°, para se avaliar se existe micrognatia, retroposicionamento maxilar ou ambos associados (Fig. 13-3). Além da posição oclusal, pode ser solicitada a cefalometria com a protrusão da mandíbula em uma ou mais posições, o que permite com-

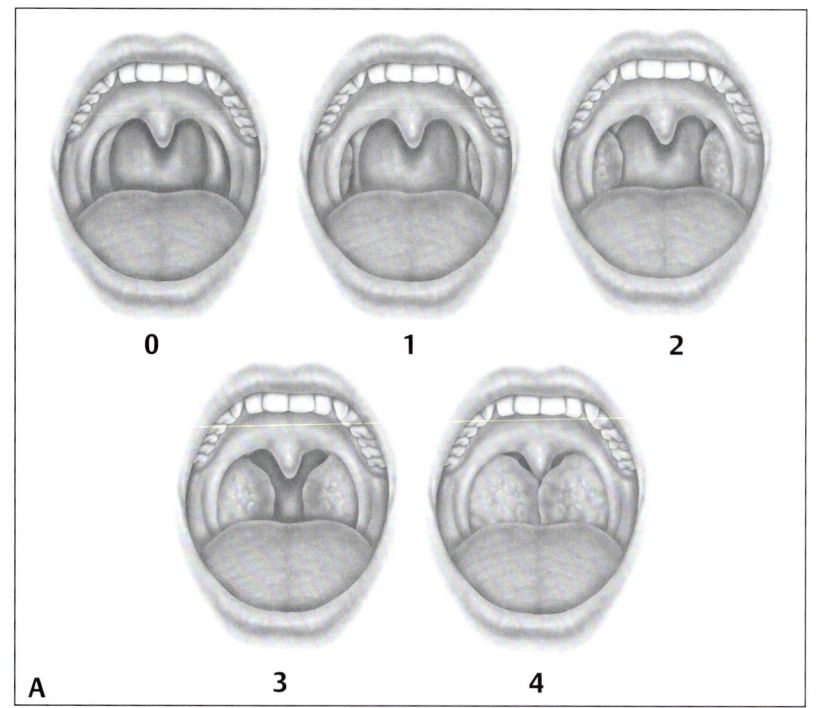

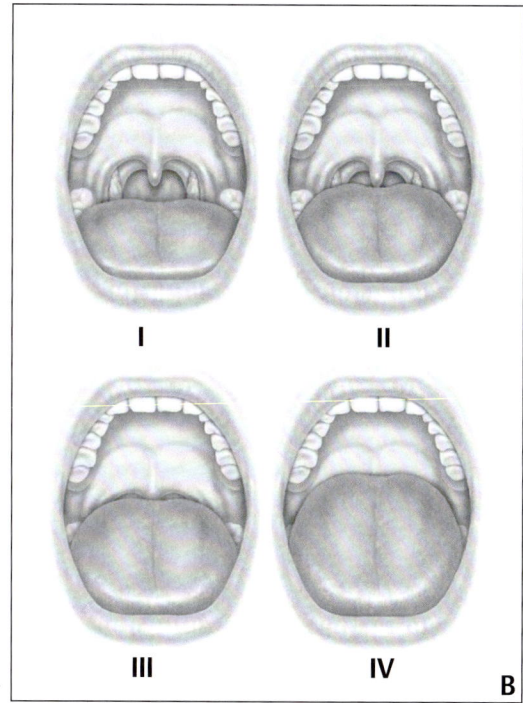

Fig. 13-2. Orofaringe: tonsilas palatinas e relação palato/língua. (**A**) Classificação das amigdalas palatinas (Grau 0 a 4). (**B**) Mallampati modificado (Grau I a IV). (Fonte: Friedman *et al.*, 2004)

parar as medidas obtidas, enfatizando-se a ampliação das vias aéreas nessas diferentes posições, simulando o uso de um aparelho intraoral.

Tomografia computadorizada e ressonância magnética

Estes exames radiológicos permitem avaliar a luz das vias aéreas superiores e o tamanho relativo de suas estruturas.[17] Permitem também analisar o volume de tecido gorduroso acumulado lateralmente à faringe e na base da língua. Finalmente, podem auxiliar na identificação de distúrbios das articulações temporomandibulares, prognatismo e retrognatismo.

É importante destacar que todos esses métodos de avaliação tentam identificar o(s) sitio(s) de obstrução, entretanto, como são realizados com o indivíduo acordado, não conseguem mimetizar o que ocorre durante o sono, quando existe relaxamento muscular importante. Assim, normalmente realiza-se uma avaliação anatômica, enquanto a obstrução da apneia é um distúrbio anatômico-funcional. Algumas manobras, como a de Mülller ou avaliar o paciente deitado, podem ser utilizadas para se tentar aproximar da condição do sono, embora com grandes restrições. A endoscopia da via aérea durante o sono natural e induzido tem sido utilizada, mas também apresenta restrições que serão abordadas no próximo capítulo. Também podem ser

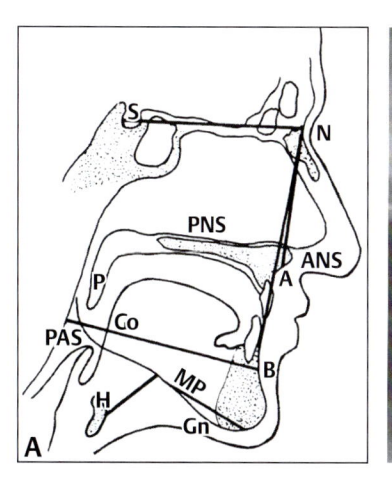

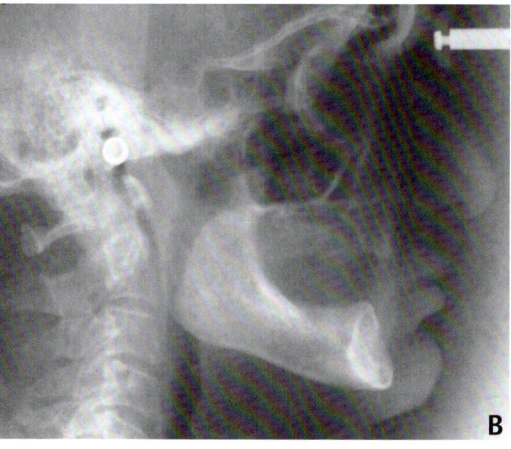

Fig. 13-3. Região selar (S), ponto nasal (N), maxila (A), mandíbula (B), plano mandibular (MP), espinha nasal posterior (PNS), palato (P), hioide (H), espaço faríngeo posterior (PAS).

realizados exames radiológicos (tomografia ou ressonância magnética) durante o sono, mas isto representa uma dificuldade técnica e operacional significativa.

TRATAMENTO

O tratamento da síndrome da apneia obstrutiva do sono envolve uma abordagem múltipla, visando a corrigir hábitos e distúrbios anatômicos e/ou funcionais que possam estar contribuindo para instalação do quadro. Muitas vezes a terapêutica inclui mais de uma modalidade simultaneamente ou em sequência.

Algumas medidas comportamentais podem ser passadas aos pacientes com distúrbios respiratórios obstrutivos do sono. O emagrecimento para pacientes que estão acima do seu peso ideal é uma proposta interessante pois diminui a quantidade de gordura ao redor da via aérea e no interior da musculatura da mesma. Também é recomendável orientar o paciente a evitar o uso de substâncias ou medicamentos que levam à redução do tônus muscular, como a bebida alcoólica, benzodiazepínicos, relaxantes musculares, anti-histamínicos sedativos entre outros.

Alguns pacientes apresentam os eventos respiratórios obstrutivos nitidamente relacionados com a posição supina. Nesses pacientes a utilização de técnicas para condicionamento para dormir em decúbito lateral pode ser uma opção terapêutica.

Os aparelhos intraorais para avanço mandibular são placas, de materiais diversos, que quando colocadas sobre os dentes levam à protrusão mandibular. Este avanço aumenta o espaço e estabilização da parede lateral da via aérea superior. Normalmente são utilizados em casos com índice de apneia-hipopneia inferior a 30 eventos/hora.

O PAP (*Positive Airway Pressure*) é um aparelho que gera pressão de ar que é transmitida para via aérea do paciente através de máscaras nasais ou oronasais. A pressão gerada por esses aparelhos pode ser contínua (CPAP) ou ter um nível durante a inspiração e outro durante a expiração (BPAP). Além disso essas pressões podem ser fixas ou ajustadas automaticamente pelo próprio aparelho. Apesar de ser um tratamento de alta eficácia, apresenta rejeição por parte dos pacientes. As empresas produtoras de PAP desenvolveram acessórios e recursos para aumento da adesão ao tratamento. O mais comumente comercializado é o umidificador, este acessório permite o aumento da umidificação e da temperatura do ar inspirado. A presença de rampa e de alívio de pressão expiratória também são bem frequentes nos PAPs modernos. A rampa permite o início com uma pressão baixa e o incremento gradual até alcançar a pressão terapêutica, isto permite que o paciente não se incomode com a pressão enquanto está adormecendo. O alívio da pressão expiratória leva a uma redução leve e transitória da pressão durante o início da expiração, reduzindo a sensação de dificuldade para expirar.

O tratamento da obstrução nasal, clínico ou cirúrgico, deve sempre ser feito. Ele é um tratamento adjuvante ao tratamento da SAOS. O tratamento nasal de forma isolada não leva à cura da SAOS, porém ele é importante por facilitar a utilização de terapias específicas para essa enfermidade, como o PAP, aparelho intraoral e mesmo os tratamentos cirúrgicos.

Os procedimentos palatais são técnicas que podem ser utilizadas ambulatorialmente sob anestesia local que visam ao enrijecimento e, algumas vezes, à retração do palato mole. Isto pode ser obtido por utilização de energia de radiofrequência, *laser*, implantes palatais, cauterização e injeção de substâncias esclerosantes. Normalmente são utilizadas em quadros mais leves.

O princípio das cirurgias faríngeas é aumentar o tamanho e estabilizar a via aérea. Podem-se remover estruturas (tonsilas palatinas, palato mole, úvula e base da língua), suturar as estruturas, seccionar musculatura constritora, realizar transposição muscular ou fazer a combinação dessas técnicas. O resultado varia com a técnica aplicada, anatomia do paciente, fisiopatologia envolvida no colapso da faringe, experiência do cirurgião e critério utilizado para sucesso cirúrgico.

As técnicas cirúrgicas sobre o esqueleto facial são cirurgias em que se faz osteotomias e reposicionamento das estruturas ósseas através de fixação com placas e parafusos. Como algumas inserções musculares estão em estruturas ósseas, quando há o reposicionamento, há o estiramento desses grupos musculares. A técnica conhecida como avanço maxilomandibular (AMM) tem bons resultados, porém deve-se levar em conta sua morbidade.

A traqueostomia é altamente efetiva, porém pouco aceita no tratamento da SAOS. Só é utilizada nos casos de exceção. A traqueostomia permite que o ar seja levado diretamente abaixo da região de colapso (faringe) onde há estruturas cartilaginosas que impedem o colabamento da via aérea. Deve-se lembrar que na SAOS o colapso da via aérea só ocorre durante o sono e assim a traqueostomia pode ficar ocluída durante o período em que o paciente está acordado.

O ronco e a apneia obstrutiva do sono são doenças evolutivas e multifatoriais, como já descrito. A agressividade do tratamento deve ser ajustada à gravidade da doença e às suas repercussões na vida do paciente. Entretanto, o resultado do tratamento apresenta-se pobre em uma porcentagem alta dos pacientes, principalmente quando se avalia a médio e longo prazos. Parece que a flacidez dos tecidos faríngeos é uma alteração também progressiva com a idade e de difícil previsibilidade. Desta forma, um tratamento que foi adequado em determinado momento pode-se mostrar insuficiente em uma fase posterior, necessitando ser complementado sucessivamente. Assim, deve-se ser conservador nos casos moderados e severos, insistindo na perda de peso, higiene do sono e na indicação de CPAP. Na dificuldade de adesão a essas orientações, indicam-se os tratamentos invasivos, que embora tragam benefícios, muitas vezes seus resultados são parciais e que tendem a se perder com a evolução da doença. Ainda não se conhece a etiologia do processo, assim como seu tratamento ideal.

REFERÊNCIAS BIBLIOGRÁFICAS

1. George C, Budreau C, Smiley A. Simulated driving performance in patients with obstructive sleep apnea. *Am J Respir Crit Care Med* 1996;154:175-281.
2. Franklin K, Nilsson J, Sahlin C. Sleep apnea in noctural angina. *Lancet* 1995;345:1085-7.
3. Floras JS. Sleep apnea and cardiovascular risk. *J Cardiol* 2014 Jan.;63(1):3-8.
4. Patil SP, Schneider H, Schwartz AR, Smith PL. Adult obstructive sleep apnea: pathophysiology and diagnosis. *Chest* 2007 July;132(1):325-37.
5. Omachi TA, Claman DM, Blanc PD, Eisner MD. Obstructive sleep apnea: a risk factor for work disability. *Sleep* 2009 June;32(6):791-8.
6. Appleton SL, Vakulin A, McEvoy RD *et al.* Undiagnosed obstructive sleep apnea is independently associated with reductions in quality of life in middle-aged, but not elderly men of a population cohort. *Sleep Breath* 2015 Dec.;19(4):1309-16.
7. Edwards C, Mukherjee S, Simpson L *et al.* Depressive symptoms before and after treatment of obstructive sleep apnea in men and women. *J Clin Sleep Med* 2015 Sept. 15;11(9):1029-38.
8. Sleep-related breathing disorders in adults: recommendations for syndrome definition and measurement techniques in clinical research. The Report of an American Academy of Sleep Medicine Task Force. *Sleep* 1999;22(5):667-89.
9. Tufik S, Santos-Silva R, Taddei JA, Bittencourt LR. Obstructive sleep apnea syndrome in the Sao Paulo epidemiologic sleep study. *Sleep Med* 2010 May;11(5):441-6.
10. Schwartz AR, Eisele DW, Smith PL. Pharyngeal airway obstruction in obstructive sleep apnea: pathophysiology and clinical implications. *Otolaryngologic Clinics of North America* 1998;31(6):911-8.
11. Johns MW. Daytime sleepiness, snoring and obstructive sleep apnea: the Epworth Sleepiness Scale. *Chest* 1993;103:30-6.
12. Coleman J. Sleep studies: current techniques and future trends. *Otolaryngologic Clinics of North America* 1999;32(2):195-210.
13. Tami TA, Duncan HJ, Pfleger M. Identification of obstructive sleep apnea in patients who snore. *Laryngoscope* 1998;108:508-13.
14. Goldberg AN, Schwab RJ. Identifying the patient with sleep apnea: upper airway assessment and physical examination. *Otolaryngologic Clinics of North America* 1998;31(6):919-30.
15. Friedman M, Ibrahim H, Joseph JN. Staging of obstructive sleep apnea/hypopnea syndrome: a guide to appropriate treatment.Laryngoscope. 2004;114:454-9
16. Coleman J. Oral and maxillofacial surgery for the management of obstructive sleep apnea syndrome. *Otolaryngologic Clinics of North America* 1999;32(2):235-42.
17. Yokoyama M, Yamanaka N, Ishii H *et al.* Evaluation of the pharyngeal airway in obstructive sleep apnea: study by ultrafast MR imaging. *Acta Otolaryngol (Stockh) Suppl* 1996;523:242-4.

Seção 13-2

EXAME ENDOSCÓPICO NO RONCO E APNEIA OBSTRUTIVA DO SONO

Alexandre Beraldo Ordones ▪ Michel Burihan Cahali ▪ Luiz Ubirajara Sennes

INTRODUÇÃO

A Apneia Obstrutiva do Sono (AOS) é uma patologia crescente, associada à sonolência diurna, a aumento do risco cardiovascular e da mortalidade global. Seu tratamento envolve uso de pressão positiva contínua na via aérea (CPAP), medidas posicionais, uso de aparelhos dentários e realização de cirurgia.

Para o planejamento do tratamento cirúrgico da SAOS, a determinação do local e do padrão de obstrução anatômico é de extrema importância.[1-3]

NASOFIBROSCOPIA FLEXÍVEL

No exame endoscópico das vias aéreas superiores (VAS) do paciente com ronco e apneia, deve-se primeiramente realizar uma avaliação estática, à procura de alterações anatômicas que justifiquem o quadro. A seguir, realiza-se uma avaliação dinâmica em que se procuram reproduzir as condições que ocorrem durante o sono, à procura de um distúrbio anatomofuncional. Entretanto, deve-se lembrar que os achados desses exames são preditivos, mas não reais. Por mais que tentemos reproduzir as condições do sono, estas manobras são limitadas: poderíamos até mesmo examinar o paciente em decúbito horizontal, mas o relaxamento muscular, que é o principal fator determinante da apneia, dificilmente é reproduzido. De qualquer modo, deve-se coletar o maior número de dados possível sobre o paciente, para tentar determinar o(s) sítio(s) crítico(s).

Exame Estático

Consiste no exame endoscópico em situação de repouso:

A) **Fossas nasais:** deve-se observar o colabamento das válvulas nasais, largura das fossas, desvios de septo, hipertrofia de conchas e aumento da vegetação adenoide. Podem ser utilizados endoscópios rígidos ou flexíveis.
B) **Orofaringe:** deve-se observar o diâmetro da orofaringe, e se existe hipertrofia do palato, úvula e tonsilas palatinas. Normalmente o palato não encosta na base da língua e permite visualizar parte da parede posterior da faringe somente com a abertura da boca. Nesses pacientes, via de regra é hipertrófico e flácido, sendo difícil a visualização da parede faríngea mesmo se abaixando a língua. As paredes laterais da faringe devem estar lateralizadas em relação ao que seria a posição normal dos pilares tonsilianos posteriores. Quando existe acúmulo de tecido gorduroso parafaríngeo, observam-se uma medialização da parede lateral e o "pregueamento" de sua mucosa. Na avaliação da tonsila palatina deve-se atentar para o volume de seu polo inferior, que pode ocupar grande parte da hipofaringe. A melhor forma de observação da orofaringe é através do seu exame direto pela boca, podendo ser complementado pela endoscopia.
C) **Hipofaringe:** deve-se observar a posição da base da língua em relação à laringe, utilizando-se o endoscópio flexível na altura do palato. Normalmente nesta posição, é possível visualizar os 2/3 posteriores da laringe. Nos pacientes com posteriorização da base da língua e/ou hipertrofia da tonsila lingual, a visualização da laringe fica prejudicada (Fig. 13-4).

Exame Dinâmico

Objetiva observar a mobilidade e tendência de colabamento das estruturas faríngeas. Deve ser realizado com o endoscópio flexível, realizando-se a manobra de Müller.[4] Nessa manobra ocluem-se as fossas nasais em torno do endoscópio e pede-se ao paciente que inspire com a boca fechada (inspiração sob resistência). Neste momento observa-se o grau de colabamento das estruturas, classificando-as como redução de menos de 25% do diâmetro, entre 25 e 50%, entre 50 e 75%, colabamento acima de 75% ou completo, o que é dependente da intensidade de pressão negativa que o paciente consegue desenvolver. Também é importante observar qual estrutura é a principal responsável pelo estreitamento da faringe, que geralmente ocorre no sentido laterolateral (Figs. 13-5 e 13-6).

A) **Orofaringe (retropalatal):** a avaliação dinâmica da orofaringe é feita pela realização da manobra de Müller com o endoscópio flexível localizado na altura da nasofaringe, observando-se a redução de diâmetro na altura do palato.
B) **Hipofaringe (retrolingual):** é avaliada realizando-se a manobra de Müller com o endoscópio na altura do palato, observando-se o colabamento na altura da base da língua.

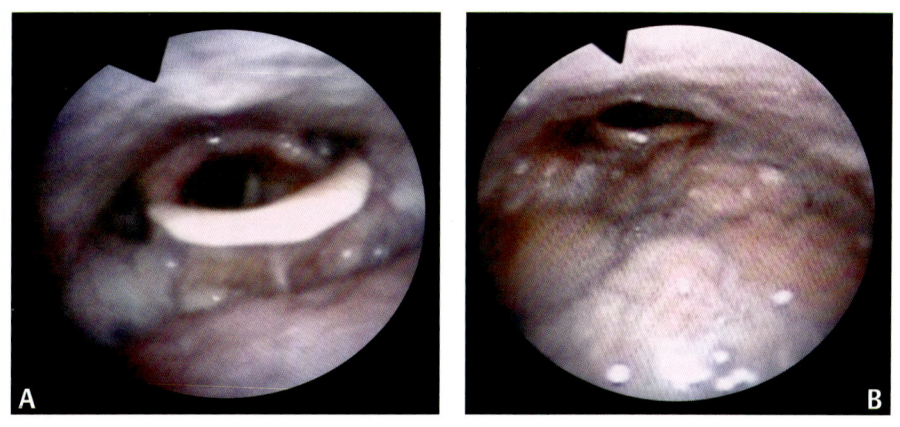

Fig. 13-4. Em uma nasofibroscopia normal (**A**) é possível visualizar os 2/3 posteriores da laringe quando a ponta do nasofibroscópio está posicionada na hipofaringe. Além disso, as valéculas e o ligamento glossoepiglótico podem ser bem identificados. (**B**) Nota-se a posteriorização da base da língua em um paciente com SAOS. Observe que a visualização da laringe é prejudicada.

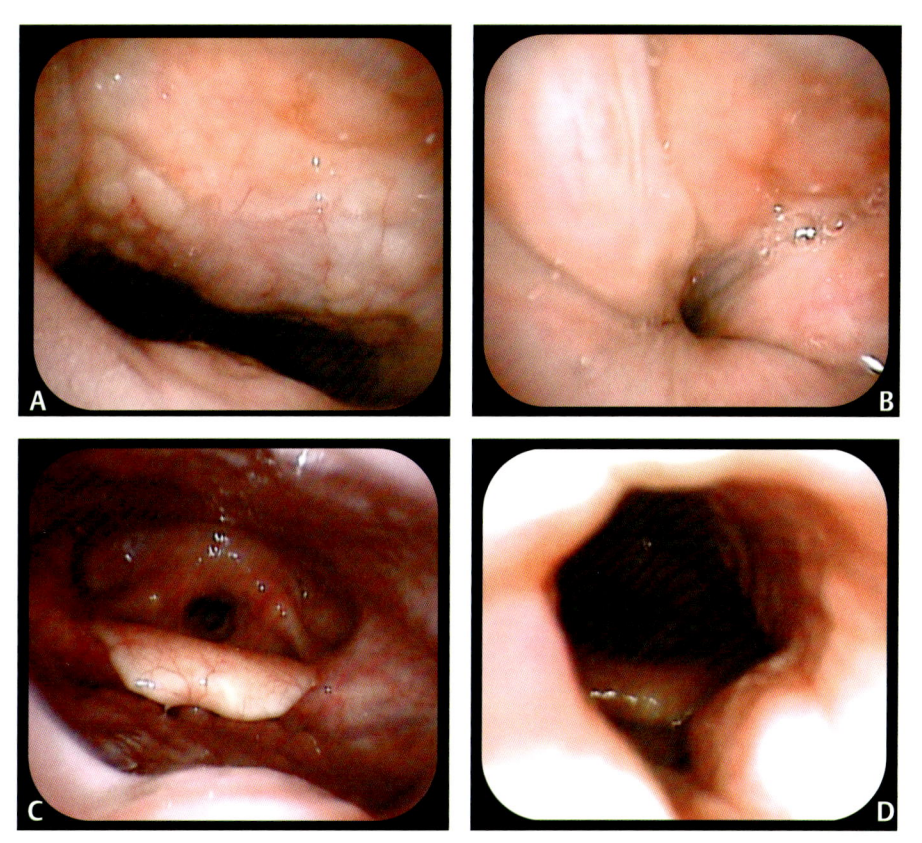

Fig. 13-5. Durante a realização da Manobra de Müller observam-se colapso circunferencial da faringe na região da velofaringe (retropalatal) e estreitamento entre 50-75% da luz na hipofaringe à custa da constrição de paredes laterais. Orofaringe (retropalatal) durante o repouso (**A**) e durante a Manobra de Müller (**B**). Hipofaringe (retrolingual) durante o repouso (**C**) e durante a Manobra de Müller (**D**).

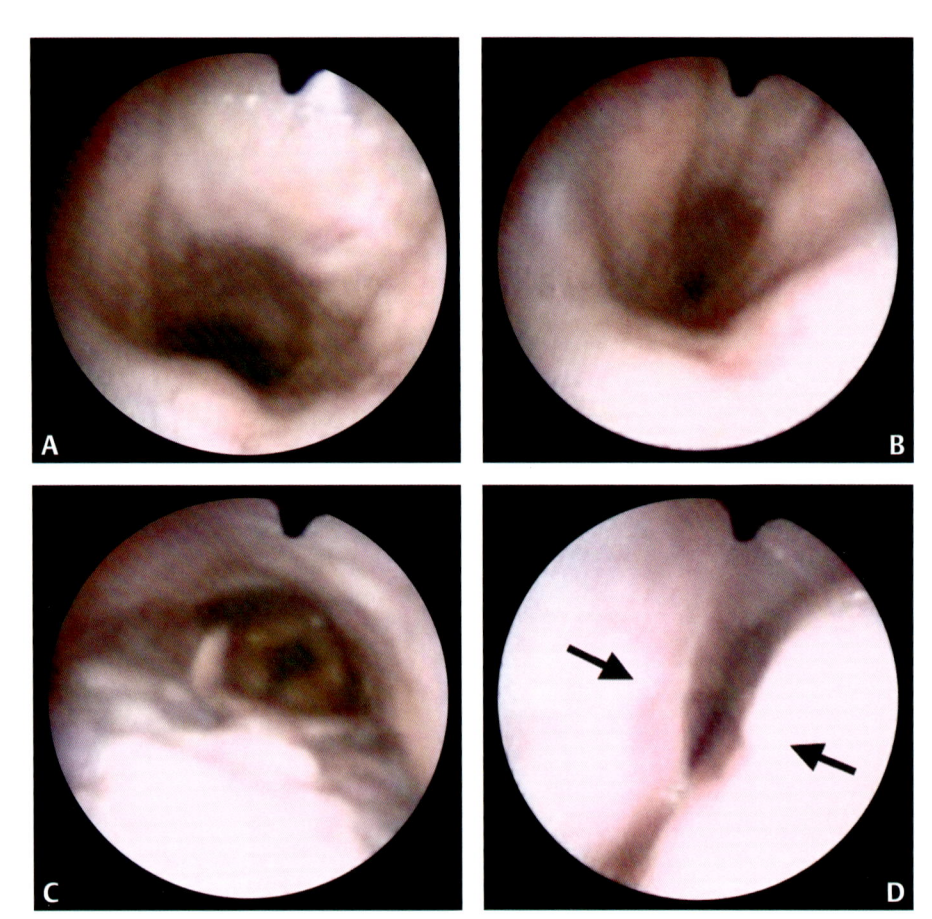

Fig. 13-6. Durante a realização da Manobra de Müller observam-se diminuição maior que 75% da luz da faringe na região da velofaringe (retropalatal) e colabamento completo da hipofaringe, à custa da constrição de paredes laterais. Orofaringe (retropalatal) durante o repouso (A) e durante a Manobra de Müller (B). Hipofaringe (retrolingual) durante o repouso (C) e durante a Manobra de Müller (D).

Deve-se ter em mente que seus resultados são relativos e dependentes de fatores variáveis, como a intensidade da pressão inspiratória desenvolvida.

SONOENDOSCOPIA

A sonoendoscopia envolve a avaliação endoscópica das vias aéreas superiores durante o sono. Foi realizada pela primeira vez, em 1978, por Borowiecki[5] durante sono natural. Somente em 1991, Croft e Pringle[6] sugeriram a realização do exame em paciente sob sedação, o que permitiu melhor tolerabilidade ao exame pelo paciente e a sua realização durante a rotina diária.

A sonoendoscopia durante sedação (DISE – do inglês *Drug Induced Sleep Endoscopy*) permite avaliar o local e o padrão de obstrução da via aérea superior. Deve ser indicada para pacientes com Apneia Obstrutiva do Sono (AOS) em que é considerado tratamento não CPAP, como, por exemplo, tratamentos cirúrgicos e adaptação de aparelhos intraorais (AIO). Além disso, a DISE pode oferecer informações aos pacientes que falharam à terapia com CPAP ou que não toleraram CPAP. Outra indicação para realização de DISE é em pacientes que realizaram tratamento cirúrgico prévio sem sucesso: permite ao médico assistente recomendar AIO ou outra cirurgia baseada no segmento anatômico que possa estar causando sintoma obstrutivo residual. As contraindicações do exame estão destacadas no Quadro 13-2.[7]

O local recomendado para a realização da DISE é a sala de cirurgia ou outra sala semelhante, com equipamento anestésico padrão (monitorização básica e *kits* de ressuscitação em casos de emergência). Devem estar disponíveis monitor de saturação de oxigênio, eletrocardiograma e monitor de pressão arterial. São desejáveis bomba de infusão, principalmente aquelas com infusão alvo-controlada. O monitor índice biespectral (BIS) é útil para se controlar a profundidade da sedação. Embora necessite mais estudos correlacionais, os níveis do BIS devem ser mantidos entre 50 e 70.

A equipe necessária para realização deve ser composta pelo menos de 3 pessoas: o médico que realizará a endos-

Quadro 13-2 Contraindicações para o exame

Absolutas
■ Avaliação pré-anestésica com a classificação segundo a Sociedade Americana de Antestesia de ASA IV ou maior
■ Gravidez
■ Alergia conhecida ao sedativo utilizado

Relativas
■ Obesidade mórbida (Índice de Massa Corporal maior que 40 kg/m²)

copia, o médico anestesista, e uma terceira pessoa capacitada – para casos de emergência.

O uso prévio de anestésico tópico – lidocaína – e vasoconstritor tópico – oximetazolina – podem ser úteis na tolerabilidade do exame. A posição inicial do paciente deve ser o decúbito dorsal, com o uso de travesseiro confortável. A posição a ser adotada deve ser a que o paciente apresenta o pior quadro obstrutivo, segundo sua polissonografia.

Deve ser utilizado endoscópio flexível de espessura menor possível para melhor tolerabilidade do paciente. Endoscópios com canal de biópsia podem ser úteis, porque permitem a aspiração de secreção das VAS durante o exame. Devem estar conectados a sistema de vídeo, assim como à fonte luminosa adequada.

Atualmente, os agentes sedativos mais comumente utilizados são propofol e midazolam. No Hospital das Clínicas da Faculdade de Medicina da Universidade de São Paulo, utiliza-se o propofol de acordo com o seguinte protocolo:

- Utiliza-se sempre a bomba com infusão-alvo controlada (IAC) – Diprifusor.
- Inicialmente será administrada dose para IAC de 1,5 µg/mL.
- A cada 1 minuto será avaliado o grau de sedação do paciente de acordo com a escala de Ramsay, e aumentos da infusão de propofol da ordem de 0,2 µg/mL serão realizados até que haja sedação adequada, isto é, escala de Ramsay nível 5 (paciente responde lentamente ao toque glabelar).

É descrito o uso de midazolam com o seguinte protocolo:[7]

- Dose em *bolus* de 0,03 mg/kg, aguardar 2-5 minutos.
- Repetir a dose de 0,03 mg/kg se o paciente estiver acordado e aguardar 5 minutos.
- Se o paciente não estiver completamente dormindo, administrar nova dose de 0,015 mg/kg.

O endoscópio flexível inicialmente deve ser posicionado na região das coanas e rinofaringe, aproximadamente 1 a 2 cm acima do palato mole, para permitir visão panorâmica da região retropalatal (Fig. 13-7). Após, deve-se introduzir um pouco mais o aparelho, que deve ser locado na região superior da orofaringe logo abaixo do palato mole para avaliar a parede lateral da faringe e tonsilas palatinas (Fig. 13-8). Por fim, o endoscópio deve ser posicionado um pouco acima da língua, para se avaliar a base de língua e epiglote (Fig. 13-9). Deve-se permanecer com o endoscópio em cada posição por tempo suficiente para avaliar o padrão de colapso das estruturas anatômicas. Após sedação adequada, leva-se geralmente entre 15 a 30 minutos para sua realização.

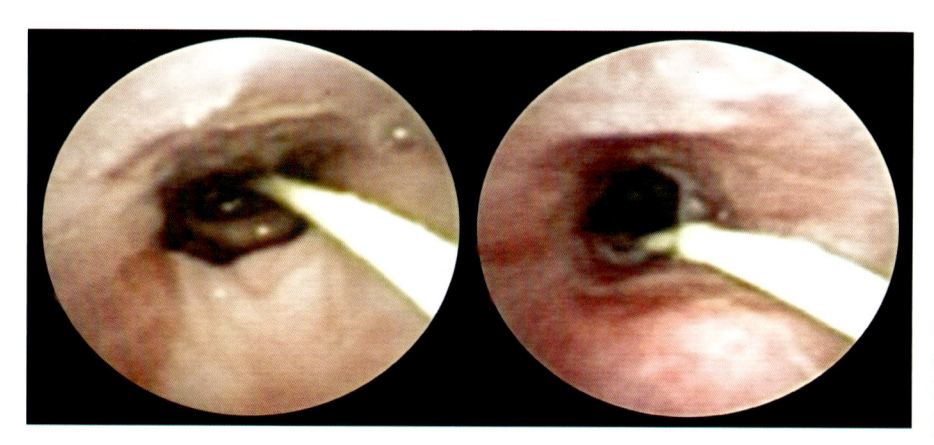

Fig. 13-7. Visão endoscópica panorâmica da região retropalatal. Nas imagens, identifica-se um cateter para avaliação de pressão faríngea para fins de pesquisa.

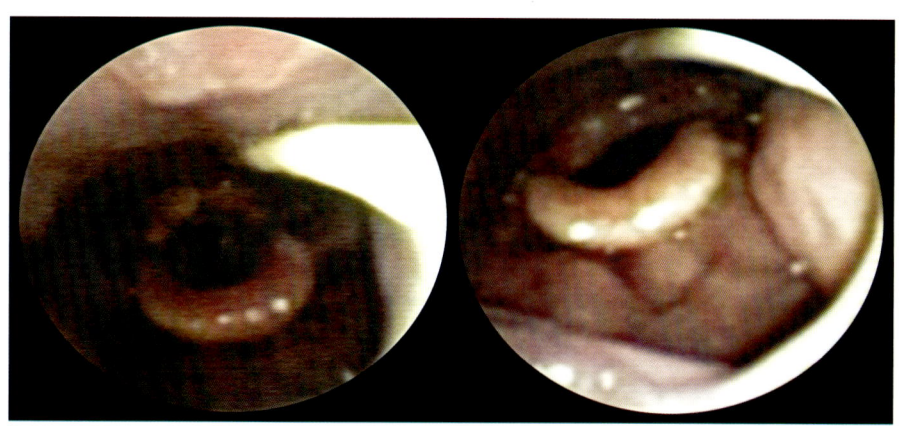

Fig. 13-8. Visão endoscópica para avaliação de parede lateral da orofaringe.

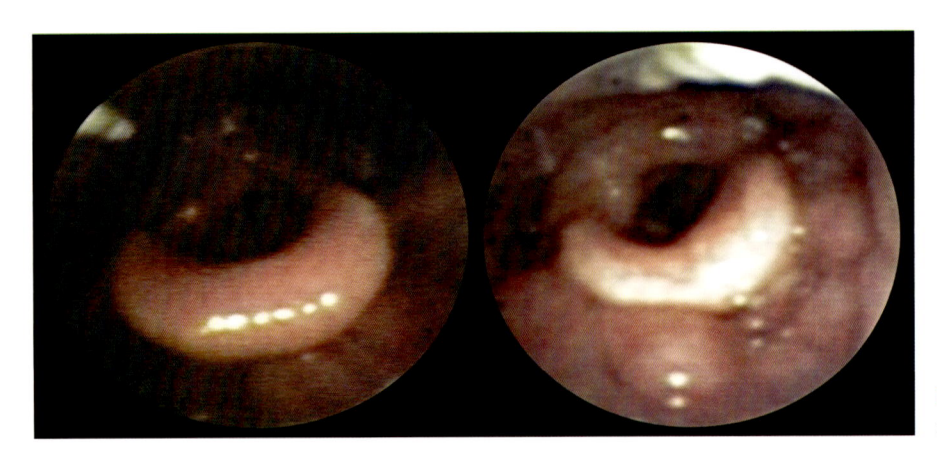

Fig. 13-9. Visão endoscópica para avaliação de base de língua e epiglote.

O principal sistema de classificação da DISE foi descrito por Kezirian.[8] O sistema VOTE (V – *velum* – palato/O – *oropharinx* – orofaringe/T – *tongue* – língua/E – *epiglotis* – epiglote) avalia o local de obstrução das VAS, qual o grau de obstrução das VAS e qual o padrão de obstrução das VAS (Quadro 13-3).

Algumas manobras podem ser realizadas durante a sonoendoscopia para simular situações que permitem entender melhor o quadro obstrutivo do paciente. Por exemplo, o decúbito lateral durante o exame permite avaliar os pacientes que apresentam quadro de apneia mais grave nessa posição.

Quadro 13-3 Classificação de VOTE

Estrutura	Grau de obstrução	Configuração		
		A-P	Lateral	Concêntrico
Palato				
Orofaringe				
Base de língua				
Epiglote				

Obs.: o grau de obstrução é dado por um número para cada estrutura – 0; sem obstrução (sem vibração), 1; obstrução parcial (vibração); 2: obstrução completa (colapso), X; não visualizado.

Seguem alguns exemplos:

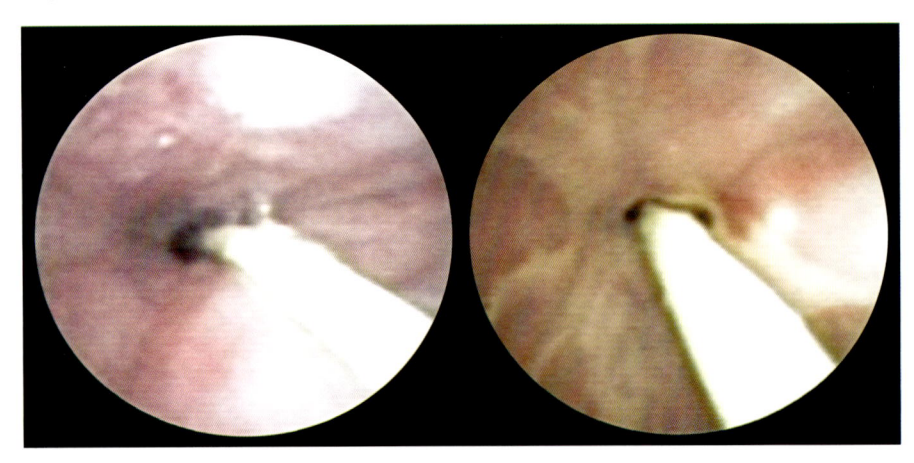

Fig. 13-10. Obstrução em nível retropalatal completa. Note que o padrão de obstrução é concêntrico. Na imagem, identifica-se uma sonda para avaliação de pressão faríngea para fins de pesquisa.

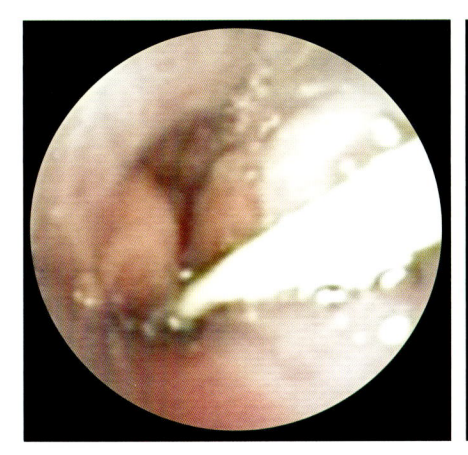

Fig. 13-11. Note a obstrução completa da orofaringe, à custa das tonsilas palatinas hipertrofiadas. O padrão de obstrução é laterolateral. Na figura, identifica-se uma sonda para avaliação de pressão faríngea para fins de pesquisa.

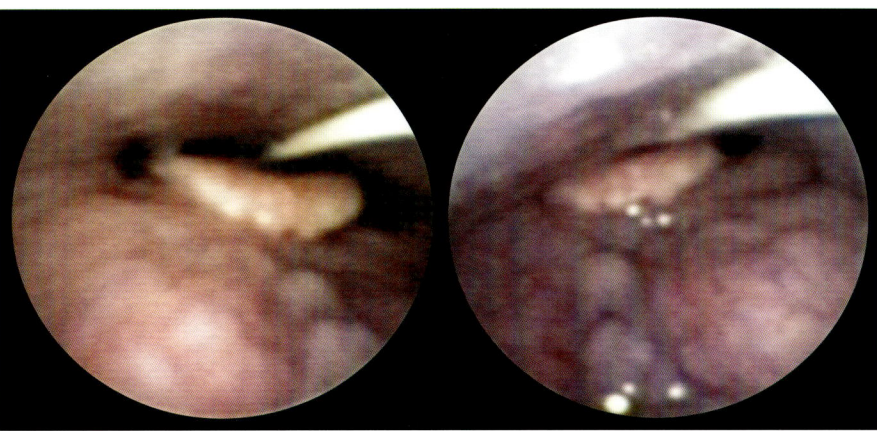

Fig. 13-12. Note a obstrução da via aérea secundária à base da língua e epiglote. O padrão de obstrução é anteroposterior. Na figura, identifica-se uma sonda para avaliação de pressão faríngea para fins de pesquisa.

CONSIDERAÇÕES FINAIS

A avaliação das VAS do paciente com AOS é essencial para melhorar os resultados dos tratamentos cirúrgicos e não cirúrgicos. A avaliação estática é essencial, mas deve ser complementada por avaliações dinâmicas da VAS. Nesse sentido, a DISE simula o episódio de obstrução das VAS, de maneira rápida e segura, com baixa morbidade.

REFERÊNCIAS BIBLIOGRÁFICAS

1. Iwanaga K, Hasegawa K, Shibata N *et al.* Endoscopic examination of obstructive sleep apnea syndrome patients during drug-induced sleep. *Acta Otolaryngol Suppl* 2003 Jan.;(550):36-40.
2. Koutsourelakis I, Safiruddin F, Ravesloot M *et al.* Surgery for obstructive sleep apnea: sleep endoscopy determinants of outcome. *Laryngoscope* 2012 Nov.;122(11):2587-91.
3. Gillespie MB, Reddy RP, White DR *et al.* A trial of drug-induced sleep endoscopy in the surgical management of sleep-disordered breathing. *Laryngoscope* 2013 Jan.;123(1):277-82.
4. Sher AE, Thorpy MJ, Shprintzen RJ *et al.* Predictive value of Müller maneuver in selection of patients for uvulopalatopharyngoplasty. *Laryngoscope* 1985 Dec.;95(12):1483-7.
5. Borowiecki B, Pollak CP, Weitzman ED *et al.* Fibro-optic study of pharyngeal airway during sleep in patients with hypersomnia obstructive sleep-apnea syndrome. *Laryngoscope* 1978 Aug.;88(8 Pt 1):1310-3.
6. Croft CB, Pringle M. Sleep nasendoscopy: a technique of assessment in snoring and obstructive sleep apnoea. *Clin Otolaryngol Allied Sci* 1991 Oct.;16(5):504-9.
7. De Vito A, Carrasco Llatas M, Vanni A *et al.* European position paper on drug-induced sedation endoscopy (DISE). *Sleep Breath* 2014 Sept.;453-65.
8. Kezirian EJ, Hohenhorst W, de Vries N. Drug-induced sleep endoscopy: the VOTE classification. *Eur Arch Otorhinolaryngol* 2011 Aug.;268(8):1233-6.

Capítulo 14

DISFUNÇÃO DE PREGA VOCAL – PROTOCOLO DE AVALIAÇÃO

Karen Vitols Brandão Benatto ■ Adriana Hachiya

INTRODUÇÃO

A disfunção de prega vocal é um distúrbio laríngeo caracterizada pela adução não fisiológica e inadvertida das pregas vocais, durante a inspiração, com ou sem fechamento concomitante na expiração.[1] A adução das pregas vocais durante a inspiração resulta em obstrução transitória da via aérea, diminuição do fluxo de ar e consequente dispneia súbita.[1-5] Ainda não há um consenso bem estabelecido quanto aos seus critérios de avaliação, etiologia e tratamento.[1,5]

Neste capítulo, serão discutidos alguns aspectos desse distúrbio a fim de facilitar o seu correto diagnóstico e manejo terapêutico.

A disfunção de prega vocal também é conhecida como movimento paradoxal de prega vocal. Outras nomenclaturas menos utilizadas são: estridor de munchausen, pseudoasma, síndrome da laringe irritável, estridor psicogênico, crupe histérico.[1,3-5]

Aqueles que defendem o uso do termo "disfunção" acreditam que a atribuição do termo "paradoxal" remete a um movimento no sentido contrário ao movimento normal. No entanto, sabe-se que existe uma adução fisiológica na expiração e no final da inspiração. Se esta adução refletir em uma constrição glótica maior que 50% (seja na inspiração ou na expiração) caracteriza-se como uma adução anormal das pregas vocais e não necessariamente paradoxal.

Por sua vez, os defensores do termo "paradoxal" acreditam que a prega vocal não tenha nenhuma disfunção, visto que um exame laringológico de um paciente na ausência de sintomas revela uma anatomia e função normais e não necessariamente cursa com disfonia no período sintomático[2,4,5]. Enfim, apesar das divergências de nomenclatura opta-se pelo uso do termo Disfunção de Prega Vocal, nomenclatura mais difundida no meio científico.

A real incidência desse distúrbio é desconhecida. A literatura americana acredita que esse distúrbio laríngeo seja subdiagnosticado e descreve maior incidência em subpopulações como clínicas de pneumologia em pacientes com asma, por exemplo. Estudos de revisão também revelam maior prevalência na população jovem e em mulheres. No entanto, vem aumentando o número de diagnósticos na população pediátrica e em adolescentes.[6-8]

Em geral há a coexistência de fatores, como ansiedade, refluxo faringolaríngeo, apneia do sono não tratada, asma, infecção de vias aéreas superiores.[1-3]

QUADRO CLÍNICO

A apresentação clínica típica é uma dispneia súbita, transitória, mas na maioria das vezes muito intensa, em que o paciente refere sensação de entalo na garganta, sufocamento.[4] Aponta esse desconforto ao nível cervical (e não torácico), bem como refere a presença de respiração ruidosa que é ouvida na altura do pescoço e principalmente na inspiração. O desconforto respiratório acarreta um quadro de hiperventilação, podendo causar outros sintomas, como parestesia de membros, tontura, palidez (mas não cianose).[1]

Os pacientes associam o início da dispneia súbita a algum fator desencadeante, como exposição a uma fumaça específica, cheiro forte, ou em vigência de atividades físicas exaustivas com necessidade de esforço intenso, ou durante o ato de comer, rir, cantar, tossir.[1,2,4,9,10]

A dispneia pode vir acompanhada ou não de disfonia (queixa que pode ser relatada inclusive entre os eventos).[2,11]

Os sintomas podem ser confundidos com sintomas de broncospasmo e muitas vezes os pacientes possuem uma avaliação do pneumologista em que já foram descartadas causas pulmonares de dispneia. Em alguns casos, é necessário investigação complementar para descartar a disfunção de prega vocal, visto que a dispneia é desproporcional ao quadro pulmonar preexistente.[2]

É frequente encontrar o paciente com sintomas há anos e em uso de tratamento medicamentoso incorreto[5] (uso contínuo de corticosteroide sistêmico) ou com antecedente de alguma intervenção desnecessária, como intubação orotraqueal, e até traqueostomia.[1]

ETIOLOGIA

A etiologia ainda é desconhecida, acredita-se que seja multifatorial[3] com sobreposição de componentes psicológicos, fisiológicos e neurológicos[1]. As principais teorias se baseiam em hiper-responsividade da via aérea e reflexo exagerado do fechamento glótico (onde os fatores irritantes seriam: refluxo faringolaríngeo, sinusite, rinite, rinorreia posterior, inalação de odores, por exemplo). Outras teorias consistem em transtorno psiquiátrico primário (pânico, ansiedade, depressão, *stress*) e também disfunção autonômica da laringe.[1,5,10] Acredita-se que a etiologia além de variar de paciente para paciente, também varia de acordo com as comorbidades de cada um.[4]

DIAGNÓSTICO E NASOFIBROSCOPIA

O diagnóstico é clínico e comprovado com a nasofibroscopia realizada durante a queixa clínica ou com manobras de provocação.

O exame endoscópico revela a discinesia de prega vocal durante a inspiração e se caracteriza pela visualização de obstrução laríngea ao nível glótico, com adução das pregas vocais em todo o seu comprimento ou com adução de 2/3 anteriores das pregas vocais e uma abertura posterior em formato de diamante (*Posterior Diamond Chink*).[1] Pode-se também observar a obstrução laríngea por causa do prolapso de estruturas supraglóticas[1] (Figs. 14-1 a 14-4).

É rara a observação de adução isolada na expiração.[5,12]

Não é incomum encontrar no exame nasofibroscópico sinais sugestivos de refluxo faringolaríngeo, hipertrofia de conchas nasais, rinorreia posterior, *cobblestoning* na parede posterior da faringe. Muitas vezes esses distúrbios podem coexistir com a discinesia de pregas vocais.[4]

Dstúrbios psicológicos e/ou psiquiátricos podem estar associados. Apesar de alguns autores não acreditarem nessa associação[1] há fatores que sugerem esta relação,[3,5] como: resolução dos sintomas com administração de placebo, sedativos ou quando o paciente está distraído. Os sintomas não aparecem durante o sono ou se o paciente não sabe que está sendo exposto a um agente irritativo específico previamente conhecido.[5]

Protocolo de Avaliação

O diagnóstico é baseado na história clínica sugestiva, exame clínico, achados endoscópicos (laringoscopia é o exame *gold standart*) e avaliação pulmonar prévia[1] (indicando obstrução extratorácica).

A avaliação endoscópica inclui: colocação de anestésico tópico, introdução de nasofibrolaringoscópio, inspeção da anatomia nasal, faringe e laringe (a fim de verificar mobilidade de pregas vocais, descartar tumores e estenoses glóticas ou subglóticas), observação de sinais de refluxo, de inflamação de vias aéreas [1,2,5] e avaliação da sensibilidade laríngea.

Após a avaliação estrutural, parte-se para avaliação dinâmica da respiração normal e confortável do paciente. O próximo passo do exame é a avaliação do comportamento da laringe com a solicitação de tarefas de provocação com o objetivo de desencadear a dispneia. Inicialmente pede-se para prender a respiração por 5 segundos, contar até 10 segundos em uma única respiração, contar até o folego acabar, inspirar e expirar pelo nariz, inspirar pelo nariz e expirar pela boca, inspirar e expirar pela boca. Pode-se pedir ao paciente para falar um "i" até acabar o fôlego.[2,10,13]

Se não houver evidência de adução inadvertida das pregas vocais, prossegue-se com outros testes de provoca-

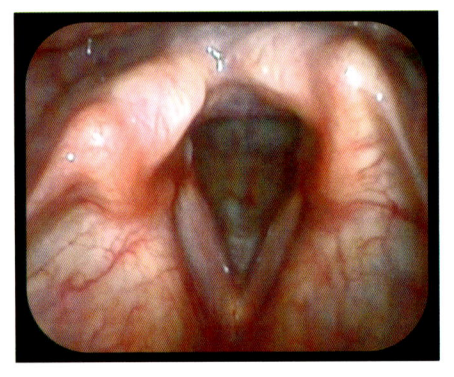

Fig. 14-1. Abertura máxima das pregas vocais durante a inspiração.

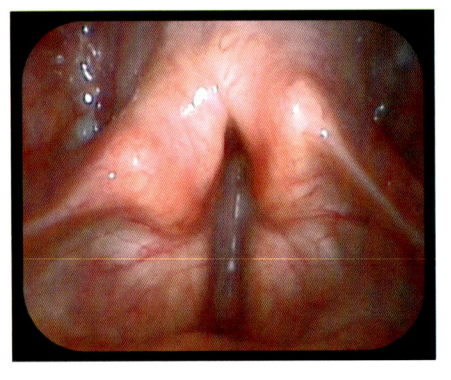

Fig. 14-2. Pregas vocais aduzidas em toda sua extensão. Segundo Brugman é o achado mais frequente.

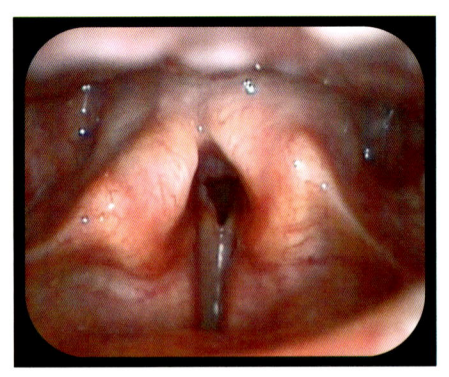

Fig. 14-3. Pregas vocais aduzidas nos 2/3 anteriores com fenda posterior em formato de diamante. Já foi considerado sinal patognomônico.[1]

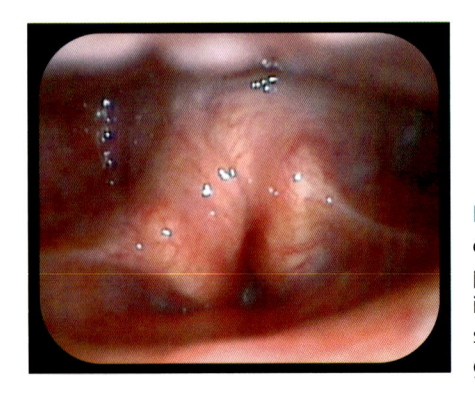

Fig. 14-4. Adução da supraglote com prolapso da região interaritenóidea sobre a fenda glótica.

ção, como exposição a odores específicos (odores que durante a anamnese o paciente relata como fator desencadeante) e/ou a realização de exercício físico[2,7,9] (como não se dispõe de esteira ou bicicleta ergométrica no ambulatório, solicita-se ao paciente subir e descer escadas ou fazer polichinelos).

Se o paciente relatar desconforto respiratório e/ou sinais de fechamento glótico inadvertido, interrompem-se as tarefas. O fonoaudiólogo, se presente, pode iniciar técnicas de controle laríngeo (será explicado mais adiante) a fim reverter a sintomatologia.

Vale lembrar que nem sempre o paciente apresenta o evento de disfunção de pregas vocais no momento da avaliação. Nestes casos, faz- se necessário correlacionar criteriosamente sintomas, história clínica para considerar ou não alguma proposta terapêutica.[2]

DIAGNÓSTICO DIFERENCIAL

O principal diagnóstico diferencial é a asma[5]. Faz-se necessária uma avaliação de um pneumologista com radiografia de tórax e espirometria para descartar a presença de doença pulmonar ou constatar sua coexistência. Nos casos em que não há associação à asma, nota-se na espirometria que não há resposta a broncodilatador, o teste provocativo com metacolina é negativo e há um achatamento da curva de fluxo inspiratório, o que é sugestivo de obstrução extratorácica (Fig. 14-5).[1,2,4,5]

Nos casos de asma e disfunção de prega vocal concomitantes, a avaliação criteriosa do otorrinolaringologista em parceria com o pneumologista é imprescindível.

Na Disfunção de Prega vocal, durante o episódio de dispneia, diferente do que acontece na asma, não há a queda da saturação de oxigênio na oximetria e nem mudança na concentração de oxigênio (alveolar e arterial) vistos em uma gasometrial arterial.

Os sintomas de Disfunção de Prega vocal são inespecíficos. Entre diagnóstico diferencial de doenças que cursam com dispneia, respiração ruidosa, sensação de ansiedade, devem ser considerados como diagnóstico diferencial: tumores, abscesso ou edema[3] laríngeo, infecção de via aérea superior, estenose laringotraqueal, transtornos psiquiátricos ou neurológicos.[5,6,14] Inclusive a tosse crônica e o refluxo faringolaríngeo que podem vir acompanhados de sensação de sufocamento, *globus*, ansiedade e depressão entram no diagnóstico diferencial.[14,15]

MANEJO CLÍNICO

O tratamento inclui abordagem na fase aguda (tirar o paciente da crise) e o manejo na fase crônica.

Fase Aguda

Cabe ao médico excluir uma iminência de insuficiência respiratória aguda. Um oxímetro indicará saturação de oxigênio normal. É necessário lembrar o paciente da benignidade de sua patologia, pode-se lançar mão de tarefas de fonoterapia para otimizar a abertura da via aérea visando ao controle dos movimentos da respiração juntamente com o diafragma, treinos de respiração por resistência (expirar em um canudo, ou com lábios semiocluidos acabam estimulando o músculo cricoaritenóideo posterior e assim otimizam a abertura glótica na inspiração e diminuem a resistência do fluxo de ar na glote).[2,6,7,9,16]

A redução da resistência do fluxo de ar é também alcançada pela inalação da mistura de gás Hélio com Oxigênio (na proporção 80/20, 70/30 ou 60/40). Isto acontece porque a menor densidade do gás Hélio em relação ao Nitrogênio diminui a densidade do ar inspirado, e o fluxo turbulento, consequentemente, diminui o esforço inspiratório e a ansiedade do paciente.[1,5,4]

A administração de ansiolítico, como benzodiazepínicos, também se mostra eficaz visto que os sintomas de dispneia e obstrução desaparecem com o sono.[4]

Inalação com broncodilatador não é indicada, mas, para os pacientes que possuem diagnóstico prévio de asma, pode haver algum benefício.

Em casos extremos pode-se recorrer a intervenções mais invasivas, como intubação orotraqueal e traqueostomia.[1,3,5]

Fase Crônica

Durante a fase crônica é necessária a abordagem multidisciplinar do paciente, seja com alergista, otorrinolaringologista, pneumologista, gastroenterologista, neurologista, psicólogo,psiquiatra, fonoaudiólogo, educador físico.[6] O esclarecimento sobre a doença é imprescindível: da fisiologia normal até os episódios de adução inadvertida da glote. Para isso pode-se lançar mão das imagens da nasofibroscopia, onde o paciente vê o que acontece quando está sintomático ou não. Isto aumenta a aceitação sobre a sua condição, diminui a ansiedade e potencializa o controle sobre novos eventos.[1,3]

Acredita-se que a Fonoterapia seja a principal estratégia terapêutica. A fonoterapia consiste na educação do

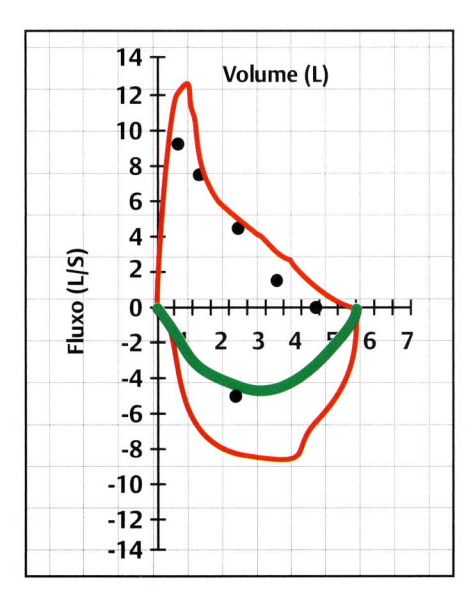

Fig. 14-5. Espirometria com achatamento da curva de fluxo inspiratório (verde).

paciente com técnicas de controle laríngeo, exercícios para respiração e suporte abdominal, relaxamento de musculatura cervical e de ombros, realização de manobras para facilitar a abertura glótica, higiene vocal com eliminação de vícios de comportamento, como limpeza de garganta frequentemente e pigarros constantes. Outros objetivos da fonoterapia incluem: maior percepção da postura, desenvolvimento da habilidade de fazer exercício quando estiver sintomático e prevenção de novos eventos.[2,6,7,9,16] A fonoterapia também pode ser indicada como teste terapêutico, para aqueles casos com história clínica muito sugestiva, mas sem comprovação em exame laringológico.

A psicoterapia e a hipnose[3,5] também são alternativas com boa resposta, visto que os sintomas podem ser assustadores e desencadear pânico, piorando a ansiedade e a dispneia.[1,4,5]

Todos os pacientes devem evitar fatores irritativos, evitar alérgenos e odores específicos que desencadeiam a crise. Rinite, sinusite, refluxo faringolaríngeo e da apneia do sono devem ser tratados.[2]

Nos casos refratários onde o paciente procura inúmeras vezes o Pronto-Socorro e é submetido a grande número de internações, antes de se considerarem a intubação e a traqueostomia, está indicada a injeção de Toxina Botulínica tipo A.[17]

A injeção de botox no músculo tireoaritenóideo é mais conhecida nos casos de distonias laríngeas,[18] mas o princípio é o mesmo: agir nas terminações nervosas, impedindo a liberação de acetilcolina e proporcionando desnervação química com paralisia da prega vocal em abdução (posição aberta).[1,4] Em decorrência do efeito temporário, há a necessidade de reinjeção em 3 ou 4 meses.

CONSIDERAÇÕES FINAIS

A Disfunção de Prega Vocal deve ser lembrada no diagnóstico diferencial dos pacientes com crises intermitentes e recorrentes de dispneia. O conhecimento da sua fisiopatologia proporciona aos otorrinolaringologistas melhor acurácia diagnóstica, seguimento mais adequado, com retirada de medicações em excesso, menor número de intervenções invasivas, e diminuindo assim comorbidades, efeitos colaterais, custos com saúde em geral. No entanto, ainda são necessários mais estudos para maior compreensão e apropriado manejo clínico. O Quadro 14-1 resume os principais tópicos abordados neste capítulo.

Quadro 14-1 Disfunção de prega vocal: resumo dos principais tópicos abordados

Disfunção de prega vocal	
Outras nomenclaturas	Movimento paradoxal, asma laríngea, estridor de munchausen, pseudoasma, síndrome da laringe irritável, estridor psicogênico, crupe histérico
Definição	Adução não fisiológica e inadvertida das pregas vocais, durante a inspiração, com ou sem fechamento concomitante na expiração
Quadro clínico	Crises recorrentes de dispneia súbita, transitória, na maioria das vezes muito intensa em que o paciente refere sensação de entalo na garganta, sufocamento. Presença de respiração ruidosa que é ouvida na altura do pescoço (região onde há o estreitamento para passagem do fluxo de ar). Muitas vezes é confundida com asma ou pode estar associado a crises de broncospasmo. Fatores desencadeantes, como exercício físico ou odores específicos, são relatados. Doenças concomitantes, como apneia do sono, rinite, rinossinusite e refluxo laringofaríngeo, devem ser pesquisadas
Exames complementares	▪ Videonasofibroscopia realizada durante a crise e com visualização da discinesia (adução glótica maior que 50% durante a inspiração e a expiração) fecha o diagnóstico ▪ Prova de função pulmonar: importante para descartar asma como doença principal ou associada. Em casos em que não há associação à asma, nota-se na espirometria que não há resposta a broncodilatador, o teste provocativo com metacolina é negativo e há um achatamento da curva de fluxo inspiratório, o que é sugestivo de obstrução extratorácica

Quadro 14-1	Disfunção de prega vocal: resumo dos principais tópicos abordados *(Cont.)*
Protocolo de avaliação por nasofibroscopia	▪ Avaliação estrutural: descartar doenças associadas (rinite, rinossinusite, sinais de refluxo laringofaríngeo). Avaliar a respiração em repouso ▪ Testes de provocação: avaliar o comportamento da laringe com manobras para induzir os sintomas • Prender a respiração por 5 segundos • Contar até 10 segundos em uma única respiração • Contar os números sequencialmente até o folego acabar • Inspirar e expirar pelo nariz, inspirar pelo nariz e expirar pela boca, inspirar e expirar pela boca • Pedir ao paciente para falar um "i" até acabar o fôlego • Exposição a odores específicos (odores que durante a anamnese o paciente relata como fator desencadeante) • Realização de exercício físico (p. ex.: andar rápido, fazer polichinelo)
Tratamento	▪ Acompanhamento multidisciplinar ▪ Tratamento de doenças associadas ▪ Fonoterapia ▪ Psicoterapia ▪ Uso de benzodiazepínicos ▪ Inalação com mistura de gás hélio e oxigênio ▪ Injeção de toxina botulínica ▪ Traqueotomia

REFERÊNCIAS BIBLIOGRÁFICAS

1. Hicks M, Brugman SM, Katial R. Vocal cord dysfunction/paradoxical vocal fold motion. *Prim Care Clin Office Pract* 2008;35(1):81-103.
2. Matrka L. Paradoxic vocal fold movement disorder otolaryngol. *Clin North Am* 2014;47(1):135-46.
3. Altman K, Mirza N, Ruiz C, Sataloff RT. Paradoxical vocal fold motion: presentation and treatment options. *J Voice* 2000;14(1):99-103.
4. Hoyte F. Vocal cord dysfunction. *Immunol Allergy Clin North Am* 2013;33(1):1-22.
5. Christopher KL, Morris MJ. Vocal cord dysfunction, paradoxic vocal fold motion, or laryngomalacia? Our Understanding Requires an Interdisciplinary Approach. *Otolaryngol Clin North Am* 2010;43(1):43-66.
6. Mathers-Schmidt BA. Paradoxical vocal fold motion: a tutorial on a complex disorder and the speech-language pathologist's role. *Am J Speech Lang Pathol* 2011;10(2):111-25.
7. Sandage MJ, Zelazny SK. Paradoxical vocal fold motion in children and adolescents. *Lang Speech Hear Serv Sch* 2004;35(4):353-62.
8. Parsons, JP, Benninger C, Hawley MP *et al*. Vocal cord dysfunction beyond severe asthma. *Respir Med* 2010;104(4):504-9.
9. Newsham KR, Klaben BK, Miller VJ, Saunders JE. Paradoxical vocal-cord dysfunction: management in athletes. *Journal of Athletic Training* 2002;37(3):25-328.
10. Murry T, Sapienza C. The role of voice therapy in the management of paradoxical vocal fold motion, chronic cough, and laryngospasm. *Otolaryngol Clin N Am* 2010;43:73-83.
11. Yelken K, Gultekin E, Guven M *et al*. Impairment of voice quality in paradoxical vocal fold motion dysfunction. *J Voice* 2010;24(6):724-7.
12. Echternach M, Verse T, Delb W, Richter B. Expiratory vocal cord dysfunction? Case report and review of the literature. *HNO* 2009;57(1):68-72.
13. Forrest LA, Husein T, Husein O. Paradoxical vocal cord motion: classification and treatment. *Laryngoscope* 2012;122(4):844-53.
14. Franca MC. Differential diagnosis in paradoxical vocal fold movement (PVFM): an interdisciplinary task. *Int J Pediatr Otorhinolaryngol* 2014;78(12):2169-73.
15. Vertigan AE, Theodoros DG, Gibson PG, Winkworth AL. Voice and upper airway symptoms in people with chronic cough and paradoxical vocal fold movement. *J Voice* 2007;(3):361-83.
16. Pinho SMR, Tsuji DH, Sennes LU, Menezes M. Paradoxical vocal fold movement: a case report. *J Voice* 1997;11(3):368-72.
17. Goldstein R, Bright J, Jones SM, Niven RM. Severe vocal cord dysfunction resistant to all current therapeutic interventions. *Respiratory medicine* 2007;101(4):857-8.
18. Cheng YS, Bhutta MF, Ramsden JD, Lennox P. Periodic botulinum toxin injections for paradoxical vocal fold motion in a child with cerebral palsy: a case study. *Int J Pediatr Otorhinolaryngol* 2014;78(3):571-72.

Capítulo 15

PROCEDIMENTOS AMBULATORIAIS

Rui Imamura ▪ Ronaldo Frizzarini ▪ Karen Vitols Brandão Benatto

INTRODUÇÃO

A realização de procedimentos ambulatoriais em laringologia tem aumentado conforme o desenvolvimento da tecnologia, sendo possível a obtenção de similar resultado e segurança se comparados à terapêutica em centro cirúrgico.[1-3] Possuem a vantagem de poupar o custo envolvido com internação, cirurgia e perda de dias úteis de trabalho. Bem como maior comodidade para o paciente ao se evitar um procedimento sob anestesia geral, principalmente no caso de existência de comorbidades.[3]

INSTRUMENTAL

Para a avaliação e acesso à laringe em nosso ambulatório, utiliza-se endoscópio rígido de 70º e flexível. O rígido fornece uma imagem clara, se comparado ao nasofibroscópio.[4] No entanto, este é mais bem tolerado pelo paciente e dispensa a tração na língua. Já foram desenvolvidos nasofibroscópios com *chip* da câmera na ponta do aparelho (conhecidos como "*chip on the tip*"); assim, a imagem é capturada distalmente e transmitida por via eletrônica, com reprodução em qualidade tão boa que possibilita estroboscopia.[5,6]

Dispõe-se também de nasofibroscópio com canal de biópsia através do qual pode-se aplicar anestésico tópico na laringe e faringe, introduzir agulha flexível para injeções (Fig. 15-1)[7] ou pinça saca-bocado flexível para realização de biópsias.

São necessárias também pinças rígidas de biópsias preferencialmente curvas para acesso pela boca (Fig. 15-2).

As injeções laríngeas transcutâneas ou transorais requerem diferentes tamanhos de agulhas e serão abordadas especificamente mais adiante.

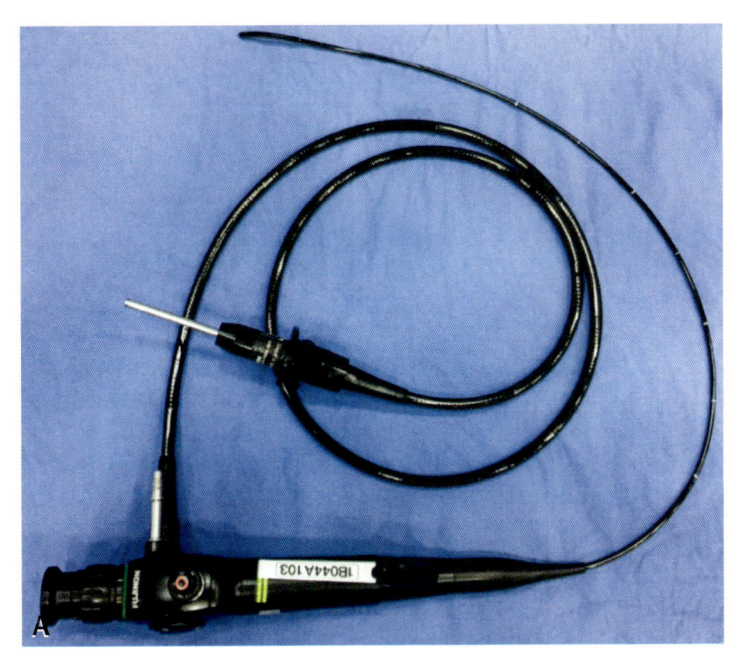

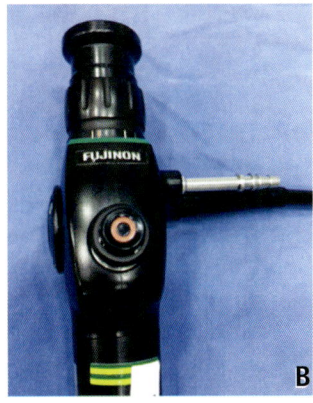

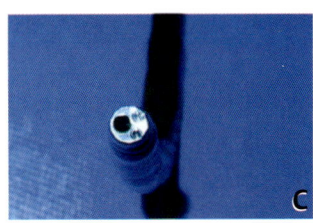

Fig. 15-1. (A) Nasofibroscópio flexível de 4,8 mm com canal de biópsia (Fujinon®). (B) Detalhe da cabeça do nasofibroscópio com canal de trabalho e conexão do aspirador para sucção de secreções. (C) Detalhe da ponta do nasofibroscópio com o orifício de saída do canal de trabalho.

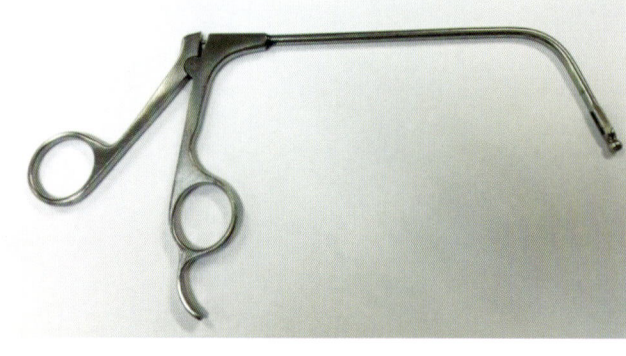

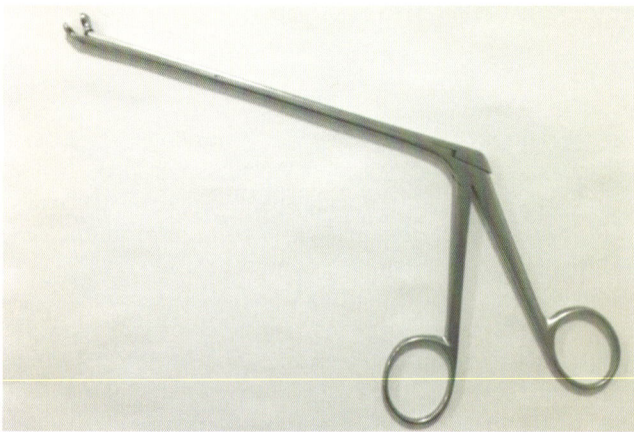

Fig. 15-2. Pinças rígidas.

PARTICULARIDADES TÉCNICAS E PREPARO

Para iniciar um procedimento ambulatorial bem-sucedido, faz-se necessário o esclarecimento por parte do médico sobre como será feita a anestesia, qual o posicionamento do paciente, explicar a existência de eventual dor mesmo após a apropriada aplicação de anestésico e que esse desconforto na maioria das vezes é tolerável. Cabe ao médico também elucidar os tempos do procedimento bem como sua duração, minimizando assim a ansiedade do paciente e otimizando sua capacidade de cooperação.[8] Um razoável grau de colaboração do paciente é vital para o sucesso do procedimento. Pacientes muito ansiosos ou não cooperativos podem impedir sua realização, e este fato deve ser discutido *a priori*.

O médico deve atentar ao uso de medicamentos de uso contínuo e solicitar, quando possível, a interrupção do uso de anticoagulantes e antiagregantes plaquetários. Caso o paciente não possa descontinuar estas medicações, apesar de não constituir uma contraindicação absoluta,[3,6] o médico deve ponderar riscos e benefícios do procedimento ambulatorial que, apesar de mais simples, limita as opções de hemostasia, como uso de cautérios, por exemplo. É necessária a avaliação criteriosa de desvios septais, hipertrofia de conchas, capacidade de movimentação cervical, abertura de boca, presença de osteófitos cervicais, distonia ou tremores severos que possam dificultar o procedimento.[3,6]

Anestesia

A anestesia é ponto-chave para qualquer intervenção ambulatorial na laringe. Além da analgesia, minimiza o reflexo de tosse e náusea.[9] Para a progressão do nasofibroscópio na cavidade nasal, a anestesia tópica pode ser feita com lidocaína 2% associada a oximetazolina.[9,10] Para o uso de telescópio rígido ou de instrumentos pela boca, anestesiam-se a base da língua, o palato e a parede posterior da nasofaringe com *spray* de lidocaína 10%. Lembrar que a anestesia para procedimentos ambulatoriais raramente excede a dose máxima (3 a 5 mg/kg de lidocaína sem epinefrina); acima dessa dose, pode haver toxicidade sistêmica, com algum nível de acometimento de sistema nervoso central. A alergia à lidocaína é incomum.[9]

A anestesia tópica da faringe e laringe pode-se obter pelo gotejamento de 2-4 mL de Lidocaína 2% através do canal de biópsia de um nasofibroscópio, ou também pela sua nebulização.[10] Para os procedimentos transcutâneos, em topografia de membrana cricotireóidea, anestesiam-se a pele e o tecido subcutâneo com aproximadamente 0,5 mL de lidocaína 2% sem vasoconstritor e acessa-se a luz da laringe infraglótica pela membrana cricotireóidea. É imprescindível avisar o paciente do intenso reflexo de tosse que virá a seguir da injeção rápida de 2 a 4 mL da solução. A tosse ajuda a espalhar o anestésico na mucosa laríngea.[7]

Às vezes ainda é necessário recorrer ao bloqueio do nervo laríngeo superior. O marco convencional é onde o nervo laríngeo superior entra na membrana tireo-hióidea: injetam-se cerca de 2 mL de anestésico sem vasoconstritor abaixo do corno maior do osso hioide, aproximadamente no terço posterior da membrana tireo-hióidea bilateralmente.[10,11]

PROCEDIMENTOS

Biópsias

A realização de biópsias de lesões laríngeas em ambiente ambulatorial acelera o diagnóstico e consequentemente o tratamento do doente, podem ser feitas já na primeira consulta evitando a laringoscopia direta em centro cirúrgico. Vale ressaltar que é necessário avaliar o grau de dispneia do paciente, para sua maior colaboração com o procedimento.[12]

O paciente deve ficar sentado podendo ou não segurar a própria língua, enquanto o médico faz um acesso pela boca com pinça de biópsia curva e telescópio rígido de 70°. Outra maneira de biopsiar lesões laríngeas é com o uso de fibroscópio com canal de biópsia em que é possível a progressão de uma pinça saca-bocado flexível (Fig. 15-3).

Por causa do tamanho pequeno das pinças de biópsias não se recomenda que o material retirado seja muito superficial ou em escassa quantidade, às vezes podem ser necessárias várias biópsias para se evitar um resultado falso negativo.[10,12]

Não se recomendam procedimentos ambulatoriais para remover lesões, como pólipos ou realizar biópsias excisionais. Julga-se que para a maioria destes casos, a microci-

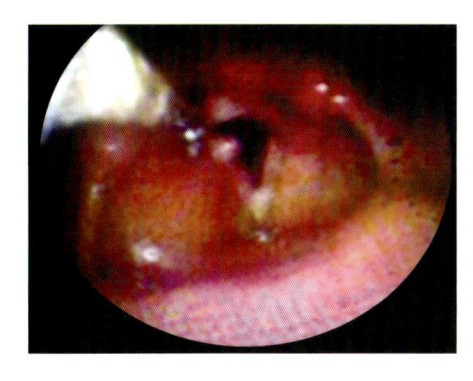

Fig. 15-3. Lesão em prega vocal direita e progressão de pinça saca-bocado pelo canal de biópsia.

rurgia de laringe sob laringoscopia de suspensão e com o paciente sob anestesia geral permite uma remoção mais precisa, visando a um melhor resultado funcional.

Injeções Laríngeas para Medialização

Uma das áreas mais pesquisadas no campo das injeções laríngeas tem sido para medializar a prega vocal em casos de incompetência do fechamento glótico. Seja por paralisia, atrofia ou paresia.[13] Diversos materiais podem ser utilizados para este fim.[8,14-17] Idealmente a substância injetada deve apresentar as seguintes características: boa histocompatibilidade, baixa taxa de rejeição, pouca reação tecidual e assim menor resposta inflamatória e alérgica; ser de fácil injeção e longa duração, e apresentar viscoelasticidade adequada para garantir adequada vibração cordal.[17,18]

Um material de longa duração comumente utilizado ambulatorialmente é à base de hidroxiapatita de cálcio (Radiesse Voice® – duração em torno de um ano.[19]) Materiais temporários apresentam efeito de até três meses[19] e incluem produtos à base de colágeno (Cymetra®), ácido hialurônico (Restylane®) e carboximetilcelulose (Radiesse Voice Gel®).[8,20] A princípio, opta-se por utilizar as substâncias reabsorvíveis em pacientes com recuperação incerta e que, enquanto aguardam a evolução ou não do quadro clínico para norteio de procedimento definitivo, necessitam de alguma intervenção para melhora funcional a curto prazo.[7,13,17,21]

Independente do material injetado ou da via de acesso utilizada, o conhecimento da anatomia é essencial (Figs. 15-4 e 15-5). O alvo da injeção é, geralmente, o músculo tireoaritenóideo, que consitui o corpo da prega vocal. A relação topográfica deste músculo com músculos e estruturas vizinhas deve ser conhecida.

Após estudo anatômico para avaliar configuração glótica com a injeção de gordura na prega vocal (material não usado ambulatorialmente) acredita-se que uma adequada medialização da prega ocorre quando as injeções são feitas nos terços médio da prega vocal e lateral ao processo vocal da aritenoide. Deve-se atentar para não realizar injeções muito profundas e laterais, pois a gordura pode extravasar o arcabouço laríngeo. Acredita-se que injeções realizadas 4 mm lateralmente à borda livre da prega vocal e com profundidade de cerca de 4 mm permitem atingir o centro do músculo TA.[23] Outros autores recomendam a injeção na parte posterior da porção membranosa da prega vocal, lateral ao músculo TA e medial ao espaço paraglótico.[14] Assim como outros autores, recomendamos também a hipercorreção da fenda glótica com uma certa convexidade da borda livre da prega vocal, tendo em vista os graus variáveis de reabsorção.[8,23]

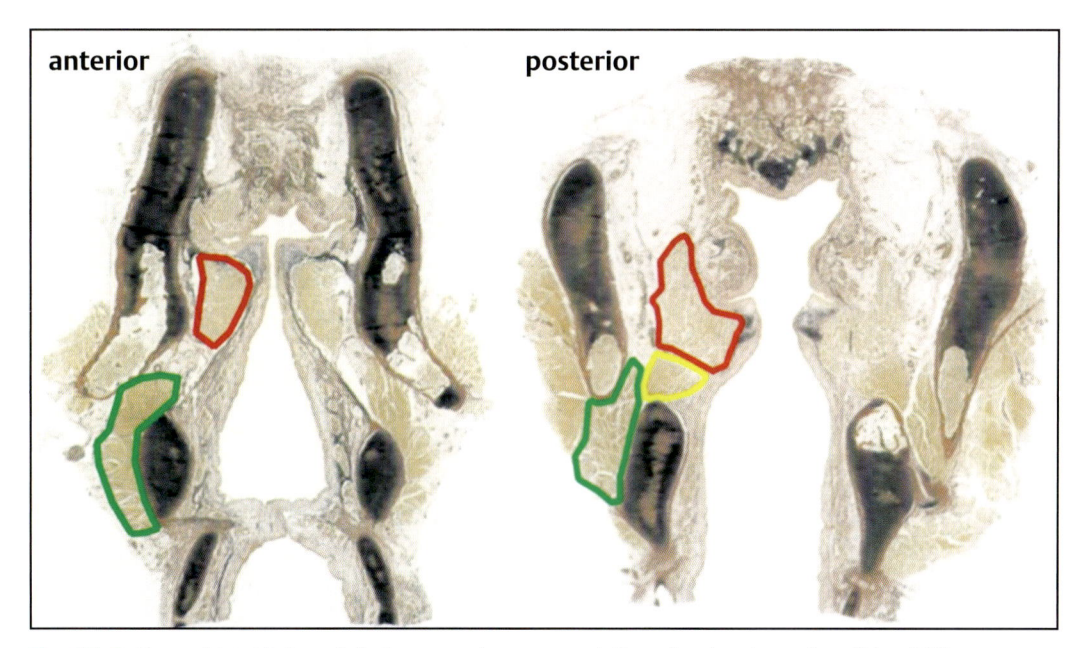

Fig. 15-4. Cortes histológicos da laringe no plano coronal. Os músculos tireoaritenóideo (TA), cricotireóideo (CT) e cricoaritenóideo lateral (CAL) estão representados em vermelho, verde e amarelo, respectivamente. Note que na porção posterior da laringe os três músculos encontram-se muito próximos, possibilitando injeções inadvertidas.[7] (Adaptação de Hirano and Sato. Histological Color Atlas of the Human Larynx, 1993.)[22]

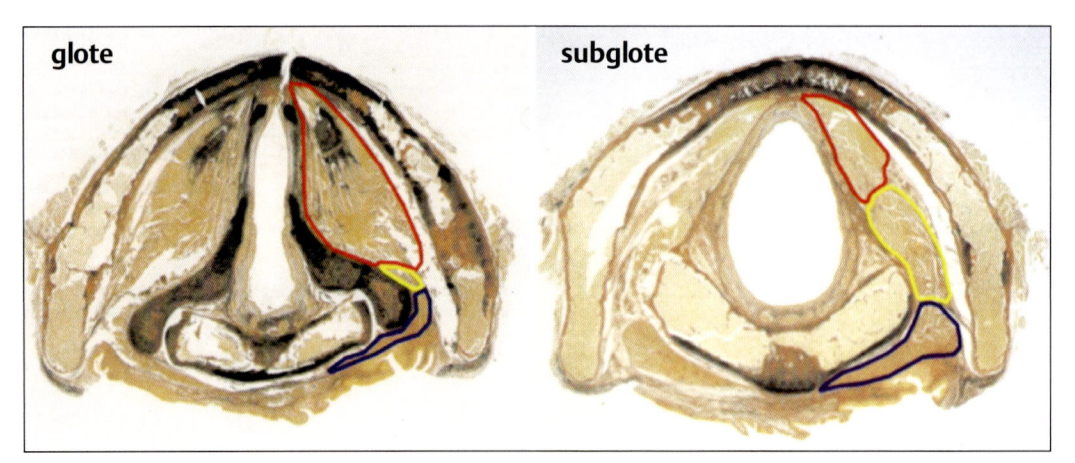

Fig. 15-5. Cortes histológicos da laringe no plano transverso. Os músculos tireoaritenóideo (TA), cricoaritenóideo lateral (CAL) e cricoaritenóideo posterior (CAP) estão representados em vermelho, amarelo e azul, respectivamente. No nível glótico, um grande volume da prega vocal é ocupado pelo TA, enquanto em níveis subglóticos o CAL ocupa um volume maior na região posterior da laringe. O CAP é um músculo que se encontra atrás da aritenoide e da lâmina da cricoide, sendo de difícil abordagem por via anterior.[7] (Adaptação de Hirano and Sato. Histological Color Atlas of the Human Larynx, 1993.)[22]

Vale lembrar que existem também as injeções superficiais no nível do espaço subepitelial que têm o intuito de substituir a lâmina própria ou promover a remodelação da cicatriz por meio de moduladores inflamatórios. São indicadas com o objetivo de melhorar a onda mucosa, mas ainda não há muitos estudos definitivos comprovando eficácia.[14] Não se costuma realizar esse tipo de injeção em nosso serviço.

As injeções de material em prega vocal podem ser pelas seguintes vias de acesso: transoral, transcutânea via cricotireóidea, transcutânea via tireo-hióidea, transcutânea via transtireóidea e transnasal via canal de biópsia.

Injeção Tansoral

Esta abordagem utiliza uma agulha curva, longa, descartável de 24 ou 27 *gauge* (em geral maleável, da marca Renú® ou Merz Aesthetics® por exemplo) que introduzida pela cavidade oral e da orofaringe é direcionada até as pregas vocais (Fig. 15-6). O paciente permanece sentado, com flexão de tronco e leve extensão da cabeça, podendo ou não segurar a própria língua.[14] A visualização da progressão da agulha pode ser feita com telescópio rígido, e, assim o médico otorrinolaringologista dispensa um auxiliar, uma vez que pode segurar seringa em uma das mãos e telescópio em outra, ou pode ser feita pelo nasofibroscópio (posicio-

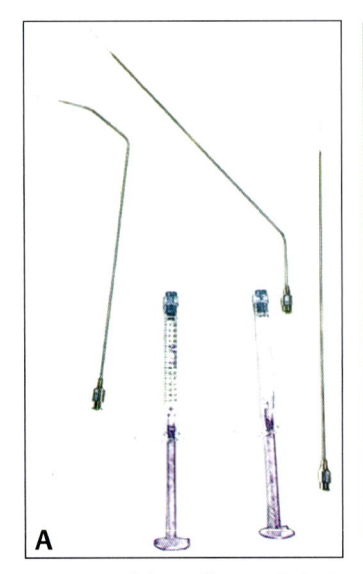

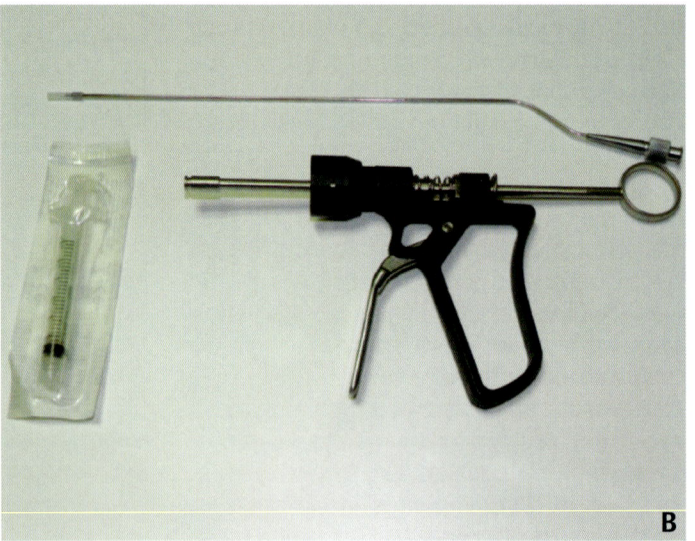

Fig. 15-6. (A) Agulhas maleáveis para injeção transoral (Renú® ENT Needle – Double Bevel). (B) Seringa de pressão para injeção graduada de materiais de alta viscosidade.

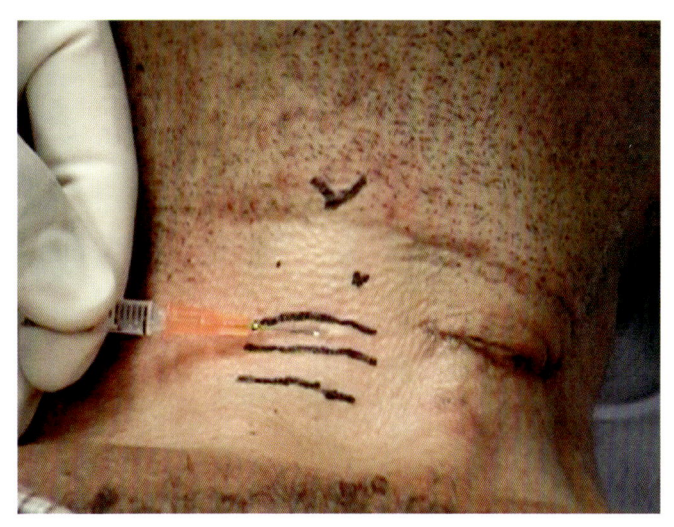

Fig. 15-7. Anestesia da pele sobre a membrana cricotireóidea.

nado pelo auxiliar). A técnica transoral possui a vantagem de poder injetar em mais de um ponto a prega vocal, porém requer muito material para preencher todo o comprimento da agulha. Em geral, a injeção de 0,5 mL já é suficiente para a correção da insuficiência glótica.[13] entretanto, alguns autores acreditam que para alcançar a convexidade da borda livre da prega vocal pode ser necessário até 1,8 mL.[8] Dependendo da viscosidade do material a ser injetado pode ser necessário o acoplamento de uma seringa de pressão.[8,14]

Injeção Transcutânea Cricotireóidea

É a abordagem que, tem-se mais experiência. Com o paciente sentado na cadeira com pescoço em posição neutra e discreta extensão da cabeça,[14] faz-se a demarcação de reparos anatômicos laríngeos: incisura tireóidea, borda inferior da cartilagem tireóidea, limites da cartilagem cricoide e nível da prega vocal. Anestesia-se a pele sobre a região cricotireóidea, onde será introduzida a agulha e depois a luz da laringe subglótica, como descrito anteriormente neste capítulo (Fig. 15-7). A presença da agulha na luz laríngea pode ser confirmada pela aspiração de ar na seringa ou por monitorização videoendoscópica. Lembrar que a inserção da agulha deve ser feita com a cabeça e o pescoço posicionados da mesma maneira que estavam do momento em que os reparos anatômicos foram demarcados.

Nas imagens a seguir foi utilizado gelfoam (esponja de gelatina absorvível) em pasta para esta aplicação. Com técnicas assépticas, corta-se a esponja em fragmentos bem pequenos, que devem ser esmagados na presença de soro fisiológico 0,9% até assumir a consistência de pasta.

Para a injeção de gelfoam, é necessária a utilização de seringa de pressão decorrente da viscosidade da pasta. E agulha hipodérmica calibrosa (30 × 10) (Fig. 15-8).

Para o posicionamento da agulha dentro do TA, insere-se a agulha pelo espaço cricotireóideo, próximo à linha média e rente à borda inferior da cartilagem tireóidea, em direção levemente cranial e lateral (Fig. 15-9). Após atravessar a membrana cricotireóidea, a agulha deve ser inclinada cranialmente e progredida até atingir a parte membranosa da prega vocal, e caminha abaixo da mucosa e, de preferência, não tendo trajeto intraluminal. Sua presença correta pode ser confirmada movendo-se a agulha e detectando este movimento dentro da prega vocal por monitorização videonasofibroscópica. Atentar para caso visualize a agulha por transparência há risco de perfuração da mucosa e de injeção superficial.[14] Quando o cirurgião está satisfeito com o posicionamento, procede-se com a injeção. Lembrar da hipercorreção da medialização (Fig. 15-10). Uma limitação do uso da pasta de gel foam refere-se à sua curta duração (apenas 30-60 dias).

A seguir, imagens endoscópicas de injeção de Radiesse Voice® ambulatorial em uma paciente com paralisia de prega vocal esquerda. O procedimento realizado com os mesmos reparos anatômicos, não há obrigatoriedade de acoplamento de seringa de pressão. No entanto, o material também é viscoso, em geral aquece-se a seringa com o calor das próprias mãos para melhor fluidez pela agulha, que pode ser menos calibrosa (*gauge* 25) (Fig. 15-11).[19,24]

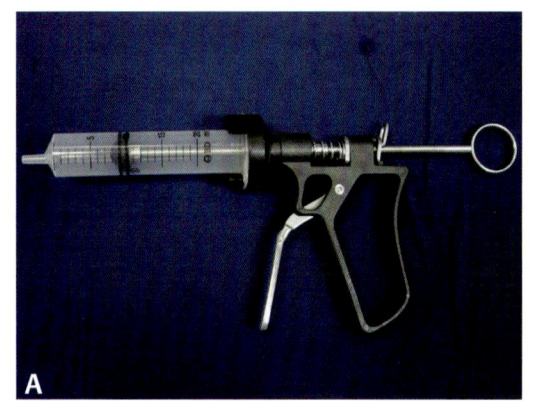

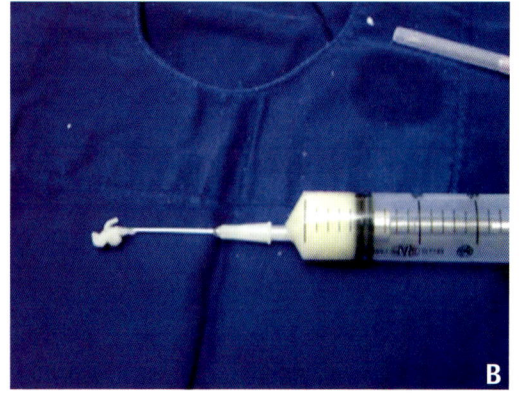

Fig. 15-8. (A) Seringa de pressão. (B) Agulha hipodérmica calibrosa.

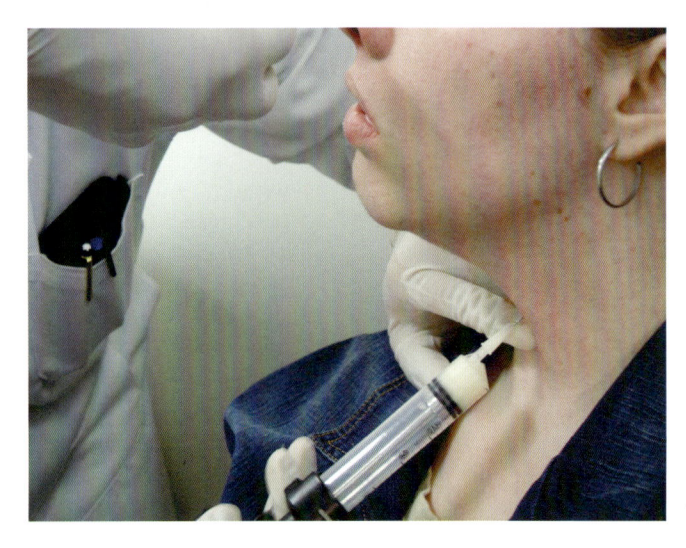

Fig. 15-9. Inserção da agulha para seu posicionamento dentro do TA.

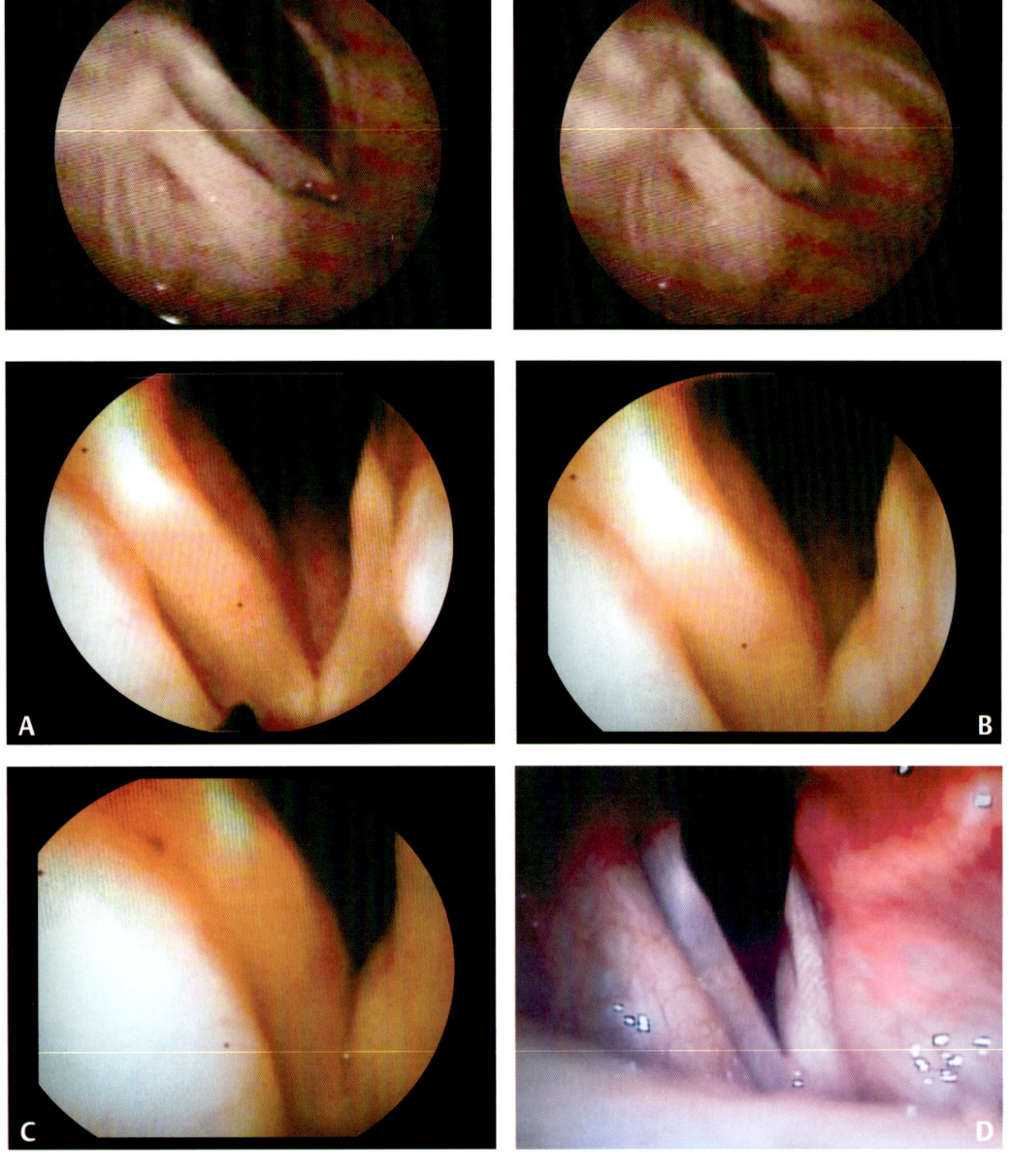

Fig. 15-10. Antes e após injeção.

Fig. 15-11. Injeção de Radiesse® em prega vocal esquerda. (**A**) Prega vocal esquerda arqueada. (**B**) Após visualização e confirmação do correto posicionamento da agulha inicia-se a injeção de material, com abaulamento do 1/3 anterior da prega vocal. (**C**) Na sequência abaulamento do 1/3 médio. (**D**) Aspecto final de convexidade da borda livre da prega vocal visto com telescópio rígido de 70 graus, para avaliação estroboscópica.

Injeção Transcutânea Tireo-Hióidea

A agulha é introduzida pela pele na região da incisura tireóidea e progredida horizontal e depois caudalmente até perfurar a supraglote. A angulação da agulha em aproximadamente 45 graus facilita essa progressão caudal e evita que o queixo do paciente impeça o movimento cranial da seringa (Figs. 15-12 e 15-13).[3]

Nesse percurso ela transpassa a epiglote, sendo então direcionada para a prega vocal sob monitorização endoscópica. Essa técnica também é conhecida como transepiglótica, visto que a agulha entra na luz laringea após transpassar a epiglote. Nesse percurso ela transpassa a epiglote, sendo então direcionada para a prega vocal sob monitorização endoscópica (Fig. 15-14).

Segundo Amin, autor que descreveu a técnica, o procedimento apresenta boa tolerabilidade e fácil replicabilidade.[25] Sob o nosso ponto de vista, uma boa anestesia da supraglote é essencial, seja percutânea, transoral ou pelo

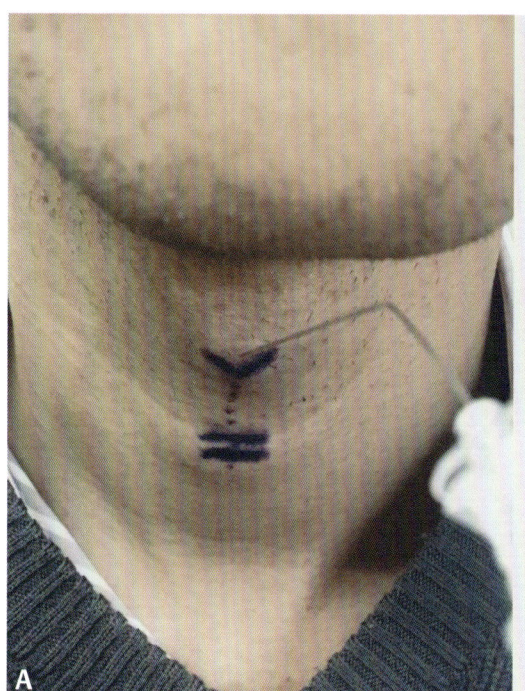

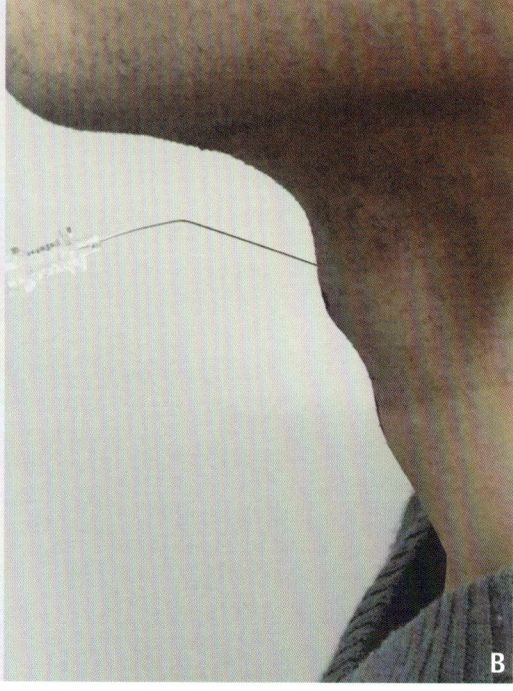

Fig. 15-12. Demarcação na pele da topografia da membrana tireo-hióidea, (A) e angulação da agulha (B).

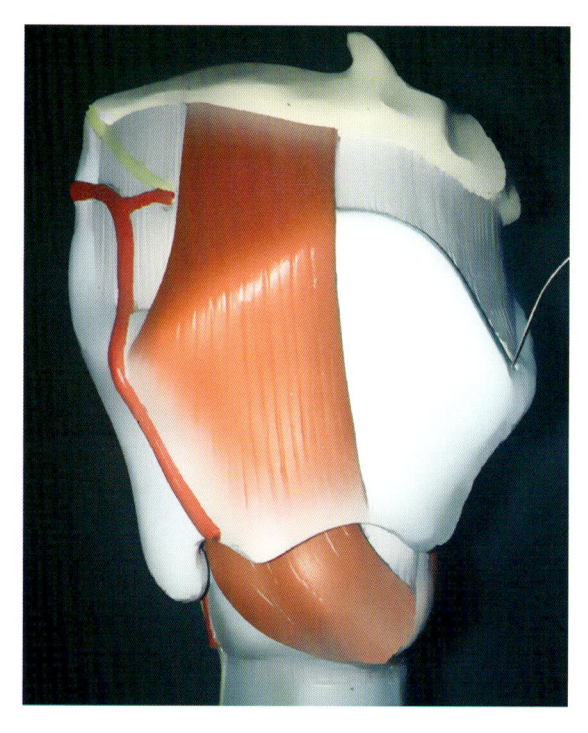

Fig. 15-13. Ilustração de agulha na membrana tireo-hióidea.

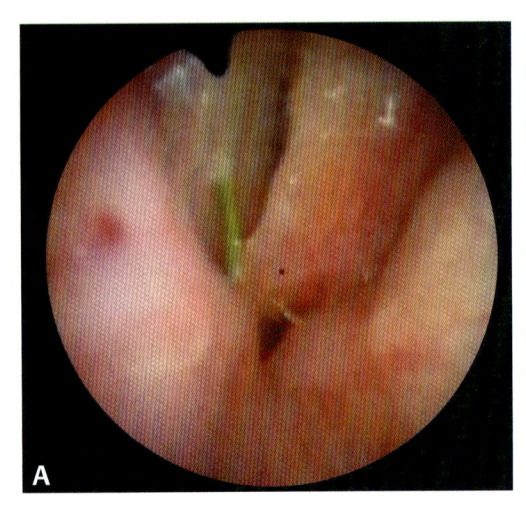

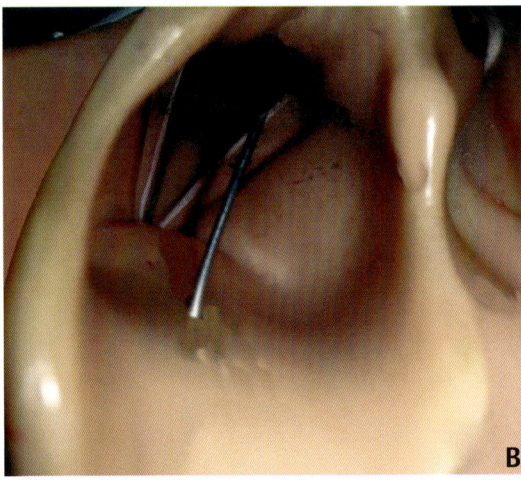

Fig. 15-14. (A) Visualização da agulha na supraglote e direcionamento para as pregas vocais. Visão por nasofibroscopia (A) e uma ilustração à direita (B).

canal de biópsia do nasofibroscópio em decorrência da sensibilidade da região. Para a via transcutânea transepiglótica, recomenda-se o uso de agulhas mais longas, como agulha de raquianestesia ou gelco 18 ou 20 *gauge*, por causa da maior distância entre a prega vocal e a pele que a via cricotireóidea.

Injeção Transcutânea Transtireóidea

É realizada pela cartilagem tireóidea; segue-se o parâmetro anatômico do nível da prega vocal que se encontra no ponto médio entre a base da incisura da cartilagem tireóidea e sua borda inferior. Assim, a agulha atravessa a pele (perpendicular à lâmina da cartilagem tireóidea a aproximadamente 5 mm da linha média),[3] ultrapassa tecido subcutâneo do pescoço, cartilagem tireóidea, espaço paraglótico e por fim chega ao músculo TA. Indica-se esta via de abordagem para mulheres jovens por causa da menor calcificação da cartilagem. Não é incomum a obstrução do lúmen da agulha com uma rolha de cartilagem.[14] No entanto, a escolha da via de acesso vai de acordo com a experiência do médico (Fig. 15-15).[8]

Independente da via de abordagem, após as injeções laríngeas solicita-se ao paciente para aguardar 20 a 30 minutos em observação e orienta-se evitar ingestão de líquidos ou bebidas por 1 a 2 horas. Recomendam-se repouso vocal de até 7 dias e analgesia (em geral não é doloroso). Não se introduz corticoide ou antibiótico. Orienta-se sobre melhora gradual da voz em 1 a 2 semanas. A complicação mais comum, segundo Sulica, é um resultado aquém do esperado.[13] Apesar de não serem frequentes, outras complicações são a obstrução de via aérea, diminuição de vibração de onda mucosa,[3] hematoma cervical, infecção local.

Injeções Laríngeas para Desnervação Química – Toxina Botulínica

As indicações de injeção de toxina botulínica no músculo TA e, eventualmente no CAL incluem principalmente disfonia espasmódica de adução e granuloma de prega vocal (lembrar que muitas vezes para o granuloma, vale lançar mão de tratamento antirrefluxo e fonoterapia antes de se fazer alguma intervenção).[26]

As técnicas para acesso ao TA incluem as vias descritas anteriormente, transcutânea via cricotireóidea, transcutânea via tireo-hióidea, transcutânea via transtireóidea, transoral e transnasal via canal de biópsia com agulha flexível, bem como adequada analgesia (Figs. 15-16 e 15-17). O músculo CAL localiza-se um pouco lateral e caudal ao TA. Por estar mais profundo e longe da mucosa, é mais difícil de comprovar o correto posicionamento da agulha por monitorização endoscópica. Para este músculo, a eletromiografia de laringe poderia fornecer dados adicionais para este fim. Contudo, não se considera necessário guiar a injeção por eletromiografia já que existe boa difusão da toxina após injeção, sendo muito provável atingir o músculo CAL, mesmo que a injeção não tenha ocorrido em seu interior.

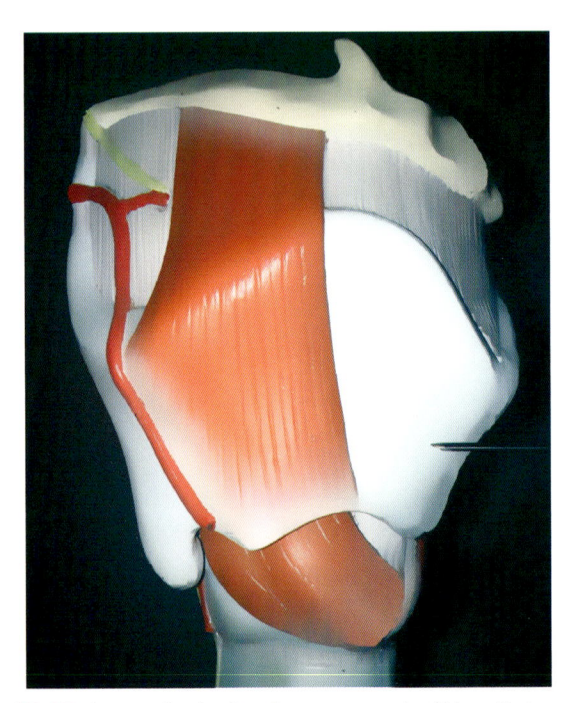

Fig. 15-15. Ilustração de abordagem transtireóidea. Optar por agulhas *gauge* 23.

PROCEDIMENTOS AMBULATORIAIS 211

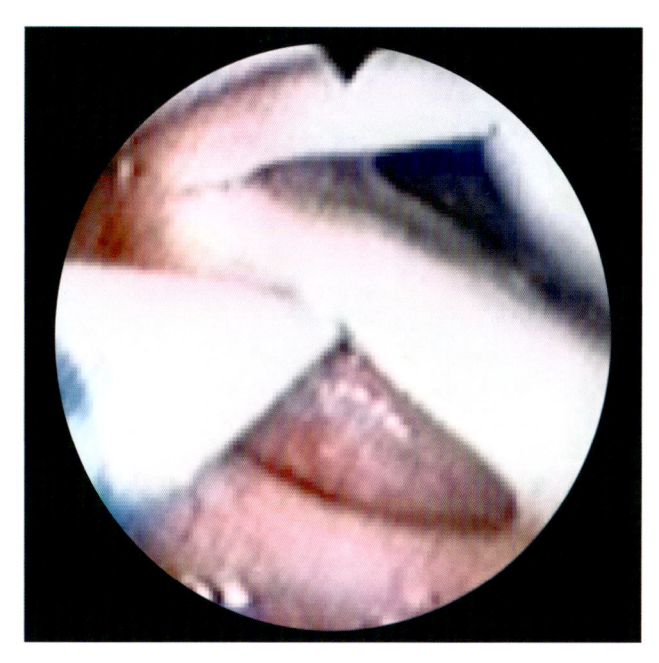

Fig. 15-16. Visão de injeção por nasofibroscópio com agulha flexível, introduzida pelo canal de biópsia.

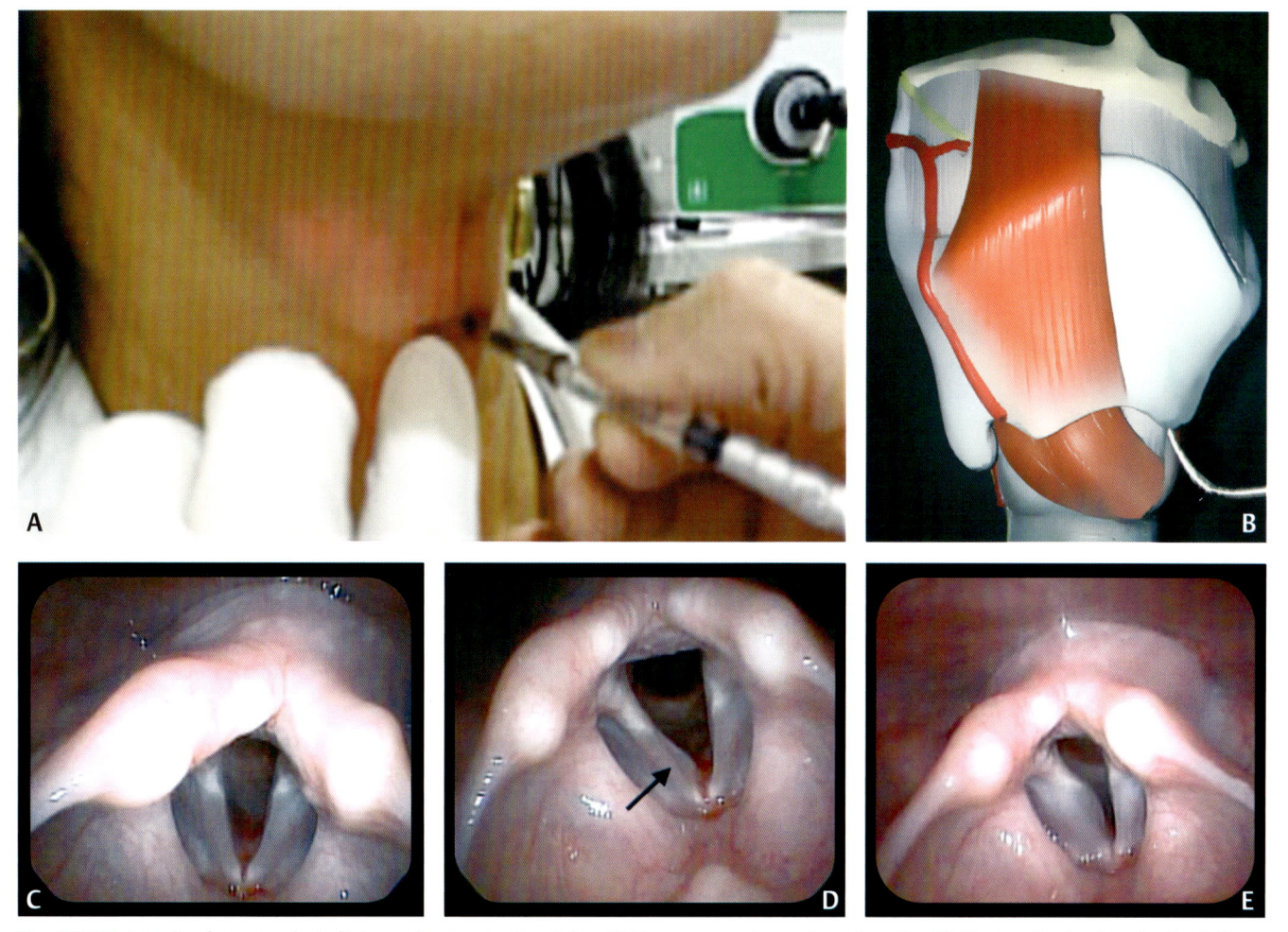

Fig. 15-17. Injeção de toxina botulínica pela via cricotireóidea. (**A**) Imagem externa da aplicação. (**B**) Ilustração da via cricotireóidea com angulação da agulha. (**C**) Visualização endoscópica da laringe. (**D**) Comprovação do correto posicionamento da agulha (*seta*) por nasofibroscopia através da visualização da impressão da aguha na submucosa. (**E**) Abaulamento da prega vocal direita após injeção da toxina botulínica.

No caso das disfonias espasmódicas de adução, tem-se o costume de aplicar 5 UI de Botox em uma única prega vocal, preferencialmente pela via cricotireóidea. Em casos de difícil identificação dos parâmetros anatômicos, pode-se recorrer ao auxílio de eletromiografia. Não há padronização sobre doses nos diferentes serviços. Sugere-se iniciar com doses menores e repetir as aplicações correlacionando efeitos colaterais e benefícios. Há autores, por exemplo, que têm resultados satisfatórios com a aplicação de 0,6 a 2,5 UI em ambas as pregas vocais simultaneamente.[3,8,27]

Com a eletromiografia dispõe-se da introdução da agulha-eletrodo conforme Figura 15-18 que, além de injetar a toxina, indica o local correto de injeção com auxílio de manobras específicas. Por exemplo, para testar o correto posicionamento no TA introduz-se a agulha na membrana cricotireóidea rente à borda inferior da cartilagem tireóidea, de 0,2 a 0,5 mm da linha média com angulação laterossuperior de 15 a 45° e à profundidade de 2 a 2,5 cm. Solicita-se que o paciente execute fonação ou Valsalva, e confirma-se o local correto tanto pela presença de atividade eletrofisiológica quanto pela visualização da movimentação da agulha pelo nasofibroscópio.

Em casos de disfonia espasmódica de abdução, a aplicação de toxina botulínica se faz no músculo cricoaritenóideo posterior (CAP). Nestes casos, considera-se a eletromiografia essencial para guiar o correto posicionamento da agulha. A injeção pode ser feita por duas vias: pela via cricotireóidea, a agulha-eletrodo alcança a luz subglótica sempre em direção horizontal até perfurar a lâmina da cartilagem cricoide de um dos lados e atingir o músculo CAP, que se encontra em sua superfície posterior (a uma profundidade de 2 a 3 cm) (Fig. 15-19). Então, solicita-se ao paciente para inspirar profundamente o que confirma atividade eletrofisiológica do CAP. Da mesma forma que na injeção transtireóidea, pode ser difícil penetrar cartilagens calcificadas e podem-se formar "rolhas de cartilagem" que obstruam o lúmen da agulha, impedindo posterior injeção da toxina.

Outra via, por nós menos utilizada, é a retrolaríngea: o laringologista tem que pressionar e rodar a laringe do paciente a fim de expor a parte posterior da laringe e direcionar a agulha por trás do corno inferior da cartilagem tireoide até atingir a cartilagem cricoide (Fig. 15-20).

Para os casos de disfonia espasmódica de abdução utiliza-se a dose de 2,5 UI de toxina botulínica em apenas um músculo CAP. Como se disse, não há consenso sobre dose e há autores que injetam de 3,75 a 5 UI também unilateral.[28] Deve-se ter cuidado em evitar injeções de grandes volumes de toxina ou injeções muito próximas da linha média, pelo risco de difusão e acometimento bilateral do CAP, o que poderia promover dispneia por impossibilidade de abdução das pregas vocais.

O uso do botox na laringologia também se aplica a casos selecionados de discinesia de pregas vocais, distonia oromandibular e tremor vocal essencial.

Após o procedimento, em casos de disfonia espasmódica de adução (condição mais comum), o paciente deve estar ciente que é esperado uma voz soprosa, falta de ar enquanto fala, engasgos e disfagia, geralmente leves. Esses sintomas tendem a resolver entre 1 e 3 semanas. Complicações potencialmente mais graves seriam edema de prega vocal, hematoma, dispneia e obstrução de via aérea (Fig. 15-21). É necessário avisar que o efeito da toxina varia entre os indivíduos e pode durar de 3 a 9 meses, sendo necessárias aplicações seriadas. Não é recomendada a aplicação de toxina botulínica em grávidas, lactantes, pessoas com hipersensibilidade ou resistência conhecida a essa substância.[28]

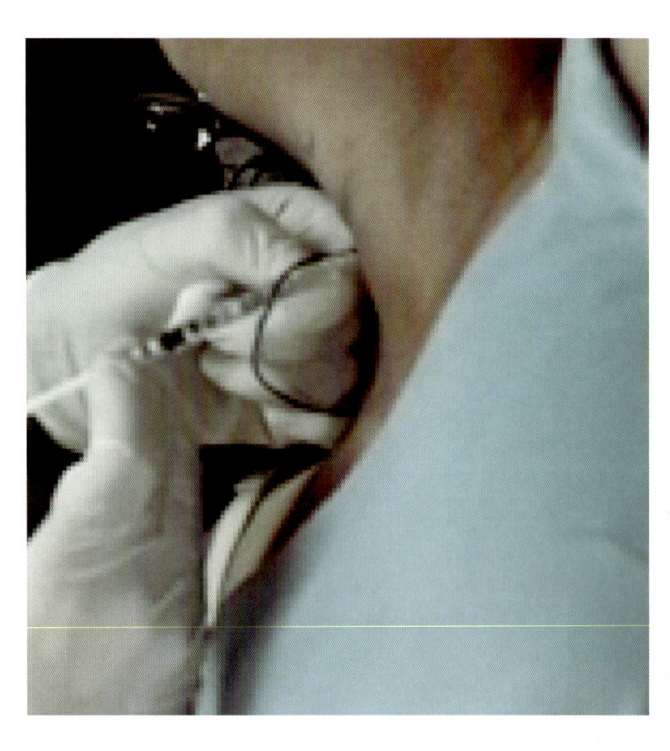

Fig. 15-18. Agulha-eletrodo de eletromiografia acoplada à seringa.

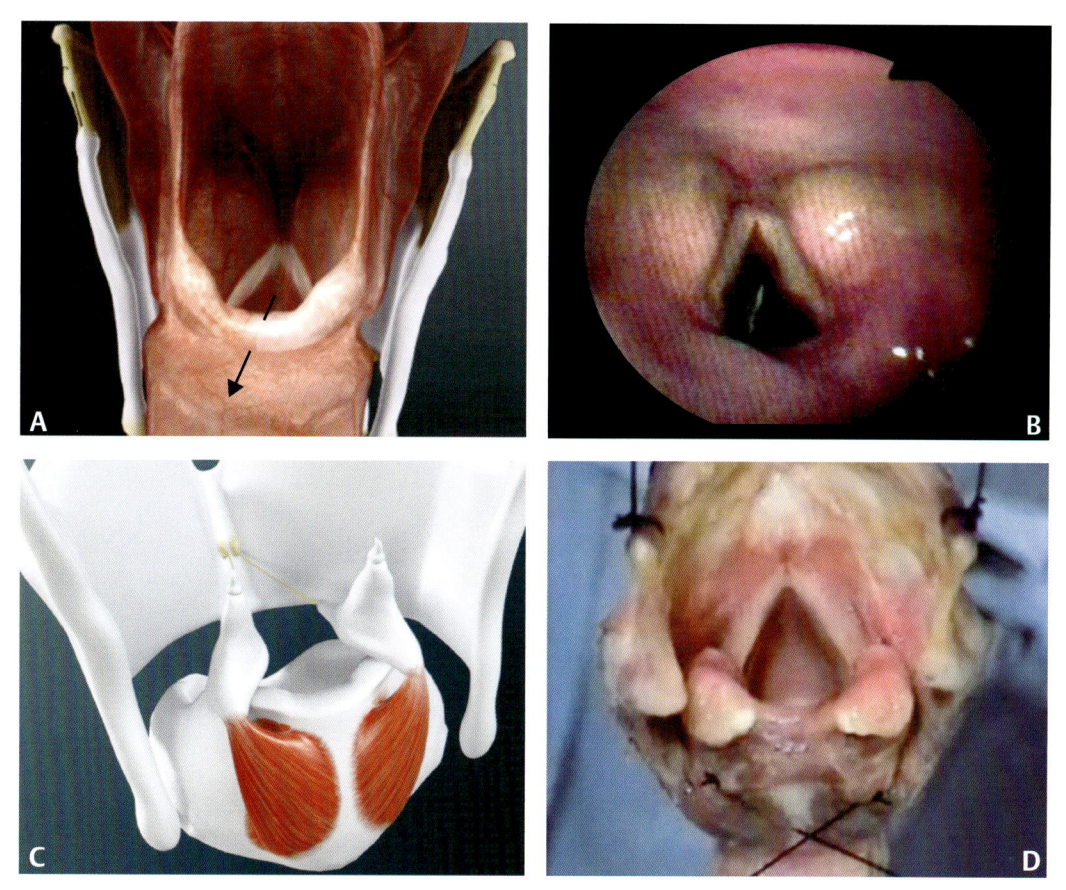

Fig. 15-19. Via cricotireóidea (transcricóidea) para acesso ao CAP. (**A**) Desenho esquemático da laringe. (**B**) Visão endoscópica com posicionamento da agulha pela via transcricóidea.
(**C**) Representação esquemática do CAP. (**D**) Peça anatômica com representação da ação do CAP.

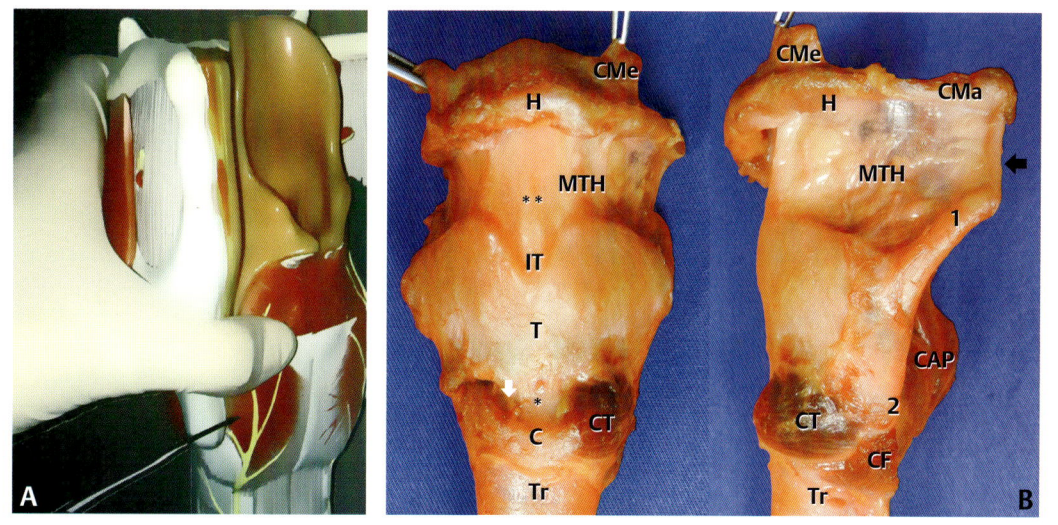

Fig. 15-20. (**A**) Ilustração da via retrolaríngea para acesso ao CAP. (**B**) Peça anatômica. Hióide (H) com seus cornos maior (CMa) e menor (CMe), membrana tireo-hióidea (MTH), incisura tireóidea (IT), cartilagem tireóidea (T), cricoide (C), traquéia (Tr), músculo cricofaríngeo (CF), músculo cricotireóideo (CT), músculo cricoarintenóideo posterior (CAP). 1. Corno superior da tireoide. 2. Corno inferior da tireoide.

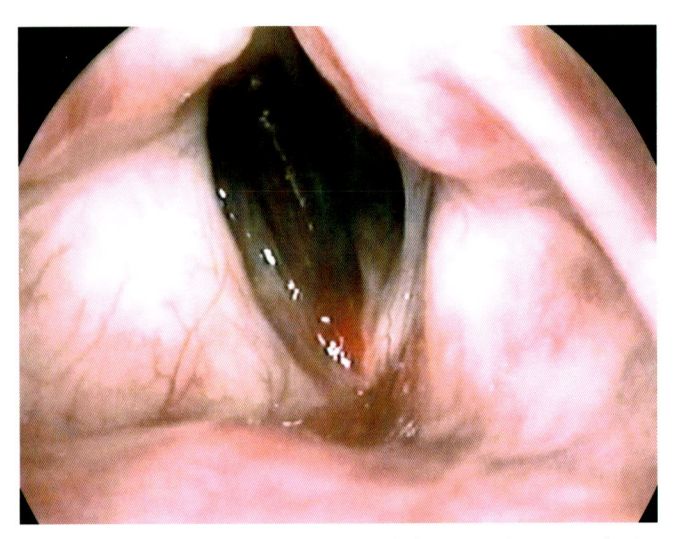

Fig. 15-21. Hematoma de prega vocal direita após manipulação e punção de músculo TA durante eletromiografia laríngea.

Injeções Intralesionais de Antivirais

Em alguns centros, a injeção de antivirais, como o Cidofovir, é utilizada como técnica adjuvante no tratamento de casos selecionados de papilomatose laríngea.[13] Sua aplicação ambulatorial se dá pela via transcutânea tireo-hióidea ou transcutânea cricotireóidea transluminal, pois é necessária a visualização da agulha na luz supraglótica ou subglótica e, assim, sob visualização direta, esta é direcionada para os locais com lesões papilomatosas.

Não há um consenso sobre concentrações a serem aplicadas, autores relatam de 4 a 20 mg/mL e, em geral são 3 injeções realizadas num período de 3 meses,[8] nós preferimos utilizar 6,25 mg/mL, com um total de 2 a 5 mL de solução aplicados nas áreas afetadas. Lembrar que paciente deve estar ciente que o uso do Cidofovir é *off-label*.[7]

LASER E SEU USO AMBULATORIAL

O uso de *laser* na otorrinolaringologia, sobretudo em laringe, já é bastante conhecido. No entanto aqui no Brasil ainda é restrito a procedimentos sob anestesia geral em centro cirúrgico. Muitos autores publicam sua experiência em consultório com resultados satisfatórios e segurança.[6] Para que o procedimento com *laser* possa ser realizado em ambiente ambulatorial, é necessário que este seja transmitido por uma fibra óptica de até 2 mm que, por sua vez, passa pelo canal de biópsia do nasofibroscópio.[10]

O paciente fica em posição sentada, anestesiam-se fossa nasal, faringe e laringe, conforme descrito anteriormente. Em geral não é necessário bloqueio de nervo. O paciente fica acordado, sem nenhum tipo de sedação, a fim de ser colaborativo e conseguir quando solicitado: tossir, falar, limpar secreções. É imprescindível a adequada orientação bem como avisar sobre o desconforto, a percepção de calor e queimação, que são na maioria das vezes bastante toleráveis.[10] Casos de insucesso, em geral, são aqueles em que o paciente tem muito reflexo nauseoso ou muita ansiedade. Vale lembrar que diferentemente do centro cirúrgico a exposição da laringe pode não ser tão adequada, outra desvantagem é que não há como enviar material para análise anatomopatológica.[29]

Nos EUA, há no mercado vários tipos de *laser*, mas ainda não há consenso bem estabelecido sobre indicações específicas de cada um deles.[6] O KTP (*potassium titanyl phosphate*) possui comprimento de onda de 532 nm o que significa que a energia desse comprimento de onda é absorvida pela oxiemoglobina, proporcionando adequada hemostasia, já o CO_2 possui comprimento de onda de 10.600 nm, que é mais absorvido pela água e, assim, com maior dissipação de efeito térmico em tecidos adjacentes. Este *laser* é um bom instrumento de corte, em geral indicado para realização de incisões em estenoses e exérese de lesões extensas de papilomatose.[29,30] Lembrar que CO_2 apesar de ter sido o primeiro a ser usado em cirurgias laríngeas, passou a ser introduzido em consultório só recentemente, através da elaboração de uma fibra flexível específica.[10]

O uso de *laser* ambulatorial para papiloma evita as frequentes idas ao centro cirúrgico sendo um bom custo-benefício para o paciente que não quer se submeter a inúmeras intubações, perda de dias de trabalho, exposição à anestesia geral. Também são relatados bons resultados em exérese de pólipos, granulomas, edema de Reinke e leucoplasias.[6,10,29,30]

CONSIDERAÇÕES FINAIS

Os procedimentos ambulatoriais em laringologia são, em diversos casos, uma boa alternativa à abordagem em centro cirúrgico sob anestesia geral. Com o desenvolvimento da tecnologia, tanto o instrumental quanto os materiais injetáveis evoluíram para benefício do médico e do paciente.

Além do conhecimento técnico, é necessário um bom relacionamento com o paciente. No entanto, há fatores que ainda impedem a propagação e popularidade desses avanços, como o alto custo de aquisição e manutenção dos equipamentos (apesar de estarem disponíveis em diversas clínicas e hospitais), incômodo ao paciente, menor precisão dos procedimentos, menores recursos de hemostasia e o fato de que muitos procedimentos ainda não apresentam código estabelecido na tabela de honorários médicos, o que obriga paciente e médico a reconsiderarem a abordagem em ambiente hospitalar.

REFERÊNCIAS BIBLIOGRÁFICAS

1. Orosco RK, Lin HW, Bhattacharyya N. Safety of adult ambulatory direct laryngoscopy: revisits and complications. *JAMA Otolaryngol Head Neck Surg* 2015;141(8):685-9.
2. Clary MS, Courey MS. Development of procedures and techniques for the office. *Otolaryngol Clin North Am* 2013;46(1):1-11.

3. Shah MD, Johns MM 3rd. Office-based laryngeal procedures. *Otolaryngol Clin North Am* 2013;46(1):75-84.
4. Andrea M, Dias O. Newer techniques of laryngeal assessment. Otolaryngology - Head and neck surgery, 3rd ed. London: Churchil Livingstone, 1999; v. 3, sec 2. p. 1967-78.
5. Sulica L. Laryngoscopy, stroboscopy and other tools for the evaluation of voice disorders. *Otolaryngol Clin North Am* 2013;46(1):21-30.
6. Rosen CA, Amin MR, Sulica L et al. Advances in office-based diagnosis and treatment in laryngology. *Laryngoscope* 2009;119 (Suppl 2):S185-212.
7. Dedivitis RP, Tsuji DH. Manual Prático de Laringologia. DiLivros; 2011. p. 201-25.
8. Woo P. Office-based laryngeal procedures. *Otolaryngol Clin North Am* 2006;39(1):111-33.
9. Wang SX, Simpson CB. Anesthesia for office procedures. *Otolaryngol Clin North Am* 2013;46(1):13-9.
10. Newlands S, Amin M, Branstetter, et al. Bailey's Head and Neck Surgery. 5th ed. Baltimore: Lippincott; 2013. v1. p. 1078-90.
11. Canty DJ, Poon L. Superior laryngeal nerve block: an anatomical study comparing two techniques. *J Clin Anesth* 2014;26(7):517-22.
12. Herrera MJJ, Urbano HM, Rahal ME. Utilidad de la videonasofibroscopía en el diagnóstico histológico del cáncer de laringe. *Rev Otorrinolaringol Cir Cabeza Cuello* 2014;74(2):134-8.
13. Sulica L, Mor N. In-office laryngeal injection. *Curr Otorhinolaryngol Rep* 2015;(3):238-44.
14. Mallur PS, Rosen CA. Office-based laryngeal injections. *Otolaryngol Clin North Am* 2013;46(1):85-100.
15. Tsuji DH, Sakae FA, Imamura R et al. Use of pyrolytic carbon coated beads (Durasphere) to treat glottic failure: an experimental study in dogs. *Braz J Otorhinolaryngol* 2009 Dec.;75(6):801-5.
16. Carneiro C de G, Tsuji DH, Sennes LU et al. Glottic insufficiency: the use of fat and fascia grafts. *Braz J Otorhinolaryngol* 2006 Jan.-Feb.;72(1):140-4.
17. Stein J, Eliachar I, Myles J et al. Histopathologic study of alternative substances for vocal fold medialization. *Ann Otol Rhinol Laryngol* 2000 Feb.;109(2):221-6.
18. Carroll TL, Rosen CA. Trial vocal fold injection. *J Voice* 2010;24(4):494-8.
19. Rosen C, Simpson B. *Operative techniques in laryngology*. Berlin: Springer; 2008. p. 91-6.
20. Verma SP. Office-based laryngopharyngeal biopsy. Operative techniques in otolaryngology - *Head and Neck Surgery* 2012;23(3):203-5.
21. Fang TJ, Hsin LJ, Chung HF et al. Office-based intracordal hyaluronate injections improve quality of life in thoracic-surgery-related unilateral vocal fold paralysis. *Medicine* 2015;94(40):1787.
22. Hirano M, Sato K. Histological color atlas of the human larynx. San Diego, Calif.: Singular Pub. Group; 1993.
23. Imamura RSL, Chung D, Bohadana S, Tsuji DH. Injeção de gordura na prega vocal: efeitos do local de injeção sobre a configuração glótica e a distribuição espacial da gordura injetada. *Braz J Otorhinolaryngol* 2003;69(4):445-50.
24. Lisi C, Hawkshaw MJ, Sataloff RT. Viscosity of materials for laryngeal injection: A review of current knowledge and clinical implications. *J Voice* 2013;27(1):119-23.
25. Zeitler DM, Amin MR. The thyrohyoid approach to in-office injection augmentation of the vocal fold. *Curr Opin Otolaryngol Head Neck Surg* 2007;15(6):412-6.
26. Emami AJ, Morrison M, Rammage L, Bosch D. Treatment of laryngeal contact ulcers and granulomas: a 12-year retrospective analysis. *J Voice* 1999;13(4):612-7.
27. Shah MD, Johns MM 3rd. Office-based botulinum toxin injections. *Otolaryngol Clin North Am* 2013;46(1):53-61.
28. Kirsten M, Jaworek A, Sataloff RT. Botulinum toxin injection for laryngeal dystonias in singers. *Journal of Singing* 2016;72(3):323-30.
29. Centric A, Hu A, Heman-Ackah YA et al. Office-based pulsed-dye laser surgery for laryngeal lesions: a retrospective review. *J Voice* 2014;28(2):262.e9-262e.12.
30. Yan Y, Olszewski AE, Hoffman MR et al. Use of lasers in laryngeal surgery. *J Voice* 2010;24(1):102-9.

PARTE 5

RELATÓRIO MÉDICO

Capítulo 16

ASPECTOS ÉTICOS, FORMA DE APRESENTAÇÃO E ASPECTOS LEGAIS

Daniel Vasconcelos d'Avila ▪ Luciana Fernandes Costa
Ronaldo Frizzarini ▪ Adriana Hachiya

INTRODUÇÃO

Os documentos médicos consistem em registros de informações emitidos pelo médico durante o exercício de sua profissão. De uma maneira geral, podem-se classificar os documentos médicos conforme o Quadro 16-1.

Os documentos médico-legais, por sua vez, são informações escritas, por um médico, por qualquer razão, em que informações médicas de interesse jurídico são relatadas. São obrigatoriamente emitidos por profissionais habilitados, na forma da legislação vigente e que praticaram os atos médicos específicos. Os principais documentos médico-legais são: laudo, parecer, atestados e declarações (Quadro 16-2).

Ao realizar um exame de nasofibroscopia, o médico examinador deve formalizar os achados encontrados em um documento médico simples através da transcrição de um "**Relatório**" ou "**Laudo**" de exame. O "**Relatório**" ou "**Laudo**" de exame não é apenas o registro objetivo das alterações encontradas no exame, mas também deve traduzir a opinião do especialista emissor.

Apesar de as palavras "**Relatório**" e "**Laudo**" serem utilizadas como sinônimos na esfera médica, a Associação Brasileira de Otorrinolaringologia e Cirurgia Cérvico-Facial (ABORL-CCF) através do Consenso de Voz Profissional (2004) recomenda que os resultados sejam formalizados pelo termo "**Relatório**". Recomenda-se que o termo "**Laudo**" seja reservado para resposta de uma perícia médica (Laudo pericial) dentro de um contexto jurídico.

Neste capítulo, serão abordadas algumas formas de apresentação do exame, assim como alguns aspectos legais e éticos relacionados com o assunto.

Quadro 16-1 Documentos médicos

- Documentos médicos simples
  - Receitas
  - Evolução e prescrição em papeletas
  - Relatórios ou Laudos de exames complementares
- Documentos médico-legais
  - Atestados
  - Notificação
  - Relatórios
- Documentos médicos para justiça
  - Ofício

Quadro 16-2 Principais documentos médico-legais

Atestado	Documento que contém uma afirmação, certificada por escrito	P. ex.: atestado de afastamento por doença
Parecer	Documento que representa um atendimento a questionamentos específicos, de apoio a um relatório ou laudo solicitado para uma terceira pessoa especialista no assunto	P. ex.: opinião técnica de um especialista a respeito de um assunto específico solicitado por um perito
Laudo	Documento que contém a decisão de peritos ou árbitros. Emissão de parecer em resposta a quesitos propostos por juiz ou partes interessadas. Deve ser reservado para resposta de uma perícia (Laudo pericial)	P. ex.: um médico pode ser nomeado perito por um juiz, devendo confeccionar um laudo pericial sobre um questionamento

FORMAS DE APRESENTAÇÃO

O relatório médico do exame de nasofibroscopia é composto por uma parte descritiva e uma parte conclusiva. Na parte descritiva, o relatório deve conter informações das alterações encontradas no exame. Na parte conclusiva, o examinador emite sua opinião sobre o exame e pode formular hipóteses diagnósticas, baseadas nos dados clínicos do paciente e na análise interpretativa do exame. Por se tratar de um documento médico, deve estar carimbado e assinado.

No entanto, uma opinião deve ser dada com muito cuidado e não deve definir uma conduta, uma vez que muitas vezes o médico que emitiu o resultado não é o mesmo que o profissional solicitante, que acompanha o paciente. Estabelecer uma conduta específica, que pode diferir da opinião do médico solicitante, pode gerar conflitos na relação entre o médico solicitante e o paciente.

Os exames endoscópicos devem auxiliar na definição da etiologia, tratamento e diagnóstico do paciente. Para evitar erros de conduta, em dúvidas diagnósticas, a opinião do médico examinador deve ser discutida com o médico solicitante e não deve ser registrada no relatório.

Identificação

O cabeçalho ou preâmbulo do exame deve conter informações sobre o nome do exame, a data da realização, o nome do paciente, idade, o médico solicitante. Entre os dados técnicos iniciais sempre identificar o equipamento utilizado, incluindo o modelo do aparelho e a angulação da lente quando aplicável. O uso e a via de aplicação da anestesia com especificação do fármaco utilizado (Fig. 16-1).

Nome do paciente: xxxxxx
Médico solicitante: Dr. xxxxxxxxxxxxxx
Data do exame: 01/01/2001

RELATÓRIO DE VIDEONASOFIBROLARINGOSCOPIA

Exame realizado com nasofibroscópio da marca Machida® de 3,2 mm, fonte de LED 1.200 mA com anestesia tópica (lidocaina a 2%) .

Fig. 16-1. Exemplo de cabeçalho ou preâmbulo.

Descrição do Exame

A descrição do exame diz respeito ao conteúdo e deve englobar os achados do exame, incluindo variações da normalidade, no formato de redação descritiva do que foi visualizado. É necessário descrever detalhadamente os segmentos avaliados.

O Quadro 16-3 resume as estruturas que são avaliadas no exame e devem constar no Relatório do exame.

Quadro 16-3 Estruturas que devem ser avaliadas e descritas no exame de nasofibrolaringoscopia. A terceira coluna resume os principais achados encontrados e que podem ser transcritos

Estrutura	Conteúdo	Observações
Nariz	Aspecto da mucosa	• Normocorada, pálida, edemaciada, degenerada?
	Presença de secreção patológica	• Secreção hialina em fossas nasais? • Secreção mucopurulenta?
	Septo nasal	• Centrado ou desvio septal? • Descrever o desvio ou utilizar classificações específicas
	Conchas inferiores	• Normotrófica, hipotrófica ou hipertrófica? • Coloração? • Edema? • Palidez? • Degeneração?
	Conchas médias	• Normotrófica, hipotrófica ou hipertrófica? • Coloração? • Edema? • Palidez? • Degeneração?
	Meato médio	• Livre, edemaciado, estreito? • Degeneração polipoide? • Secreção?
	Recesso esfenoetmoidal	• Livre, estreito ou não visualizado? • Degeneração polipoide? • Secreção?
Rinofaringe	Aspecto da mucosa	• Sem alterações? • Presença de lesões?
	Parede posterior	• Tecido linfoide? • Massa? • Cisto de Thornwaldt? • Secreção?
	Óstios tubários	• Livres? • Não visualizados? • Secreção peritubária?
	Fosseta de Rosenmüller	• Livre? • Obliterada?
	Adenoide	• Presente? • Tamanho?
Orofaringe	Aspecto da mucosa	• Sem alterações? • Presença de lesões?
	Tonsilas palatinas	• Hipertrofia? • Aspecto da mucosa?

(Continua)

Quadro 16-3	Estruturas que devem ser avaliadas e descritas no exame de nasofibrolaringoscopia. A terceira coluna resume os principais achados encontrados e que podem ser transcritos *(Cont.)*	
Hipofaringe	Aspecto da mucosa	• Granulações? • Hiperemia?
	Base de língua	• Hipertrofia de tecido linfoide? • Assimetrias? • Massas tumorais? • Lesão ulcerada?
	Valéculas	• Livres? • Presença de lesão?
	Recessos piriformes	• Livres? • Presença de lesão?
Laringe	Supraglote: epiglote, pregas ariepiglóticas, pregas vestibulares, ventrículos	• Aspecto da mucosa? • Presença de lesões
	Glote: mobilidade de pregas vocais, pregas vocais, aritenoides	• Avaliação de mobilidade das pregas vocais e fechamento glótico • Caracterização do aspecto das pregas vocais, e do comportamento do vestíbulo, na presença de constrição se mediana ou anteroposterior
	Subglote	• Aspecto da mucosa? • Edema? • Estenose?

Nariz

- Aspecto da mucosa.
- Presença de secreções patológicas.
- Septo.

A presença do desvio septal pode ser apresentada de forma descritiva. Alguns médicos incluindo DHT (um dos editores deste livro) divide o septo nasal em quadrantes para descrever o desvio septal (anteroinferior, anterossuperior, posteroinferior e posterossuperior). Outros autores descrevem o desvio baseado nos achados clínicos e embasamento teórico (p. ex: crista inferior não obstrutiva na área da válvula nasal, crista que altera a função da vávula nasal, esporão posterior, crista que se estende posteriormente, desvio simples, crista ao nível da cabeça da concha média).

Alguns otorrinolaringologistas descrevem o desvio septal baseado em classificações. A classificação mais utilizada é a Classificação de Cottle (Fig. 16-2). Nesta classificação o grau do desvio é classificado em grau I (leve), II (moderado), III (acentuado).

A graduação do desvio (leve, moderado e acentuado ou não obstrutivo, parcialmente obstrutivo, obstrutivo) é muito criticada, pois alguns otorrinolaringologistas definem

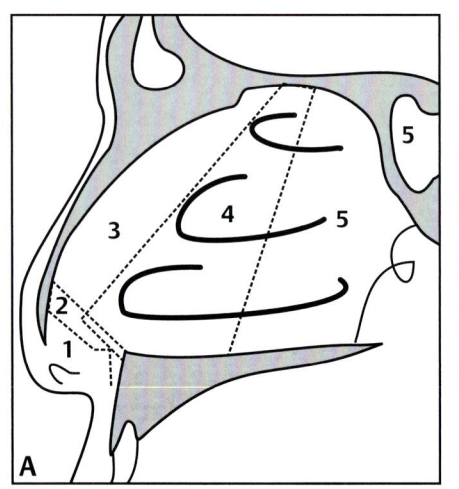

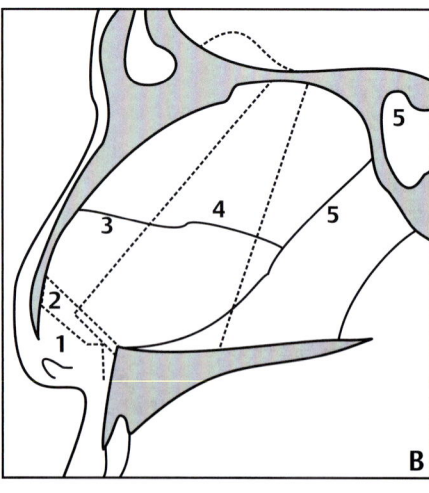

Fig. 16-2. Classificação de Cottle: 1. Vestíbulo nasal: área da narina anterior à valva nasal. 2. Valva nasal: área da valva, caracterizada pela projeção das cartilagens laterais superiores no vestíbulo. 3. Átrio: área correspondente ao teto da pirâmide nasal. 4. Região das conchas: área da projeção das conchas nasais. 5. Região esfenopalatina: área correspondente à região das caudas das conchas e das coanas.

obstrução nasal como um sintoma clínico, ou seja, o examinador pode considerar o desvio septal de um paciente moderadamente obstrutivo e o mesmo não ter queixa de obstrução nasal.

- *Concha inferior:* destacar o aspecto da mucosa e a presença de hipertrofia que pode ser classificada pelo grau (leve, moderado ou intenso/acentuado). Sinais de manipulação cirúrgica (turbinectomia inferior parcial ou total) devem ser pontuados. Sinais de rinopatia crônica que incluem palidez, edema e secreção.
- *Concha média:* destacar a presença de hipertrofia e aspecto bolhoso assim como o aspecto da mucosa.
- *Meato médio:* em relação ao meato médio destacar a presença de fatores obstrutivos, degeneração da mucosa, presença de polipose e seu grau.
- *Recesso esfenoetmoidal:* relacionar a presença de secreção e fatores obstrutivos associados.

Rinofaringe

Devem ser descritos os seguintes itens e estruturas:

- Aspecto da mucosa.
- Parede posterior.
- Óstios tubários.
- Fosseta de Rosenmüller.
- Adenoide: o tamanho da adenoide (leve, moderado ou acentuado) pode ser dimensionado em porcentagem ou através da avaliação semiquantitativa em cruzes (p. ex.: +/++++). Deve ser mencionado se há obliteração dos óstios tubários.

Orofaringe

A nasofibroscopia não é o melhor método propedêutico de avaliação da orofaringe. A parede posterior e as tonsilas palatinas são mais bem avaliadas pela visualização direta por meio da oroscopia.

O tamanho e a presença de lesões devem ser mencionados no relatório (Fig. 16-3).

Hipofaringe

Na hipofaringe, devem ser visualizadas durante o exame e constar no relatório as seguintes estruturas:

- Base de língua e valéculas.
- Face lingual da epiglote.
- Recessos piriformes.

Laringe

Na laringe, devem ser visualizadas durante o exame e constar no relatório as seguintes estruturas:

- *Supraglote:* descrever alterações na epiglote, pregas ariepiglóticas, pregas vestibulares e ventrículos.
- *Glote:* avaliação de mobilidade das pregas vocais e fechamento glótico. Caracterização do aspecto das pregas vocais, e do comportamento do vestíbulo, na presença de constrição se mediana ou anteroposterior.
- *Subglote:* avaliar a presença de edema, estreitamentos (estenose) e presença de secreções patológicas.

Conclusão do Exame

O relatório do exame deve conter uma parte conclusiva, em que os principais achados do exame são resumidos. A conclusão tem o objetivo de responder às dúvidas do solicitante.

Muitas vezes, os achados remetem alguns diagnósticos, muitos deles são anatomopatológicos. O examinador não pode ser taxativo em afirmar um diagnóstico que não pode ser concluído com o método propedêutico utilizado. Normalmente inclui expressões como: "Sugestivo de..."; "Compatível com...", "Não foram observadas evidências endoscópicas de…"

Notas e Sugestões

No setor de notas e sugestões incluem-se opiniões e orientações, a critério do solicitante, a respeito de investigações complementares, tempo de reavaliação e seguimento, necessidade de biópsia e até mesmo dúvidas relacionadas com os achados.

> Nome do paciente: xxxxxxxxxxxxx
> Médico solicitante: Dr. xxxxxxxxxxx
> Data do exame: 01/01/2001
>
> RELATÓRIO DE VIDEONASOFIBROLARINGOSCOPIA
>
> **Exame realizado com nasofibroscópio da marca Machida® de 3,2 mm, fonte de LED 1.200 mA com anestesia tópica (lidocaina a 2%) em fossas nasais.**
>
> **Cavidades nasais**
> Desvio septal na região correspondente aos terços anterior e médio da concha inferior à direita. Hipertrofia moderada de conchas inferiores. Mucosa nasal de coloração pálida. Presença de secreção hialina nas cavidades nasais. Meatos médios livres de secreção, fatores obstrutivos ou outras alterações obstrutivas ou inflamatórias.
>
> **Rinofaringe**
> A mucosa da rinofaringe encontra-se sem alterações aparentes. Óstios faríngeos das tubas auditivas dentro dos parâmetros da normalidade.
>
> **Orofaringe**
> Sem alterações.
>
> **Hipofaringe**
> Base da língua, valéculas, pregas faringoepiglóticas, prega glossoepiglótica e recessos piriformes dentro dos padrões da normalidade.
>
> **Laringe**
> A epiglote, pregas ariepiglóticas e bandas ventriculares encontram-se sem lesões aparentes. Pregas vocais com mobilidade preservada bilateralmente. Bordas regulares, sem lesões de mucosa. Fechamento glótico aparentemente completo.
>
> Conclusão: Desvio septal à direita
>   Hipertrofia de conchas inferiores
>   Sinais de rinopatia
>
>
>   Carimbo Médico e Assinatura
>
>
> Os achados deste exame refletem a condição atual do paciente e estão suscetíveis a alterações, dependendo do quadro clínico. A interpretação do resultado deste exame e a conclusão diagnóstica são atos médicos e dependem da análise conjunta da história clínica, exame físico e demais exames do(a) paciente.

Fig. 16-3. Exemplo de relatório médico de nasofibroscopia.

ASPECTOS LEGAIS E ÉTICOS

É recomendada a assinatura de um termo de consentimento livre e esclarecido (TCLE) para realizar o exame endoscópico no consultório?

Sim. Apesar de ser pouco comum na prática diária do otorrinolaringologista, o TCLE é um direito do paciente e dever do profissional executor do exame que está respaldado pelo Código de Defesa do Consumidor[1] (inciso IV do artigo 4; inciso III do artigo 6; incisos IV e VI do artigo 39) e pelo Código de Ética Médica[2] (artigos 3, 4, 22, 24, 31, 32 e 35). Esse termo de consentimento – que é apenas uma etapa do conjunto de atos que compõe a relação médico-paciente – representa a garantia e a segurança jurídica da validade das informações prestadas ao paciente.

[1]Código de Defesa do Consumidor. Lei nº 8.078, de 11 de setembro de 1990.

"Art. 4º A Política Nacional de Relações de Consumo tem por objetivo o atendimento das necessidades dos consumidores, o respeito a sua dignidade, saúde e segurança, a proteção de seus interesses econômicos, a melhoria da sua qualidade de vida, bem como a transparência e harmonia das relações de consumo, atendidos os seguintes princípios: IV – educação e informação de fornecedores e consumidores, quanto aos seus direitos e deveres, com vistas à melhoria do mercado de consumo;"

"Art. 6º São direitos básicos do consumidor: III – a informação adequada e clara sobre os diferentes produtos e serviços, com especificação correta de quantidade, características, composição, qualidade, tributos incidentes e preço, bem como sobre os riscos que apresentem; Parágrafo único. A informação de que trata o inciso III do caput deste artigo deve ser acessível à pessoa com deficiência, observado o disposto em regulamento. (Incluído pela Lei nº 13.146 de 2015) *Inciso III acrescentado pela Lei nº 12.741, de 08.12.2012"

"Art. 39. É vedado ao fornecedor de produtos ou serviços dentre outras práticas abusivas: IV – prevalecer-se da fraqueza ou ignorância do consumidor, tendo em vista sua idade, saúde, conhecimento ou condição social, para impingir-lhe seus produtos ou serviços; VI – executar serviços sem a prévia elaboração de orçamento e autorização expressa do consumidor, ressalvadas as decorrentes de práticas anteriores entre as partes;"

[2]Código de ética médica: Resolução CFM nº 1931, de 17 de setembro de 2009 – É vedado ao médico:

"Art. 3º Deixar de assumir responsabilidade sobre procedimento médico que indicou ou do qual participou, mesmo quando vários médicos tenham assistido o paciente."

"Art. 4º Deixar de assumir a responsabilidade de qualquer ato profissional que tenha praticado ou indicado, ainda que solicitado ou consentido pelo paciente ou por seu representante legal."

"Art. 22. Deixar de obter consentimento do paciente ou de seu representante legal após esclarecê-lo sobre o procedimento a ser realizado, salvo em caso de risco iminente de morte."

"Art. 24. Deixar de garantir ao paciente o exercício do direito de decidir livremente sobre sua pessoa ou seu bem-estar, bem como exercer sua autoridade para limitá-lo."

"Art. 31. Desrespeitar o direito do paciente ou de seu representante legal de decidir livremente sobre a execução de práticas diagnósticas ou terapêuticas, salvo em caso de iminente risco de morte."

"Art. 32. Deixar de usar todos os meios disponíveis de diagnóstico e tratamento, cientificamente reconhecidos e a seu alcance, em favor do paciente."

"Art. 35. Exagerar a gravidade do diagnóstico ou do prognóstico, complicar a terapêutica ou exceder-se no número de visitas, consultas ou quaisquer outros procedimentos médicos."

Como deve ser o conteúdo desse termo de consentimento livre e esclarecido (TCLE)?

- O TCLE deve esclarecer ao paciente e/ou ao responsável legal do paciente sobre os riscos de intercorrências e as complicações inerentes a todo processo do exame endoscópico, o que inclui possíveis reações adversas ao anestésico tópico utilizado, quando necessário o seu uso.
- O paciente deve ser esclarecido de que não é possível garantir que o exame seja realizado na forma integral, considerando a não colaboração do paciente e as possíveis alterações anatômicas encontradas no decorrer do exame (por exemplo: desvio septal obstrutivo).
- Deve ficar claro também que nem sempre é possível concluir um diagnóstico após realizar o exame proposto. E, quando isso ocorre, pode ser necessária a realização de outras avaliações complementares, como tomografia computadorizada, ressonância magnética, laringoscopia de suspensão sob anestesia geral, biópsia ambulatorial sob anestesia local e/ou biópsia em centro cirúrgico sob anestesia geral.
- Todas as informações deverão estar descritas em linguagem clara, direta e acessível.
- Após a leitura do documento e esclarecimento sobre eventuais dúvidas e compreensão dos termos ali dispostos, o TCLE deve ser assinado pelo paciente e pelo médico antes da realização do exame. Vale ressaltar que para assinar o TCLE, o paciente deve ser maior de 18 anos e não sofrer nenhuma doença física ou psíquica que possa afetar o seu discernimento. Em menores de 18 anos, esse documento deverá ser assinado pelo seu representante legal.

Quais são os possíveis benefícios de se adotar o TCLE na prática do otorrinolaringologista?

- Confere tranquilidade e segurança ao otorrinolaringologista, pois pode realizar o exame sem receio de ser acusado de negligenciar e sonegar informações acerca de possíveis intercorrências ou complicações, inerentes ao quadro de saúde e o exame proposto.
- Favorece a socialização dos riscos e complicações do procedimento com o paciente e seus familiares.

- Protege o profissional de eventuais oportunistas que queiram se utilizar da chamada "indústria das indenizações".

Contudo, uma importante desvantagem de se adotar o TCLE no dia a dia é que esse processo exige uma maior demanda de tempo, já que o paciente precisa ler e compreender os termos dispostos no documento para assiná-lo e muitas vezes o exame endoscópico é realizado logo após a anamnese e exame físico inicial no consultório. Quando o paciente necessita agendar o exame para realizar numa outra ocasião, é recomendado que o médico já disponibilize antecipadamente o TCLE para o paciente.

O otorrinolaringologista deve sempre fornecer uma segunda via do relatório do exame endoscópico para o paciente?

Não. Apenas quando solicitado, o médico deve fornecer uma cópia do relatório do exame endoscópico realizado, assim como cópias de fotos ou vídeos, caso tenham sido capturados, gravados e/ou impressos. Considerando que o relatório, fotos e vídeos do exame realizado são partes integrantes do prontuário do paciente, de acordo com o artigo 88 do Código de Ética Médica, é vedado ao médico: "Negar, ao paciente, acesso a seu prontuário, deixar de lhe fornecer cópia quando solicitada, bem como deixar de lhe dar explicações necessárias à sua compreensão, salvo quando ocasionarem riscos ao próprio paciente ou a terceiros."

Qual a forma mais segura para se elaborar um relatório médico?

Não existe "receita de bolo" quando se aborda esse assunto, mas o preceito-chave é ter bom senso sempre. De modo geral, sugere-se que durante a elaboração do relatório do exame, o examinador descreva objetivamente todas as alterações encontradas, e ressalte todas as evidências de normalidade principalmente de acordo com o motivo pelo qual o exame foi solicitado. No caso de relatórios mais modernos, em que é realizada a indexação de imagens, sugere-se que sejam exibidas as imagens em que as alterações encontradas estão descritas propriamente no relatório, além daquelas imagens que mesmo "normais" contribuem para o raciocínio clínico diante das hipóteses diagnósticas de cada caso. Vale ressaltar que quando o médico disponibiliza rotineiramente o vídeo do exame endoscópico na forma integral para o paciente, há uma maior chance de exposição a problemas médico-legais, pois se em algum momento o examinador deixar de relatar pequenas alterações que naquele momento não tinha relevância clínica e essa "pequena alteração", com o passar dos anos, evoluir para uma doença maligna, por exemplo, o examinador pode estar sujeito a questionamentos jurídicos no futuro.

Por quanto tempo os dados de exames/prontuários do paciente devem ser guardados no consultório?

Os dados dos prontuários dos pacientes devem ser guardados por um período de 20 anos após o último registro de atendimento. Mesmo após a digitalização adequada dessa documentação, o período indicado deve ser respeitado.[3,4]

[3]Resolução CFM Nº 1.821/2007 – Resolve:
"Art. 3° Autorizar o uso de sistemas informatizados para a guarda e manuseio de prontuários de pacientes e para a troca de informação identificada em saúde, eliminando a obrigatoriedade do registro em papel, desde que esses sistemas atendam integralmente aos requisitos do "Nível de garantia de segurança 2 (NGS2)", estabelecidos no Manual de Certificação para Sistemas de Registro Eletrônico em Saúde;"
"Art. 6° No caso de microfilmagem, os prontuários microfilmados poderão ser eliminados de acordo com a legislação específica que regulamenta essa área e após análise obrigatória da Comissão de Revisão de Prontuários da unidade médico-hospitalar geradora do arquivo."
"Art. 8° Estabelecer o prazo mínimo de 20 (vinte) anos, a partir do último registro, para a preservação dos prontuários dos pacientes em suporte de papel, que não foram arquivados eletronicamente em meio óptico, microfilmado ou digitalizado."

[4]Parecer CFM n° 6/15 – Conclusão: "Os prontuários médicos em suporte de papel poderão excepcionalmente ser microfilmados em qualquer época, desde que autorizados por autoridade competente. No entanto, os originais só poderão ser eliminados após decorrido um prazo mínimo de 20 (vinte) anos e análise da Comissão Permanente de Avaliação de Documentos."

O profissional médico pode preencher formulários contendo informações do paciente assistido quando as companhias de seguro de vida (convênios) solicitam?

Não. Do ponto de vista ético, considerando que o preenchimento de formulários contendo informações do paciente constitui uma atividade médica pericial, os médicos assistentes estão vedados a exercer essa função, respaldados no artigo 93 do Código de Ética Médica em que é vedado ao médico: "Ser perito ou auditor do próprio paciente, de pessoa de sua família ou de qualquer outra com a qual tenha relações capazes de influir em seu trabalho ou de empresa em que atue ou tenha atuado." e na Resolução CFM n° 2.003/2012 que resolve: "Art. 1° É vedado ao médico assistente o preenchimento de formulários elaborados por empresas seguradoras com informações acerca da assistência prestada a pacientes sob seus cuidados." Logo, cabe à própria seguradora disponibilizar médicos peritos para que possam julgar e justificar qualquer ato médico relacionado com o paciente assistido. Por outro lado, se o paciente solicitar ao seu médico assistente um laudo para ser encaminhado ou transferido para continuação do tratamento ou em caso de solicitação de alta, é obrigação ética do médico assistente fornecê-lo, conforme previsto no artigo 86 do Código de Ética Médica.[5] Por se tratar de medidas relativamente recentes, recomenda-se que o profissional médico reveja seus contratos com as seguradoras para que não haja conflitos ético-legais.

[5]Código de ética médica: Resolução CFM n° 1931, de 17 de setembro de 2009 –
É vedado ao médico:
"Art. 86. Deixar de fornecer laudo médico ao paciente ou a seu representante legal quando aquele for encaminha-

do ou transferido para continuação do tratamento ou em caso de solicitação de alta."

O que deve conter no atestado médico?

A Resolução CFM n°1.851/2008 de 18 de agosto de 2008, modifica o artigo o artigo 3º da Resolução CFM nº 1.658, de 13 de dezembro de 2002 e passa a vigorar com a seguinte redação:

"Art. 3º Na elaboração do atestado médico, o médico assistente observará os seguintes procedimentos:

I – especificar o tempo concedido de dispensa à atividade, necessário para a recuperação do paciente;

II – estabelecer o diagnóstico, quando expressamente autorizado pelo paciente;

III – registrar os dados de maneira legível;

IV – identificar-se como emissor, mediante assinatura e carimbo ou número de registro no Conselho Regional de Medicina.

Parágrafo único. Quando o atestado for solicitado pelo paciente ou seu representante legal para fins de perícia médica deverá observar:

I – o diagnóstico;
II – os resultados dos exames complementares;
III – a conduta terapêutica;
IV – o prognóstico;
V – as consequências à saúde do paciente;
VI – o provável tempo de repouso estimado necessário para a sua recuperação, que complementará o parecer fundamentado do médico perito, a quem cabe legalmente a decisão do benefício previdenciário, como: aposentadoria, invalidez definitiva, readaptação;
VII – registrar os dados de maneira legível;
VIII – identificar-se como emissor, mediante assinatura e carimbo ou número deregistro no Conselho Regional de Medicina."

Novas ferramentas para relatório médico

Utilizadas há mais tempo pelas equipes de endoscopia digestiva e de anatomia patológica em seus relatórios médicos, essas novas ferramentas que integram a captura de imagens com o relatório médico estão cada vez comuns nos consultórios dos otorrinolaringologistas. Além da praticidade de o médico examinador poder elaborar de uma forma rápida um relatório mais robusto e repleto de imagens, atualmente essas novas ferramentas têm sido muito bem avaliadas pelos pacientes, pois representam os benefícios da tecnologia para melhor acesso à informação médica.

Para compor o sistema de captura de imagens, são necessários, no mínimo, os seguintes itens:

A) Computador com as configurações básicas;
B) Monitor;
C) Placa de captura de imagens e vídeos HDMI ou USB convencional;
D) Pedal para captura de imagens USB;
E) Cabos e conectores de acordo com o aparelho da câmera de vídeo que o examinador já possui;
F) Programa de captura de imagens. (Por exemplo: Debut Video Capture®, Corel VideoStudio® entre outros),
G) Programa editor de textos (Por exemplo: Microsoft Word®).

Esses itens podem ser adquiridos separadamente e montados por um técnico em informática, com um custo estimado abaixo do preço que vem sendo praticado pelas empresas especializadas em programas de captura de imagens e relatórios médicos.

Programas pagos de captura de imagens médicas e vídeos com emissão de relatórios médicos

Atualmente há disponível no mercado algumas opções de programas médicos de captura de imagem e vídeo, que possibilita de forma integrada a emissão de relatórios do exame de endoscopia aplicada à Otorrinolaringologia no consultório. Os produtos são vendidos, geralmente em conjunto: placa de captura de imagens e vídeo, pedal para captura de imagens, o programa de captura e edição de imagens, propriamente, acoplado ao programa de edição de relatórios. Os mais conhecidos atualmente são: Zscan7 Otorrino®, Infoco 2 Lite®, OCRAM® e MASTERPLUS HD®. Cada um deles possui suas peculiaridades, mas de modo geral são características destes produtos:

- Criação de relatórios com fotos de alta qualidade;
- Arquivamento de resultados e diagnósticos;
- Relatórios com modelos personalizáveis (Fig. 16-4);
- Agilidade para impressão do relatório;
- Captura de várias imagens para posterior edição durante a elaboração do relatório;
- Permitem gravar vídeos com audio em CD, DVD ou pendrive;
- Possuem pedal de captura de imagens, você pode disparar uma foto ou vídeo sem precisar estar próximo ao computador;
- Permitem visualizar o exame em tempo real no monitor do computador, eliminando o uso de monitores de exames.

Por se tratar de um conjunto de equipamentos de elevado custo, o médico examinador deve ficar atento às peculiaridades de cada produto que podem fazer a diferença na hora da escolha dessa nova ferramenta que pretende ser adquirida. São elas:

- Compatibilidade da versão do sistema operacional do computador (atentar que a maioria dos sistemas disponíveis no mercado não é compatível com os sistemas operacionais da Apple®);
- Configurações mínimas do computador para que o sistema de captura escolhido funcione adequadamente;
- Geração de vídeo em alta definição (HD e FULLHD);
- Captura de imagens a partir de um vídeo gerado por importação (permitindo comparação do exame atual a exames anteriores, mesmo que tenha sido realizado em outro serviço);
- Recurso de eliminação das partes pretas da foto (gerando economia na impressão dos relatórios);

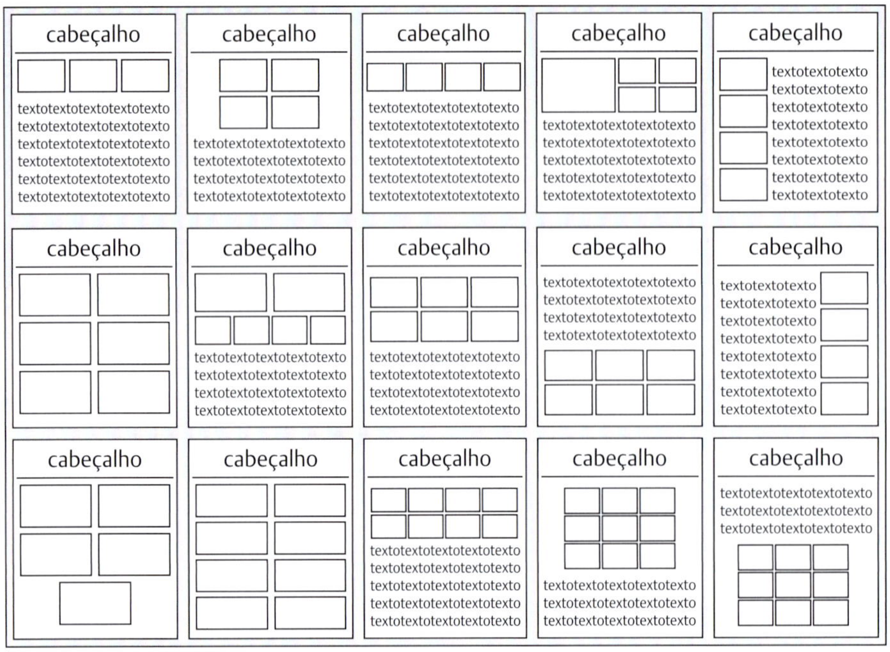

Fig. 16-4. Exemplos variados das formas de apresentação do relatório do exame com as imagens capturadas durante o exame.

- Possibilidade de gerar "backup" automaticamente;
- Presença de múltiplas entradas de vídeo: vídeo composto (RCA), supervídeo (S-VIDEO), VGA, DVI e HDMI;
- Tempo de garantia oferecido pelo fornecedor;
- Disponibilidade de período de teste gratuito;
- Disponibilidade de assistência presencial e remota antes e depois da compra;
- Disponibilidade de serviço de entrega de laudos online (que possibilita que o paciente tenha acesso ao laudo médico pela internet);
- Disponibilidade de novas versões do produto sem custo adicional.

CONSIDERAÇÕES FINAIS

Os achados do exame de nasofibroscopia devem ser documentados na forma de um relatório médico, em que devem constar informações descritivas das alterações encontradas no exame e uma parte conclusiva. As impressões diagnósticas devem ser relatadas.

O relatório descritivo pode ser ilustrado com imagens obtidas por programas médicos de captura de imagem específicos para este fim, com fotos anexadas ou complementado com a gravação do exame.

BIBLIOGRAFIA

Brasil. Código de Defesa do Consumidor. Lei n° 8.078 de 11 de setembro de 1990. [Acesso em 2016 Abr. 03]. Disponível em: <http://www.planalto.gov.br/ccivil_03/leis/L8078.htm>.

Brasil. Novo Código Civil Brasileiro. Lei nº 10.406 de 10 de janeiro de 2002. [Acesso em 2016 Abr. 03]. Disponível em: <http://www.planalto.gov.br/ccivil_03/leis/2002/l10406.htm

Conselho Federal de Medicina. Código de Ética Médica. Resolução CFM n.º 1931/2009. Portal CFM. [Acesso em 2016 Abr. 03]. Disponível em: <http://portal.cfm.org.br/index.php?option=com_content&view=category&id=9&Itemid=122>.

Conselho Federal de Medicina. Parecer CFM nº 06/15. [Acesso em 2016 Abr. 03]. Disponível em: <http://www.portalmedico.org.br/pareceres/CFM/2015/6_2015.pdf>.

Conselho Federal de Medicina. Parecer CFM nº 23/11. [Acesso em 2016 Abr. 03]. Disponível em: <http://www.portalmedico.org.br/pareceres/CFM/2011/23_2011.htm>.

Conselho Federal de Medicina. Resolução CFM nº 1.658/2002. Portal CFM. [Acesso em 2016 Abr. 03]. Disponível em: <http://www.portalmedico.org.br/resolucoes/CFM/2002/1658_2002.htm>.

Conselho Federal de Medicina. Resolução CFM nº 1.821/2007. Portal CFM. [Acesso em 2016 Abr. 03]. Disponível em: <http://www.portalmedico.org.br/resolucoes/cfm/2007/1821_2007.htm>.

Conselho Federal de Medicina. Resolução CFM nº 1.851/2008. Portal CFM. [Acesso em 2016 Abr. 03]. Disponível em: <http://www.portalmedico.org.br/resolucoes/cfm/2008/1851_2008.htm>.

Conselho Federal de Medicina. Resolução CFM nº 2.003/2012. Portal CFM. [Acesso em 2016 Abr. 03]. Disponível em: <http://www.portalmedico.org.br/resolucoes/CFM/2012/2003_2012.pdf>.

Conselho Regional de Medicina do Paraná. Parecer Nº 1.936/2008. Portal CFM. [Acesso em 2016 Abr. 03]. Disponível em: <http://www.portalmedico.org.br/pareceres/CRMPR/pareceres/2008/1936_2008.htm>.

Nemetz MA, Dalmarco A. Termo de consentimento informado em ORL. In: Nudelmann AA, Seligman J. *Aspectos legais e éticos em otorrinolaringologia*. Porto Alegre: Editora Age; 2008. p. 100-6.

Santos IC. Aspectos legais e éticos em otorrinolaringologia. In: Nudelmann AA, Seligman J. *Aspectos legais e éticos em otorrinolaringologia*. Porto Alegre: Editora Age; 2008. p. 127-41.

ÍNDICE REMISSIVO

A

AA (Aritenóideos)
  músculos, 149
Ácido
  peracético, 16
    no processamento, 16
      de equipamentos médicos, 16
Adenoidectomia
  DVF após, 137
Adulto(s)
  FEES em, 112-121
    anamnese, 112
    classificação, 119
    exame físico, 113
    passos do exame, 114
      avaliação, 114, 118
        estrutural, 114
        funcional, 118
    propostas terapêuticas, 121
Álcool
  etílico 70%, 16
    no processamento, 16
      de equipamentos médicos, 16
Alteração(ões) Estrutural(is)
  mínimas, 58
    cisto intracordal, 58
    microdiafragma laríngeo, 61
    ponte mucosa, 60
    sulco vocal, 60
    vasculodigenesia, 61
Amiloidose
  laríngea, 64
AOS (Apneia Obstrutiva do Sono)
  ronco e, 183-195
    exame endoscópico no, 190-195
      nasofibroscopia flexível, 190
      sonoendoscopia, 192
    fundamentos teóricos, 183-188
      diagnóstico, 186
        história clínica, 186
        polissonografia, 186
      epidemiologia, 183
      fisiopatologia, 184
      quadro clínico, 185
      repercussões sobre o sono, 185
      tratamento, 188
Armazenamento
  de cabos, 18
  de fibras ópticas, 18
Articulação
  voz cantada e, 173
Artigo(s) Médico(s)
  classificação dos, 13
Aspecto(s)
  do relatório médico, 219-228
    éticos, 219-228
    legais, 219-228
Atlas
  no exame endoscópico nasal, 29-38
    de anatomia, 29-38
    de patologia, 29-38
Autoclave (Vapor Saturado Sob Pressão)
  na esterilização, 17
    de equipamentos médicos, 17
Avaliação Estrutural, 21-67
  faringe, 39-67
    anatomia da, 39
    endoscopia faringolaríngea, 47-67
      atlas, 47-67
  laringe, 39-67
    anatomia da, 39
    endoscopia faringolaríngea, 47-67
      atlas, 47-67
  nariz, 23-38
    anatomia nasossinusal, 23
    atlas no exame endoscópico nasal, 29
      de anatomia, 29
      de patologia, 29
    fisiologia nasossinusal, 23
  seios paranasais, 23-38
    anatomia nasossinusal, 23
    fisiologia nasossinusal, 23

B
Biópsia(s), 204
Boca
  anatomia da, 105
    cavidade oral, 105

C
Cabo(s)
  de endoscópios sem lúmen, 18
    armazenamento de, 18
    enxague de, 18
    secagem de, 18
CAL (Cricoasritenóideo Lateral)
  músculo, 148
Câmera
  para endoscopia, 5
Canto
  avaliação funcional do, 178
    dinâmica, 178
      da velofaringe, 178
      da voz, 178, 179
        cantada, 179
        falada, 178
    estrutural, 178
    gravação externa, 178
    videolaringoestroboscopia, 180
CAP (Cricoaritenóideo Posterior)
  músculo, 149
Cavidade
  nasal, 8
    na nasofibroscopia, 8
      flexível, 8
Cisto
  de retenção, 56
    na laringe, 56
    intracordal, 58
    sacular, 62
Clareamento
  da garganta, 98
    RLF e, 98
Cleft
  laríngeo, 89
    em crianças, 89
Concha Nasal
  inferior, 24
  média, 25
Consultório
  nasolaringoscopia no, 77
Contração
  faríngea, 108
Controle
  da produção vocal, 147
    central, 147
    periférico, 147
  neural, 107
    da deglutição, 107
      aferência, 108
      córtex, 107
      eferência, 108
      tronco cerebral, 107
Cordite
  inespecífica, 50
Criança(s)
  imagens em, 83-91
    disfonia infantil, 90
      diagnóstico diferencial da, 90
    laringe, 83
      cleft laríngeo, 89
      estenose, 88
      imobilidade de prega vocal, 87
      laringomalacia, 85
      membrana laríngea, 88
    lesões, 89, 90
      congênitas, 90
      de pregas vocais, 90
      traqueais, 89
    nariz, 83
    papiloma laríngeo, 91
    rinofaringe, 83
  particularidades da avaliação da, 71-75
    anestesia, 72
    aspectos psicológicos, 72
    nasofibrofaringolaringoscopia, 73
    principais indicações, 71
    técnicas, 73
CT (Cricotireóideo)
  músculo, 150

D
Deglutição
  anatomia da, 105-111
    noções de, 105
      boca, 105
      esôfago, 107
      faringe, 105
  distúrbios da, 105-132
  evolução da, 123
    nascimento a termo, 123
    no feto, 123
  fisiologia da, 105-111
    controle neural da, 107
      aferência, 108
      córtex, 107
      eferência, 108
      tronco cerebral, 107
    fases da, 108
      esofágica, 110
      faríngea, 108
      oral, 108
Denervação
  química, 210

injeções laríngeas para, 210
  toxina botulínica, 210
Depósito
  doenças de, 63
Desinfecção
  de alto nível, 17
    de endoscópios sem lúmen, 17
      sugestão de rotina, 17
    de equipamentos médicos, 15
      desinfetantes químicos, 16
        ácido peracético, 16
        álcool etílico 70%, 16
        glutaraldeído 2%, 16
        ortoftalaldeído, 16
Desinfetante(s)
  químicos, 16
    ácido peracético, 16
    álcool etílico 70%, 16
    glutaraldeído 2%, 16
    ortoftalaldeído, 16
Disfonia(s)
  fundamentos teóricos, 156-161
    classificação das, 156
    epidemiologia, 156
  infantil, 90
    diagnóstico diferencial da, 90
Disfunção
  de prega vocal, 197-201
    protocolo de avaliação, 197-201
      diagnóstico, 198
        diferencial, 199
      etiologia, 198
      manejo clínico, 199
      nasofibroscopia, 198
      quadro clínico, 197
Distúrbio(s)
  articulatórios, 138
    função velofaríngea e, 138
  da deglutição, 105-132
    anatomia da, 105-111
    FEES, 112-132
      em adultos, 112-121
      na infância, 122-132
    fisiologia da, 105-111
Doença(s)
  da laringe, 50, 51
    granulomatosas, 51
    infecciosas, 50
    inflamatórias, 50
  de depósito, 63
  em hipofaringe, 48
Dor
  de garganta, 98
    RLF e, 98
DRGE (Distúrbio do Refluxo Gastroesofágico), 95
  sono e, 99

DVF (Disfunção Velofaríngea)
  alterações, 136, 137
    estruturais, 136
      insuficiência velofaríngea, 136, 137
      pós-adenoidectomia, 137
    funcionais, 137
      incompetência velofaríngea, 137
  erros de aprendizado, 137

E

Edema
  de Reinke, 55
Elevação
  laríngea, 109
Endocoupler
  para endoscopia, 5
Endoscopia
  faringolaríngea, 47-67
    atlas, 47-67
      alterações estruturais, 58
      cisto sacular, 62
      doenças, 50, 51, 63
      eversão de ventrículo, 62
      hematoma, 67
      hipofaringe, 47
      laringite aguda, 50, 51
        viral, 50
        bacteriana, 51
      laringite crônica, 51
      laringocele, 62
      lesões, 53, 65
        pré-malignas, 65
        inflamatórias benignas, 53
      normal, 50
      orofaringe, 47
      paralisia da prega vocal, 67
      presbilaringe, 66
      tumores, 63, 65
        benignos, 63
        malignos, 65
      web laríngeo, 67
  imagem na, 3
    câmera, 5
    endocoupler, 5
    fontes de luz, 3
    monitores, 5
    sistemas ópticos, 3
  ORL, 13-19
    higienização em procedimentos de, 13-19
Endoscópio(s)
  rígido, 6
  sem lúmen, 17
    processamento em ORL de, 17
      rotina de desinfecção, 17
        de alto nível, 17

Enxague
  de cabos, 18
  de endoscópios sem lúmen, 18
  de fibras ópticas, 18
Epitélio
  da laringe, 98
    ulceração do, 98
      RLF e, 98
Equipamento(s)
  médicos, 13
    processamentos de, 13
      desinfecção, 15
      desinfetantes químicos, 16
      esterilização, 17
      limpeza, 13
  para nasofibroscopia, 7
    flexível, 7
      organização do, 7
Esfíncter
  do esôfago, 110
    inferior, 110
    superior, 110
Esôfago
  anatomia do, 107
  esfínter do, 110
    inferior, 110
    superior, 110
Estase
  de secreções, 98
    sensação de, 98
      RLF e, 98
Estenose
  de laringe, 88
    em crianças, 88
Esterilização
  de equipamentos médicos, 17
    autoclave, 17
    EtO, 17
    GPPH, 17
    VBTF, 17
Estrutura(s)
  da hipofaringe, 47
    normal, 47
EtO (Óxido de Etileno)
  na esterilização, 17
    de equipamentos médicos, 17
Eversão
  de ventrículo, 62
Exame(s) Endoscópico(s)
  da via aérea pediátrica, 77-81
    particularidades técnicas do, 77-81
      laringobroncoscopia, 77, 79
        de suspensão, 79
        flexível, 77
        rígida, 79
  em otorrinolaringologia, 3-11
    endoscópio rígido, 6

fibroscópio flexível, 5
imagem na endoscopia, 3
  câmera, 5
  endocoupler, 5
  fontes de luz, 3
  monitores, 5
  sistemas ópticos, 3
nasofibroscopia flexível, 7
  padronização para, 7
videoendoscópio, 6
videolaringoestroboscopia, 6
nasal, 29-38
  atlas no, 29-38
    de anatomia, 29-38
    de patologia, 29-38

F

Faringe, 39-67
  anatomia da, 39, 105
    laringe, 43
    hipofaringe, 42
    orofaringe, 39
    rinofaringe, 39
  endoscopia faringolaríngea, 47-67
    atlas, 47-67
      hipofaringe, 47
      orofaringe, 47
  na nasofibroscopia, 10
    flexível, 10
Fase(s)
  da deglutição, 108
    esofágica, 110
      esfíncter inferior do esôfago, 110
      peristaltismo esofágico, 110
    faríngea, 108
      contração faríngea, 108
      elevação laríngea, 109
      esfíncter superior do esôfago, 110
      fechamento, 109, 110
        laríngeo, 110
        velofaríngeo, 109
    oral, 108
Fechamento
  laríngeo, 110
  velofaríngeo, 109
FEES (Avaliação Endoscópica da Deglutição)
  em adultos, 112-121
    anamnese, 112
    classificação, 119
    exame físico, 113
    passos do exame, 114
      avaliação, 114, 118
        estrutural, 114
        funcional, 118
      propostas terapêuticas, 121
  na infância, 122-132

evolução da deglutição, 123
    nascimento a termo, 123
    no feto, 123
manifestações clínicas, 124
patogênese, 123
sequência do exame, 125
    anamnese, 125
    avaliação, 125, 126
        clínica, 125
        da hipofaringe, 128
        da laringe, 128
        da rinofaringe, 127
        instrumental, 126
Fibra(s)
  ópticas, 18
    de endoscópios sem lúmen, 18
        armazenamento de, 18
        enxague de, 18
        secagem de, 18
Fibroscópio
  flexível, 5
Fibrose
  cicatricial, 57
    na laringe, 57
Fonação
  laringe, 152
  voz cantada e, 171
Fonte(s)
  de luz, 3
    para endoscopia, 3
Forma de Apresentação
  do relatório médico, 219-228
    conclusão do exame, 223
    descrição do exame, 221
        hipofaringe, 223
        laringe, 223
        nariz, 222
        orofaringe, 223
        rinofaringe, 223
    identificação, 220
    notas, 223
    sugestões, 223
Função Velofaríngea, 135-146
  anatomia da, 135-139
  avaliação da, 140-146, 165
    dinâmica, 140-146
        inspeção perioral, 140
        videonasofibroscopia flexível, 141
    estrutural, 140-146
        inspeção perioral, 140
        videonasofibroscopia flexível, 141
  fisiologia da, 135-139
    DVF, 136
    normal, 135
  quadro clínico, 137
    distúrbios, 138

articulatórios, 138
da deglutição, 138
hipernasalidade, 138
ruído nasal, 138

G

Garganta
  e RLF, 98, 99
    clareamento da, 98
    dor de, 99
Glutaraldeído
  2%, 16
    no processamento, 16
        de equipamentos médicos, 16
Gotejamento
  pós-nasal, 98
    RLF e, 98
GPPH (Gás Plasma de Peróxido de Hidrogênio)
  na esterilização, 17
    de equipamentos médicos, 17
Granuloma
  de processo vocal, 56
Gravação
  externa, 165, 178
    da voz, 165, 178
        cantada, 178
        falada, 165

H

Hematoma
  na laringe, 67
Higienização
  em procedimentos de endoscopia ORL, 13-19
    conceitos teóricos, 13
        classificação dos artigos médicos, 13
        equipamentos médicos, 13
    endoscópios sem lúmen, 17
        armazenamento, 18
        desinfecção de alto nível, 18
        enxágue, 18
        limpeza, 18
        passos sequenciais, 17
        rotina de desinfecção, 17
        secagem, 18
Hipernasalidade
  função velofaríngea e, 138
Hipofaringe
  anatomia da, 42
  atlas, 47
    endoscopia faringolaríngea, 47
  avaliação da, 128
    aspectos, 128
        de normalidade, 128
        patológicos, 128
  descrição do exame, 223

no relatório médico, 223
doenças em, 48
estruturas da, 47
  normal, 47

I

Imagem(ns)
  em crianças, 83-91
    disfonia infantil, 90
      diagnóstico diferencial da, 90
    laringe, 83
      cleft laríngeo, 89
      estenose, 88
      imobilidade de prega vocal, 87
      laringomalacia, 85
      membrana laríngea, 88
    lesões, 89, 90
      congênitas, 90
      de pregas vocais, 90
      traqueais, 89
    nariz, 83
    papiloma laríngeo, 91
    rinofaringe, 83
  na endoscopia, 3
    câmera, 5
    endocoupler, 5
    fontes de luz, 3
    monitores, 5
    sistemas ópticos, 3
Imobilidade
  de prega vocal, 87
    em crianças, 87
Incompetência
  velofaríngea, 137
Infância
  FEES na, 122-132
    evolução da deglutição, 123
      nascimento a termo, 123
      no feto, 123
    manifestações clínicas, 124
    patogênese, 123
    sequência do exame, 125
      anamnese, 125
      avaliação, 125, 126
        clínica, 125
        da hipofaringe, 128
        da laringe, 128
        da rinofaringe, 127
        instrumental, 126
Injeção(ões)
  intralesionais, 214
    de antivirais, 214
  laríngeas, 205, 210
    para denervação química, 210
      toxina botulínica, 210
    para medialização, 205

transcutânea, 207, 209
  cricotireóidea, 207
  laríngeas, 210
  tireo-hióidea, 209
  transtireóidea, 210
transoral, 206
Instrumental
  e técnica, 1-20
    endoscopia ORL, 13-19
      higienização em procedimentos de, 13-19
    exames endoscópicos, 3-11
      em otorrinolaringologia, 3-11
Insuficiência
  velofaríngea, 136, 137
    outras causas de, 137

L

Laringe, 39-67
  anatomia da, 39, 42
    hipofaringe, 42
  avaliação da, 78, 128
    aspectos, 128
      de normalidade, 128
      patológicos, 128
    dinâmica, 78
      por sonoendoscopia, 78
  de crianças, 85
    cleft laríngeo, 89
    estenose, 88
    imobilidade, 87
      da prega vocal, 87
    laringomalacia, 85
    membrana laríngea, 88
  descrição do exame, 223
    no relatório médico, 223
  endoscopia faringolaríngea, 47-67
    atlas, 47-67
      alterações estruturais, 58
      cisto sacular, 62
      doenças, 50, 51, 63
      eversão de ventrículo, 62
      hematoma, 67
      hipofaringe, 47
      laringite aguda, 50, 51
        bacteriana, 51
        viral, 50
      laringite crônica, 51
      laringocele, 62
      lesões, 53, 65
        inflamatórias benignas, 53
        pré-malignas, 65
      normal, 50
      paralisia da prega vocal, 67
      presbilaringe, 66
      tumores, 63, 65
        benignos, 63

malignos, 65
web laríngeo, 67
epitélio da, 98
   ulceração do, 98
      RLF e, 98
fonação, 152
musculaturas da, 148
   anatomofisiologia das, 148
      extrínseca, 148
      intrínseca, 148
músculos da, 148
   AA, 149
   CAL, 148
   CAP, 149
   CT, 150
   intrínsecos, 148
   TA, 148
na nasofibroscopia, 10
   flexível, 10
Laringite
   aguda, 50, 51
      bacteriana, 51
      viral, 50
   crônica, 51
   RLF e, 98
Laringobroncoscopia
   de suspensão, 79
   flexível, 77
      avaliação dinâmica da laringe, 78
         por sonoendoscopia, 78
      nasolaringoscopia no consultório, 77
      exame da via aérea, 78
         inferior, 78
   rígida, 79
Laringocele, 62
Laringomalacia
   em crianças, 85
Laser
   uso ambulatorial, 214
Lesão(ões)
   da laringe, 53, 65
      inflamatórias, 53
         benignas, 53
         pré-malignas, 65
   em crianças, 89, 90
      congênitas, 90
      de pregas vocais, 90
      traqueais, 89
Limpeza
   de endoscópios sem lúmen, 18
   de equipamentos médicos, 13
Luz
   fontes de, 3
      para endoscopia, 3

# M
Material(is)
   para nasofibroscopia, 7
      flexível, 7
         organização do, 7
Meato
   inferior, 24
   médio, 25
      variações anatômicas, 26
Medialização
   injeções para, 205
   laríngeas, 205
Membrana
   laríngea, 88
      em crianças, 88
Microdiafragma
   laríngeo, 61
Monitor(es)
   para endoscopia, 5
Musculatura(s)
   da laringe, 148
      anatomofisiologia das, 148
         extrínseca, 148, 151
         intrínseca, 148
Músculo(s)
   da laringe, 148
      AA, 149
      CAL, 148
      CAP, 149
      CT, 150
      intrínsecos, 148
      TA, 148

N
Nariz, 23-38
   anatomia nasossinusal, 23
      estruturas, 23
         parede nasal lateral, 24
         recesso esfenoetmoidal, 26
         rinofaringe, 27
         septo nasal, 23
   atlas no exame endoscópico nasal, 29
      de anatomia, 29
      de patologia, 29
   de crianças, 83
   descrição do exame, 222
      no relatório médico, 222
   fisiologia, 23, 27
      nasossinusal, 23
Nasofibroscopia
   na disfunção, 198
      de prega vocal, 198
         protocolo de avaliação, 198
Nasofibrofaringolaringoscopia
   em crianças, 73

Nasolaringoscopia
  no consultório, 77
Nervo
  e deglutição, 108
    facial, 108
    glossofaríngeo, 108
    hipoglosso, 108
    trigêmeo, 108
    vago, 108
Nódulo(s)
  vocais, 53

O

Orelha
  média, 99
    alterações da, 99
      RLF e, 99
ORL (Otorrinolaringologia)
  endoscopia, 13-19
    higienização em procedimentos de, 13-19
      conceitos teóricos, 13
      endoscópios sem lúmen, 17
Orofaringe
  anatomia da, 39
  atlas, 47
    endoscopia faringolaríngea, 47
  descrição do exame, 223
    no relatório médico, 223
Ortoftalaldeído
  no processamento, 16
    de equipamentos médicos, 16
Otorrinolaringologia
  exames endoscópicos em, 3-11
    endoscópio rígido, 6
    fibroscópio flexível, 5
    imagem na endoscopia, 3
      câmera, 5
      endocoupler, 5
      fontes de luz, 3
      monitores, 5
      sistemas ópticos, 3
    nasofibroscopia flexível, 7
      padronização para, 7
    videoendoscópio, 6
    videolaringoestroboscopia, 6

P

Paciente Disfônico
  avaliação endoscópica do, 162-168
    análise perceptivo-auditiva, 165
    da voz falada, 165
      da função velofaríngea, 165
      estrutural, 165
      funcional, 166
      gravação externa, 165
    história clínica, 162

Papiloma
  laríngeo, 91
    em crianças, 91
Paralisia
  da prega vocal, 67
Parede Nasal
  lateral, 24
    estruturas anatômicas, 24
      concha nasal, 24, 25
        inferior, 24
        média, 25
      meato, 24, 25
        inferior, 24
        médio, 25
Particularidade(s)
  da avaliação, 71-75
    da criança, 71-75
      anestesia, 72
      aspectos psicológicos, 72
      nasofibrofaringolaringoscopia, 73
      principais indicações, 71
      técnicas, 73
    endoscópica, 77-81
      da via aérea pediátrica, 77-81
Peristaltismo
  esofágico, 110
Pólipo
  vocal, 53
Polissonografia, 186
Ponte
  mucosa, 60
Prega Vocal
  disfunção de, 197-201
    protocolo de avaliação, 197-201
      diagnóstico, 198
        diferencial, 199
      etiologia, 198
      manejo clínico, 199
      nasofibroscopia, 198
      quadro clínico, 197
  em crianças, 87, 90
    imobilidade de, 87
    lesões de, 90
  paralisia de, 67
Presbilaringe, 66
Procedimento(s)
  ambulatoriais, 203-214
    biópsias, 204
    injeção, 206, 207
      laríngeas, 210
        para denervação química, 210
      intralesionais de antivirais, 214
      transcutânea, 207, 209
        cricotireóidea, 207
        tireo-hióidea, 209
        transtireóidea, 210

transoral, 206
instrumental, 203
laser, 214
uso ambulatorial, 214
medialização, 205
injeções laríngeas para, 205
particularidades técnicas, 204
preparo, 204
anestesia, 204
Processo
vocal, 56
granuloma de, 56
úlcera de, 56
Produção Vocal
fisiologia da, 147-155
anatomofisiologia, 148
das musculaturas da laringe, 148
extrínseca, 148
intrínseca, 148
controle da, 147
central, 147
periférico, 147
fonação, 152
laringe, 152
ressonância, 153
trato vocal, 153
Projeção
voz cantada e, 173
Pseudocisto
na laringe, 55

R

Recesso
esfenoetmoidal, 26
estruturas anatômicas, 26
Reinke
edema de, 55
Relatório Médico, 217-228
aspectos, 219-228
éticos, 219-228
legais, 219-228
forma de apresentação, 219-228
conclusão do exame, 223
descrição do exame, 221
hipofaringe, 223
laringe, 223
nariz, 222
orofaringe, 223
rinofaringe, 223
identificação, 220
notas, 223
sugestões, 223
Respiração
voz cantada e, 170
Ressonância
trato vocal, 153

Retenção
cisto de, 56
na laringe, 56
Rinofaringe
anatomia da, 39
avaliação da, 127
aspectos, 127
de normalidade, 127
patológicos, 127
de crianças, 83
descrição do exame, 223
no relatório médico, 223
estruturas anatômicas, 27
na nasofibroscopia, 10
flexível, 10
RLF (Refluxo Laringofaríngeo), 95-102
avaliação endoscópica, 99
achados laríngeos, 99
considerações, 95, 102
anatômicas, 95
finais, 102
fisiopatologia, 96
quadro clínico, 97
DRGE, 99
sono e, 99
estase de secreções, 98
sensação de, 98
garganta, 98, 99
clareamento da, 98
dor de, 99
gotejamento pós-nasal, 98
laringite, 98
orelha média, 99
alterações da, 99
rouquidão, 99
tosse, 98
ulceração, 98
do epitélio da laringe, 98
Ronco
e AOS, 183-195
exame endoscópico no, 190-195
nasofibroscopia flexível, 190
sonoendoscopia, 192
fundamentos teóricos, 183-188
diagnóstico, 186
história clínica, 186
polissonografia, 186
epidemiologia, 183
fisiopatologia, 184
quadro clínico, 185
repercussões sobre o sono, 185
tratamento, 188
Rouquidão
RLF e, 99
Ruído Nasal
função velofaríngea e, 138

S

Secagem
    de cabos, 18
    de endoscópios sem lúmen, 18
    de fibras ópticas, 18
Secreção(ões)
    estase de, 98
        sensação de, 98
            RLF e, 98
Seio(s) Paranasal(is), 23-38
    anatomia nasossinusal, 23
        estruturas, 23
            parede nasal lateral, 24
            recesso esfenoetmoidal, 26
            rinofaringe, 27
            septo nasal, 23
        fisiologia, 23, 27
            nasossinusal, 23
Septo
    nasal, 23
        estruturas anatômicas, 23
            particularidades, 23
Sistema(s)
    ópticos, 3
        para endoscopia, 3
Sono
    e DRGE, 99
Sonoendoscopia, 192
    avaliação dinâmica por, 78
        da laringe, 78
Sulco
    vocal, 60

T

TA (Tireoaritenóideo)
    músculo, 148
Tosse
    RLF e, 98
Toxina
    botulínica, 210
        injeções laríngeas, 210
            para denervação química, 210
Trato Vocal
    ressonância, 153
Tumor(es)
    da laringe, 63, 65
        benignos, 63
            amiloidose, 64
        malignos, 65

U

Úlcera
    de processo vocal, 56
Ulceração
    do epitélio da laringe, 98
        RLF e, 98

V

Vasculodigenesia, 61
VBTF (Vapor à Baixa Temperatura e Formaldeído)
    na esterilização, 17
        de equipamentos médicos, 17
Velofaringe
    avaliação da, 178
Via Aérea
    inferior, 78
        exame da, 78
    pediátrica, 77-81
        avaliação endoscópica da, 77-81
            particularidades da, 77-81
        exame endoscópico da, 77
            particularidades técnicas, 77
Videoendoscópio, 6
Videolaringoestroboscopia, 6, 180
Videonasofibroscopia
    distúrbios da deglutição, 105-132
        anatomia da, 105-111
        FEES, 112-132
            em adultos, 112-121
            na infância, 122-132
        fisiologia da, 105-111
    flexível, 141
        técnica do exame, 141
    função velofaríngea, 135-146
        anatomia da, 135-139
        avaliação da, 140-146
            dinâmica, 140-146
            estrutural, 140-146
        fisiologia da, 135-139
    prega vocal, 197-201
        disfunção de, 197-201
            protocolo de avaliação, 197-201
    procedimentos ambulatoriais, 203-214
    protocolos específicos de avaliação, 93-215
    RLF, 95-102
    ronco, 183-195
        e AOS, 183-195
            exame endoscópico no, 190-195
            fundamentos teóricos, 183-188
    voz cantada, 169-182
        avaliação dinâmica da, 175-182
        princípios teóricos, 169-174
    voz falada, 147-168
        disfonia, 156-161
            fundamentos teóricos, 156-161
        paciente disfônico, 162-168
            avaliação endoscópica do, 162-168
        produção vocal, 147-155
            fisiologia da, 147-155
Videonasolaringoscopia
    em crianças, 69-91
        endoscópica, 77-81
            da via aérea pediátrica, 77-81

imagens em, 83-91
particularidades da avaliação da, 71-75
exame, 190
  dinâmico, 190
  estático, 190
padronização para, 7
  materiais, 7
  organização, 7
    do equipamernto, 7
    do material, 7
  técnica, 7
    cavidade nasal, 8
    faringe, 10
    laringe, 10
    rinofaringe, 10
Voz
  cantada, 169-182
    avaliação dinâmica da, 175-182
      alguns conceitos da, 175
      funcional, 178
        da velofaringe, 178
        da voz falada, 178
        estrutural, 178
      gravação externa, 178
      videolaringoestroboscopia, 180
    história clínica, 176
    perceptivo-auditiva, 177
    princípios teóricos, 169-174
      conceitos, 170
        articulação, 173
        fonação, 171
        projeção, 173
        respiração, 170
  falada, 147-168, 178
    avaliação da, 178
    disfonia, 156-161
      fundamentos teóricos, 156-161
    paciente disfônico, 162-168
      avaliação endoscópica do, 162-168
    produção vocal, 147-155
      fisiologia da, 147-155

W

Web
  laríngeo, 67